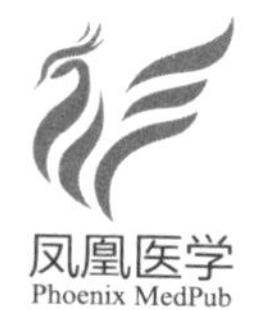

最新书写规范，详实病历示范

第3版

病历书写示范

主　编　霍仲厚　霍文静　吉保民　罗　艺
副主编　王丽强　张金萍　柯　骏　周　山　苏　迅　陈　锐
顾　问　高志坚　刘福祥　郭志祥　马中立

江苏凤凰科学技术出版社 · 南京

图书在版编目(CIP)数据

病历书写示范 / 霍仲厚等主编. —3 版. —南京：江苏凤凰科学技术出版社，2018.5(2024.9 重印)

ISBN 978-7-5537-8984-2

Ⅰ. ①病… Ⅱ. ①霍… Ⅲ. ①病案—书写规则 Ⅳ. ①R197.323

中国版本图书馆 CIP 数据核字(2018)第 016433 号

病历书写示范

主　　编	霍仲厚　霍文静　吉保民　罗　艺
责任编辑	程春林
责任校对	仲　敏
责任监制	刘文洋
责任设计	孙达铭
出版发行	江苏凤凰科学技术出版社
出版社地址	南京市湖南路 1 号 A 楼，邮编：210009
出版社网址	http://www.pspress.cn
照　　排	南京紫藤制版印务中心
印　　刷	江苏凤凰数码印务有限公司
开　　本	880 mm×1 230 mm　1/32
印　　张	12.375
字　　数	500 000
版　　次	2018 年 7 月第 3 版
印　　次	2024 年 9 月第 10 次印刷
标准书号	ISBN 978-7-5537-8984-2
定　　价	39.80 元

内 容 简 介

本书从如何正确书写医疗文书出发，列举了一些实例病历格式，供临床医务人员参考。全书共五章：第一章描述了最新的病案书写的规范要求；第二章详细列举了33个专科病例的病历，从首次病程到出院小结，整个诊疗过程中涉及的医疗文书均有实例示范；第三章为门、急诊病历的示例，对不同科室的门诊病历以及急诊病历的记录要点进行提炼并做了示例，对实际工作中容易忽视且易导致医疗纠纷的环节进行了说明；第四章为护理记录。第五章为病历书写的有关参考资料，使病历记录的单位、名词等更加规范，有据可查。

内容丰富，病历示例详细，可借鉴性强，对于刚进入临床工作的医务工作者具有十分重要的参考价值。

编委会名单

主　　编　霍仲厚　霍文静　吉保民　罗　艺

副 主 编　王丽强　张金萍　柯　骏　周　山　苏　迅　陈　锐

顾　　问　高志坚　刘福祥　郭志祥　马中立

编　　者　（以姓氏笔画为序）

万士杰　马中立　马建伟　马建新　王　峰　王小宁　王石林
王亚炜　王光辉　王向荣　王丽强　王建昌　王洪波　王晓光
王恩彤　王恩普　牛　晟　毛高平　尹　震　石　进　石建时
卢光明　田　青　史国珍　冯　晨　司慧远　吉保民　吕　强
朱美财　朱晓明　伍　骥　伦立德　刘　静　刘力平　刘华平
刘红梅　刘晓宇　刘淑萍　刘朝中　刘湘源　刘福祥　齐秀云
孙玉萍　纪树荃　苏　迅　李　侠　李方明　李玉华　李立伟
李丽雅　李建华　李建军　李建标　李新华　杨　琳　杨　燕
杨兆建　肖　鲁　何晓峰　佟加恩　邹志康　汪立川　汪泽厚
宋东林　张　弘　张　伟　张　波　张　蓉　张志杰　张希东
张改华　张国华　张金萍　张建玲　张洪义　张挽时　张歆斌
陈　伟　陈　宝　陈　锐　陈同欣　陈名智　林　凯　罗　艺
郄晓红　周　山　周　平　郑　延　郑爱民　赵　广　赵　平
赵　克　赵庆利　赵强元　荣义辉　胡晓红　胡慧军　柯　杰
柯　骏　姜树强　娄晓同　姚长海　姚克纯　秦恩强　袁　群
夏廷毅　顾章平　柴家科　徐　华　徐先荣　徐金星　高志坚
郭　伟　郭志祥　唐　杰　勒雪源　黄　明　黄少平　黄从春
黄建七　黄春霞　曹晋桂　盛丽霞　崔　莲　崔纪青　笪冀平
梁怀辉　彭勤建　程刚戈　程红群　褚建国　蔡　庆　蔡　斌
臧德安　霍文静　霍仲厚

审校人员　（以姓氏笔画为序）

马复先　王仲元　王择青　王晓峰　毛树森　石津生　白桂轩
刘福麟　江一清　孙　瑛　孙炽东　阳苕玺　纪树国　李贤初
李学甫　李战强　李浩宇　李跃旗　吴晓霞　吴焱秋　辛邵杰
张相尧　陈洁庞　赵　敏　聂　青　晓雯欧　钱业勇　殷振兴
栾　佐　郭志祥　黄　峰　黄卓英　黄献章　崔三哲　蔡瑞康

前　言

病历是医务人员对病人检查、诊断、治疗、护理等医疗活动获得的有关资料进行归纳、分析、整理的全面记录和总结，客观完整地反映了诊疗工作的全过程。病历书写是各级临床医务人员的基本功之一，也是医疗工作中的重要环节。病历不仅能够体现医疗质量和学术水平，用于临床教学和科研活动，也是政法工作的宝贵素材和重要依据。随着医疗体制改革的不断深入，医疗法令法规的不断完善，从国家卫生和计划生育委员会到地方各级医疗机构对病历的书写越来越重视，要求也越来越严。因此，临床医务人员必须不断学习，以积极的态度，负责的精神，实事求是的科学作风，做好病历书写工作。

病历书写的各项要求，虽有明确规定，但许多临床医务人员仍不能在实际工作中正确体现这些要求和规定，尤其是法律意识不强，以致在发生医疗纠纷时处于被动地位。为此，作者编写了本书，从如何正确书写医疗文书出发，列举了一些实际范例，在内容上基本涵盖了现有的各种临床学科先进技术，力求做到医学名词标准，专业术语规范，专科特色明显，法规意识突出，能适应各级医疗机构的实际需要，可作为临床各级专业技术人员的有益参照。

本书共分五章：第一章包括病案书写的规范要求；第二章包括33个专科的病历示例；第三章包括各科的门、急诊病历示例；第四章为护理记录；第五章为病历书写有关的参考资料。

本书由霍仲厚、杨经南策划。先后编撰7个版本、印数15万册，经历了30余年的逐步发展历程：1981年，根据临床工作的实际需要，由霍仲厚搜集、整理、编写了第二军医大学长征医院各临床专业典型病历，编辑出版了《临床病历书写示例》，印发5000册，供第二军医大学临床实习生使用；1985年，由霍仲厚召集专家进行第一次全面重修，以《医疗护理记录示范》出版，印发20 000册，供各医院临床医护人员使用，并受到全国各地医学院校和医院的欢迎；1989年，第二次部分修订后，江苏科技出版社以《病历示范》出版，印发16 000册；2000年，第三次修订，以新版《病历示范》出版，印发88 000册；2004年，委托空军总医院进行了第四次重点修订，以

《病历书写示范》出版，印发5000册；2008年，应广大读者的要求，依据国家卫生部的新规定，委托空军总医院进行了第五次全面修订，形成了《病历书写示范》第2版，印发10 000册；2016年，应广大读者的要求，依据国家卫生健康委员会(原国家卫生和计划生育委员会)的新规定，进行了第六次全面修订，形成了新版《病历书写示范》第3版。就本书而言，读者之喜爱、印数之众多、使用之广泛，作用之明显，这在医学专业书籍中都是很罕见的，这是作者、编者与读者共同努力的结果。

为使本书能更好地适应临床的需要，在修订过程中，还组织海军总医院、长征医院、长海医院、解放军总医院、302医院、304医院、305医院、307医院、309医院、261医院、262医院、解放军医学图书馆的专家分别撰写了有关专科的内容，各医院机关的同志们在本书付梓前做了大量沟通和协调的工作，在此表示诚挚的敬意和谢意。本书出版得到了江苏凤凰科学技术出版社的大力支持，谨此一并致谢。

本书病历示例，基本来源于实际病例，仅对部分诊疗内容和病人个人信息做了修改，对规范病历书写有很好的示范作用。特别适合青年医师在刚进入临床工作时参考使用。

由于多数编写者临床工作任务比较繁重，错误疏漏在所难免，恳请广大读者提出宝贵意见，以期修订时改正。

霍仲厚

目　　录

第一章　病案书写基本规范

病案是病历及其他医疗护理文件的总称。病历是指医务人员在医疗活动过程中形成的文字、符号、图表、影像、病理切片等资料的总和，包括门（急）诊病历和住院病历。病历归档以后形成病案。

第一节　病案书写的一般要求及注意事项

1. 病历书写是指医务人员通过问诊、体格检查、辅助检查、诊断、治疗、护理等医疗活动获得有关资料，并进行归纳、分析、整理形成医疗活动记录的行为。

2. 病历书写应当客观、真实、准确、及时、完整。

3. 住院病历书写应当使用蓝黑墨水、碳素墨水的钢笔，门（急）诊病历和需复写的资料可以使用蓝色或黑色油性笔。

4. 病历书写应当使用中文和医学术语。通用的外文缩写和无正式中文译名的症状、体征、疾病名称等可以使用外文。

5. 病历记录内容应充实完整，文辞简洁确切、通俗易懂，标点正确。要求字体端正清楚，不可用草书及杜撰字，书写过程中出现错字时，应当用双线划在错字上，不得采用刮、粘、涂等方法掩盖或去除原来的字迹。

6. 病历当按照规定的内容书写，并由相应医务人员签名。实习医务人员、试用期医务人员书写的病历，应当经过在本医疗机构合法执业的医务人员审阅、修改并签名；进修医务人员应当由接收进修的医疗机构根据其胜任本专业工作的实际情况认定后书写病历。

7. 新入院病人的入院记录（简约式）由住院医师认真书写；有实习医师者，另由实习医师系统书写入院记录（标准式）。在病史询问及体格检查时，住院医师应指导实习医师进行。

8. 入院记录须在采取病史及体格检查后，经过综合分析、加工整理后书写。所有内容与数字须确实可靠、简明扼要，避免含糊笼统及主观臆断；对阳性发现应详尽描述，有鉴别诊断价值的阴性材料亦应列入。各种症状和体征应用医学术语记录，不得用诊断名词。病人提及以前所患疾病未得确诊者，其病名应附加引号。对与本病有关的疾病，应注明症状及诊疗经过。所述各类事实，应尽可能明确其发生日期（或年龄）及地点，急性病宜详细询问发病时间。

9. 入院记录除着重记录与本专科密切相关的病史、体征、实验室检查及其他检查结果外，对于病人所患非本专科的伤病情况及诊疗经过也应注意记录。所有未愈伤病，不论病史长短，均应列入现病史中，已愈或已久不复发者方可列入既往病史。在列述诊断时，也应将当前存在、尚未痊愈的伤病名称逐一列举。

属于他院转入或再次入院的病人，均应按新入院病人处理。由他科转入者应写转入记录。由本科不同病区或病室转入者，只需在病程记录中做必要的记载与补充即可。

10. 入院记录尽可能于次晨主治医师巡诊前完成，最迟须在病人入院后 24 小时内完成。如因病人病重未能详查而在 24 小时内不能完成入院病历时，则详细的首次病程记录务必及时完成；入院病历可待情况许可时补写。大批收容时，由主任医师酌情规定完成病历的时间。

11. 除产科及大批同类病病人入院外，不可采用表格代替病历；如需用表格式病历，须经院长批准。

12. 因抢救急危病人，未能及时书写病历的，有关医务人员应当在抢救结束后 6 个时内据实补记，并加以注明。

13. 对按照有关规定需取得病人书面同意方可进行的医疗活动(如特殊检查、特殊治疗、手术、实验性临床医疗等)，应当由病人本人签署同意书。病人不具备完全民事行为能力时，应当由其法定代理人签字；病人因病无法签字时，应当由其近亲属签字，没有近亲属的，由其关系人签字；为抢救病人，在法定代理人或近亲属、关系人无法及时签字的情况下，可由医疗机构负责人或者被授权的负责人签字。

因实施保护性医疗措施不宜向病人说明情况的，应当将有关情况通知病人近亲属，由病人近亲属签署同意书，并及时记录。病人无近亲属的或者病人近亲属无法签署同意书的，由病人的法定代理人或者关系人签署同意书。

14. 疾病诊断和手术名称及编号，采用世界卫生组织出版的《国际疾病名称分类》(第 2 版)，便于统计和分析。所用译名参考由全国自然科学名词审定委员会审定，公布的《医学名词》(科学出版社出版)，疾病名称及个别名词如尚无妥善译名者，可用原文或拉丁文。

15. 任何记录均应注明年、月、日。病人的急诊、抢救、手术等记录，应记明时刻。如 2016 年 7 月 6 日下午 9 时 30 分，可写作 2016－7－6，21:30。医师书写各项病案记录告一段落时，应签署本人姓名，签名应工整清晰。上级医务人员有审查修改下级医务人员书写的病历的责任。住院病人的病历应经各级医师审阅修改，并签名、注明日期，修改后应保持原记录清楚可辨。实习医师所写各项病案记录，应由住院医师以红笔修正及签名。修改病历应在病人入院后 48 小时内完成。修改甚多者应予誊清。

16. 每张用纸均须填写病人姓名、住院号、科别及用纸次序页数。入院记录、入院病历及病程记录应分别编排页码。

17. 中西医结合病历，应按国家卫生部、国家中医药管理局印发的《中医、中西医结合病历书写基本规范（试行）》（2010 年版）书写。

第二节 病案首页

1. 病案首页是统计医疗工作质量的原始材料，对住院病人身份识别、病案资料检索、医疗管理、质量评估等均有重要意义。病案首页中所有项目均应认真填写，不得空缺。

2. 于病人出院前 1 天，由住院医师认真填写首页栏目中各项内容，然后由主治医师审阅并签字（必要时主任医师复阅签名）。再由护士长或总务护士将出院病案顺序整理完善，然后送交出院会计室结账，结账完毕在 48 小时内由会计室送交病案室。

3. 病案首页的第一部分，应由住院处接诊人员于病人入院时填妥，其余部分由病区住院医师填写，填写方法及注意点如下：

（1）第一部分包括姓名、性别、出生日期、年龄、职业、工作单位、出生地、民族、国籍等项，其中年龄应填实足年龄，婴幼儿应记明月数及天数。有医疗保险者应注明医疗保险号，非军人应注明身份证号。本人常住地址及联系人姓名、详细地址、包括邮编及电话号码要详细明确。注明人员类别、身份及费别。记明入院方式、入院情况及接诊日期。如入院后发现某项记录不合要求。经治医师应予及时纠正。

（2）凡是数字选择项目，应在有关数字上打勾。

（3）病区各级医师姓名应由个人亲笔认真清楚签署全名，主任医师应亲自签名。

（4）门诊诊断或急诊诊断，着重填写主要诊断。入院初步诊断指入院记录所记的诊断。出院诊断应记明住院期间所曾发现并明确的一切疾病诊断及伤残名称，按主次顺序编排。如先后住过 2 个科或 2 个以上的科，有几种主要病可酌情按主要诊断发现先后排列，注意不要漏次要诊断，如肠寄生虫病，耳鼻咽喉科疾病或畸形等。2002 年起，各种疾病诊断均应按 ICD－10（部队仍按 ICD－9）编码。

（5）确诊日期、出院日期应记明具体年月日。确诊天数指自此次入院之日起至明确主要疾病诊断所用的天数。住院天数：入院出院合计 1 天。

（6）出院诊断中各项疾病的治疗结果、治疗天数应分别列入。治疗结果根据情况分别写明：1. 治愈；2. 好转；3. 无效……等记以阿拉伯代码。治疗天数：各病治疗天数应分别计算，各病治疗天数之和不必等于总住院天数。

（7）损伤或中毒的外部原因如意外触电、房子着火、撞车、服错药、服化学品自杀等，或被他人用匕首刺伤，被车门轧伤等，不可笼统填写车祸、外伤等。死亡病例应记明死亡原因，是否尸检。

(8) 记明住院期间所施行的各种大小手术，包括手术日期、手术医师及其编码，手术名称、手术操作编码、手术类型、麻醉方式、切口类别及愈合等级等。麻醉方法记明何类麻醉，如气管内全身麻醉、静脉麻醉、局部麻醉、硬膜外麻醉等。切口类别及愈合等级参见第五章第一节内容填写。

(9) 病理诊断指活体组织检查或外科手术切除的脏器，或尸检所进行的病理组织学诊断。药物过敏：应填写具体药物或化学品名称。

(10) 危重情况注明危重持续日数、抢救次数及抢救成功次数。对于急、危重病人的连续抢救，使其病情得到缓解，按一次抢救成功计算；经抢救后病情平稳24小时以上后又出现危急情况，须进行再抢救者，按第2次抢救计算；如病人有数次抢救，但最后一次抢救无效死亡，则前几次抢救按成功计算，最后一次抢救为失败。每次抢救除记入病程记录外，应有特别抢救记录(包括抢救的起始时间和抢救经过)。慢性消耗性疾病的临终前救护，不按抢救计算。入住ICU、CUU日数，特护、一、二级护理日数，发生压疮次数，注明病人血型，输血次数及输血总量，有无输血、输液反应及次数。

(11) 院内感染及其他并发症应记明名称、发生日期、ICD-10(部队应按ICD-9)编码、治疗结果及治疗天数。其中较重要者应记入出院诊断项目内，并应记明其治疗结果及治疗日数。

(12) 诊断符合情况分列3项，可按1. 符合；2. 不符合；3. 无对照分别打勾。

(13) 住院费一栏由出院会计室负责填写，各类费用应分别开列，不得笼统、含糊。

(14) 随访。病案质量评定分甲、乙、丙，主要由主治医师负责评定，科主任审核。

第三节　住院期间病案书写的内容与要求

住院病历内容包括住院病案首页、入院记录、体温单、医嘱单、化验单(检验报告)、医学影像检查资料、特殊检查(治疗)同意书、手术同意书、麻醉记录单、手术及手术护理记录单、病理资料、护理记录、出院记录(或死亡记录)、病程记录(含抢救记录)、疑难病例讨论记录、会诊意见、上级医师查房记录、死亡病例讨论记录等。

一、入院记录

入院记录是指病人入院后，由经治医师通过问诊、体格检查、辅助检查获得有关资料，并对这些资料归纳分析书写而成的记录。入院记录的书写形式分为：入院记录、再次或多次入院记录、24小时内入出院记录、24小时内入院死亡记录。

入院记录、再次或多次入院记录应当于病人入院后 24 小时内完成；24 小时内入出院记录应当于病人出院后 24 小时内完成，24 小时内入院死亡记录应当于病人死亡后 24 小时内完成。

（一）入院记录（标准式）

一般项目 姓名、性别、实足年龄、婚否、籍贯（须写明国籍、省、市及县别）、民族、工作单位、军兵种、职务或职业及工种、地址、入院日期（急症或重症应注明时刻）、病史采集日期、病史记录日期、病情陈述者。

主诉 病人感受最主要的症状或体征及其持续时间（时间短者应记明小时数）。如“持续发热 6 天，全身红色斑丘疹 3 天”。同时患有数种重要疾病如肺炎、糖尿病、白血病等，应在主诉中分项列出。

不宜用诊断或检验结果代替症状，主诉多于一项时，应按发生时间先后次序分别列出，如“发热、流涕、咽痛、咳嗽 2 天”；“多饮、多食、多尿、消瘦 5 月”；“瘀点、瘀斑、头晕 1 月”；“劳累后心悸、气促、水肿反复发作 5 年余”；“尿频、尿急 3 小时”。

现病史

1. 将症状按时间先后，准确记录其发病日期、起病缓急、发病诱因，每一症状发生的时间及其发展变化的过程。与鉴别诊断有关的阴性症状亦须记载。

2. 在描述症状中应围绕重点并求得系统，如描写疼痛，应阐明其部位、时间、性质、程度、缓解方法，伴随症状及其他相关因素。

3. 按系统询问伴随的症状，以免遗漏。

4. 过去检查及治疗情况。

5. 对意外事件、自杀或他杀等经过详情与病情有关者，应力求客观、如实记载，不得加以主观揣测或评论。

6. 书写中西医结合病史时，按国家卫生部、国家中医药管理局印发的《中医、中西医结合病历书写基本规范》2010 年版要求书写。

7. 同时患有多种疾病者，可根据实际情况及记述与理解的方便，分段叙述或综合记录。与本科疾病无关的他科重要伤病未愈仍须诊治者，应分段叙述。

既往史 记述过去曾患而现已痊愈或无表现的疾病可从简，如目前仍有某些症状、体征及病变，则应从实记明；如为较重要的疾病，则宜改在现病史中记述。

1. 一般健康状况 健康或虚弱。

2. 急性传染性疾病及皮肤病史 按时间先后顺序记录疾病发生时间、治疗结果，有无并发症。如无传染病及皮肤病史，亦须将与目前疾病有关而确未发生的传染病及皮肤病名称记入此段中备查。

3. 是否曾预防接种，其种类及最近一次接种的种类及日期。

4. 按系统询问有关疾病，包括五官科、呼吸系统、循环系统、消化系统、血液系统、泌尿生殖系统、内分泌代谢、神经精神系统、运动系统(肌肉、骨骼、关节)、外伤、手术史,中毒及药物等过敏史。

个人史

1. 出生地及经历地(特别注意自然疫源地及地方病流行区,注明迁徙年月)。

2. 生活及饮食习惯,烟酒嗜好程度。

3. 过去及目前职业及其工作情况(包括入伍或参加工作时间、工种或兵种、职务),有无粉尘、毒物、放射性物质、传染病病人等接触史。

4. 女性病人月经史 自月经初潮至现在的情况,月经周期和经期天数、闭经年龄,可依下式记录:

$$\text{初潮年龄}\frac{\text{每次行经日数}}{\text{经期相隔日数}}\text{闭经年龄} \qquad \text{例如:}16\ \frac{3\sim4}{30\sim32}48$$

并应记明月经来潮时有无疼痛,每次月经量、色泽及其他性状,末次月经日期。

5. 婚姻史 结婚年月,配偶健康情况;如配偶已亡故,记明死亡原因及年份。

6. 生育史 妊娠及生育次数,生产正常与否,有无早产或流产、节育、绝育史。

家族史

1. 父、母、兄、弟、姐、妹、子、女的健康状况。如已死亡,记明死亡原因。

2. 如疑有遗传因素及生活接触因素的疾患时,应问明家族中有无相似病人。对于重要的遗传性疾病,应于充分调查后画出家系图。

体格检查 体格检查应注意光线要充足,病人体位舒适,防止受凉,要求手法轻巧、正确,态度和蔼,切忌动作粗暴。检查应全面、系统、循序进行(儿童应依儿科常规执行);对重危病人则根据病情重点进行,灵活掌握。男医师检查女病人时,须有第三者在场。

一般状况 体温、脉搏、呼吸、血压(必要时记录身高及体重);发育(正常、异常、欠佳);营养(良好、中等、欠佳、消瘦、肥胖);体位和姿势(如屈曲位、斜坡卧位等);面色(如红润、晦暗等);表情(焦虑、痛苦、慢性病容);神志(清晰、嗜睡、半昏迷、昏迷)及言语状态(是否清晰、流利、对答切题),检查时是否合作等。

皮肤 色泽(正常、潮红、发绀、黄染、苍白),弹性,有无水肿、出汗、紫癜、皮疹、色素沉着、血管蜘蛛痣、瘢痕、创伤、溃疡、结节。并明确记述其部位、大小及程度等。

淋巴结 全身或局部表浅淋巴结有无肿大,应注明部位(颌下、耳后、颈部、锁骨上、腋部、肘部及腹股沟部等)、大小、数目、硬度、有无压痛及活动度;局部皮肤有无红热、瘘管或瘢痕。

头部

头颅 大小,外形正常或有何异常;眉发分布;有无疖、癣、外伤、瘢痕、肿块。

眼部　眼裂大小，眼睑及眼球运动，角膜，结膜，巩膜，瞳孔(大小、形状、两侧是否对称、对光反射、调节反应)，视野及视力(粗测)。必要时进行眼底检查。

耳部　耳廓有无畸形，外耳道有无分泌物，耳屏、乳突有无压痛，听力(粗测)。

鼻部　有无畸形、鼻翼扇动、阻塞、分泌物、鼻中隔异常及嗅觉障碍，鼻窦有无压痛。

口腔　呼气气味，口唇色泽，有无畸形、疱疹、微血管搏动、口角皲裂；牙齿有无缺损、龋病、镶补等异常；牙龈有无溢血、溢脓、萎缩、色素沉着；舌苔、舌质、伸舌时有无偏位、震颤；口腔黏膜有无溃疡、假膜、色素沉着；扁桃体大小，有无充血、水肿、分泌物；咽部有无充血、分泌物，咽部反射，软腭运动情况，悬雍垂(腭垂)是否居中，吞咽是否正常。

颈部　是否对称，有无强直、压痛、运动受限、静脉怒张、动脉明显搏动、肿块，气管是否居中。甲状腺有无肿大，如肿大应描述其形态、大小、硬度，有无结节、震颤、压痛、杂音等。

胸部

胸廓　形状，是否对称，运动程度，肋间饱满或凹陷，肋弓角大小，胸壁有无水肿、皮下气肿、肿块、静脉曲张。肋骨及肋软骨有无压痛、凹陷等异常。乳房情况，包括乳头位置，乳房大小，皮肤性状(有无红肿、橘皮样外观、压痛、肿块等)。

肺脏　视诊：呼吸类型、快慢、深浅，两侧呼吸运动是否对称。

触诊：语音震颤两侧是否相等，有无摩擦感。

叩诊：叩诊反响(清音、浊音、实音、鼓音)，肺下界位置及呼吸移动度。

听诊：注意呼吸音性质(肺泡音、支气管肺泡音、管性呼吸音)及其强度(减低、增强、消失)，语音传导，有无摩擦音、哮鸣音、干啰音、湿啰音。

心脏　视诊：心尖搏动的位置、范围、强度，心前区有无异常搏动、局限膨隆。

触诊：心尖搏动最强部位，有无抬举性冲动，有无震颤或摩擦感(部位、时间强度)。

叩诊：左右心界线以每肋间距胸骨中线的厘米数记录或绘图表示。

右(cm)	肋间	左(cm)
2.0	Ⅱ	3.0
3.0	Ⅲ	4.0
3.0	Ⅳ	6.0
	Ⅴ	8.0

须注明锁骨中线至前正中线的距离。

听诊：心率及心律，如节律不齐，应同时计数心率及脉率。各瓣音区心音的性质和强度，有无心音分裂及第三心音、第四心音，比较主动脉瓣与肺动脉瓣第二心音的强弱。有无杂音，应注意杂音发生的时间、强度、性质、最响部位，向何处传导等，有无心包摩擦音。

腹部 视诊:呼吸运动情况,腹壁是否对称,有无凹陷、膨隆、静脉曲张、蠕动波、局限性隆起,脐部情况。

触诊:腹壁柔软或紧张,有无压痛,压痛部位及其程度,拒按或喜按,有无反跳痛;有无肿块,肿块部位、大小、形态、硬度,触痛、活动度,呼吸运动的影响,有无搏动及波动等。

肝脏 可否触及。如可触及,应记录肝下缘距锁骨中线肋缘及剑突的厘米数。注意肝缘锐钝、硬度,有无压痛,肝大时注意有无搏动、表面有无结节。

胆囊 能否触及,大小,有无压痛。

脾脏 能否触及,如能触及,应注明其表面是否光滑,有无切迹及压痛,硬度,脾下缘距锁骨中线肋缘厘米数(垂直径 AB 及最大斜径 AC),仰卧及侧卧时脾移动度。

肾 能否触及,大小,活动度,有无压痛等。

叩诊:肝、脾浊音界(上界以肋间计,全长以厘米计),肝、脾区有无叩击痛。腹部有无过度回响、移动性浊音。

听诊:肠蠕动音(正常、增强、减弱、消失)及其音质与频率,有无胃区振水音,肝、脾区有无摩擦音。有无血管杂音,并记录其部位及性质等。

外阴及肛门 阴毛分布;生殖器发育,有无包茎、尿道分泌物;睾丸位置、大小、硬度;有无压痛,附睾有无结节及肿痛;精索有无增粗、压痛、结节与静脉曲张;阴囊有无脱屑、皲裂及肿胀。如肿胀,当用透照试验,以明确是否为阴囊积液。女性生殖器检查(参见妇科检查)必须有女护士在旁协助,或由女医师检查。肛门检查,有无外痔、肛裂、肛瘘、脱肛、湿疣等,必要时应行肛门直肠指诊或肛门镜检查。

脊柱及四肢 脊柱有无畸形、压痛、叩击痛;脊柱两侧肌肉有无紧张、压痛;肋脊角有无压痛或叩痛;四肢有无畸形、杵状指(趾)、水肿、静脉曲张、外伤、骨折;关节有无红肿、畸形及运动障碍;甲床有无微血管搏动;股动脉及肱动脉有无枪击音;桡动脉搏动及血管壁硬度。

神经系 四肢运动及肌肉张力与肌力,有无萎缩;膝腱反射、跟腱反射、肱二头肌腱反射、肱三头肌腱反射、腹壁反射、提睾反射,病理反射:巴宾斯基征、凯尔尼格征等;深浅感觉等。

专科情况 如外科病历须写外科情况,其他科如眼科情况、妇科情况等,应重点突出、详尽、真实、系统地描写该专科有关体征。参见各专科病历书写要求。

检验及其他检查 入院后 24 小时内应完成的主要检验,如血、尿、粪常规检验,以及 X 线、心电图、超声等检查。入院前的重要检验结果可记录于病史中。

小结 一般用 100～300 字,简明、扼要地综述病史要点、阳性检查结果、重要的阴性结果及有关的检验结果。

初步诊断　入院时主要疾病已确诊者可写“诊断”。根据全部病史及初步检查结果，通过综合分析，可做出全部现有疾病的初步诊断，分行列出。其次序依下列原则：主要疾病在先，次要疾病在后；本科病在先，他科病在后。主要诊断可能不止一项时，选择可能性最大的1～2项记上。诊断名称先写病名，其次按需要记明类型、部位、侧别；诊断名称较复杂者，可依病因学诊断、病理学诊断、解剖学诊断、病理生理及功能诊断等依次分行列举。初步诊断记于病历纸右半侧。

当书写中西医结合病历时，西医诊断与中医诊断并列。

签名　上述入院病历由实习医师、初到进修医师记录完毕签名后，再由住院医师复阅；用红笔修正后签署全名在其左方，并以斜线隔开。字迹必须端正清楚。

最后诊断　主要疾病确诊后，及时写出最后诊断（记于病历纸左半侧与初步诊断同高），包括病名、确诊日期，并签名。最后诊断与初步诊断完全相同时，可在最后诊断项目下写“同右”。最后诊断由住院医师记录，主治医师审后签名。

（二）入院记录（简约式）

入院记录（简约式）的内容、次序，一般与入院记录（标准式）相同，对既往史、个人史、家族史及体格检查等项目中与本病无关的阴性资料，可适当精简。对姓名、年龄、现病史、既往史、家族史及体格检查项目的小标题，均可适当省略不写。不写小结。入院记录由住院医师记录并签名，由主治医师审核、修改后签名于住院医师姓名的左侧。实习医师经主治医师同意书写入院记录，则由住院医师审核、修正及签名。入院记录的最后诊断由主治医师记录及签名。

（三）再次或多次入院记录

病人因同一种疾病再次或多次住入同一医疗机构时书写的记录。要求及内容基本同入院记录，其特点有：主诉是记录病人本次入院的主要症状（或体征）及持续时间；现病史中要求首先对本次住院前历次有关住院诊疗经过进行小结，然后再书写本次入院的现病史。

（四）24小时内入出院（死亡）记录

1. 24小时内入出院记录　病人入院不足24小时出院的，可以写24小时内入出院记录。内容包括病人姓名、性别、年龄、职业、入院时间、出院时间、主诉、入院情况、入院诊断、诊疗经过、出院情况、出院诊断、出院医嘱、医师签名等。

2. 24小时内入院死亡记录　病人入院不足24小时死亡的，可以书写24小时内入院死亡记录。内容包括：病人姓名、性别、年龄、职业、入院时间、死亡时间、主诉、入院情况、入院诊断、诊疗经过（抢救经过）、死亡原因、死亡诊断、医师签名。

二、诊断讨论及诊疗计划

住院医师（或实习医师）应根据需要（如诊断一时不易明确或病情严重、治疗较复杂者），撰写诊断分析及拟定诊疗计划，但须重点突出、简明扼要。主要内容包括以下几方面：

1. 分析讨论　将主要症状、时间及其演变、体检发现及辅助检查结果有目的地分条归纳、分析讨论，简明扼要地提出拟诊理由及主要鉴别诊断。切忌刻板地重复入院记录的基本内容。

2. 初步诊断　包括各主要及次要疾病，已证实及未证实者（与入院记录同）。

3. 诊疗计划　根据初步诊断，订出检查项目、完成日期及具体治疗方案。主治医师必须亲自审定计划，并监督实施。

诊断讨论及诊疗计划内容较简单者，亦可列入病程记录的首次记录中，内容较复杂者则宜单列一段。

4. 医嘱　是指医师在医疗活动中下达的医学指令。医嘱内容及起始、停止时间应当由医师书写。

医嘱内容应当准确、清楚，每项医嘱应当只包含一个内容，并注明下达时间，应当具体到分钟。

医嘱不得涂改。需要取消时，应当使用红色墨水标注“取消”字样并签名。

一般情况下，医师不得下达口头医嘱。因抢救急危患者需要下达口头医嘱时，护士应当复诵一遍。抢救结束后，医师应当即刻据实补记医嘱。

医嘱单分为长期医嘱单和临时医嘱单。长期医嘱单内容包括：患者姓名、科别、住院病历号（或病案号）、页码、起始日期和时间、长期医嘱内容、停止日期和时间、医师签名、执行时间、执行护士签名。临时医嘱单内容包括：医嘱时间、临时医嘱内容、医师签名、执行时间、执行护士签名等。

三、病程记录

病程记录是指住院之后，对病人病情和诊疗过程所进行的连续性记录。内容包括病人的病情变化情况、重要的辅助检查结果及临床意义、上级医师查房意见、会诊意见、医师分析讨论意见、所采取的诊疗措施及效果、医嘱更改及理由、向病人及其近亲属告知的重要事项等。病程记录的要求及内容主要包括：

（一）病程中一般常规工作

下列常规工作由实习医师或住院医师完成；由实习医师完成者，住院医师负责审核。

1. 病程记录　按前述病程记录要求书写。

2. 血压　入院时血压正常者，连测 2 天，每天 1 次；血压升高或降低者，酌情增加测量次数。

3. 血液常规　除入院时进行常规检查外，以后应按病情需要确定复查项目、时间及次数。如急性发热者每 1～3 天 1 次；长期发热者每周至少 1 次；应用对血液系统有影响的药物或放射治疗的病人，每周至少检查 2 次。

4. 尿常规　至少检查1次。发热病人或治疗期间可能发生肾损害者每周至少2次。

5. 粪常规　至少检查1次。如发现有问题,按需要进行复查。

6. 检验记录　血、尿、粪常规检验结果,应及时转抄于检验记录单上(包括日期、检验结果、检验者)。或与其他检验报告单同样,按报告日期顺序自下而上整齐地贴于专用纸左边,每张检验单下缘可用蓝黑笔(重要阳性结果可用红笔)简要记明检验日期、项目及结果,以利查阅。如采用新式顶端记明检验日期及结果的报告单,则可免加注。

(二)记录时间

入院后对病人病情和诊疗过程所进行的经常性、连续性记录,由住院医师或实习医师按时间先后次序及时记录。病情危急多变应随时记录,记录时间应当具体到分钟;病重者至少每天记录1次;病情稳定的病人至少3天记录1次,病情稳定的慢性病病人至少5天记录1次。记录分析要有见解。

(三)专项病程记录内容

1. 首次病程记录　由经治医师或值班医师书写的第一次病程记录,应当在病人入院8小时内完成。首次病程记录的内容包括病例特点、诊断依据及鉴别诊断、诊疗计划等。

2. 日常病程记录　是指对病人住院期间诊疗过程的经常性、连续性记录。由医师书写,也可以由实习医务人员或试用期医务人员书写。书写日常病程记录时,首先标明记录日期,另起一行记录具体内容,内容包括病人当前的主诉、病情变化、情绪、饮食、睡眠等,体检及检验的重要发现,诊治工作进行情况,对病情的分析等。

3. 三级医师查房记录　指病人住院期间,由不同级别的医师以查房的形式实施病人评估、制订与调整诊疗方案、观察诊疗效果等医疗活动的制度。实行科主任领导下的三个不同级别的医师查房制度:主任医师或副主任医师一主治医师一住院医师。遵循下级医师服从上级医师,所有医师服从科主任的工作原则。经治医师,工作日每天至少查房2次,非工作日每天至少查房1次。

主治医师首次每周至少查房3次,查房记录应当于病人入院48小时内完成。内容包括:查房医师的姓名、专业技术职务、补充的病史和体征、诊断依据与鉴别诊断的分析及诊疗计划等。主治医师日常查房记录间隔时间视病情和诊疗情况确定,内容包括:查房医师的姓名、专业技术职务、对病情的分析和诊疗意见等。科主任或具有副主任医师以上专业技术职务任职资格医师每周至少查房2次,记录内容包括:查房医师的姓名、专业技术职务、对病情的分析和诊疗意见等。

4. 疑难病例讨论记录　是指为尽早明确诊断或完善诊疗方案,对诊断或治疗存在疑难问题的病例进行讨论的制度。由科主任或具有副主任医师以上专业技术职务任职资格的医师主持、召集有关医务人员对没有明确诊断或诊疗方案难以确定、疾病在应有明确疗效的周期内未能达到预期疗效、非计划再次住院和非计划再次手术、出现可能危及生命或造成器官功能严重损害的并发症等病人病例讨论的记录，讨论的结论应当记入病历。内容包括讨论日期；主持人及参加人员姓名、专业技术职务；讨论意见。参加疑难病例讨论成员中应当至少有2人具有主治及以上专业技术职务任职资格。

5. 交(接)班记录　是指病人经治医师发生变更之际，交班医师和接班医师分别对病人病情及诊疗情况进行简要总结的记录。交(接)班内容应当专册记录，并由交班人员和接班人员共同签字确认。交班记录应当在交班前由交班医师书写完成；接班记录应当由接班医师于接班后24小时内完成。交(接)班记录的内容包括：入院日期，交班或接班日期，病人姓名、性别、年龄，主诉，入院情况，入院诊断，诊疗经过，目前情况，目前诊断，交班注意事项或接班诊疗计划，医师签名。

6. 转科记录　是指病人住院期间需要转科时，经转入科室医师会诊并同意接收后，由转出科室和转入科室医师分别书写的记录。包括转出记录和转入记录。

(1) 转科的联系：因病情需要他科治疗者，经会诊征得他科负责医师和本科主治医师同意后方可转科。紧急情况下，住院医师亦可直接联系转科。

(2) 转出记录：转科前由住院医师或实习医师书写转出记录，内容包括：一般项目，如姓名、性别、年龄等，现病史与所转科有关的病史、重要的既往史，体格检查、检验和其他检查的重要发现，本科曾进行的治疗及其效果，病情演变情况、本科意见及会诊意见，诊断或初步诊断。

(3) 转入记录：按入院记录内容包括入院后诊疗经过扼要书写，因须以本科疾病为主，故其记述内容可能与原有入院病历不同。

7. 病情阶段小结　是指病人住院时间较长，由经治医师每月所作病情及诊疗情况总结。阶段小结的内容包括：入院日期、小结日期、病人姓名、性别、年龄，主诉，入院情况，入院诊断，诊疗经过，目前情况，目前诊断，诊疗计划，医师签名。另外，交(接)班记录、转科记录可代替阶段小结。

8. 抢救记录　是指为控制病情、挽救生命，对急危重病人进行抢救并对抢救流程进行规范的制度。内容包括：病情变化情况，抢救时间及措施，参加抢救的医务人员姓名及专业技术职务等。抢救完成后6小时内应当将抢救记录记入病历，记录抢救时间应当具体到分钟。临床科室急危重患者的抢救，由现场级别和年资最高的医师主持。紧急情况下医务人员参与或主持急危重病人的抢救，不受其执业范围限制。危急值报告制度，指对提示病人处于生命危急状态的检查、检验结果建立复核、报告、记录等管理机制，以保障病人安全的制度。医疗机构应当分别建立住院和门急诊病人危急值报告具体管理流程和记录规范，确保危急值信息准确，传递及时，信息传递各环节无缝衔接且可追溯。出现危急值时，出具检查、检验结果报告的部门报出前，应当双人核对并签字确认，夜间或紧急情况下可单人双次核对。对于需要立即重复检查、检验的项目，应当及时复检并核对。

9. 有创诊疗操作记录 有创诊疗操作记录，是指在临床诊疗活动过程中进行的各种诊断、治疗性操作（如胸腔穿刺、腹腔穿刺等）的记录。应当在操作完成后即刻书写。内容包括：操作名称、操作时间、操作步骤、结果及患者一般情况，记录过程是否顺利、有无不良反应，术后注意事项及是否向患者说明，操作医师签名。

10. 会诊记录（含会诊意见） 是指病人在住院期间需要其他科室或者其他医疗机构协助诊疗时，分别由申请医师和会诊医师书写的记录，包括申请会诊记录和会诊意见记录。申请会诊记录应当简要载明病人病情及诊疗情况，申请会诊的理由和目的，申请会诊医师签名等。会诊意见记录应当有会诊意见、会诊医师所在的科别或者医疗机构名称、会诊时间及会诊医师签名等。

11. 术前小结 是指在病人手术前，由经治医师对病人病情所做的总结。内容包括简要病情、术前诊断、手术指征、拟施手术名称和方式、拟施麻醉方式、注意事项等。

12. 术前讨论记录 指以降低手术风险、保障手术安全为目的，在患者手术实施前，医师必须对拟实施手术的手术指征、手术方式、预期效果、手术风险和处置预案等进行讨论的制度。是指因病人病情较重或手术难度较大，手术前在上级医师主持下，对拟实施手术方式和术中可能出现的问题及应对措施所做的讨论记录。内容包括：参加讨论者的姓名、专业技术职务，讨论日期，术前准备情况，手术指征，手术方案，可能出现的意外及防范措施，记录者的签名。

术前讨论的范围包括手术组讨论、医师团队讨论、病区内讨论和全科讨论。除以紧急抢救生命为目的的急诊手术外，所有住院病人手术必须实施术前讨论，术者必须参加。术前讨论完成后，方可开具手术医嘱，签署手术知情同意书。术前讨论的结论应当记入病历。

13. 麻醉术前访视记录 麻醉术前访视记录，是指在麻醉实施前，由麻醉医师对病人拟施麻醉进行风险评估的记录。麻醉术前访视可另立单页，也可在病程中记录。内容包括：一般项目（如姓名、性别、年龄、科别、病案号），病人一般情况、简要病史、与麻醉相关的辅助检查结果、拟行手术方式、拟行麻醉方式、麻醉适应证及麻醉中需注意的问题、术前麻醉医嘱、麻醉医师签字并填写日期。

14. 麻醉记录 是指麻醉医师在麻醉实施中书写的麻醉经过及处理措施的记录。麻醉记录应当另页书写，内容包括：病人一般情况，麻醉前用药、术前诊断、术中诊断、麻醉方式、麻醉期间用药及处理、手术起止时间、麻醉医师签名。

15. 麻醉术后访视记录 麻醉术后访视记录，是指麻醉实施后，由麻醉医师对术后患者麻醉恢复情况进行访视的记录。麻醉术后访视可另立单页，也可在病程中记录。内容包括姓名、性别、年龄、科别、病案号，患者一般情况、麻醉恢复情况、清醒时间、术后医嘱、是否拔除气管插管等，如有特殊情况应详细记录，麻醉医师签字并填写日期。

16. 手术记录　是指手术者书写的反映手术一般情况、手术经过、术中发现及处理等情况的特殊记录，应当在术后 24 小时内完成。特殊情况下由第一助手书写时，应有手术者签名。手术记录当另页书写，内容包括：一般项目（如病人姓名、性别、科别、病房、床位号、住院病历号或病案号）；手术日期，术前诊断，术中诊断，手术名称，手术者及助手姓名，麻醉方法，手术经过，术中出现的情况及处理。

17. 手术安全核查记录　指在麻醉实施前、手术开始前和病人离开手术室前对患者身份、手术部位、手术方式等进行多方参与的核查，以保障病人安全的制度。手术安全核查记录，是指由手术医师、麻醉医师和巡回护士三方，在麻醉实施前、手术开始前和病人离开麻醉室前，共同对病人身份、手术部位、手术方式、麻醉及手术风险、手术使用物品清点等内容进行核对的记录，输血的病人还应对血型、用血量进行核对。应有手术医师、麻醉医师和巡回护士三方核对、确认并签字。

手术清点记录，是指巡回护士对手术病人术中所用血液、器械、敷料等的记录，应当在手术结束后即时完成。手术清点记录应当另页书写，内容包括病人姓名、住院病历号（或病案号）、手术日期、手术名称、术中所用各种器械和敷料数量的清点核对、巡回护士和手术器械护士签名等。

临床用血审核制度，指在临床用血全过程中，对与临床用血相关的各项程序和环节进行审核和评估，以保障病人临床用血安全的制度。全程记录临床用血申请、审核、监测、评估、输血中观察和输血后管理、输血不良反应监测和处置流程等，保障急救治疗需要。

18. 术后首次病程记录　是指参加手术的医师在病人术后即时完成的病程记录。内容包括：手术时间，术中诊断，麻醉方式，手术方式，手术简要经过，术后处理措施，术后应当特别注意观察的事项。

19. 出院记录　是指经治医师对病人此次住院期间诊疗情况的总结。病人出院前由住院医师或实习医师书写，内容基本类似病历摘要。应当在病人出院后 24 小时内完成。内容包括：入院日期、出院日期、入院情况、入院诊断、诊疗经过、出院诊断、出院情况、出院医嘱、医师签名。

20. 死亡记录　指经治医师对死亡病人住院期间诊疗和抢救经过的记录，应当在病人死亡后 24 小时内完成。病人在住院期间因救治无效而死亡，应立即书写死亡记录，内容包括：病历摘要、住院期间病情演变、抢救经过、死亡时间、死因、经验教训、最后诊断。

21. 死亡病例讨论记录　指为全面梳理诊疗过程、总结和积累诊疗经验、不断提升诊疗服务水平，对医疗机构内死亡病例的死亡原因、死亡诊断、诊疗过程等进行讨论的制度。死亡病例讨论是指在病人死亡1周内，尸检病例在尸检报告出具后1周内必须再次讨论。由科主任或具有副主任医师以上专业技术职务任职资格的医师主持，对死亡病例进行讨论。内容包括：讨论日期，主持人及参加人员姓名、专业技术职务，讨论意见等。死亡病例讨论结果应当记入病历。

22. 特别记录

(1) 为便于总结临床经验、提高医疗质量、进行教学与科研，对于某些常见疾病及特殊治疗经过、特殊检查结果、特殊变化的判断、处理及后果，应立即记入。可拟定某些特别记录表格并按规定填写。特别记录表格不得代替正式病历与病程记录。

(2) 还有行政领导的重要意见，病人家属及组织负责人所交代的重要事项等。

(3) 如为中西医结合的病程记录，应记中医辨证施治情况，如证型改变、方药改变、中医的观察分析等。中医或针灸处方应记入中医处方记录单或病程记录。

(4) 凡由值班或代班医师在其值班、代班时间内所做的诊疗工作，均应按病情需要记入病程记录。

23. 病重(病危)病人护理记录　是指护士根据医嘱和病情对病重(病危)病人住院期间护理过程的客观记录。病重(病危)病人护理记录应当根据相应专科的护理特点书写。内容包括：病人姓名、科别、住院病历号(或病案号)、床位号、页码、记录日期和时间、出入液量、体温、脉搏、呼吸、血压等病情观察、护理措施和效果、护士签名等。记录时间应当具体到分钟。

24. 病历摘要

(1) 填报手续：转院、出院或院外会诊等需要病历摘要者，由住院医师或实习医师书写，经主治医师或主任医师审签后送交医务处审阅盖公章，根据具体情况决定病人或护送人员带去或交邮寄。

(2) 内容：① 一般项目，按入院记录项目记录；② 入院时情况及各项检查结果；③ 病程经过情况、治疗情况及治愈程度；④ 最后诊断；⑤ 病人当前情况；⑥ 必要时填写今后治疗、处置及其他注意事项。邀请院外会诊时，应提出会诊目的。

四、其他记录

病历中其他记录，包括以下内容：

1. 手术同意书　是指手术前，经治医师向病人告知拟施手术的相关情况，并由病人签署同意手术的医学文书。内容包括：术前诊断，手术名称，术中或术后可能出现的并发症、手术风险，病人签名，医师签名。

2. 麻醉同意书　是指麻醉前，麻醉医师向病人告知拟施麻醉的相关情况，并由病人签署是否同意麻醉意见的医学文书。内容包括:病人姓名、性别、年龄、病案号,科别,术前诊断,拟行手术方式,拟行麻醉方式,病人基础疾病及可能对麻醉产生影响的特殊情况,麻醉中拟行的有创操作和监测,麻醉风险,可能发生的并发症及意外情况,病人签署意见并签名、麻醉医师签名并填写日期。

3. 输血治疗知情同意书 是指输血前,经治医师向病人告知输血的相关情况,并由病人签署是否同意输血的医学文书。内容包括:病人姓名、性别、年龄、科别、病案号,诊断,输血指征,拟输血成分,输血前有关检查结果,输血风险及可能产生的不良后果,病人签署意见并签名,医师签名并填写日期。

中医输血治疗知情同意书,是指输血前,经治医师向病人告知输血的相关情况,并由病人签署是否同意输血的医学文书。内容同上。

4. 特殊检查、特殊治疗同意书 是指在实施特殊检查、特殊治疗前,经治医师向病人告知特殊检查、特殊治疗的相关情况,并由病人签署同意检查、治疗的医学文书。内容包括:特殊检查、特殊治疗项目名称和目的,可能出现的并发症及风险,病人签名,医师签名。

5. 病危(重)通知书 是指因病人病情危、重时,由经治医师或值班医师向病人家属告知病情,并由患方签名的医疗文书。内容包括:病人姓名、性别、年龄、科别,目前诊断及病情危重情况,病人签名、医师签名并填写日期。一式两份,一份交患方保存,另一份归病历中保存。

6. 辅助检查报告单 是指病人住院期间所做各项检验、检查结果的记录。内容包括:病人姓名、性别、年龄、住院病历号(或病案号)、检查项目、检查结果、报告日期、报告人员签名或者印章等。检验报告单,要按要求在病历上粘贴整齐。

中医辅助检查报告单是指病人住院期间所做各项检验、检查结果的记录。具体操作和书写内容同上。

7. 医嘱单、体温单 体温单为表格式,以护士填写为主。医嘱单由医师、护士共同填写。详见第四章有关内容。

第四节 转院记录及死亡报告

一、转院记录书写要求及示例

住院病人因病情需要转他院治疗时,必须经科主任或负责主治医师及医务部(处)同意后,与他院联系派会诊医师前来会诊,经同意后病人携带转院记录后方可转院。

转院记录内容包括:

1. 一般项目包括住院号、姓名、性别、年龄、籍贯、工作单位、职业、入院时间、转院时所在科别及病区等。

2. 入院时诊断，最后诊断以及病理诊断，须包括主要及次要诊断。

3. 入院时主要病史、体格检查及检验等主要发现。住院过程中的病情演变及治疗经过。

4. 转院原因及必要的说明。

5. 各级医师署名并加盖公章。

转 院 记 录

姓名：王××，性别：女，年龄：42 岁，婚否：已婚，单位职业：×××厂工人

因转移性右下腹痛 12 小时于 2017 年 12 月 5 日急诊入院。病人于 2017 年 12 月 4 日午 18：00 始感中上腹部有阵发性钝痛，伴恶心、呕吐，晚 22：00 转移至右下腹，呈持续性胀痛；次晨来院急诊，收入院。病人过去有血吸虫疫水接触史。既往无精神病史。自 2016 年 4 月初始，无端猜疑丈夫有外遇，尾随其后跟踪监视，凡见其与异性交谈，即认为是“谈情说爱”，为此夫妻经常发生口角。半年后情绪消沉，坐卧不宁，觉得活着没意思，欲买敌敌畏自杀，因被商店人员阻止而未遂。近月来生活疏懒被动，饮食不规则，有时彻夜不眠。2017 年 10 月 10 日经××区精神病防治所诊断为“精神分裂症，偏执型”。

入院时检查一般情况好，体温 37.6℃，心肺正常，腹平软，右下腹固定压痛，轻度肌紧张，肠鸣音正常。血白细胞计数 12×10^9/L，N 84%，L 16%。胸透正常。入院诊断为急性化脓性阑尾炎。入院后立即于持续硬膜外麻醉下行阑尾切除术；阑尾明显充血、水肿，尖端附有脓苔。手术顺利。术后恢复佳，切口愈合等级Ⅱ甲。病理报告（病理号 S911759）：急性化脓性阑尾炎，有血吸虫卵沉积。

最后诊断：① 急性化脓性阑尾炎；② 慢性血吸虫病；③ 精神分裂症，偏执型。

现为术后第 9 天。住院期间精神症状继续进展，前日上午曾邀××医精神病防治所张××医师会诊，同意转院诊治。

医师王××

2017 年 12 月 14 日

二、死亡报告书写要求及示例

住院病人死亡后 1 周内，科主任或负责主治医师应召集有关医师及护理人员进行死亡病例讨论，以检查工作，总结经验教训。住院医师应于讨论后及时书写死亡报告，一式两份，交主治医师、科主任审签后，报医务科（处）转请院（首）长审批。

死亡报告内容包括：

1. 一般项目：住院号、姓名、性别、年龄、籍贯、工作单位、职别、入院时间、死亡时间、死亡时所在科别及病区等。

2. 入院时诊断、死亡时诊断、病理诊断及并发症，须包括主要及次要诊断。

3. 入院时主要病史、体征及检验等主要发现。

4. 住院经过及死亡时情况，包括诊疗措施、病情演变及临危时抢救的主要情况。

5. 死亡原因。

6. 医护工作检查，包括有关的经验教训。

7. 各级医师署名，院（首）长意见及署名。

死 亡 报 告

病案号×××

门诊号×××

姓名：李××，性别：男，年龄：7 岁，婚否：未婚，民族：汉族，籍贯：山东省济南市，单位职业：山东省济南市××学院李×之子

入院时间：2016 年 10 月 24 日　15：00

死亡时间：2017 年 3 月 14 日　15：13

临床诊断：1. 颅内出血

2. 急性淋巴细胞白血病

3. 呼吸道感染

病理诊断　无

病情及治疗经过摘要：病人于去年 1 月因发热、乏力，在当地医院经血常规、骨髓检查确诊为急性淋巴细胞性白血病，给予 VDLD 方案化疗未缓解，转往北京儿童医院就诊，骨髓检查原始淋巴细胞加幼稚淋巴细胞 18.5%，bcr/abl 融合基因（+），免疫分型为普通 B 细胞型，脾大，予 VM26/AraC 及 VD 方案、BFM95ALLHR 方案化疗达完全缓解。2016 年 10 月病情复发，骨髓检查原始淋巴细胞加幼稚淋巴细胞 62.5%，入院进一步治疗。贫血貌，激素面容，皮肤无黄染，未见出血点，浅表淋巴结不肿大，心肺未见异常，肝脾肋下未触及。

诊疗经过：病人入院后经血常规、骨髓象检查，诊断为急性淋巴细胞白血病，给予小剂量 AraC 化疗，口服 STI571 治疗，1 个月后复查骨髓象示完全缓解。12 月 15 日再次复发，骨髓增生极度活跃，原始淋巴细胞加幼稚淋巴细胞 80.5%，予 VDLCP 方案化疗 1 疗程未缓解，羟基脲、小剂量 AraC、格列卫及支持对症治疗。病人间断发热，合并肺部感染，外周血常规白细胞高，有幼稚淋巴细胞，分叶为 0.00，PLT5×10^9/L，HB60～80 g/L。以支持、对症治疗为主，输红细胞、血小板、白蛋白、丙种球蛋白、抗生素等。病人从 3 月 13 日上午 10：00 起出现四肢间断抽

搐，意识不清，右侧巴宾斯基征阳性，考虑颅内出血，给予地西泮镇静，甘露醇、呋塞米脱水等治疗，病人高热不退，逐渐转为深昏迷，四肢肌肉不自主抽动，压眶反射消失，家长拒绝继续抢救，患儿于 3 月 14 日 15:13 分呼吸、心跳停止。

死亡原因：1. 颅内出血

2. 急性淋巴细胞白血病

3. 呼吸道感染

科主任：王××　　　　经治医师：薛×

院（首）长审查意见：同意

2017 年 3 月 19 日

第五节　电子病历书写内容及要求

一、电子病历概念及作用

电子病历，是指医务人员在医疗活动过程中，使用医疗机构信息系统生成的文字、符号、图表、图形、数据、影像等数字化信息，并能实现存储、管理、传输和重现的医疗记录，是病历的一种记录形式，包括门（急）诊病历和住院病历。

电子病历是记录有关病人健康、医疗、医护的终身电子信息载体，由医务人员客观、完整、连续地记录病人的病情变化及诊疗经过，是临床进行科学诊断治疗的基础资料。电子病历与纸质病历具有同等效力。

电子病历的应用并非由目前的纸质病历向电子媒体的简单转移，而是采用信息技术将文本、X 线图像、B 超图像等有关病人的多媒体信息综合处理，它包含病历文书、各种医嘱、检查与检验结果，涵盖文字、数字、图像、医学影像等，是以多种电子介质为载体的临床医学资料。使用文字处理软件编辑、打印的病历文档，不属于本规范所称的电子病历。

二、电子病历特点

1. 信息量大，质量提高　电子病历除包含纸质病历的所有内容，还提供了超越纸质病历的功能。其信息整合功能可从形式上将不同的信息整合成“以病人为中心”的信息系统，从内容上将病人的各类诊疗信息集成，从时间上将病人历次门诊、住院诊疗信息按时间序列集成。电子病历可以有效避免临床医师在病历书写时的缺项、漏项以及病历书写的随意性，使书写出来的病历达到格式规范、记录完整，有效保证了病历的质量。

2. 流通便捷　电子病历可使病人所有信息在医院内无障碍流通；实现了各项检查预约影像学资料、检验结果、用药信息自动传递，取消了医嘱转抄，减少了医护差错，使整个医疗过程更加方便快捷。

3. 调阅方便 电子病历使医疗信息由封闭式走向开放式。各级医务人员在不同的岗位均可利用服务器系统调阅病历，获取各自所需的信息，有助于医师积累临床诊治经验，提高医疗技术。卫生行政管理部门也可随时调阅病历，进行实时临床监控。

4. 存储、查阅简易、方便 电子病历可节省以往纸质病历资料所占用的大量存储空间，且可保证病历资料的完整、及时、可靠，保存容量大、时间长，管理方便，为医院的医疗、教学、科研提供了极大的方便，提高了医护人员的工作效率。

5. 时效性强 病人就医时可授权医师查阅自己的电子病历，协助医务人员迅速、直观、准确地了解病人以前所接受的治疗及检查的准确资料，避免了因病人记忆不清导致病史叙述的错误和遗漏，缩短了医师确诊的时间，为抢救生命赢得了宝贵的时间。

6. 信息共享 提高了医院的科学化管理水平，使疑难复杂病历的专家讨论、远程会诊和学术交流更加容易实现，对教学、科研、甚至医学科学的发展都将起到积极的促进作用。

三、电子病历书写要求

电子病历的记录，完全按照国家卫生部《病历书写基本规范》执行，通过计算机系统记录病历。记录者以自己的身份登录电子病历系统进行记录，后者根据身份识别信息自动记录录入者以及进入和退出系统的时间，各类医疗记录录入和确认时间。

记录者在病历录入过程中可以通过特定的录入模板，提示录入项目；在记录过程中，对同一病人病历内容中的重复信息可以通过自动生成或复制的方法录入，提高了录入速度。住院病历首页的各项数据，可以通过软件系统自动从各工作环节获得或生成。

1. 医疗机构使用电子病历系统进行病历书写，应当遵循客观、真实、准确、及时、完整的原则。所使用的医学用语应标准化。

2. 电子病历使用的术语、编码、模板和数据应当符合相关行业标准和规范的要求，在保障信息安全的前提下，促进电子病历信息有效共享。

电子病历录入，应当使用中文和医学术语，要求表述准确，语句通顺，标点正确。通用的外文缩写和无正式中文译名的症状、体征、疾病名称等可以使用外文。记录日期应当使用阿拉伯数字，记录时间应当采用 24 小时制。

3. 电子病历，包括门(急)诊病历书写内容包括门(急)诊病历首页、病历记录、化验报告、医学影像检查资料等。

住院病历书写内容包括住院病案首页、入院记录、病程记录、手术同意书、麻醉同意书、输血治疗知情同意书、特殊检查(特殊治疗)同意书、病危(重)通知单、医嘱单、辅助检查报告单、体温单、医学影像检查报告、病理报告单等。

电子病历内容应当使用统一制定的项目名称、格式和内容，不得擅自变更。

4. 电子病历系统是指医疗机构内部支持电子病历信息的采集、存储、访问和在线帮助，并围绕提高医疗质量、保障医疗安全、提高医疗效率而提供信息处理和智能化服务功能的计算机信息系统。

5. 有条件的医疗机构电子病历系统可以使用电子签名进行身份认证，可靠的电子签名与手写签名或盖章具有同等的法律效力。医务人员采用身份标识登录电子病历系统并完成各项记录等操作并予确认后，系统应当显示医务人员电子签名。电子病历系统应当采用权威可靠时间源。

6. 电子病历系统应当为操作人员提供专有的身份标识和识别手段，设置医务人员审查、修改的权限和时限。实习医务人员、试用期医务人员记录的病历，应当经过在本医疗机构合法执业的医务人员审阅、修改并予电子签名确认。

操作人员对本人身份标识的使用负责。医务人员采用身份标识登录电子病历系统完成书写、审阅、修改等操作并予以确认后，系统应当显示医务人员姓名及完成时间。医务人员修改时，电子病历系统应当进行身份识别、保存历次修改痕迹、标记准确的修改时间和修改人信息。

7. 医疗机构应当为病人电子病历赋予唯一病人身份标识，以确保病人基本信息及其医疗记录的真实性、一致性、连续性、完整性。应当为病人建立个人信息数据库（包括姓名、性别、出生日期、民族、婚姻状况、职业、工作单位、住址、有效身份证件号码、社会保障号码或医疗保险号码、联系电话等），授予唯一标识号码并确保与病人的医疗记录相对应。

8. 电子病历系统应当具有严格的复制管理功能。同一病人的相同信息可以复制，复制内容必须校对，不同病人的信息不得复制。

9. 电子病历系统应当满足国家信息安全等级保护制度与标准。严禁篡改、伪造、隐匿、抢夺、窃取和毁坏电子病历。

10. 电子病历应当设置归档状态，医疗机构应当按照病历管理相关规定，在病人门（急）诊就诊结束或出院后，适时将电子病历转为归档状态。电子病历归档后原则上不得修改，特殊情况下确需修改的，经医疗机构医务部门批准后进行修改并保留修改痕迹。

11. 电子病历系统应当为病历质量监控、医疗卫生服务信息以及数据统计分析和医疗保险费用审核提供技术支持，包括医疗费用分类查询、手术分级管理、临床路径管理、单病种质量控制、平均住院日、术前平均住院日、床位使用率、合理用药监控、药物占总收入比例等医疗质量管理与控制指标的统计，利用系统优势建立医疗质量考核体系，提高工作效率，保证医疗质量，规范诊疗行为，提高医院管理水平。

四、实施电子病历基本条件

1. 医疗机构建立电子病历系统应当具备以下条件

(1) 具有专门的技术支持部门和人员，负责电子病历相关信息系统建设、运行和维护等工作；具有专门的管理部门和人员，负责电子病历的业务监管等工作。

(2) 具备电子病历系统安全管理体系和安全保障机制，运行和维护的信息技术、设备和设施，确保电子病历系统的安全、稳定运行。

(3) 建立、健全电子病历使用的相关制度和规程，包括人员操作、系统维护和变更的管理规程，出现系统故障时的应急预案等。

(4) 具备对电子病历创建、修改、归档等操作的追溯能力。

2. 医疗机构电子病历系统运行应当符合以下要求

(1) 具备保障电子病历数据安全的制度和措施，有数据备份机制，有条件的医疗机构应当建立信息系统灾备体系。应当能够落实系统出现故障时的应急预案，确保电子病历业务的连续性。数据存储与管理功能包含以下功能要求。

必需的功能：① 支持对各种类型的病历资料的转换、存储管理，并采用公开的数据存储格式，使用非特定的系统或软件能够解读电子病历资料。② 提供按标准格式存储数据或将已存储数据转换为标准格式的功能；处理暂无标准格式的数据时，提供将以私有格式存储的数据转换为其他开放格式数据的功能。③ 在存储的电子病历数据项目中保留文本记录。④ 提供电子病历数据长期管理和随机访问的功能。⑤ 具有电子病历数据备份和恢复功能；当电子病历系统更新、升级时，应当确保原有数据的继承与使用。⑥ 具备保障电子病历数据安全的制度和措施，有数据备份机制。

推荐的功能：① 以适当的方式保存完整医疗记录，能够以原有样式再现医疗记录。② 当超出业务规则规定的时限或场景时，禁止再修改医疗记录的功能。③ 有条件的医疗机构应当建立信息系统灾备体系。

(2) 对操作人员的权限实行分级管理，保护病人的隐私。病人隐私保护功能包含以下要求。

必需的功能：① 对电子病历设置保密等级的功能，对操作人员的权限实行分级管理，用户根据权限访问相应保密等级的电子病历资料。授权用户访问电子病历时，自动隐藏保密等级高于用户权限的电子病历资料。② 当医务人员因工作需要查看非直接相关病人的电子病历资料时，警示使用者要依照规定使用病人电子病历资料。

推荐的功能：提供对电子病历进行患者匿名化处理的功能，以便在必要情况下保护病人健康情况等隐私。

(3) 具备对电子病历创建、编辑、归档等操作的追溯能力。电子病历查重合并功能包含以下功能要求：必需的功能：提供电子病历自动查重功能，能够将同一病人的多重电子病历与该病人唯一标识号码进行关联，通过唯一标识号码可查阅病人的电子病历相关信息。

（4）电子病历使用的术语、编码、模板和标准数据应当符合有关规范要求。电子病历主索引创建功能包含以下功能要求。

必需的要求：① 为病人（含急诊或其他情况下身份不确定的病人）创建电子病历并赋予统一编码的唯一标识号码功能，通过该标识号码可查阅病人的电子病历相关信息。② 为每位病人电子病历创建唯一的主索引，并记录病人基本信息（应当至少包括患者姓名、性别、出生日期、常驻地地址等），并能够对病人基本信息进行必要的修改、补充和完善。③ 为病人分配其他类型标识的功能，如病案号、医疗保险号、身份证号等，并能将各类标识与电子病历唯一标识号码进行关联。④ 提供按照病人唯一标识号码、其他类型标识、基本信息项等进行分类检索，查询病人基本信息的功能。⑤ 对病人基本信息主要项目（如姓名、性别、出生日期等）进行修改时，提供修改日志记录的功能。

3. 限制使用电子病历　医疗机构应当成立电子病历管理部门并配备专职人员，具体负责本机构门（急）诊电子病历和住院电子病历的收集、保存、调阅、复制等管理工作。不得随意复制病人的电子病历并将其置于不受保护的存储介质中。在电子病历记录过程中，对同一病人病历内容中的重复信息可以通过自动生成或复制的方法录入，但记录者应对生成或复制的内容进行校对。不同病人之间的资料不可以复制。

4. 电子病历修改权限　电子病历系统应当为操作人员提供专有的身份标识和识别手段，并设置相应权限。操作人员对本人身份标识的使用负责。电子病历的修改权限，依照《病历书写基本规范》中对纸质病历的修改权限的要求逐级执行。医务人员进入电子病历系统修改电子病历时必须进行身份识别，所修改的内容由该身份持有者负责。

5. 电子病历法律效力　电子病历中的电子签名，是指《电子签名法》规定的数据电文中以电子形式所含、所附用于识别签名人身份并表明签名人认可其中内容的数据。“可靠的电子签名”是指符合《电子签名法》有关条件的电子签名。

有条件的医疗机构电子病历系统可以使用电子签名进行身份认证，可靠的电子签名与手写签名或盖章具有同等的法律效力。

电子病历必须通过打印形成纸张记录并经手工签字后按照病历管理规定归档保存，两者内容必须一致。打印的电子病历，经手工签字后与手工纸质病历具有同等法律效力。

五、电子病历存在问题

1. 信息的无形性　传统的病历资料毋需依赖于其他介质就可独立重现，而电子病历的产生和重现依赖于计算机硬盘等特定的电子介质，后者直接削弱了电子病历的证明力度。

2. 信息的易破坏性　病历是具有法律效力的医疗文书，一旦形成，即具有法律效力，不允许修改和完善。电子病历使用电磁介质，储存的数据很容易被人为修改，且修改后不易留下痕迹，事后追踪和复原变得极为困难。

3. 信息的多样复合性　电子病历的书写依赖具有集成性、交互性、实时性的计算机及其网络系统，其技术含量较高，未受过计算机专业培训的人员难于准确理解、辨别与认识，要求医务人员有较高水平的计算机操作能力。

4. 雷同病历的出现　标准的电子病历书写模板的使用，一方面减轻了医师书写病历的繁重劳动，另一方面也造成了患同一疾病的不同病人出现雷同病历，使电子病历的可信度减低，也给教学和科研带来影响。

5. 保密性　信息储存存在较大漏洞，个人隐私容易泄露。

六、电子病历管理

电子病历应当由符合《中华人民共和国执业医师法》的合法执业人在病人到医疗机构就医时开始建立。电子病历的记录，应当客观、真实、规范、完整，所使用的医学用语应标准化。

1. 医疗机构应当成立电子病历管理部门并配备专职人员，具体负责本机构门(急)诊电子病历和住院电子病历的收集、保存、调阅、复制等管理工作。

2. 医疗机构应当为申请人提供电子病历的复制服务。医疗机构可以提供电子版或打印版病历。复制的电子病历文档应当可供独立读取，打印的电子病历纸质版应当加盖医疗机构病历管理专用章。医疗机构电子病历系统应当保证医务人员查阅病历的需要，能够及时提供并完整呈现该病人的电子病历资料。

3. 病人诊疗活动过程中产生的非文字资料(CT、磁共振、超声等医学影像信息、心电图、录音、录像等)应当纳入电子病历系统管理，应确保随时调阅、内容完整。有条件的医疗机构可以为病人提供医学影像检查图像、手术录像、介入操作录像等电子资料复制服务。

4. 门诊电子病历中的门(急)诊病历记录，以接诊医师录入确认即为归档，归档后不得修改。

5. 住院电子病历随病人出院经上级医师于病人出院审核确认后归档，归档后由电子病历管理部门统一管理。

6. 对目前还不能电子化的植入材料条形码、知情同意书等医疗信息资料，可以采取措施使之信息数字化后纳入电子病历并留存原件。

7. 归档后的电子病历采用电子数据方式保存，必要时可打印纸质版本，打印的电子病历纸质版本应当统一规格、字体、格式等。

8. 电子病历数据应当保存备份，并定期对备份数据进行恢复试验，确保电子病历数据能够及时恢复。当电子病历系统更新、升级时，应当确保原有数据的继承与使用。

9. 医疗机构应当建立电子病历信息安全保密制度，设定医务人员和有关医院管理人员调阅、复制、打印电子病历的相应权限，建立电子病历使用日志，记录使用人员、操作时间和内容。未经授权，任何单位和个人不得擅自调阅、复制电子病历。

10. 医疗机构应当受理下列人员或机构复印或者复制电子病历资料的申请：

(1) 病人本人或其代理人。

(2) 死亡病人近亲属或其代理人。

(3) 为病人支付费用的基本医疗保障管理和经办机构。

(4) 病人授权委托的保险机构。

11. 医疗机构应当指定专门机构和人员负责受理复印或者复制电子病历资料的申请，并留存申请人有效身份证明复印件及其法定证明材料、保险合同等复印件。受理申请时，应当要求申请人按照以下要求提供材料：

(1) 申请人为病人本人的，应当提供本人有效身份证明。

(2) 申请人为病人代理人的，应当提供病人及其代理人的有效身份证明、申请人与病人代理关系的法定证明材料。

(3) 申请人为死亡病人近亲属的，应当提供病人死亡证明及其近亲属的有效身份证明、申请人是死亡病人近亲属的法定证明材料。

(4) 申请人为死亡病人近亲属代理人的，应当提供病人死亡证明、死亡病人近亲属及其代理人的有效身份证明，死亡病人与其近亲属关系的法定证明材料，申请人与死亡病人近亲属代理关系的法定证明材料。

(5) 申请人为基本医疗保障管理和经办机构的，应当按照相应基本医疗保障制度有关规定执行。

(6) 申请人为保险机构的，应当提供保险合同复印件，承办人员的有效身份证明，病人本人或者其代理人同意的法定证明材料；病人死亡的，应当提供保险合同复印件，承办人员的有效身份证明，死亡病人近亲属或者其代理人同意的法定证明材料。合同或者法律另有规定的除外。

12. 公安、司法机关因办理案(事)件，需要收集、调取电子病历资料的，医疗机构应当在公安、司法机关出具法定证明及执行公务人员的有效身份证明后如实提供。

13. 医疗机构可以为申请人复印或者复制电子病历资料的范围按照国家卫生和计划生育委员会《医疗机构病历管理规定》执行。

14. 医疗机构受理复印或者复制电子病历资料申请后，应当在医务人员按规定时限完成病历后，方予提供。

15. 复印或者复制的病历资料，经申请人核对无误后，医疗机构应当在电子病历纸质版本上加盖证明印记，或提供已锁定不可更改的病历电子版。

16. 发生医疗事件争议时，应当在医患双方在场的情况下锁定电子病历并制作完全相同的纸质版本供封存，封存的纸质病历资料由医疗机构保管。

(1) 依法需要封存电子病历时，应当在医疗机构或者其委托代理人、病人或者其代理人双方共同在场的情况下，对电子病历共同进行确认，并进行复制后封存。封存的电子病历复制件可以是电子版；也可以对打印的纸质版进行复印，并加盖病案管理章后进行封存。

(2) 封存的电子病历复制件应当满足以下技术条件及要求：储存于独立可靠的存储介质，并由医患双方或双方代理人共同签封；可在原系统内读取，但不可修改；操作痕迹、操作时间、操作人员信息可查询、可追溯；其他有关法律、法规、规范性文件和省级卫生行政部门规定的条件及要求。

(3) 封存后电子病历的原件可以继续使用。电子病历尚未完成，需要封存时，可以对已完成的电子病历先行封存，当医务人员按照规定完成后，再对新完成部分进行封存。

第六节 病案排列顺序

一、住院期间病案排列顺序

1. 体温单(按时间先后倒排)。

2. 医嘱记录单(按时间先后倒排)。

(1) 长期医嘱记录单(按时间先后倒排)。

(2) 临时医嘱记录单(按时间先后倒排)。

3. 入院病历与入院记录(包括各专科表格病历)。

4. 病程记录　一般病情记录，阶段小结，交、接班记录，出院小结等。

如有手术应有：

(1) 术前小结、术前讨论记录。

(2) 麻醉前访视记录。

(3) 手术前讨论记录、手术同意书。

(4) 麻醉同意书、麻醉记录。

(5) 麻醉术后访视记录、手术记录、手术安全核查记录和手术清点记录。

(6) 术后病程记录。

如再有手术，应按照先后顺序接在下面。

5. 会诊记录。

6. 病危(重)通知书。

7. 出院记录。

8. 死亡记录。

9. 输血治疗知情同意书。

10. 特殊检查、特殊治疗同意书按时间先后顺排。

11. 辅助诊断检查报告单(按检查名称汉语拼音排序,同一类报告按时间先后顺排)。

12. 特殊治疗记录单(按时间先后顺排)。

13. 病理报告单(按时间先后顺排)。

14. 检验报告单(按时间先后顺排,自上而下,浮贴于专用纸左边)。

15. 特别护理记录单(按时间先后顺排)。

16. 病案首页。

17. 住院证(接诊病历)。

18. 门诊病案。

19. 上次住院病案或其他行政证明、外院病情介绍等。

二、转科后病案排列顺序

转出科的转出记录、入院病历、入院记录、病程记录顺序后推,排于转入科转入记录、病程记录、手术记录等各项记录之后。其他各项,按前述住院期间病案排列次序规定排列。

三、出院(转院、死亡)后病案排列顺序

1. 病案首页。

2. 死亡报告单。

3. 入院记录与入院病历(包括各专科表格病历)。

4. 病程记录　一般病情记录、阶段小结、交(接)班记录、转出、转入记录、出院小结、死亡小结、死亡讨论等。

如有手术应有:

(1) 术前小结、术前讨论记录。

(2) 麻醉前访视记录。

(3) 手术审批资料、手术同意书。

(4) 麻醉同意书、麻醉记录单、麻醉术后访视记录。

(5) 手术记录、手术安全核查记录、手术清点记录。

(6) 术后病程记录。

如再有手术,应按照先后顺序接在下面。

5. 会诊记录(按会诊时间先后顺排)。

6. 出院记录。

7. 死亡记录、死亡病例讨论记录。

8. 输血治疗知情同意书。

9. 特殊检查、特殊治疗同意书。

10. 辅助诊断检查报告单(按检查名称汉语拼音排序,同一类报告按时间先后顺排)。

11. 特殊治疗记录单(按时间先后顺排)。

12. 病理报告单(按时间先后顺排,小单应贴在标准单上)。

13. 检验报告单(按时间先后顺排, 自上而下,浮贴于专用纸左边)。

14. 医嘱记录单(按时间先后顺排)。

15. 体温单(按时间先后顺排)。

16. 特别护理记录单(按时间先后顺排)。

17. 新生儿病历(产科)。

18. 其他。

19. 门诊病案(死亡病人的门诊病案和住院病案合订)。

注:凡二次以上住院病案或其他医院记录,依顺序钉在最后(如住院病案与门诊病案一并保存者,则钉在门诊病案之前)。

第七节 病案管理

医疗机构应当建立健全病历管理制度,设置病案管理部门或者配备专(兼)职人员,负责病历和病案管理工作。医疗机构应当建立病历质量定期检查、评估与反馈制度。医疗机构医务部门负责病历的质量管理。

一、病案的整理

病案由医护人员共同负责整理。

1. 新入院病人,由值班护士准备体温单、医嘱记录单、病历纸、检验记录单;其他各单可于住院过程中由有关人员随时补充。

2. 住院病案的各种检查报告单及会诊记录单等先由护士夹在住院病案体温单之前,待病室巡诊后,由经治医师排入病案有关项内。

3. 住院病案的体温单、医嘱记录单、护理病历、特别护理记录单,由护士逐日逐次填写,麻醉前访单、麻醉记录单由麻醉护士或麻醉医师填写,其余均由经治医师填写,所有记录应由住院医师每日检查,主治医师巡诊时检查,以提高病案质量。

4. 病人出院时,由住院医师或实习医师填写病案首页,并经主治医师或主任审签后,由总务护士或护士长将病案等按规定顺序整理后,送至出院会计室结账,48 小时内由会计室将病案送至病案室,1 个月内由科主任检查病案书写质量和各种记录是否齐全,补充完善并签发后归档。

5. 按照病历记录形式不同，可区分为纸质病历和电子病历。电子病历与纸质病历具有同等效力。

二、病案的保管

（一）门（急）诊病案的管理

门（急）诊病历原则上由病人保管。医疗机构建有门（急）诊病历档案室或者已建立门（急）诊电子病历的，经病人或者其法定代理人同意，其门（急）诊病历可以由医疗机构负责保管。门（急）诊病历由医疗机构保管的，医疗机构应当在收到检查检验结果后 24 小时内，将检查检验结果归入或者录入门（急）诊病历，并在每次诊疗活动结束后首个工作日内将门（急）诊病历归档。

（二）入院病案的管理

病人入院时，由接诊室或住院处护士用钢笔正确填写病案首页中的有关项目内容，并直接按数字顺序、时间的发展，采用一人一码制，编排住院号，填入病案首页和住院证右上角。再次住院病人应查找首次住院号并填入。然后将病案首页、住院证等随病人一起送往病房。经治医师根据需要可向病案室办理借用旧病案手续。

住院病历由所在病区统一保管。因医疗活动或者工作需要，须将住院病历带离病区时，应当由病区指定的专门人员负责携带和保管。医疗机构应当在收到住院病人检查检验结果和相关资料后 24 小时内归入或者录入住院病历。病人出院后，住院病历由病案管理部门或者专（兼）职人员统一保存、管理。

（三）出院病案的归档程序

1. 病人出院前 1 天，经治医师将门诊病案、出院小结、住院病案、出院证，必要的诊断证明书和出院后用药处方等填写完整，交主治医师审核签字后，由总务护士或护士长将病案按规定顺序整理，送至出院会计室结账，由会计室填写病案首页中的各项住院费用后，48 小时内将病案送至病案室及门诊部。

2. 病案室收到出院病案后，必须按规定做到："四查、一通知"，即：查点出院病案份数与出院人数是否一致，如有缺少应及时查找；查病案首页各项是否填写完整；查病案排列顺序是否正确；查病案书写质量是否符合要求。通知有关人员对病案的一般缺陷进行允许的修正和补充。

3. 对病人出院后才收到的一切诊疗结果报告单，如病理检查报告单，特殊检查报告单及各种检验单等，应及时送交病案室归入病案，以保证病案的完整性。

4. 将整理好的病案，加盖封面、封底或装入封袋，并在封面显眼的地位戳印或以墨水正楷书写病案号码、姓名、入院及出院日期，然后装订。死亡病人的门诊病案、产妇产前检查病历应附于本次住院病案之后。

医疗机构应当建立门（急）诊病历和住院病历编号制度，为同一病人建立唯一的标识号码。已建立电子病历的医疗机构，应当将病历标识号码与病人身份证明编号相关联，使用标识号码和身份证明编号均能对病历进行检索。门(急)诊病历和住院病历应当标注页码或者电子页码。

5. 对整理、装订、分类编码完整的病案，病案室应送医院管理质量控制办公室进行病案质量检查，然后送回病案室进行逐份病案首页的微机输入处理，月终由统计室产生各科登记表及统计报表。

6. 要求各临床科室主任医师每月底对所出院的病案进行讨论，并检查病案书写质量和各种记录是否齐全，补充完善后签字。病案室将符合要求的病案按病案号顺序数字排列归档。

7. 收到病区用毕退回的他院病案，应及时在病案收发本上登记后，挂号寄还。

(四) 病案的保存

保存病案的目的：① 进行交流；② 医疗的连续性；③ 用于医疗评价；④ 作为历史资料；⑤ 提供医学法律依据；⑥ 用于统计；⑦ 用于科研及教学。

1. 病案应由病案室统一集中保存，不得丢失。病案的保存期按国家卫生和计划生育委员会、国家中医药管理局2013年11月20日发布的《医疗机构病历管理规定(2013年版)》执行，即"门(急)诊病历由医疗机构保管的，保存时间自病人最后一次就诊之日起不少于15年；住院病历保存时间自病人最后一次住院出院之日起不少于30年"。对特殊病案设专人专柜保管，根据需要可永久保存。

2. 同一病人的多次住院病案，应按先后顺序汇集装订，如发现同一病人使用两个或多个病案号时，应立即去新留旧，并通知住院处将新号码给其他入院病人使用，避免产生缺号、漏号现象。

3. 凡2次以上住院病人的病案，须添一张再次入院目录，主要项目包括序号、入院日期、科别、出院日期、主要诊断和手术名称、治疗结果、总页数、整理人和需要说明的问题。

4. 病案室人员应定期检查病案保管情况，如发现有抽借、漏档、破损，应立即纠正和修复，对长期外借未还者，及时催还。医疗机构可以采用符合档案管理要求的缩微技术等对纸质病历进行处理后保存。

5. 病案库房应经常保持整洁，保存病案的场所应符合国家档案局规定的基本要求，即库房的温度应控制在14～24℃，日变化不超过±2℃；相对湿度应控制在45%～60%，日变化不超过±5%。病案室内必须备有消防灭火器材，禁放易燃易爆物品，禁止吸烟，以确保安全。另外，还应防鼠、防霉、防蛀、防尘、防紫外线等。

三、病案的使用

1. 三级医院以上的病案室，应设有出院病案讨论室或病案阅览室、病案质量研究室等，在有条件的医院应配备完整的检索工具及必要的现代化办公设备。

2. 临床医师需用病案时，必须向病案室办理借阅手续，不得擅自从病案室或出院会计室携走病案。进修医师、护士借阅病案，需持有上级医师或本院医师、护士长签名的借条，方可借阅。

除为病人提供诊疗服务的医务人员，以及经卫生行政部门、中医药管理部门或者医疗机构授权的负责病案管理、医疗管理的部门或者人员外，其他任何机构和个人不得擅自查阅病人病历。

3. 凡因医疗、教学、科研需要大批量借阅病案时，可由本院医师出具借条提前 3 天与病案室联系办理借阅手续。每次借阅病案份数一般不超过 50 份，借阅期限不超过 2 周，必要时可以办理续借。对逾期未还者，停止借阅，待归还后再借。

4. 病人转科、会诊或到他科检查治疗时，其病案应由病室工作人员递送，不得交由病人本人或其家属甚至其他病人携带。如有遗失，概由病室护士长负责追查。

5. 其他医疗单位或部门，需借病案参考者，应由该单位出具公函经医务部(处)批准，病案室负责摘抄、摄影、复印等方法，在校对无误后，经手人签名并加盖病案室公章。

6. 病案是医院的宝贵财富，是医学法律的依据，使用者应对病案妥善保管爱护，不得任意丢弃、自行拆散或涂改，不得长期不还。

7. 医疗机构应当受理下列人员和机构复制或者查阅病历资料的申请，并依规定提供病历复制或者查阅服务：病人本人或者其委托代理人；死亡病人法定继承人或者其代理人。

8. 医疗机构应当指定部门或者专(兼)职人员负责受理复制病历资料的申请。受理申请时，应当要求申请人提供有关证明材料，并对申请材料的形式进行审核。

(1) 申请人为病人本人的，应当提供其有效身份证明。

(2) 申请人为病人代理人的，应当提供病人及其代理人的有效身份证明，以及代理人与病人代理关系的法定证明材料和授权委托书。

(3) 申请人为死亡病人法定继承人的，应当提供病人死亡证明、死亡病人法定继承人的有效身份证明，死亡病人与法定继承人关系的法定证明材料。

(4) 申请人为死亡病人法定继承人代理人的，应当提供病人死亡证明、死亡病人法定继承人及其代理人的有效身份证明，死亡病人与法定继承人关系的法定证明材料，代理人与法定继承人代理关系的法定证明材料及授权委托书。

9. 公安、司法、人力资源社会保障、保险以及负责医疗事故技术鉴定的部门，因办理案件、依法实施专业技术鉴定、医疗保险审核或仲裁、商业保险审核等需要，提出审核、查阅或者复制病历资料要求的，经办人员提供以下证明材料后，医疗机构可以根据需要提供病人部分或全部病历：

(1) 该行政机关、司法机关、保险或者负责医疗事故技术鉴定部门出具的调取病历的法定证明。

(2) 经办人本人有效身份证明。

(3) 经办人本人有效工作证明(需与该行政机关、司法机关、保险或者负责医疗事故技术鉴定部门一致)。保险机构因商业保险审核等需要,提出审核、查阅或者复制病历资料要求的,还应当提供保险合同复印件、病人本人或者其代理人同意的法定证明材料。病人死亡的,应当提供保险合同复印件、死亡病人法定继承人或者其代理人同意的法定证明材料。合同或者法律另有规定的除外。

10. 医疗机构可以为申请人复制门(急)诊病历和住院病历中的体温单、医嘱单、入院记录、手术同意书、麻醉同意书、麻醉记录、手术记录、病重(病危)病人护理记录、出院记录、输血治疗知情同意书、特殊检查(特殊治疗)同意书、病理报告、检验报告等辅助检查报告单、医学影像检查资料等病历资料。

11. 医疗机构受理复制病历资料申请后,由指定部门或者专(兼)职人员通知病案管理部门或专(兼)职人员,在规定时间内将需要复制的病历资料送至指定地点,并在申请人在场的情况下复制;复制的病历资料经申请人和医疗机构双方确认无误后,加盖医疗机构证明印记。

12. 病历的封存与启封

(1) 依法需要封存病历时,应当在医疗机构或者其委托代理人、病人或者其代理人在场的情况下,对病历共同进行确认,签封病历复制件。医疗机构申请封存病历时,医疗机构应当告知病人或者其代理人共同实施病历封存;但病人或者其代理人拒绝或者放弃实施病历封存的,医疗机构可以在公证机构公证的情况下,对病历进行确认,由公证机构签封病历复制件。医疗机构负责封存病历复制件的保管。

(2) 封存后病历的原件可以继续记录和使用。按照《病历书写基本规范》和《中医病历书写基本规范》要求,病历尚未完成,需要封存病历时,可以对已完成病历先行封存,当医师按照规定完成病历后,再对新完成部分进行封存。

(3) 开启封存病历应当在签封各方在场的情况下实施。

第二章　住院病历书写示范

第一节　传染科病历

一、传染科病历内容及书写要求

入院记录按第一章要求写，但对下列各项应特别注意：

现病史　现病史是对病人本次疾病自发病到就诊前情况的详细记述，要求按时间顺序记录。内容包括：发病情况、主要症状特点及其发展变化情况、伴随症状、发病后诊疗经过及结果、睡眠、饮食等一般情况的变化，以及鉴别诊断有关的阳性或阴性资料等。

1. 起病情况　包括发病的可能原因和诱因、首发症状发病时间（在外地发病，记录发病地点）。

2. 起病的缓急、有无前驱症状（即毒血症症状），如发热、头痛、乏力等轻度全身反应。

3. 按所患传染病的特殊症状出现的先后有层次地描述主要症状的部位、性质、程度、持续时间，演变发展情况以及伴随的症状。

（1）有发热者：应记录发热出现时间、高低、热型、持续时间及伴随症状；发热时其他症状是否加重；热退急缓，是否伴随出汗、其他症状减轻或消失。发热是否伴有腹痛、腹泻、脓血便、黏液便；是否伴有头痛、腰痛及眼眶痛；是否伴有皮疹或出血点；是否伴有寒战、咽痛、咳嗽、咳痰、胸痛、呼吸困难、发绀；是否伴有头痛、呕吐、抽搐、惊厥、昏迷等。

（2）有皮疹者：应记录皮疹的形态、大小、分布部位、出现顺序与日期；是否伴有发热、淋巴管炎、乳糜尿；是否伴有肌肉关节酸痛、眼眶痛、腰痛，出血倾向，血尿、尿少；是否伴有高热、头痛、呕吐、昏迷、意识障碍、惊厥、瘫痪等神经系统症状。各种发疹性传染病都有其特殊性，在鉴别诊断上有重要意义。

（3）有恶心与呕吐者：应记录出现时间、持续时间及程度（次数），呕吐前是否有恶心，呕吐是否为喷射状，吐后是否感轻松；有无引起失水、电解质紊乱、代谢性碱中毒及营养障碍。呕吐是否伴有剧烈头痛、肠绞痛及黄疸等。

（4）有腹泻者：应记录出现时间、大便性状、每日便次及持续时间。大便性状因病因不同可表现为：大便稀薄或水样，伴有未消化的食物残渣；大便带脓血、黏液;大便呈血水样或洗肉水样;大便内含有大量脂肪及泡沫、气多而臭;大便呈米泔水样等。腹泻是否伴有腹痛、呕吐、里急后重、发热等;有无引起水、电解质紊乱及酸碱平衡失调。

(5) 有黄疸者:应记录尿色是否加深,是否伴有乏力、食欲缺乏、恶心、呕吐等症状和肝功能异常;尿是否呈酱油色(血红蛋白尿),是否伴有寒战、高热、肌肉酸痛;大便色是否变浅或呈灰白色,皮肤是否瘙痒;黄疸是否伴有寒战、高热、腹痛、腹水、上消化道出血等。

(6) 有呼吸道症状者:应记录咳嗽的频度、有无咳痰、痰的性状,有无胸闷、气促、呼吸困难、发绀、烦躁不安等。

(7) 有意识障碍者:应记录意识障碍的表现和程度,即意识模糊、谵妄、昏睡、昏迷(浅昏迷、深昏迷);意识障碍是否伴有发热、头痛、呕吐、抽搐、惊厥;是否伴有高血压病和糖尿病;是否为有机磷、巴比妥中毒或休克等。

4. 病情的发展变化情况　包括起病后病情呈持续性还是间歇性发作,是进行性加重还是逐渐好转,好转或加重的因素等。

5. 诊疗经过　入院前在本院或外院曾做过何种检查,检查日期及结果怎样,诊断何病以及治疗情况,尤其注意各种病因特效治疗,如抗病毒治疗、抗生素或激素治疗等,用药名称、剂量、用法、时间、效果及反应等,应重点扼要地加以记录。

6. 一般情况　包括发病后的精神状态、体力、食欲、睡眠和体重等变化。与鉴别诊断有关的阳性或阴性情况也应记录。

流行病学史　传染病科病历可将传染源接触史与预防接种史作为"流行病学史"成一自然段写在现病史后面。

1. 传染源接触史　记录发病前有无传染源接触史,接触方式包括:家庭及周围人群中有无类似病例及有无带菌者或抗原携带者;有无输血或血制品史;有无使用不合格一次性无菌医疗器械史;起病前数小时至数日内有无不洁饮食史,其种类、数量、同食者的发病情况;有无到疫区旅居史;有无疫水、家畜排泄物接触史;有无野外作业史、鼠螨接触史、虱蚤叮咬史;有无吃过病死的畜肉或被动物咬过的食物;有无皮毛接触史;有无犬、猫、鼠、猪、狼咬伤史及被病畜唾液污染皮损处史;有无吸毒注射史或性乱交史;有无毒物及药物接触史等。应记录接触的时间、地点及程度。

2. 预防接种史　有预防接种史者应询问接种疫苗的名称、时间、次数及反应。

体格检查　应详细全面系统检查,特别注意:

1. 体温、脉搏、呼吸、血压、神志状况。

2. 皮肤色泽、有无黄染,有无皮疹、出血点、其部位、形态、大小、颜色及数量。

3. 全身及局部淋巴结有无肿大。

4. 眼结膜有无充血，有无巩膜黄染，口腔黏膜有无麻疹黏膜斑、黏膜疹，扁桃体大小，有无白喉假膜。

5. 两肺呼吸音性质，心界、心率、心律，各瓣膜区心音的性质，有无杂音、奔马律、心包摩擦音。

6. 肝脾大小（必要时用图表示）、有无包块、触痛、移动性浊音。

7. 双下肢有无水肿。

8. 有无病理反射、脑膜刺激征。

二、传染科病历示例

入院记录（简约式）

姓名：徐××　　　　籍贯：山东省潍坊市
性别：男　　　　单位职业：北京市×××医院干部
年龄：56 岁　　　　发病日期：2003 年 3 月 31 日
婚否：已婚　　　　入院日期：2003 年 4 月 7 日 5:00
民族：汉族　　　　病历来源：病人本人，可靠

主诉　发热 7 天，咳嗽 5 天。

现病史　病人发病前 4 天一直从事“SARS”的放射诊断工作，工作劳累，与“SARS”病人有密切接触史。7 天前自觉无明显诱因出现发热，测体温 38.7℃，无头痛、咽喉疼痛、畏寒、寒战、肌肉关节酸痛；无恶心、呕吐；无鼻塞、流涕；无咳嗽、咳痰，无胸闷、气促及呼吸困难，无腹痛、腹泻、里急后重等伴随症状，无皮疹。自服“感冒清热冲剂”“百服宁”“去痛片”等药物 2 天，未见体温下降。4 月 1 日在北京某医院行血常规及胸片检查未见明显异常，因存在发热，给予“来立信 0.2 g/d”“阿昔洛韦 300 mg/d”“脂肪乳”“复合氨基酸”等药物静脉滴注治疗后未见体温下降。4 月 4 日检查胸片见“右肺中叶炎症”，继续给予上述治疗，2 天后体温仍未下降并开始出现咳嗽，主要表现为干咳，无痰，无胸痛、胸闷、心悸、咽痛、呼吸困难等伴随症状，为进一步诊治来我院就诊，门诊胸片提示：“右肺中叶炎症”，血常规：WBC 5.6×10^{9}/L、N 58%、L 18%，RBC 5.35×10^{12}/L、Hb 156 g/L、PLT 134×10^{9}/L，拟诊“SARS”收入院。自发病以来，病人精神好，食欲可，大小便无异常。

流行病史　病人于发病 4 日前有明确“SARS”病人密切接触史，属群体发病病人之一，目前尚无明确传染他人证据。

既往史　平素体健，无“伤寒、结核、猩红热”等传染病史，无“心、脑、肺、肾”等脏器慢性病史，无手术外伤史，无药物及食物过敏史。预防接种史不详。

个人史　生于原籍，30 年前来北京，无明确疫水接触史，无烟酒等不良嗜好。

已婚。

家族史 父母健在,配偶及1个女儿身体均健康。家族中无类似传染病史及遗传病史。

体格检查 体温38.5℃,脉搏96次/分,呼吸28次/分,血压125/80 mmHg。发育正常,营养中等,步入病房,自动体位,查体合作。神志清楚,精神可,应答切题,定向力、记忆力、计算力无异常。面色红润,全身皮肤黏膜未见黄染,无瘀点、瘀斑,肝掌阴性,蜘蛛痣未见。全身浅表淋巴结未扪及肿大。头颅无畸形,眼睑无水肿,睑结膜无苍白,球结膜无水肿,巩膜无黄染,角膜透明,双侧瞳孔等大等圆,对光反射灵敏,视力粗测未见异常。耳廓无畸形,外耳道无异常分泌物,听力无异常,双侧乳突无压痛,鼻无畸形,鼻腔无阻塞,嗅觉无异常,各鼻窦区无压痛。口唇无发绀,牙齿排列整齐,齿龈无出血及肿胀,口腔黏膜未见溃疡及色素斑,苔薄白,舌质红,伸舌居中,双侧扁桃体未见肿大,咽无充血,咽反射存在。颈软,未见颈静脉怒张,肝颈静脉回流征阴性,气管居中,双侧甲状腺未扪及肿大、结节,未触及细震颤。胸廓无畸形,运动无受限,胸壁无水肿,肋骨无压痛,双乳房对称,无红肿、压痛,无肿块,呼吸匀称,双侧呼吸动度一致,语颤均等,叩诊呈清音,右上、中肺呼吸音粗,其余肺部呼吸音清,未闻及干、湿啰音及胸膜摩擦音。心前区无隆起,心尖搏动无弥散,未触及细震颤,心浊音界无扩大,心率96次/分,律齐,心音有力,各瓣膜听诊区未闻及杂音。腹部平坦,未见腹壁浅静脉曲张,未见肠型及蠕动波,全腹软,未触及包块,全腹无压痛、反跳痛,肝肋下未及,剑突下约2 cm,质软,表面光滑无触痛,莫菲征阴性,脾肋下未及,肝上界位于右锁骨中线第5肋间,肝、脾、双肾区无叩痛,移动性浊音阴性,肠鸣音3次/分,无亢进。肛门及外生殖器未查。脊柱四肢无畸形,各关节活动好,无红肿,棘突无压痛,双下肢无水肿。肱二头肌、肱三头肌肌腱及膝、跟腱反射等生理反射存在,巴宾斯基征、布鲁津斯基征、凯尔尼格征等病理征未引出。扑翼样震颤阴性。

辅助检查 门诊胸片提示:"右肺中叶炎症"。

实验室检查 血常规:WBC 5.6×10^{9}/L、N 58%、L 18%,RBC 5.35×10^{12}/L、Hb 156 g/L、PLT 134×10^{9}/L。

最后诊断

严重急性呼吸综合征(SARS)

江×

2003年4月7日

初步诊断

严重急性呼吸综合征(SARS)

李××

2003年4月7日

入院记录(标准式,以下不再专门标注)

姓名:徐××

性别:男

籍贯:山东省潍坊市

单位职业:北京市×××医院干部

年龄:56 岁　　发病日期:2003 年 3 月 31 日
婚否:已婚　　入院日期:2003 年 4 月 7 日 5:00
民族:汉族　　病历来源:本人　可靠

主诉　发热 7 天,咳嗽 5 天。

现病史　其发病前 4 天一直从事“SARS”的放射诊断工作,工作劳累,与“SARS”病人有密切接触。7 天前自觉无明显诱因出现发热,自测体温 38.7℃,无头痛、咽喉疼痛、畏寒、寒战、肌肉关节酸痛;无恶心、呕吐;无鼻塞、流涕;无咳嗽、咳痰,无胸闷、气促及呼吸困难,无腹痛、腹泻、里急后重等伴随症状,无皮疹,自服“感冒清热冲剂”“百服宁”“去痛片”等药物 2 天。未见体温下降,4 月 1 日在北京某医院行血常规及胸片检查未见明显异常,因存在发热,给予“来立信0.2 g/d”“阿昔洛韦 300 mg/d”“脂肪乳”“复合氨基酸”等药物静脉滴注治疗后未见体温下降。4 月 4 日检查胸片见“右肺中叶炎症”,继续给予上述治疗,2 天前体温仍未下降并开始出现咳嗽,无明显诱因并与时间无关,主要表现为干咳,无痰,无胸痛、胸闷、心悸、咽痛、呼吸困难等伴随症状,为进一步诊治来我院就诊,门诊胸片提示:“右肺中叶炎症”,血常规:WBC 5.6×10^9/L、N 58%、L 18%,RBC 5.35×10^{12}/L、Hb 156 g/L,PLT 134×10^9/L,拟诊“SARS”收入院。自发病以来,病人精神好,食欲可,大小便无异常。

既往史　平素体健,无“伤寒、结核、猩红热”等传染病史,预防接种史不详。

流行病史　病人于发病 4 日前有明确“SARS”病人密切接触史,属群体发病病人之一,目前尚无明确传染他人证据。

系统回顾

五官:无视物模糊,眼睑无水肿,巩膜未见黄染;无耳鸣、耳聋;无鼻出血;无牙痛、牙龈出血。

呼吸系统:见现病史。无长期盗汗、消瘦,无胸痛,无咳痰、咯血、呼吸困难史。

循环系统:无心悸、心前区疼痛、下肢水肿史。

消化系统:无泛酸、嗳气、腹痛、腹泻,无恶心、呕吐、呕血、黑便史。

泌尿生殖系统:无排尿困难、尿频、尿急、尿痛、血尿。

内分泌及代谢系统:无畏寒、怕热、多汗、乏力,无视力障碍、烦渴、多尿、明显消瘦,无毛发增多或脱落、无性功能改变史。

造血系统:无乏力、头晕、眼花、耳鸣、记忆力减退;无皮肤黏膜苍白、出血点、瘀斑及肝脾大,骨骼痛史。

神经精神系统:无嗜睡、意识障碍、晕厥、瘫痪、痉挛、视力障碍、性格失常、感觉及运动障碍、定向力障碍史。

运动系统:无肢体肌肉麻木、疼痛、痉挛、萎缩、瘫痪等;无关节红肿、疼痛、畸形、运动障碍史。

外伤及手术史:无。

中毒及药物过敏史:无。

个人史 生于原籍,30年前来北京,无明确疫水接触史,无烟酒等不良嗜好。已婚。

家族史 父母健在,配偶及1个女儿身体均健康,家族中无类似传染病史及遗传病史。

体格检查

一般状况 体温38.5℃,脉搏96次/分,呼吸28次/分,血压125/80 mmHg;身高170 cm,体重70 kg。营养中等,步入病房,自动体位,查体合作。神志清楚,应答切题,定向力、记忆力、计算力正常。

皮肤黏膜 面色晦暗,全身皮肤、巩膜未见黄染,未见瘀点、瘀斑,皮肤黏膜温度较高。

淋巴结 全身浅表淋巴结未触及肿大。

头部

头颅 大小正常,无畸形,头发分布均匀,触诊头部无瘢痕、压痛及包块。

眼部 眼裂正常,眼睑无水肿,眼球运动正常,睑结膜未见出血点、水肿,巩膜未见黄染,瞳孔等大、等圆,对光反射、调节反射、辐辏反射均存在。

耳部 耳廓外形正常,无外耳道分泌物,乳突无压痛,听力正常。

鼻部 外形正常,无鼻塞、鼻翼扇动,鼻窦无压痛。嗅觉无异常。

口腔 呼气气味正常,无肝臭,口唇无发绀,无疱疹,牙齿排列正常,无龋齿、缺损,牙龈无红肿、溢血、溢脓,舌质红,舌苔薄白,伸舌居中,口腔黏膜无溃疡,扁桃体未见肿大,无充血,咽部未见红肿、出血,声音无嘶哑,吞咽反射正常。

颈部 颈软,无抵抗,两侧对称,无颈静脉怒张,未见颈动脉异常搏动,气管居中,甲状腺未触及肿大及细震颤,未闻及血管杂音。

胸部

胸廓 对称,腹式呼吸为主,呼吸节律规整。胸骨无压痛,双侧乳房对称,未触及肿块。

肺部 视诊:呼吸运动对称,肋间隙未见异常。

触诊:两侧呼吸动度均等,两侧语音震颤对称,无胸膜摩擦感。

叩诊:叩诊音正常,两侧肺下界大致相同,位于锁骨中线第5肋间,腋中线第7肋间,肩胛线第9肋间。移动度约7 cm。

听诊:右上肺、中肺呼吸音粗,其余肺部呼吸音清,未闻及干、湿啰音及胸膜摩擦音,语音共振两侧对称。

心脏　视诊：心尖搏动不明显，心前区无隆起、凹陷。

触诊：心尖搏动位置正常，于左侧第5肋间锁骨中线内1 cm，搏动直径约2.0 cm，未触及震颤及心包摩擦感。

叩诊：心界不大，心脏相对浊音界如右表。

右(cm)	肋间	左(cm)
2.5	Ⅱ	3.0
2.5	Ⅲ	4.5
3.0	Ⅳ	7.0
	Ⅴ	9.0

锁骨中线至前正中线之间的距离为9.5 cm

听诊：心率96次/分，律规整，未闻及奔马律，各瓣膜听诊区未闻及杂音，未闻及心包摩擦音。

桡动脉　搏动有力，节律整齐，未及奇脉、脉搏短绌、水冲脉，脉率96次/分。

周围血管征　指甲末端未见毛细血管活动征，股动脉未闻及枪击音。

腹部　视诊：腹部平坦，两侧对称，腹式呼吸均匀、规整，未见静脉曲张、胃肠型及蠕动波。

触诊：腹壁软，无压痛，无反跳痛、无液波震颤及振水音，未触及腹部包块，肝剑突下约2 cm，质软，表面光滑，无触痛，肋下未触及。脾肋下未触及。莫菲征阴性。

叩诊：肝上界位于右锁骨中线第5肋间。肝、脾、双肾区无叩击痛，无移动性浊音。

听诊：肠鸣音3次/分，无亢进，左右上腹未闻及收缩期血管杂音。

肛门与直肠及外生殖器　未查。

脊柱外形　无畸形，棘突无压痛、叩击痛，活动度正常。

四肢　未见畸形、杵状指、水肿、肌萎缩、静脉曲张，关节无红肿、压痛、畸形、运动障碍，关节活动不受限，可触及足背动脉搏动。

神经反射　四肢运动及感觉正常，肌张力、肌力正常，腹壁反射正常。肱二头肌、肱三头肌反射正常。膝腱反射正常。Babinski征阴性，Oppenheim征阴性，Chadchock征阴性，Hoffmann征阴性，Kernig征阴性，Brudzinski征阴性。扑翼样震颤阴性。

辅助检查　门诊胸片提示："右肺中叶炎症"。血常规：WBC 5.6×10^9/L、N 58%、L 18%，RBC 5.35×10^{12}/L、Hb 156 g/L、PLT 134×10^9/L。

小结　病人徐××，男性，56岁，放射科医师，发病4日前有明确"SARS"病人密切接触史，属群体发病病人之一。7天前自觉无明显诱因下出现发热，自测体温38.7℃，自服"感冒清热冲剂""百服宁""去痛片"等药物未见体温下降。4月1日外院行血常规及胸片检查未见明显异常，因发热，给予"来立信0.2 g/d"、"阿昔洛韦300 mg/日"等药物静脉滴注治疗后未见体温下降，并出现干咳，无痰。查体：体温38.5℃，脉搏96次/分，呼吸28次/分，血压125/80 mmHg，外周血氧饱和度:96%,神志清楚。双肺呼吸音减低,以中上肺为主,未闻及干、湿啰音。心率 96 次/分,律齐,未闻及杂音。腹部平坦,全腹无压痛及无反跳痛,肝、脾肋下未触及。辅助检查:"右肺中叶炎症",血常规:WBC 5.6×10^9 g/L、N 58%、L 18%,RBC 5.35×10^{12}/L、Hb 156 g/L、PLT 134×10^9/L。

最后诊断

严重急性呼吸综合征(SARS)

李×

2003 年 4 月 7 日

初步诊断

严重急性呼吸综合征(SARS)

李××

2003 年 4 月 7 日

首次病程记录

2003 年 4 月 7 日 6:00

姓名:徐×× 年龄:56 岁

性别:男 单位职业:北京市×××医院干部

因"发热 7 天,咳嗽 5 天"于今日 5:00 入院。

综合病例特点:

1. 一般情况 中年男性,急性发病,病情进展迅速。

2. 流行病学史 病人于发病 4 日前有明确"SARS"病人密切接触史,属群体发病病人之一,目前尚无明确传染他人证据。

3. 病史要点 其发病前 4 天一直从事"SARS"的放射诊断工作。7 天前出现发热,自测体温 38.7℃,无头痛、咽喉疼痛、畏寒、寒战、肌肉关节酸痛;无恶心、呕吐;无鼻塞、流涕;无咳嗽、咳痰,无胸闷、气促及呼吸困难,无腹痛、腹泻、里急后重等伴随症状,无皮疹,自服"感冒清热冲剂""百服宁""去痛片"等药物 2 天,未见体温下降。4 月 1 日在武警××队医院行血常规及胸片检查未见明显异常,给予"来立信0.2 g/d""阿昔洛韦 300 mg/d""脂肪乳""复合氨基酸"等药物静脉滴注治疗后未见体温下降。4 月 4 日检查胸片见"右肺中叶炎症",继续给予上述治疗,2 天前体温仍未下降并开始出现咳嗽,表现为干咳,无痰,无胸痛、胸闷、心悸、咽痛、呼吸困难等伴随症状,为进一步诊治来我院就诊,门诊胸片提示:"右肺中叶炎症",血常规:WBC 5.6×10^9/L、N 58%、L18%,RBC 5.35×10^{12}/L、Hb 156 g/L、PLT 134×10^9/L。拟诊"严重急性呼吸综合征"收入院。自发病以来,病人精神好,食欲可,大小便无异常。

4. 既往史 平素体健,无伤寒、结核、猩红热等传染病病史,无心、脑、肺、肾等脏器慢性病史,无药物及食物过敏史。预防接种史不详。

5. 体格检查 体温 38.5℃,脉搏 96 次/分,呼吸 28 次/分,血压 125/80 mmHg,外周血氧饱和度:96%,神志清楚。全身皮肤未见皮疹及出血点,球结膜无充血。咽部无充血,双侧扁桃体不大。双肺呼吸音减低,以中上肺为主,未闻及干、湿啰音。心率96次/分，心律齐，未闻及杂音。腹部平坦，全腹无压痛及无反跳痛，肝、脾肋下未触及。肠鸣音4次/分。双下肢无水肿。

6. 辅助检查　门诊胸片提示："右肺中叶炎症"，血常规：WBC 5.6×10^9/L、N 58%、L 18%，RBC 5.35×10^{12}/L、Hb 156 g/L、PLT 134×10^9/L。

拟诊讨论：

① 病人于发病4日前有明确"SARS"病人密切接触史，属群体发病病人之一。② 起病急，以发热、咳嗽为主要临床表现，体温最高38.7℃。③ 检查血常规未见白细胞及中性比例升高，可见淋巴细胞比例降低。④ 胸片见"右肺中叶炎症"，查体可见双肺呼吸音减低，以中上肺为主，外周血氧饱和度偏低。⑤ 经过抗生素(左氧氟沙星)治疗无效。根据其病例特点，该病人符合我国公布的诊断标准：①+②+③+④+⑤，故诊断为：严重急性呼吸综合征(SARS)。

鉴别诊断：① 普通感冒及流行性感冒：病人也以发热为主要表现，实验室检查也可出现白细胞及淋巴细胞比例减少，但是其临床上多出现明显的卡他症状，胸片检查较少出现肺部炎症表现；② 细菌性肺炎、真菌性肺炎、肺结核：病人无血白细胞及中性比例升高，胸片表现也不符合，抗生素治疗无效。根据以上分析，上述疾病可基本排除。此外，由支原体及衣原体感染后形成的非典型性肺炎也有上述表现，虽早期胸片多提示存在间质性肺炎表现，但是仍应注意，可完善相关抗体检测后排除。

初步诊断：严重急性呼吸综合征(SARS)。

诊疗计划：① 即刻填报北京市及军内"SARS"报告表并分别传真至北京及军内疾病预防控制中心。② 一级护理，零号饭，面罩吸氧、报病重。③ 复查血常规明确病情变化。尿常规、便常规、红细胞沉降率，生化全项、血细菌培养，检测肺炎衣原体及支原体，于发病10天后检测血清SARS病毒抗体，复查胸片。④ 治疗：a. 治疗原则：目前病人已经处于病情进展期，呼吸次数已经接近30次/分，虽然目前无明显呼吸困难症状，但是仍应警惕其向重症SARS方向发展可能，主要治疗原则为积极进行病情监测，给予氧疗，注意控制体温，目前可继续给予抗病毒治疗，停用抗感染治疗，注意复查血常规及胸片变化情况，必要时给予激素治疗。b. 具体治疗方案：按呼吸道传染病消毒隔离，加强病房管理，严禁病人外出和探视；面罩吸氧、卧床休息；静脉滴注利巴韦林抗病毒治疗；其他对症支持治疗，如静脉补充能量等；根据病情变化及时应用激素治疗。

李×

2003年4月8日　14:30　**李××副主任查房记录**

病人体温再次出现升高，最高体温38.8℃，咳嗽、胸闷仍明显，无痰。急查胸片结果回报：双侧肺尖及右肺中叶炎症。实验室检查：A/G 35/21 g/L，Bil(总胆红素/直接胆红素)8.1/2.8 μmol/L，ALT 40 U/L、AST 62 U/L、ALP 73 U/L、GGT 180 U/L、TBA 2 μmol/L，LDH 407 U/L、HBDH 312 U/L、CK 485 U/L、

CKMB 19 U/L，Cre 84 μmol/L、UREA 4.8 mmol/L，UA 270 μmol/L，Ca^{2+} 2.25 mmol/L，P 0.97 mmol/L，GLU 5 mmol/L，FE 11 μmol/L，TC 4.4 mmol/L，TG 1.1 mmol/L；Na^{+} 140.4 mmol/L、K^{+} 4.2 mmol/L、Cl^{-} 98.8 mmol/L，血常规：WBC 5.3×10^{9}/L、N 58%、L 15%，RBC 5.36×10^{12}/L、Hb 157 g/L、PLT 136×10^{9}/L。尿常规及大便常规正常，镜检阴性。肺炎衣原体抗体及肺炎支原体抗体检测阴性。血气结果 pH 7.38，PCO_2 31.4 mmHg，PO_2 80.4 mmHg，SaO_2 95.36%。

今日李××副主任看过病人后分析如下：① 胸片进展迅速，出现多叶病变，支持 SARS 诊断。② 化验检查见肺炎衣原体抗体及肺炎支原体抗体检测阴性，可排除衣原体及支原体肺炎。③ 其出现发热，并伴有明显胸闷，检查血常规可见白细胞、淋巴细胞及其比例均下降，肺部阴影进展 24 小时内超过 50%，病情迅速恶化，已经进入极期，符合国家卫生部公布的激素应用指征，本着不应过量、早期应用、足量及个体化的原则，可给予甲泼尼龙 320 mg/d，起到抗炎、抗毒素、抗过敏及预防休克的作用，如症状缓解或肺部炎症吸收后应及时减量，病情稳定的情况下可 3～4 天将激素量减半。在应用过程中应给予碳酸氢钠溶液漱口，预防真菌感染；泮托拉唑钠胶囊抑酸，预防可能出现的消化道溃疡，监测血糖、电解质、血钙等的变化情况。目前病人检查可见 AST、LDH、HBDH、CK 均增高，表明其已经经过病毒增殖期，正在由免疫系统过度活跃期逐渐向肺、肾等多器官功能损害期发展，因此停用抗病毒治疗并电话向病人所在单位报告病情，希望其单位协助与家属进行沟通。由于老年病人容易进入极期并容易形成超级传播者，应注意防护。已执行。

李×

2003 年 4 月 15 日

病人无发热，仍诉咳嗽，胸闷较前缓解，应用激素后无咳痰、泛酸、黑便、精神紊乱、头痛、虹视等症状，胃纳可，夜眠一般，大小便正常。查体：体温：36.5℃，R：22 次/分，面罩吸氧治疗中，3 L/min，外周血氧饱和度：98%。神志清楚。全身皮肤未见皮疹及出血点，球结膜无充血。咽部无充血，双侧扁桃体不大，未见红肿、脓点及淋巴滤泡。双肺呼吸音清晰，未闻及干、湿啰音。心率 96 次/分，律齐，未闻及杂音。腹部平坦，全腹无压痛及无反跳痛，肝、脾肋下未触及。肠鸣音 4 次/分。双下肢无水肿。胸片提示：右肺肺尖及中叶炎症，左侧肺尖炎症消失。血常规：WBC 10.4×10^{9}/L、N 80%、L 18%，RBC 5.5×10^{12}/L、Hb 160 g/L、PLT 140 $\times10^{9}$/L。检查血清抗 SARS CoV 抗体阳性，复查肝功能、肾功能、电解质、血糖、血钙等均正常。目前病人检查血清抗 SARS CoV 抗体阳性并经其他实验室复查后明确，因此属于确诊病例。现病人体温正常，胸闷较前缓解，查体见双肺呼吸音清晰。化验检查见淋巴细胞逐渐恢复，胸片炎症逐渐消散，病情好转，可将甲泼尼龙减少到 160 mg/d，其余治疗不变。

李×

出院小结

2003 年 5 月 13 日

姓名：徐××，性别：男，年龄：56 岁，单位职业：北京市×××医院干部。

入院日期：2003 年 4 月 7 日，出院日期：2003 年 5 月 13 日，共住院 36 天。

入院情况：病人有发热，咳嗽、胸闷明显。入院查体：体温 38.5℃，脉搏 96 次/分，呼吸 28 次/分，血压 125/80 mmHg，外周血氧饱和度：96%，神志清楚。全身皮肤未见皮疹及出血点，球结膜无充血。咽部无充血，双侧扁桃体不大。双肺呼吸音减低，以中上肺为主，未闻及干、湿啰音。心率 96 次/分，律齐，未闻及杂音。腹部平坦，全腹无压痛及无反跳痛，肝、脾肋下未触及。门诊胸片提示："右肺中叶炎症"，血常规：WBC 5.6×10^9/L、N 58%、L 18%，RBC 5.3×10^{12}/L、Hb 156 g/L、PLT 134×10^9/L。

入院诊断：严重急性呼吸综合征(SARS)

诊疗经过：入院后病人病情迅速恶化，发热仍明显，呼吸困难加重。查体见呼吸 31 次/分。面罩吸氧(4 L/min)情况下外周血氧饱和度仅 90%。急查胸片结果：双侧肺尖及右肺中叶炎症。实验室检查：ALT 40 U/L、AST 62 U/L、LDH 407 U/L、HBDH 312 U/L、CK 485 U/L、CKMB 19 U/L，Cr 84 μmol/L、UREA 4.8 mmol/L，UA 270 μmol/L，血常规：WBC 5.3×10^9/L、N 58%、L 15%。血气结果 pH 7.38，PCO_2 31.4 mmHg，PO_2 80.4 mmHg，SaO_2 95.36%，血清抗 SARS CoV 抗体阳性，因此诊断为：严重急性呼吸综合征。停用抗病毒治疗，给予甲泼尼龙 320 mg/d 并同时给予相关预防感染、抑酸等治疗后病人胸闷症状逐渐缓解，胸片提示肺部炎症逐渐吸收，血常规提示其淋巴细胞逐渐恢复，未出现电解质紊乱及消化道溃疡等，激素停用后未见出现病情反复，胸片提示肺部炎症消失，血常规淋巴细胞恢复正常。

目前情况：病人现无发热、胸闷等症状。查体：体温 36.5℃，脉搏 80 次/分，呼吸 18 次/分，血压 118/77 mmHg，外周血氧饱和度 100%。双肺呼吸音清，未闻及干、湿啰音。心率 80 次/分，律齐，未闻及杂音。腹部平坦，全腹无压痛及无反跳痛，肝、脾肋下未触及。胸片提示：右肺中叶炎症消散。血常规：WBC 8.0×10^9/L、N 60%、L 23%，RBC 5.54×10^{12}/L、Hb 161 g/L、PLT 150×10^9/L。复查肝功能、肾功能、电解质、血糖、血钙均正常。

目前诊断：严重急性呼吸综合征

出院医嘱：① 注意休息及营养。② 复查胸片、胸部 CT、肝肾功能、电解质、血常规等。

李×

第二节 呼吸内科病历

一、呼吸内科病历内容及书写要求

呼吸内科病历书写一般要求可参考第一章，但应注意以下几点：

（一）病史

1. 一般项目 职业应写明具体工种，因不少工作与呼吸系统疾患有关，如坑道工、磨粉工等易患吸入性肺疾病。

2. 现病史 对呼吸系统症状描写应格外详细具体，如咳嗽应询问时间、频率；咳痰则须明确痰量及其性状，是否带血；咯血则须明确每次血量、持续时间、伴发症状；呼吸困难则应询问起始时间、频率、吸气性或呼气性、程度、缓解方法等。要亲眼观察痰的量及性状，嗅痰的气味，住院过程中每天观察。

3. 既往史 应详细询问呼吸系统疾患及其治疗史，并应注意该病与目前疾患的关系。不论过去病史年限多久，如目前未愈，均应在现病史中记述，如已痊愈或有相当一段时间无症状体征，则应放在既往史中描述。

4. 个人史 应特别注意职业、工种、居住环境和特殊爱好。吸烟应写清年限，每日吸烟支数及戒烟情况。

（二）体格检查

应注意呼吸频率、深浅、类型、体位，包括呼吸困难的类型。口腔尤其应注意齿病，口腔黏膜及扁桃体大小，是否附有脓性分泌物等。注意颌下、颈部及锁骨上淋巴结有无异常。胸部应作为重点详细检查，肺部的阳性和阴性体征均应逐项具体记明，特别要写明啰音的部位、大小、性质，并应与胸膜摩擦音、肠鸣音及其他夹杂音鉴别。住院病人应每天检查，观察变化情况。由于心、肺密切相关，心脏体征也应仔细检查和描写，包括心尖搏动部位、心界大小、心尖部心音强弱、杂音。老年人由于动脉硬化或高血压，一般主动脉关闭音（A2）＞肺动脉关闭音（P2），但肺气肿、肺心病时由于肺动脉高压，可表现 P2＞A2 或 P2＝A2，故应注意 P2 和 A2 的关系；慢性支气管炎、肺气肿、肺心病时应注意剑突下搏动、心音及杂音情况。注意观察颈静脉回流情况。检查肝脏要注意上下界、水肿情况，及杵状指（趾）等情况。

（三）辅助检查

血红蛋白、红细胞和白细胞计数及其分类，在诊断肺部疾患中也有重要参考价值。如肺气肿、肺心病引起缺氧时，血红蛋白和红细胞可能增加，而白细胞计数增加，提示可能有肺部感染。呼吸道感染者，可能时均应做痰涂片镜检、痰培养；下呼吸道感染者，应取深部咳出之痰，或以环甲膜穿刺取分泌物做培养。一般抗菌治疗不易奏效者，还应做厌氧菌培养及真菌培养。同时做血培养。痰、血培养需反复多次，尤其是痰培养应 3 次以上，并应注意挑选脓性部分培养，无痰时可行超声雾化后取痰。年轻人的肺部疾患应注意除外结核，反复多次痰找抗酸杆菌。老年人，尤其是痰中带血者，应除外肺癌，应反复多次痰查癌细胞，必要时应做纤维支气管镜检查。对长期咳棕黄色痰者，应注意取痰找肺吸虫卵。血清学检查对肺炎病例，如有支原体、钩端螺旋体或病毒感染可疑者，酌情送检冷凝集试验、钩体凝溶试验、流感及腺病毒等血清学检查对诊断是很有帮助的。胸部X线检查是必不可少的。

肺部疾患时可同时影响或并发其他脏器病变，或引起身体其他部位的损害；肺部疾患也可能为全身疾患的一部分，或其他脏器的病变累及肺部，因此在询问病史、体格检查、检验及器械检查时，均应开阔思路综合分析、判断，而不能仅局限于胸部疾患。

二、呼吸内科病历示例

入 院 记 录

姓名：李××　　单位职业：北京××公司职员
性别：女　　住址：北京××公司干部宿舍
年龄：67岁　　入院日期：2016年11月7日 20:20
婚否：已婚　　病史采集日期：2016年11月7日 20:30
籍贯：北京　　病史记录日期：2016年11月7日 21:00
民族：汉族　　病史陈述者：病人本人　可靠

主诉　刺激性干咳4个月，加重伴头痛、呕吐1周。

现病史　病人4个月前无明显诱因出现咳嗽，为刺激性干咳，无发热、盗汗、咯血，无喘息、呼吸困难，间断自服罗红霉素（150 mg，每日2次）及复方甘草片（3片，每日3次）治疗无好转，近1周干咳进行性加重，影响睡眠，并出现头部剧痛，呈撕裂样，弥漫性，咳嗽及用力时加重，伴轻度恶心、食欲缺乏，无视物模糊及肢体活动障碍，无泛酸，无流脓涕。3天前在我院就诊，行肺部CT检查示：右肺门大，考虑中心型肺癌，右肺下叶炎症。因呼吸内科无床，病人拒绝留观，自动回家。今晨头痛难忍，恶心，呕吐2次，为胃内容物，非喷射性，不能进食，无腹痛、腹泻，无眩晕、耳鸣。急诊行头颅CT示：左侧小脑及鞍旁占位性病变，转移瘤可能大，两侧基底节区腔隙性脑梗死。以“右肺肿瘤、肺部感染、肺癌脑转移、高血压病”收治我科，发病来，食欲缺乏，精神、睡眠可，大小便正常，体重无变化。

既往史　无肝炎、结核等传染病史，预防接种史随社会进行。近30年未做预防接种。

系统回顾

五官：双眼无畏光、迎风流泪及眼痛史，无听力障碍、耳鸣、耳痛，无鼻塞、流脓涕，无牙痛史。

呼吸系统：见现病史。

循环系统：3 年前出现头晕，当时测血压 160/95 mmHg，口服复方降压片 1 片/日，血压控制在正常范围，无心悸、气短、发绀、水肿、心前区疼痛史。

消化系统：偶有泛酸、剑突下疼痛史，未系统诊治，自服复方氢氧化铝（胃舒平）症状可缓解，无腹泻、呕血、黑便史。

血液系统：无头晕、鼻出血、牙龈出血史，无皮下瘀斑史。

泌尿生殖系统：无尿痛、尿急、尿频。

内分泌及代谢系统：无多饮、多食、消瘦史。无多汗、易激动史。

神经系统：2013 年出现头晕，当时查 CT 提示脑梗死，给予静脉滴注曲克节丁（维脑路通）半月，症状缓解，无头痛、晕厥、意识障碍史。

运动系统：无游走性关节疼痛，无肢体活动障碍、骨折史。

外伤、手术史：无。

中毒及药物过敏史：对“氨茶碱”过敏，无中毒史及其他药物过敏史。

个人史 生活及饮食规律，未到过流行病疫区，无外地长时间居住史，无烟酒嗜好。月经 16 $\frac{3}{30}$48 岁闭经，孕 4 产 4。

家族史 子女及配偶均健康。无家族遗传病史。

体格检查

一般情况 体温 36℃，脉搏 80 次/分，呼吸 18 次/分，血压 130/70 mmHg，发育正常，营养中等，自动体位，查体合作。

皮肤 色泽正常，弹性较好，无水肿、皮疹、皮下出血，未见血管痣及皮下结节。

淋巴结 浅表淋巴结未触及。

头部

头颅 头形正常，头发灰白，分布均匀，头部无瘢痕。

眼部 眼睑无水肿，睑结膜未见出血，巩膜无黄染，角膜透明，瞳孔等大等圆，对光反射存在，调节反射灵敏。

耳部 听力粗测正常，乳突无压痛，外耳道无流脓。

鼻部 无流涕，鼻窦无压痛，鼻腔通畅，鼻中隔无弯曲。

口腔 口唇无发绀，牙齿排列整齐，牙龈无红肿，舌苔较薄，双侧扁桃体无肿大，声音无嘶哑。

颈部 对称，气管居中，甲状腺无肿大，颈静脉无怒张，血管无杂音。

胸部

胸廓 对称，腹式呼吸为主，节律规整，乳房正常，无硬结。

肺脏 视诊：呼吸运动对称，节律规则。

触诊：双侧触诊语颤正常对称，无胸膜摩擦感及皮下气肿握雪感。

叩诊：双侧肺叩诊呈清音，双侧肺下界在肩胛下角第10肋间，呼吸移动度3 cm。

听诊：右肺呼吸音减弱，双肺可闻及散在哮鸣音。

心脏 视诊：心尖区无隆起，心尖搏动在左侧锁骨中线第5肋间内1 cm。

触诊：心尖搏动在左侧锁骨中线第5肋间内1 cm，未触及震颤。

叩诊：心脏无扩大，心浊音界如右表。

右(cm)	肋间	左(cm)
2.0	Ⅱ	2.5
2.5	Ⅲ	4.0
3.5	Ⅳ	5.5
	Ⅴ	8.0

锁骨中线与前正中线之间距离9 cm

听诊：心率80次/分，心律整齐，主动脉瓣第二心音正常，肺动脉瓣第二心音正常，P2＜A2，各瓣膜听诊区无病理性杂音，无心包摩擦音。

腹部 视诊：腹部平坦，腹壁静脉无曲张，未见肠型及蠕动波。

触诊：腹壁柔软，全腹无压痛及反跳痛，肝脾肋下未触及，全腹未触及包块。

叩诊：肝上界右锁骨中线第5肋间，无移动性浊音，两季肋部及肾区无叩击痛。

听诊：肠鸣音4次/分，无血管杂音。

肛门及外阴 无瘢痕及溃疡，无脱肛及痔核。

脊柱及四肢 脊柱无畸形，无压痛，四肢无畸形，无杵状指(趾)，双下肢无水肿，肌力及肌张力均正常，关节无红肿、畸形，无运动障碍，甲床无血管波动，股动脉及肱动脉无枪击音，桡动脉搏动正常。

神经系统 上肢、下肢肌张力正常，无静止性震颤。无肌萎缩及肌纤维束震颤。四肢肌力Ⅴ级。共济运动：左侧指鼻试验差，无意向震颤，左侧快复轮替试验欠灵活，反跳试验正常，跟膝胫试验正常，闭目难立征阳性，蹒跚步态。皮肤痛觉正常，温度觉(冷热)正常，触觉正常，音叉振动觉正常，位置觉正常，复合感觉正常。反射：掌颏反射，腹壁反射正常，跖反射存在。肱二头肌腱反射正常，肱三头肌腱反射正常，桡骨膜反射正常，膝腱反射正常，跟腱反射正常。膑、踝阵挛未引出。左右Hoffmann征(－)、左右Rossolimo征(－)，左右Babinski征(－)、左右Chaddock征(－)。脑膜刺激征：颈软，Kernig征阴性，Brudzinski征阴性。

辅助检查

血常规示：WBC 7.8×10^9/L，N 81%，L 18%，Hb 120 g/L。

心电图示大致正常。

头颅CT示：左侧小脑及鞍旁占位性病变，转移瘤可能大，两侧基底节区腔隙性脑梗死(本院，急诊)。

小结 病人因刺激性干咳4个月，加重伴头痛、呕吐1周入院。1周前干咳进行性加重，影响睡眠，并出现头部剧痛，呈撕裂样，弥漫性，咳嗽及用力时加重，伴轻度恶心、食欲缺乏，并出现恶心、呕吐，不能进食。有“高血压、脑梗死”史3年余。查体：两肺叩诊呈清音，呼吸音粗糙，右肺呼吸音减弱，双肺可闻及散在哮鸣音。心律齐，心尖搏动位于左锁骨中线第5肋间，腹软，无压痛及反跳痛，肝脾肋下未触及，未触及包块。上、下肢肌张力正常，四肢肌力Ⅴ级。左侧指鼻试验差，无意向震颤，左侧快复轮替试验欠灵活，病理征阴性。辅助检查血常规正常，门诊行肺部CT检查示：右肺门大，右肺下叶炎症；头颅CT示：左侧小脑及鞍旁占位性病变，转移瘤可能大，两侧基底节区腔隙性脑梗死。

最后诊断

1. 右肺中心型肺癌
2. 肺癌脑转移
3. 脑梗死
4. 原发性高血压Ⅲ级
5. 肺炎

张××

2016年11月8日

初步诊断

1. 右肺中心型肺癌
2. 肺癌脑转移
3. 脑梗死(双侧基底节区)
4. 原发性高血压Ⅲ级

张××

2016年11月7日20:20

首次病程记录

2016年11月7日20:40

姓名：李×× 性别：女

年龄：67岁 单位职业：北京××公司职员

主诉：“咳嗽4个月余，头痛7天，加重伴呕吐1天”，于2016年11月7日20:20入院。

综合病例特点：

1. 一般情况 老年女性，慢性起病，急性发作。

2. 病史要点 病人4个月前无明显诱因出现咳嗽，为刺激性干咳，无咯血，曾对症治疗无好转，1周前出现头部剧痛，呈撕裂样，弥漫性，无定点，咳嗽时加重，伴轻度恶心。11月5日在我院行肺部CT检查示：右肺门大，考虑中心型肺癌，右肺下叶炎症。今晨无诱因头痛难忍，恶心，呕吐2次，为胃内容物，非喷射性，不能进食，急诊行头颅CT后，示：左侧小脑及鞍旁占位性病变，转移瘤可能大，两侧基底节区腔隙性脑梗死。

3. 既往史 高血压、脑梗死病史3年余，对氨茶碱过敏。

4. 体格检查 体温36℃，脉搏80次/分，呼吸18次/分，血压130/70 mmHg。发育良好，营养中等，咽部无充血，扁桃体不大，口唇无发绀。颈软，甲状腺不大，气管居中。胸廓对称,叩诊呈清音,双肺呼吸音粗糙,右肺呼吸音低,可闻及散在哮鸣音。心浊音界不大,心率 80 次/分,律齐,心音有力,各瓣膜听诊区未闻及病理性杂音。腹软,无压痛,未触及包块,肝脾肋下未触及,无移动性浊音,肠鸣音存在。双下肢无凹陷性水肿。专科检查:神清语利,瞳孔等大等圆,对光反射灵敏,眼底不能窥入,余脑神经未见异常,四肢肌张力略低,肌力Ⅴ级,左侧共济运动差,右下肢肌腱反射(+),未引出病理反射。颈略强,凯尔尼格征、布鲁津斯基征未引出。

5. 辅助检查 血常规示中性粒细胞 81%,心电图大致正常,头颅 CT 示左侧小脑及鞍旁占位性病变,转移瘤可能大,两侧基底节区腔隙性脑梗死。

拟诊讨论:病人因刺激性干咳 4 个月,加重伴头痛、呕吐 1 周入院。有"高血压、脑梗死"病史 3 年余。查体:两肺叩诊呈清音,呼吸音粗糙,右肺呼吸音减弱,双肺可闻及散在哮鸣音。上、下肢肌张力正常,四肢肌力Ⅴ级。左侧指鼻试验差,无意向震颤,左侧快复轮替试验欠灵活,病理征阴性。辅助检查血常规正常,肺部 CT:右肺门大,右肺下叶炎症;头颅 CT:左侧小脑及鞍旁占位性病变,转移瘤可能大,两侧基底节区腔隙性脑梗死。

诊断:① 右肺中心型肺癌;② 肺癌脑转移;③ 脑梗死(双侧基底节区);④ 原发性高血压Ⅲ级;⑤ 肺炎。

诊疗计划:① 护理:一级护理;② 饮食:低盐低脂饮食;③ 实验室检查:急查血糖、钾、钠、氯,明日查生化、血、尿、便常规;④ 检查:头颅磁共振成像检查;⑤ 治疗方案:急诊已给予消炎药物及甘露醇,暂给予补液对症处理,防止电解质紊乱及颅内高压,向家属交待病情,表示理解,待相关检查后及时调整治疗方案。

值班医师:陈××

转 科 记 录

2016 年 11 月 8 日 10:00

姓名:李××,年龄:67 岁,性别:女性,单位职业:北京××公司职员。

入院日期:2016 年 11 月 7 日,共住院 1 天。

入院情况:病人 4 个月前出现咳嗽,为刺激性干咳,无咯血,曾对症治疗无好转,入院前 1 周出现头部剧痛,呈撕裂样,弥漫性,无定点,咳嗽时加重,伴轻度恶心。11 月 5 日在我院行肺部 CT 检查示:右肺门大,考虑中心型肺癌,右肺下叶炎症。入院当日晨无诱因头痛难忍,恶心,呕吐 2 次,为胃内容物,非喷射性,不能进食,急诊行头颅 CT 后,示:左侧小脑及鞍旁占位性病变,转移瘤可能大,两侧基底节区腔隙性脑梗死。入院查体:胸廓对称,叩诊呈清音,双肺呼吸音粗糙,右肺呼吸音低,可闻及散在哮鸣音。腹软,未触及包块,肝脾肋下未触及。双下肢无凹陷性水肿。专科检查:神清语利,瞳孔等大等圆,对光反射灵敏,眼底不能窥入,余脑神经未见异常,左侧共济运动差,未引出病理征。

入院诊断:① 右肺中心型肺癌;② 肺癌脑转移;③ 脑梗死;④ 原发性高血压Ⅲ级;⑤ 肺炎。

诊疗经过:急查胸片示右肺阴影,头颅 CT 示:左侧小脑及鞍旁占位性病变,转移瘤可能大,两侧基底节区腔隙性脑梗死。给予甘露醇降颅内压及抗感染治疗。

目前情况:一般情况尚可,未再呕吐,精神饮食差。

目前诊断:① 右肺中心型肺癌;② 肺癌脑转移;③ 脑梗死;④ 原发性高血压Ⅲ级;⑤ 肺炎。

经贵科王××医师会诊同意转科进一步治疗。

交代事项:进一步治疗,有我科情况随诊。

张××

转入记录

2016 年 11 月 8 日 10:00

姓名:李××,年龄:67 岁,性别:女性,单位职业:北京××公司职员。

入院日期:2016 年 11 月 7 日,共住院 1 天。

入院情况:病人 4 个月前出现咳嗽,为刺激性干咳,无咯血,曾对症治疗无好转,入院前 1 周出现头部剧痛,呈撕裂样,弥漫性,无定点,咳嗽时加重,伴轻度恶心感。2 天前在我院行肺部 CT 检查示:右肺门大,考虑中心型肺癌,右肺下叶炎症。入院当日晨无诱因头痛难忍,恶心,呕吐 2 次,为胃内容物,非喷射性,不能进食,急诊行头颅 CT 示:左侧小脑及鞍旁占位性病变,转移瘤可能大,两侧基底节区腔隙性脑梗死。入院查体:胸廓对称,叩诊呈清音,双肺呼吸音粗糙,可闻及散在干鸣音。腹软,未触及包块,肝脾肋下未触及。双下肢无凹陷性水肿。专科检查:神清语利,瞳孔等大等圆,对光反射灵敏,眼底不能窥入,余脑神经未见异常,左侧共济运动差,未引出病理征。

入院诊断:① 右肺中心型肺癌;② 肺癌脑转移;③ 脑梗死;④ 原发性高血压Ⅲ级;⑤ 肺炎。

诊疗经过:急查胸片示右肺阴影,头颅 CT 示:左侧小脑及鞍旁占位性病变,转移瘤可能大,两侧基底节区腔隙性脑梗死。给予甘露醇降颅内压及抗感染治疗。

目前情况:一般情况尚可,未再呕吐,精神饮食差。查体同入院时。

目前诊断:① 右肺中心型肺癌;② 肺癌脑转移;③ 脑梗死;④ 原发性高血压Ⅲ级;⑤ 肺炎。

下一步治疗:抗感染、降颅压、对症支持治疗,积极准备纤维支气管镜检查。

熊×

2016 年 11 月 10 日 **王××副主任查房记录**

今日王××副主任医师查房，对病人病情分析如下：病人有呼吸道症状 4 个月，现出现颅内高压症状，辅助检查提示右肺门增大，并见肿块，颅内多发转移灶，临床可诊断为肺癌脑转移。脑转移瘤诊断及辅助检查：通过眼底观察及头颅 X 线摄片可发现颅内压增高的征象；头颅 CT 对于确诊脑转移瘤有肯定价值，它可以显示肿瘤是单发或多发、部位、大小、形状、周围脑水肿情况及脑室变化，增强后可显示高密度肿瘤区，常呈环形，围绕 1 个可为射线透过的中心区；磁共振成像检查为目前颅内转移瘤最佳的检查方法，可以发现 CT 不能发现的病灶；脑脊液检查，除严重颅内压增高不宜做腰椎穿刺检查外，脑脊液对脑转移瘤的诊断有一定帮助，表现为蛋白质含量较高，糖的含量可降低，而细胞数通常不增加，脑脊液瘤细胞检查阳性率较高。肺癌脑转移的途径：主要为肺癌侵入邻近血管形成癌栓，经肺循环至左心，再随颈动脉或椎基底动脉分布于颅内，脑转移好发部位为大脑半球的顶枕叶区；少数经椎静脉丛或淋巴间隙转移至颅内。脑转移的临床特点为病情持续进展，具体表现取决于肿瘤大小、部位及生长速度。肺癌脑转移的典型临床表现是首先出现肺癌的症状，如咳嗽呈刺激性，胸闷、胸痛等，继之出现脑转移的表现，如颅内压增高、精神障碍、局限性神经缺失症等，但也有不少病人首先出现脑转移症状。

肺癌脑转移的治疗：① 及时降低颅内压：高渗性脱水治疗，利尿剂、肾上腺皮质激素的应用。利尿剂的目的在于增加向体外排泄水分，使血液浓度增加，达到脑组织脱水；激素主要作用在于保护和修复血脑屏障与降低毛细血管的通透性，稳定细胞膜以减轻瘤体周围脑水肿；引流脑脊液，适用于抢救颅内压增高引起脑危象病人。② 手术治疗：目前大都采取积极的态度，对于单发性脑转移瘤，病人全身情况良好，无其他部位转移者。是绝对的手术适应证。③ 放射治疗用于手术不能彻底切除的肿瘤，放疗可以延长病人寿命。是治疗脑转移瘤的主要方法。④ 联合化疗，要考虑应用易通过血脑屏障的化疗药物。此病人肺癌多发脑转移。目前治疗：首先为控制颅内高压，颅内压控制后，联系放疗科会诊，安排脑转移瘤放疗，并尽快行纤维支气管镜检查，以明确病理类型，制订全身化疗方案。脑肿瘤放疗的急性期反应为脑水肿，应用激素可减轻症状，慢性反应多发生于数周或数月后，为神经脱髓鞘。放疗时请注意观察。

陈×

交 班 记 录

2016 年 11 月 30 日

姓名：李××，年龄：67 岁，性别：女，单位职业：北京××公司职员。

入院日期：2016 年 11 月 7 日，住院第 23 天。

入院诊断：① 右肺中心型肺癌；② 肺癌脑转移；③ 脑梗死；④ 原发性高血压

Ⅲ级;⑤ 肺炎。

入院情况:病人4个月前出现咳嗽,为刺激性干咳,无咯血,曾对症治疗无好转,入院前1周出现头部剧痛,呈撕裂样,弥漫性,无定点,咳嗽时加重,伴轻度恶心。11月5日在我院行肺部CT检查示:右肺门大,考虑中心型肺癌,右肺下叶炎症。入院当日晨无诱因头痛难忍,恶心,呕吐2次,为胃内容物,非喷射性,不能进食,急诊行头颅CT示:左侧小脑及鞍旁占位性病变,转移瘤可能大,两侧基底节区腔隙性脑梗死。入院查体:胸廓对称,叩诊呈清音,双肺呼吸音粗糙,可闻及散在哮鸣音。腹软,未触及包块,肝脾肋下未触及。双下肢无凹陷性水肿。

诊治经过:急查胸片示右肺阴影,头颅CT示:左侧小脑及鞍旁占位性病变,转移瘤可能大,两侧基底节区腔隙性脑梗死。给予甘露醇降颅内压及抗感染治疗。纤维支气管镜下活检结果示:小细胞未分化癌。于11月26日行全身化疗,偶有头晕,无其他不适,于11月29日颅脑放疗。

目前情况:现病人无头痛、恶心、呕吐。

交待事项:近日复查血常规,如血常规稳定,继续颅脑放疗。

陈×

接班记录

2016年11月30日

姓名:李××,年龄:67岁,性别:女,单位职业:北京××公司职员。

入院日期:2016年11月7日,住院第23天。

入院诊断:① 右肺中心型肺癌;② 肺癌脑转移;③ 脑梗死;④ 原发性高血压Ⅲ级;⑤ 肺炎。

入院情况:病人4个月前出现咳嗽,为刺激性干咳,无咯血,曾对症治疗无好转,入院前1周出现头部剧痛,呈撕裂样,弥漫性,无定点,咳嗽时加重,伴轻度恶心。11月5日在我院行肺部CT检查示:右肺门大,考虑中心型肺癌,右肺下叶炎症。今晨无诱因头痛难忍,恶心,呕吐2次,为胃内容物,非喷射性,不能进食,急诊行头颅CT示:左侧小脑及鞍旁占位性病变,转移瘤可能大,两侧基底节区腔隙性脑梗死。入院查体:胸廓对称,叩诊呈清音,双肺呼吸音粗糙,可闻及散在哮鸣音。腹软,未触及包块,肝脾肋下未触及。双下肢无凹陷性水肿。

诊治经过:急查胸片示右肺阴影,头颅CT示:左侧小脑及鞍旁占位性病变,转移瘤可能大,两侧基底节区腔隙性脑梗死。给予甘露醇降颅内压及抗感染治疗。纤维支气管镜下活检结果示:小细胞未分化癌。于11月26日行全身化疗,偶有头晕,无其他不适,于11月29日颅脑放疗。

目前情况:现病人无头痛、恶心、呕吐。

进一步治疗:复查血常规,如血常规稳定,继续颅脑放疗。

程××

阶 段 小 结

2016 年 12 月 30 日

姓名：李××，年龄：67 岁，性别：女，单位职业：北京××公司职员。

入院日期：2016 年 11 月 7 日，住院第 53 天。

入院情况：病人 4 个月前出现咳嗽，为刺激性干咳，无咯血，曾对症治疗无好转，入院前 1 周出现头部剧痛，呈撕裂样，弥漫性，无定点，咳嗽时加重，伴轻度恶心。11 月 5 日在我院行肺部 CT 检查示：右肺门大，考虑中心型肺癌，右肺下叶炎症。今晨无诱因头痛难忍，恶心，呕吐 2 次，为胃内容物，非喷射性，不能进食，急诊行头颅 CT 示：左侧小脑及鞍旁占位性病变，转移瘤可能大，两侧基底节区腔隙性脑梗死。入院查体：胸廓对称，叩诊呈清音，双肺呼吸音粗糙，可闻及散在哮鸣音。腹软，未触及包块，肝脾肋下未触及。双下肢无凹陷性水肿。

入院诊断：① 右肺中心型肺癌；② 肺癌脑转移；③ 脑梗死；④ 原发性高血压Ⅲ级；⑤ 肺炎。

诊疗经过：经急查胸片示右肺阴影，头颅 CT 示：左侧小脑及鞍旁占位性病变，转移瘤可能大，两侧基底节区腔隙性脑梗死。给予甘露醇降颅内压及抗感染治疗。纤维支气管镜下活检结果示：小细胞未分化型癌。于 2016 年 11 月 26 日行全身化疗（卡铂 400 mg，司莫司汀 200 mg）。结束后偶有头晕，下腹疼痛外无其他不适，于 11 月 29 日始行颅脑放疗。

目前情况：病人血压近日在甘露醇停用后有反跳，今把复方降压片增加为 2 片口服，1 次/日，复查胸片、心电图、血常规，生化全套，准备近期再做化疗。

目前诊断：① 右肺中心型肺癌；② 肺癌脑转移；③ 脑梗死；④ 原发性高血压Ⅲ级；⑤ 肺炎。

下一步诊疗计划复查胸片、心电图、血常规，生化全套，准备近期再做化疗。

程××

出 院 小 结

2017 年 1 月 30 日

姓名：李××，年龄：67 岁，性别：女，单位职业：北京××公司职员。

入院日期：2016 年 11 月 7 日，出院日期：2017 年 1 月 30 日，共住院 84 天。

入院情况：病人 4 个月前出现咳嗽，为刺激性干咳，无咯血，曾对症治疗无好转，入院前 1 周出现头部剧痛，呈撕裂样，弥漫性，无定点，咳嗽时加重，伴轻度恶心。11 月 5 日在我院行肺部 CT 检查示：右肺门大，考虑中心型肺癌，右肺下叶炎症。入院当日晨无诱因头痛难忍，恶心，呕吐 2 次，为胃内容物，非喷射性，不能进食，急诊行头颅CT示：左侧小脑及鞍旁占位性病变，转移瘤可能大，两侧基底节区腔隙性脑梗死。入院查体：胸廓对称，叩诊呈清音，双肺呼吸音粗糙，可闻及散在哮鸣音。腹软，未触及包块，肝脾肋下未触及。双下肢无凹陷性水肿。

入院诊断：① 右肺中心型肺癌；② 肺癌脑转移；③ 脑梗死；④ 原发性高血压Ⅲ级；⑤ 肺炎。

诊疗经过：经急查胸片示右肺阴影，头颅CT示：左侧小脑及鞍旁占位性病变，转移瘤可能大，两侧基底节区腔隙性脑梗死。给予甘露醇降颅内压及抗感染治疗。纤维支气管镜下活检结果示：小细胞未分化癌。于2016年11月26日及2017年1月14日分别行全身化疗（卡铂400 mg，司莫司汀200 mg）结束后偶有头晕、下腹疼痛外无其他不适，于11月29日始行颅脑放疗，总剂量35 Gy。

出院时情况：病人无不适主诉，查血常规示WBC 17.6×10^9/L，PLT 78×10^9/L，出院前复查血常规示WBC 11.4×10^9/L，PLT 20×10^9/L，考虑有误，让病人自己到门诊查血常规示WBC 11.4×10^9/L，PLT 101×10^9/L。

出院诊断：① 右肺中心型肺癌；② 肺癌脑转移；③ 脑梗死；④ 原发性高血压Ⅲ级；⑤ 肺炎。

出院医嘱：① 出院后每周至少查一次血常规；② 4周后返院放、化疗。

程××

第三节 心血管内科病历

一、心血管内科病历内容及书写要求

可按第一章要求书写，但应注意以下几点：

（一）病史

对先天性心脏病者当询问清楚首次出现的症状及年龄，如发绀见于出生时或出生后数天者提示为大血管错位，如到青中年才出现者则提示房间隔缺损伴艾森门格（Eisenmenger）综合征。冠状动脉粥样硬化性心脏病（冠心病）者心绞痛常是回忆性的症状，实际上不是疼痛，而主要是压闷或绞榨感，应细致询明发作的时间、部位、性质、放射部位、诱因（常在活动量大或情绪激动等情况下发生）、持续时间、发作频率、缓解方法、药物疗效等。心肌炎者当询明病前数周的呼吸道、肠道感染病史。高血压者要询明发现日期、诱因、何时出现血压最高值，平素血压值，能否降至正常，药物疗效及有关症状等。有心力衰竭、心律失常者应询明首次出现症状的时间、可能诱因、活动能力、治疗经过及病情进展情况，尤其要注意最近应用洋地黄、利尿剂、抗心律失常药物的情况，并应注意探询其毒性反应及注意有无低钾倾向。慢性病史要询问其发展规律。有的病人往往有某些体征而习惯于心悸、气促、乏力等轻度症状，缺少主诉。有的似乎非循环系统

的症状，如呼吸困难、食欲不振、尿少、乏力等，实则与心功能不全有关，均应记载。这些都对病情的判断、分期或心功能的分级有重要价值。凡过去做过的检查，也应尽可能将确切的结果摘要在病史中介绍。

（二）体格检查

要有全局观点进行系统检查，切不可只注意心血管方面的体征而忽视全身的其他相关表现。高脂血症、冠心病者可出现早发角膜环、睑黄斑、耳垂纹。重症慢性心力衰竭可见巩膜黄染。长期卧床的心力衰竭者的水肿，可仅见于骶部及大腿的低位处。入院时有高血压者，应一日多次测血压连测 3 天，必要时要停用降压药后观察基础血压。初患高血压者，必要时尚须测两侧上、下肢及卧、立位血压，以检出主动脉缩窄等症。心脏体征要注意视、触、听等体征。触诊要注意心尖搏动强弱、范围、异常搏动或感觉。听诊有杂音者当确定其部位、性质、放射传导情况，与呼吸及体位的关系，并注明其强度。某些先天性心脏病者，要注意全身发育、骨骼生长异常等表现，如马凡（Marfan）综合征除心脏有杂音外，常伴有眼球晶体脱位、手指过长等体征。

（三）辅助检查

心血管病例除做常规检验外，一般均应做心电图，X 线胸部正、侧位片，超声心动图等检查。视病情做有关特殊检查，包括心电图运动试验（二阶梯、平板）、心电图监测、动态心电图、心功能测定等。急性心肌梗死等病例要按病程按规定进行心电图、血清心肌酶谱等检查，并定期进行复查。各次检查应注明作图或采血的年、月、日、时、分。要讲究及时及实效。疑为感染性心内膜炎者，应在入院前或入院初给予抗生素前采血做细菌、厌氧菌培养或真菌培养，并隔数小时或在高热时连续送血培养数次，以利获得阳性结果，并取得药物敏感试验报告。已用抗生素者，应在血培养送检单上注明已使用的药物。

二、心血管内科病历示例

入 院 记 录

姓名：刘××	单位职业：北京市×××建筑工程处职工
性别：男	家庭地址：北京市×××建筑工程处
年龄：49 岁	入院日期：2016 年 9 月 3 日 21:50
婚否：已婚	病史采取日期：2016 年 9 月 3 日 22:30
籍贯：北京	病史记录日期：2016 年 9 月 3 日 22:30
民族：汉	病情陈述者及可靠程度：本人，可靠

主诉　阵发性胸痛半天

现病史　病人于今日 13 时突然出现胸痛、胸闷，自服“硝酸甘油”1 片，约 2

分钟后缓解，今日16时因情绪激动而再次发生心前区疼痛，向左肩背部放射，呈持续性压榨性疼痛，伴出汗、心悸，含服“硝酸甘油”2片未缓解，就诊于外院，查心电图示广泛的ST段改变，T波倒置，心肌酶正常，诊断为“急性冠状动脉综合征”，给予“硝酸甘油”注射液10 mg静脉滴注后症状稍有缓解，转入我院急诊科，诊断为“急性冠状动脉综合征”，遂收住我科。发病以来，精神饮食差，大便未行，小便正常。

既往史 慢性支气管炎病史5年，否认肝炎等传染病病史。定期预防接种。

系统回顾

五官：无眼痛、视力障碍，无耳流脓、耳痛、重听，无鼻阻塞，流脓涕，无牙痛史。

呼吸系统：2011年起经常咳嗽，咳白色泡沫痰，每日30～50 ml，冬季加重，偶发热时咳脓痰，无胸痛、咯血史。

循环系统：除前述病史外，无胸闷、憋气及心前区疼痛史，无活动后气急、夜间阵发性呼吸困难史。

消化系统：无慢性腹痛、腹泻、泛酸、嗳气、呕血及黑便史。

泌尿生殖系统：无尿急、尿频、尿痛、血尿及排尿困难史。

内分泌及代谢系统：无多饮、多食、多尿和消瘦史。无心慌、多汗史。

血液系统：无鼻出血、牙龈出血、皮肤瘀斑史。

神经精神系统：无头痛、耳鸣、晕厥、抽搐、意识障碍及精神错乱史。

运动系统：无运动障碍、脱位、骨折史。

外伤及手术史：无手术及外伤史。

中毒及药物过敏史：无中毒及药物过敏史。

个人史 生于原籍，吸烟指数：60支/日×40年，否认冶游史。25岁结婚，生育一子一女。

家族史 父母体健，配偶及子女体健。否认家族遗传病及其他特殊疾病病史。

体格检查

一般情况 体温35.4℃，脉搏82次/分，呼吸18次/分，血压140/85 mmHg，发育正常，营养中等，自动体位，神志清楚，语言流利，查体合作。

皮肤 无明显黄染，无皮疹、出血点、蜘蛛痣及肝掌。

淋巴结 未触及明显肿大的浅表淋巴结。

头部

头颅 无畸形、无压痛，无外伤及瘢痕，头发色泽正常，无秃发。

眼部 眉毛无脱落，睫毛无倒生。双眼睑无水肿，眼球活动正常。结膜轻度充血，无水肿。巩膜无黄染，角膜透明。两侧瞳孔等大等圆，对光反射良好。

耳部 耳廓无畸形，外耳道无溢脓，乳突无压痛，无耳垂纹，听力粗测正常。

鼻部　无鼻翼扇动，通气畅，鼻孔未见血痂，鼻中隔无弯曲，嗅觉正，鼻窦区无压痛。

口腔　口唇无发绀、无疱疹，牙龈无肿胀、出血及溢脓，舌质红。

颈部　柔软，对称，无颈静脉怒张，未见动脉异常搏动，气管居中。甲状腺不大，无结节、触痛，未闻及血管杂音。

胸部

胸廓　无畸形，两侧对称，运动正常。肋弓角约 90°，胸壁无静脉曲张及压痛。双侧乳头对称。

肺脏　视诊：呼吸运动两侧一致，呼吸动度增强。

触诊：两侧呼吸运动相等，语颤一致，无胸膜摩擦感。

叩诊：呈清音，肺下界位于肩胛下角线第 9 肋间，呼吸移动度 4 cm。

听诊：呼吸音清晰，未闻及异常呼吸音，未闻及干、湿啰音，未闻及胸膜摩擦音。

心脏　视诊：心尖搏动于左腋前线第 6 肋间，波动范围正常。心前区无隆起。

触诊：心尖搏动于左腋前线第 6 肋间处，心前区无抬举样搏动、未触及细震颤。

叩诊：心浊音界不扩大，大小如右表。

右(cm)	肋间	左(cm)
1.0	Ⅱ	4.0
2.0	Ⅲ	5.0
3.0	Ⅳ	6.0
3.0	Ⅴ	7.0

锁骨中线距前正中线 9 cm

听诊：心率 82 次/分，心律齐，心音强弱正常，心脏各瓣膜听诊区未闻及病理性杂音。P2＝A2，P2 无亢进及分裂，无心包摩擦音。

腹部　视诊：腹无膨隆，两侧对称，腹壁静脉无曲张，腹式呼吸存在，未见肠型、蠕动波及异常搏动。

触诊：腹柔软，腹壁无水肿，无压痛、反跳痛，未触及包块，肝脾肋下未触及，胆囊、肾未触及。肝颈静脉回流征阴性。

叩诊：上腹呈鼓音，肝浊音上界右锁骨中线第 5 肋间，肝区无叩痛，腹部无移动性浊音。

听诊：肠鸣音存在，不亢进，未闻及气过水声及血管杂音。

外阴及肛门　尿道口无溃疡、糜烂及分泌物。睾丸及附睾正常，无压痛。阴囊无水肿、充血、皲裂。肛门无肛裂及外痔。

脊柱及四肢　脊柱呈生理弯曲，各椎体无压痛。肋脊角无叩击痛。腰骶部无凹陷性水肿。四肢无畸形，下肢无水肿，无静脉曲张及溃疡，无杵状指(趾)。

关节无红肿，运动自如。桡动脉、足背动脉搏动存在。

神经系统 肢体感觉正常，运动无障碍。肱二头肌腱、肱三头肌腱、膝腱、跟腱反射正常。巴宾斯基征阴性，凯尔尼格征阴性。

辅助检查

血常规：RBC 5×10^{12}/L，Hb 138 g/L，WBC 18.7×10^{9}/L，N 61%，L 37%，M 2%。

X线：胸透示心影正常，肺内无明显淤血征象，肺动脉圆锥无突出，双侧膈肌光整，肋膈角锐利。

心电图：窦性心律，$V_1\sim V_6$ 导联 ST－T 改变，T 波倒置。

小结 病人男性，49 岁，起病急骤。今日 13 时突然出现胸痛、胸闷，服用“硝酸甘油”能缓解症状，但病情进行性加重，在外院查心电图示广泛的 ST 段改变，诊断为“急性冠状动脉综合征”，给予扩血管治疗后有好转。入科后胸痛、胸闷症状略有缓解。体温 35.4℃，体格检查无明显异常。WBC 18.7×10^{9}/L，N 61%。心电图 $V_1\sim V_6$ 导联 ST－T 改变。

最后诊断

1. 冠状动脉粥样硬化性心脏病(冠心病)
急性侧壁、前间壁心内膜下心肌梗死
PTCA＋支架术后
2. 慢性支气管炎

黄××

2016 年 9 月 4 日

初步诊断

1. 冠状动脉粥样硬化性心脏病(冠心病)
急性冠状动脉综合征
2. 慢性支气管炎

陆××

2016 年 9 月 3 日 22:30

首次病程记录

2016 年 9 月 3 日 21:00

姓名：刘×× 性别：男

年龄：49 岁 单位职业：北京市×××建筑工程处职工

因“阵发性胸痛半天”于 2016 年 9 月 3 日 20:30 入院。

综合病例特点：

1. 中年男性。

2. 病史要点 病人于今日 13 时无任何诱因突然出现胸痛、胸闷，含服“硝酸甘油”1 片后，约 2 分钟后缓解，今日 16 时因情绪激动而再次发生心前区疼痛，向左肩背部放散，呈持续性压榨性疼痛，伴出汗、心悸，含服“硝酸甘油”2 片后未缓解，就诊于外院，查心电图广泛的 ST 段改变，T 波倒置，心肌酶正常，诊断为“急性冠状动脉综合征”，给予“硝酸甘油”注射液 10 mg 静脉滴注后症状稍有缓解，转入我院急诊科，以“急性冠状动脉综合征”收住我科。发病以来，精神饮食差，大便未行，小便正常。

3. 既往史　慢性支气管炎病史 5 年，否认肝炎、结核、伤寒等传染病病史，否认高血压，心脏病、糖尿病等其他系统疾病病史，否认手术外伤史，否认药物过敏史，定期预防接种。

4. 体格检查　体温 35.4℃，脉搏 82 次/分，呼吸 18 次/分，血压 140/85 mmHg。神志清楚，瞳孔等大等圆，咽部无充血，扁桃体不大，口唇无发绀。颈软，甲状腺不大，气管居中。胸廓对称，叩诊呈清音，双肺呼吸音清晰，未闻及干、湿啰音及哮鸣音。心浊音界不扩大，心率 82 次/分，律齐，心音可，各瓣膜听诊区未闻及病理性杂音。腹软，无压痛，未触及包块，肝脾肋下未触及，肠鸣音存在。双下肢无凹陷性水肿。腱反射正常，未引出病理反射。

5. 辅助检查　心电图：广泛的 ST 段改变，T 波倒置；血常规：WBC $18.7\times10^9/L$。

拟诊讨论：病人男性，49 岁，起病急骤。今日 13 时突然出现胸痛、胸闷，服用“硝酸甘油”能缓解症状，但病情进行性加重，在外院查心电图广泛的 ST 段改变，诊断为“急性冠状动脉综合征”，给予扩血管治疗后有好转。体温 35.4℃，体格检查无明显异常。WBC $18.7\times10^9/L$，N 61%。心电图 $V_1\sim V_6$ 导联 ST－T 改变。

诊断：① 冠状动脉粥样硬化性心脏病(冠心病)，急性冠状动脉综合征；② 慢性支气管炎。

诊疗计划：① 护理：按心内科护理常规一级护理；② 饮食：低盐低脂饮食；③ 实验室检查：急查心肌酶，血、尿、便常规，生化全套；④ 其他：检查心电图、心脏彩超；⑤ 治疗方案：持续吸氧、持续心电、血压监测，扩张冠状动脉、抗凝、镇静、镇痛及对症治疗，请示上级医师指导治疗。

陆××

2016 年 9 月 4 日 8:00　**黄××副主任查房记录**

病人于早 6 时再次出现胸痛，伴肩部放射痛，持续不缓解，含服“硝酸甘油”无效，肌内注射哌替啶 50 mg，疼痛略缓解，急查心电图示：$V_1\sim V_6$ 导联 ST 段下移 0.1～0.2 mV，急查心肌酶示正常，2 小时后 CK 288 U/L，CK－MB 36 U/L，均明显高于正常，黄主任指示：根据心电图改变及心肌酶动态改变诊断为“急性心内膜下心肌梗死”，是急诊冠状动脉造影术的适应证，以挽救受损心肌细胞，改善心肌缺血。行术前准备，备皮、做碘过敏试验、签手术自愿书、术前讨论、领导审批，已执行。

陆××

术 前 讨 论

2016 年 9 月 4 日 8:15

地点:心内科医师办公室

参加人员:刘××主任、黄××副主任、魏××主任、谈××副主任医师、王××、张××主治医师、进修、实习医师若干名

主持人:刘××主任

讨论记录:经治医师汇报病历(略)

黄××副主任:病人为中年男性,起病急,反复胸痛,经扩血管药治疗效果差,且再次出现胸痛,放射痛,查心电图及心肌酶均有动态变化,符合“急性心内膜下心肌梗死”的诊断,为挽救心肌细胞,急诊行冠状动脉造影术检查冠状动脉血管,并视情安放支架。

刘××主任:病人急性冠状动脉综合征诊断明确,梗死时间在 4 个小时内,是急诊冠状动脉介入的明确适应证,迅速进行术前准备工作,尽快进行冠状动脉造影检查,明确“犯罪血管”后及时予以开通,术前、术中做好抢救准备,并评估病情以及目前治疗的可能预后。

陆××

手 术 报 告

姓名:刘××,性别:男,年龄:49 岁,单位职业:北京市×××建筑工程处职工。

诊断:冠心病急性心内膜下心肌梗死。

诊断依据:病人于入院当日 13 时无任何诱因突然出现胸痛、胸闷,含服“硝酸甘油”1 片,约 2 分钟后缓解,当日 16 时因情绪激动而再次发生心前区疼痛,向左肩背部放散,呈持续性压榨性疼痛,伴出汗、心悸,含服“硝酸甘油”2 片未缓解,就诊于外院,查心电图广泛的 ST 段改变,T 波倒置,诊断为“急性冠状动脉综合征”,给予“硝酸甘油”注射液 10 mg 静脉滴注后症状稍有缓解,转入我院急诊科,诊断为“急性冠状动脉综合征”,遂收住我科。发病以来,精神饮食差,大小便正常。入院经扩张冠状动脉对症治疗,病情出现反复,再次出现胸痛,急查心电图示:$V_1 \sim V_6$ 导联 ST 段下移 0.1～0.2 mV,急查心肌酶示正常,2 小时后 CK 288 U/L,CK - MB 36 U/L,均高于正常,是急诊行冠状动脉造影检查的指征,观察是否存在冠状动脉病变,以便进一步治疗。

手术指征及预后:为明确冠状动脉病变情况及冠状动脉搭桥指征,需行冠状

动脉造影，必要时行 PTCA＋支架术。目前无禁忌。术中术后可能出现：麻醉意外、心脏骤停，呼吸骤停，猝死；大出血，皮下血肿；导管折断，血管破裂，心脏破裂；伤口感染，感染性心内膜炎；肺栓塞；手术不成功及不可预知情况等可能危及生命或致残。如手术顺利则预后良好。

术前准备：① 出凝血时间、血常规、心电图等检查；② 科内讨论；③ 病人家属同意手术并签字；④ 术前备皮；⑤ 青霉素皮试、碘过敏试验；⑥ 请院领导审签。

手术日期：2016 年 9 月 4 日　　拟手术名称：冠状动脉造影术

术者：刘××　　助手：黄××

拟用麻醉：局麻　　经治医师：陆××

科主任：刘××　　院(首)长意见：

介入治疗记录

手术日期：2016 年 9 月 4 日　　手术名称：CAG＋PTCA＋Stent 术

术前诊断：急性心内膜下心肌梗死　　术后诊断：冠状动脉粥样硬化性心脏病(冠心病)

手术者：刘××　　助手：黄××

麻醉方法：局部麻醉　　麻醉者：术者

灌注师：无　　护士：齐××

手术经过：病人取平卧位，常规消毒铺单后右腹股沟区 1%利多卡因局部麻醉，Seldinger's 法穿刺右股动脉成功后保留导丝，送入 6F 动脉鞘管、注入肝素 3000 U。分别送入 Judkins 5FR4 导管至右冠状动脉，应用碘普胺(优维显)370 造影剂行右冠状动脉造影，右冠状动脉中段及后降支发出前两处 50%～70%狭窄，右冠状动脉远端向左前降支发出侧支循环Ⅰ级。更换 6FL4 指引导管至左冠状动脉，造影见左主干末端完全闭塞，静脉应用肝素 7000 U，将 0.014 英寸导丝送入左前降支第一对角支远端后将 Biotronic 2.5/20 mm 球囊至病变处，应用 8～10 atm持续扩张 30 秒，退出球囊，造影见左主干发出左前降支及左回旋支处三岔口病变，左前降支内 75%～90%狭窄，将 0.014 英寸导丝送入左前降支第二对角支远端后将 2.5/20 mm 球囊至病变处，应用 8～10 atm 持续扩张 30 秒，退出球囊。再将 AVES 735/18 mm 支架送至病变处，应用 8～14 atm 持续扩张 30 秒，退出球囊，复行造影见支架远端仍有 70%狭窄，TIMI 血流Ⅲ级，左回旋支及第一对角支消失，将 0.014 英寸导丝送入左前降支第一对角支远端后将 Biotronic 2.5/20 mm 球囊至病变处，应用 8～10 atm 持续扩张 30 秒，退出球囊，造影见第一对角支血流恢复，近端 70%狭窄。造影剂总量 200 ml。术中左主干开通后出现再灌注性心律失常，心电监护示窦性停搏、交界区性心律，经胸外按压，阿托品

1 mg 静脉注射后恢复窦性心律。术毕，伤口局部加压包扎后平车送回病房。医嘱：氯吡格雷 75 mg 1 次/日（首剂 300 mg）口服，连续静脉滴注硝酸甘油，右下肢制动，观察心率、血压变化，抗感染治疗。

黄××

2016 年 9 月 4 日

术后病程记录

2016 年 9 月 4 日 10:30 **刘××主任查房记录**

病人术后第 1 天，术程顺利，术后无不适主诉，查体：体温 37.5℃，呼吸 20 次/分，血压 110/65 mmHg，双肺未闻及啰音，心率 74 次/分，律整，查动脉血气分析：氧分压、二氧化碳分压、血 pH 正常，急查床边心电图较术前心电图比较：I、aVL 呈 qr 波，V_4～V_6 导联 R 波逐渐变小，T 波倒置，诊断为：急性侧壁、前间壁心内膜下梗死，继续给予硝酸甘油持续静脉滴注，刘××主任查房指示，病人体温升高考虑心肌梗死坏死物质吸收，因病人既往有慢性支气管炎病史，遂不能排除感染，停青霉素，改用新瑞普欣广谱抗生素，加强抗感染治疗。密切注意病人病情变化，持续心电血压监测、注意伤口有无出血及足背动脉搏动情况，注意右下肢制动，连续 3 天复查心肌酶，已执行。

陆××

2016 年 9 月 5 日

术后第 2 天，病情较稳定，无胸痛、胸闷，无发热，持续心电血压监测示：血压 120/60 mmHg，心率 65 次/分，律齐，给予换药见伤口无渗血，无血肿，愈合好，今日停心电血压监测，药物治疗不变。复查心肌酶：CK 256 U/L，CK－MB 24 U/L，LDH 260 U/L，仍高于正常，明日复查。

陆××

出院小结

2016 年 9 月 15 日

姓名：刘××，年龄：49，性别：男，单位职业：北京市×××建筑工程处职工。

入院日期：2016 年 9 月 3 日，出院日期：2016 年 9 月 15 日，共住院 12 天。

入院情况：病人于入院当日 13 时突然出现胸痛、胸闷，自服“硝酸甘油”1 片，约 2 分钟后缓解，当日 16 时因情绪激动而再次发生心前区疼痛，向左肩背部放射，呈持续性压榨性疼痛，伴出汗、心悸，含服“硝酸甘油”2 片未缓解，就诊于外院，查心电图示广泛的 ST 段改变，T 波倒置，心肌酶正常，诊断为“急性冠状动脉综合征”，给予“硝酸甘油”注射液 10 mg 静脉滴注后症状稍有缓解，转入我院，以

“急性冠状动脉综合征”收住。

入院诊断：① 冠状动脉粥样硬化性心脏病（冠心病），急性冠状动脉综合征；② 慢性支气管炎。

诊疗经过：入院经扩冠对症治疗，病情出现反复，再次出现胸痛，急查心电图示：V_1～V_6 导联 ST 段下移 0.1～0.2 mV，急查心肌酶示正常，2 小时后 CK 288 U/L，CK－MB 36 U/L，均高于正常，诊断为：① 冠状动脉粥样硬化性心脏病（冠心病），急性心内膜下心肌梗死；② 慢性支气管炎。急诊行冠状动脉造影术及支架植入术，术后给予持续吸氧、持续心电血压监测，扩张冠状动脉、抗凝及对症治疗。

出院时情况：病人一般情况好，无心绞痛发作，各项生命体征平稳，病情稳定。

出院诊断：① 冠状动脉粥样硬化性心脏病（冠心病），急性侧壁、前间壁、心内膜下心肌梗死、PTCA＋支架术后；② 慢性支气管炎。

出院医嘱：① 按时服药，氯吡格雷，75 mg 1 次/日，口服 3～6 个月，长期口服硝酸异山梨酯 10 mg，3 次/日、阿司匹林 80 mg，1 次/日、美托洛尔 25 mg，2 次/日、单硝酸异山梨酯（欣康）缓释片 40 mg，2 次/日等药；② 注意门诊查心率、血压，定期复查肝功能、血常规、血脂、心电图等；③ 避免劳累、情绪激动和强体力活动。

陆××

第四节 消化内科病历

一、消化内科病历内容及书写要求

可按第一章要求书写，尚应注意以下几点：

（一）病史

消化系统疾病以慢性病为多，如消化性溃疡病史可长达数年、数十年，现病史必须包括疾病的全过程。不应只写急性情况（复发、出血、梗阻、穿孔等）的片段，而将该病的前阶段如中上腹疼痛反复发作数十年归入既往史。本系统疾病部分症状的特征性不强，诸如上腹不适、嗳气、腹胀、食欲减退、消瘦等，在描述这些症状时必须将其发生、发展的经过，诱发因素及伴随症状详细记录，以提供诊断、鉴别诊断的线索。对引起疾病的原因，记录应尽可能详细，即使是阴性的病史。如初步考虑病人患肝硬化，那就在病史中要反映有无肝炎、血吸虫病、长期大量饮酒、应用可能损害肝脏的药物、慢性腹泻、某些代谢及遗传性疾病等病因因素。此外，对经过 X 线、超声、CT、内镜、ERCP（逆行胰胆管造影）、PTC（经皮肝穿刺胆道造影）等特殊检查者，应将检查结果主要点列出。

（二）体格检查

检查应有重点，尤其是触诊结果的描写，必须先肯定有无异常发现。不要将正常乙状结肠或腰骶部向前突起处误为肿块，但亦不能遗漏包括两肾在内的腹膜后隙的检查所得阳性结果。肝脏左叶的检查及记录不可遗漏，而这一阳性结果有时对部分肝病的诊断很有价值。腹部要全面检查，听诊不要只注意肠鸣音，而忽略腹部的血管杂音。

（三）辅助检查

血、尿、粪常规检验中要特别注意粪便的眼观和镜检，凡有粪便异常情况，务必嘱咐病人留下全部大便，医师亲眼察看，不可只看检验单的记录结果。来自寄生虫病流行区的病人，必须重视粪检虫卵。肝炎病毒抗原抗体检查，目前也是不可忽略的。各种器官功能及生化测定，可视需要采用。X线、超声、CT、MRI、内镜、ERCP、PTC、选择性动脉造影等检查，对消化系统很多疾病有重要意义。

二、消化内科病历示例

入 院 记 录

姓名：王××　　性别：男

年龄：54岁　　婚否：已婚

籍贯：河南　　民族：汉

家庭地址：北京市海淀区××路×号院××号

单位职业：中国×××建设总公司职工

入院日期：2016年8月23日23:50

病情陈述者及可靠程度：本人，可靠

主诉　间断呕血、黑便11年，加重6小时。

现病史　病人于1992年冬季无明显诱因出现呕血、黑便，呕吐物为咖啡色伴食物残渣，伴头晕、乏力、腹胀及上腹部隐痛，曾在我科住院治疗，胃镜检查提示为十二指肠球部溃疡，经治疗后病愈出院。其后曾4次出现上述症状住我科治疗，多于过度劳累后及秋冬季易发病，需间断服用“奥美拉唑(洛赛克)、吉福士”等药物治疗，病情基本稳定。但此次病人于入院前6小时无明显诱因再次出现呕咖啡色血性物1次，总量约300 ml，并解不成形黑便1次，量约600 ml，期间无明显腹痛，病人无发热、黄疸，无头晕及心悸，急送我院急诊科，急诊查便隐血阳性，血常规：WBC $18.8\times10^9/L$，Hb 117 g/L，为求进一步诊治，急诊科以“十二指肠球部溃疡并出血”收入我科，患病以来，病人精神、睡眠尚可，小便正常，体重无明显变化。

既往史　否认肝炎、结核等传染病史。

系统回顾

五官:无经常红眼、眼痛;无长期鼻塞、脓涕;无听力障碍,无慢性咽痛史。

呼吸系统:无气喘、呼吸困难、长期咳嗽、咳痰及咯血史。无午后低热、胸痛史。

循环系统:无心悸、气促、心前区疼痛、阵发性夜间呼吸困难史。高血压病史5年。

消化系统:无慢性腹泻、黄疸史,余见现病史。

血液系统:无皮肤、黏膜瘀点、瘀斑等病史。

内分泌及代谢系统:无多饮、多食、多尿和消瘦史。无心悸、多汗史。

泌尿生殖系统:无尿频、尿急、尿痛及血尿史。

神经精神系统:无头痛、失眠、感觉及运动障碍、精神失常病史。

运动系统:无运动障碍、脱位、骨折史。

外伤、手术史:无。

中毒及药物过敏史:无。

个人史 生于原籍河南,1970年参军后来京至今,无疫区、疫水接触史,否认SARS病人密切接触史,无烟、酒等不良嗜好,28岁结婚,有一子。

家族史 爱人及子女均健康。否认家族性遗传病病史。

体格检查

一般情况 体温36.9℃,脉搏100次/分,呼吸18次/分,血压110/70 mmHg,身高170 cm,体重60 kg,发育正常,营养中等,自动体位,神志清楚,对答切题,检查合作。

皮肤 色泽正常,弹性良好,无水肿、紫癜,未见黄疸、蜘蛛痣及肝掌。

淋巴结 锁骨上、腋下及腹股沟淋巴结均未触及。

头部

头颅 大小正常,无畸形,毛发分布均匀,无疖、癣及瘢痕。

眼部 眼睑无水肿,结膜不充血,巩膜无黄染,角膜透明,两侧瞳孔等大等圆,对光反射正常,眼球运动正常,视力粗测正常。

耳部 两耳廓正常,外耳道无脓性分泌物,乳突区无压痛,两耳听力粗测正常。

鼻部 外形正常,通畅,鼻中隔无偏曲,鼻窦部无压痛,嗅觉无障碍。

口腔 口腔无异味,口唇无发绀,牙龈不肿胀,无溢脓及色素沉着,口腔黏膜无溃疡、出血点,舌质淡,苔薄白,扁桃体不大,咽无充血,腭(悬雍)垂居中。

颈部 两侧对称,颈软,无颈静脉怒张及颈动脉异常搏动,甲状腺不大,无血管杂音,气管居中。

胸部

胸廓 形状正常,两侧对称。肋间隙无明显增宽,肋弓角约90°。两侧乳房对称。

肺脏 视诊:呈胸腹式呼吸,呼吸运动两侧对称,节律规则。

触诊:语音震颤两侧相等,无胸膜摩擦感。

叩诊:反响正常,肺下界在肩胛下角线第10肋间;呼吸移动度4 cm。

听诊:呼吸音及语音传导双侧对称,无增强或减弱,无胸膜摩擦音及干、湿啰音。

心脏 视诊:心前区无隆起,心尖搏动在左第5肋间锁骨中线内侧1 cm处,搏动范围1 cm。

触诊:心尖搏动在左第5肋间锁骨中线内侧1 cm处最强,心前区无抬举性冲动、震颤及心包摩擦感。

叩诊:心浊音界如右表。

右(cm)	肋间	左(cm)
2.0	Ⅱ	2.0
3.0	Ⅲ	3.0
4.0	Ⅳ	4.5
	Ⅴ	6.0

锁骨中线距前正中线9 cm

听诊:心率100次/分,律齐,各瓣膜听诊区心音正常,未闻病理性杂音,P2 >A2,无心包摩擦音。

腹部 视诊:腹部平坦,对称,无静脉曲张,及胃肠蠕动波。

触诊:腹壁柔软,无压痛及反跳痛,未触及包块及异常搏动及波动。肝、脾、肾及胆囊均未触及。莫菲征阴性。

叩诊:肝浊音上界于右锁骨中线第5肋间,肝、脾区无叩击痛。无移动性浊音。

听诊:肠鸣音活跃8~10次/分,胃区无振水音,肝脾区无摩擦音及血管杂音。

外阴及肛门 外生殖器发育正常,无包茎,尿道口无分泌物,睾丸不肿大、无压痛。附睾两侧正常,精索无增粗、结节及静脉曲张,无压痛。阴囊、皮肤正常。肛门无外痔和瘘。

脊柱及四肢 脊柱无畸形、压痛及叩击痛,肋脊角无压痛及叩击痛;四肢无畸形及杵状指,无水肿及静脉曲张;肌张力与肌力正常;关节无红肿、畸形及运动障碍;甲床无微血管搏动,股动脉及肱动脉无枪击音,桡动脉搏动正常,血管壁硬度正常。

神经系 四肢运动及感觉良好,肱二头肌腱反射、肱三头肌腱反射、腹壁反射、提睾反射、膝腱反射及跟腱反射均正常,未引出病理反射,无脑膜刺激征。

辅助检查 血常规:WBC 18.8×10^9/L,Hb 117 g/L,大便隐血试验:(+),胸部X线片:两肺未见实质性浸润,左肺陈旧结核灶。

小结 男性,54岁,因间断呕血、黑便11年,加重6小时。病人于1992年冬季无明显诱因出现呕血、黑便，呕吐物为咖啡色伴食物残渣，伴头晕、乏力、腹胀及上腹部隐痛，曾在我科住院治疗，胃镜检查提示为十二指肠球部溃疡，经治疗后病愈出院。其后曾 4 次出现上述症状住我科治疗。此次病人于入院前 6 小时无明显诱因再次出现呕咖啡色血性物 1 次，总量约 300 ml，并解不成形黑便 1 次，量约600 ml。高血压病病史 5 年，长期口服"氨氯地平(络活喜)"，5 mg，1 次/日，血压基本控制在正常范围。体检：BP 110/70 mmHg，心率 100 次/分，腹部平软，无压痛及反跳痛，肝脾肋下未触及，未触及包块，肝肺浊音界位于右锁骨中线第 5 肋间，无移动性浊音，肠鸣音活跃。

最后诊断

1. 十二指肠球部溃疡并出血
2. 高血压

陈×

2016 年 8 月 24 日

初步诊断

1. 十二指肠球部溃疡并出血
2. 高血压

陈×

2016 年 8 月 24 日

首次病程记录

2016 年 8 月 23 日 23:50

姓名：王××　　性别：男

年龄：54 岁　　工作职业：中国×××建设总公司职工

因"间断呕血、黑便 11 年，加重 6 小时"于 2016 年 8 月 23 日 23:30 入院。

综合病例特点：

1. 一般情况　中年男性。

2. 病史要点　病人于 1992 年冬季无明显诱因出现呕血、黑便，呕吐物为咖啡色伴食物残渣，伴头晕、乏力、腹胀及上腹部隐痛，曾在我科住院治疗，胃镜检查提示为十二指肠球部溃疡，经治疗后病愈出院。其后曾 4 次出现上述症状住我科治疗，多于过度劳累后及秋冬季易发病，需间断服用"奥美拉唑(洛赛克)、吉福士"等药物治疗，病情基本稳定。但此次病人于入院前 6 小时无明显诱因再次出现呕咖啡色血性物 1 次，总量约 300 ml，并解不成形黑便 1 次，量约 600 ml，期间无明显腹痛，病人无发热、黄疸，无头晕及心悸，急送我院急诊科，急诊查大便隐血试验阳性，血常规 WBC 18.8×10^9/L，Hb 117 g/L，为求进一步诊治，急诊科以"十二指肠球部溃疡并出血"收入我科。

3. 既往史　高血压病病史 5 年，无自觉症状，长期口服"氨氯地平(络活喜)"，5 mg，1 次/日，血压基本控制在正常范围，否认冠心病、糖尿病史，否认肝炎、结核等传染病史和手术外伤史。

4. 体格检查　体温 36.9℃，脉搏 100 次/分，呼吸 18 次/分，血压110/70 mmHg。神志清楚，瞳孔等大等圆，咽部无充血，扁桃体不大，口唇无发绀。颈软，甲状腺不大，气管居中。胸廓对称，叩诊呈清音，双肺呼吸音清晰，未闻及干、湿啰音及哮鸣音。心浊音界不扩大，心率 100 次/分，律齐，心音有力，各瓣膜听诊区未闻及病理性杂音。腹软，无压痛，未触及包块，肝脾肋下未触及，无移动性浊音。双下肢无凹陷性水肿。腱反射正常，未引出病理反射。

5. 辅助检查 血常规：WBC 18.8×10^9/L，Hb 117 g/L，大便隐血试验阳性，胸片示：两肺未见实质性浸润，左肺陈旧结核灶。

拟诊讨论：病人男性，54 岁，因间断呕血、黑便 11 年，加重 6 小时。病人于 1992 年冬季无明显诱因出现呕血、黑便，呕吐物为咖啡色伴食物残渣，伴头晕、乏力、腹胀及上腹部隐痛，曾在我科住院治疗，胃镜检查提示为十二指肠球部溃疡，经治疗后病愈出院。其后曾 4 次出现上述症状住我科治疗。此次病人于入院前 6 小时无明显诱因再次出现呕咖啡色血性物 1 次，总量约 300 ml，并解不成形黑便 1 次，量约600 ml。高血压病史 5 年，长期口服"氨氯地平(络活喜)"，5 mg，1 次/日，血压基本控制在正常范围。体检：BP 110/70 mmHg，心率 100 次/分，腹部平软，无压痛及反跳痛，肝脾肋下未触及，未触及包块，肝肺浊音界位于右锁骨中线第 5 肋间，无移动性浊音，肠鸣音活跃。

诊断：① 十二指肠球部溃疡并出血；② 高血压。

诊疗计划：① 护理：一级护理；② 饮食：禁食；③ 实验室检查：急查血常规、血型，血糖，肝、肾功能及电解质，查血、尿、便常规及大便隐血试验，手术感染八项，生化全套，红细胞沉降率等；④ 其他检查：心电图、腹部 B 超、急诊电子胃镜；⑤ 治疗方案：抑酸、止血、补液等对症支持治疗。

彭××

2016 年 8 月 24 日 **周×主治医师查房记录**

周×主治医师上午查房，听取病历汇报后指示：病人既往十二指肠球部溃疡病史多年，曾间断出现上消化道出血，本次再发呕血及黑便，无明显腹痛，诊断考虑为十二指肠球部溃疡。目前病人病情不稳定，出血未完全停止，建议行急诊电子胃镜检查。已向家属讲明，急诊内镜检查的必要性，家属表示理解，并签署了特殊检查知情同意书。

陈×

2016 年 8 月 24 日 16:00

今日行急诊电子胃镜检查。提示十二指肠球部溃疡并活动性出血，行镜下注射止血治疗，以 7%高渗盐水+肾上腺素液 1 mg 出血血管周围局部多点注射，并行胃镜下 10%孟氏液喷洒止血，病人突然出现面色苍白、大汗，烦躁不安，心率 110 次/分，及时给予悬浮红细胞 1 U 静脉滴注，地西泮 10 mg，异丙嗪(非那根) 25 mg 肌内注射镇静，病人症状缓解。护送安返病房。

陈×

2016 年 8 月 25 日 **毛××主任查房记录**

病人生命体征平稳，急诊胃镜镜下注射治疗后未再出现呕血及黑便情况，说明止血治疗有效。毛主任查房后指示：病人诊断明确，治疗有效，可继续目前治疗，同时注意观察生命体征变化，防止再发上消化道出血。已遵嘱执行。部分化验检查结果回报：血常规：WBC 14.2 $\times 10^9$/L，N 79%，RBC 3.45$\times 10^{12}$/L，Hb 76 g/L，生化全套：血糖 8.2 mmol/L，尿、粪常规未见异常，粪隐血试验(+)，凝血三项、血沉结果未见异常，手术感染八项结果正常。因病人既往无糖尿病病史，血糖增高考虑与输液有关，择期复查血糖。心电图结果：窦性心律，不正常心电图：① 左心室高电压；② T 波改变。腹部 B 超结果：脂肪肝，胆、脾、双肾未见异常。

陈×

2016 年 8 月 30 日

近日病人一般情况可，无特殊不适主诉。排便为黄色成形便，化验检查大便隐血试验阴性。复查血常规及血糖均正常。治疗：口服奥美拉唑(洛赛克)，早 20 mg、晚 20 mg；果胶铋 100 mg 口服，3 次/日，以保护胃黏膜，因出血已停止，可开始抗幽门螺杆菌治疗，加用克拉霉素 0.5 g，2 次/日，共 7 日。继续目前治疗，如病情无特殊变化，观察几日后可出院，院外口服药物治疗。

陈×

出 院 小 结

2016 年 9 月 4 日

姓名：王××，性别：男，年龄：54 岁，单位职业：中国×××建设总公司职工。

入院日期：2016 年 8 月 23 日，出院日期：2016 年 9 月 4 日，共住院 12 天。

入院情况：病人于 2006 年冬季无明显诱因出现呕血、黑便，呕吐物为咖啡色伴食物残渣，伴头晕、乏力、腹胀及上腹部隐痛，曾在我科住院治疗，胃镜检查提示为十二指肠球部溃疡，经治疗后病愈出院。其后曾 4 次出现上述症状住我科治疗，多于过度劳累后及秋冬季易发病，需间断服用“奥美拉唑(洛赛克)、吉福士”等药物治疗，病情基本稳定。但此次病人于入院前 6 小时无明显诱因再次出现呕咖啡色血性物 1 次，总量约 300 ml，并解不成形黑便 1 次，量约 600 ml，期间无明显腹痛，病人无发热、黄疸，无头晕及心悸，急送我院急诊科，以“十二指肠球部溃疡并出血”收入我科。入院查体：一般情况可，心肺未查及阳性体征，腹部平软，无压痛及反跳痛，肝脾肋下未触及，未触及包块，肝肺浊音界位于右锁骨中线第 5 肋间，无移动性浊音，肠鸣音活跃。双下肢无水肿。

入院诊断：① 十二指肠球部溃疡并出血；② 高血压。

诊疗经过：经血、尿、便常规，大便隐血试验、生化全套，血型，手术感染八项、心电图、腹部 B 超、胸部正侧位及急诊胃镜等检查，诊断为：① 十二指肠球部溃疡并出血；② 高血压。经过止血、补液、制酸、保护胃黏膜等治疗。

出院时情况：一般情况可，大便转为黄色，无黑便，化验检查：大便隐血试验为阴性。

出院诊断：① 十二指肠球部溃疡并出血；② 高血压。

出院医嘱：① 继续口服制酸、保护胃黏膜及抗 Hp 等治疗：口服奥美拉唑（洛赛克），早 20 mg、晚 20 mg；果胶铋 100 mg 口服，3 次/日，克拉霉素（共 7 日）0.5 g，2 次/日。② 1 个月后返院复查胃镜；③ 注意饮食卫生，勿食生冷刺激性食物。

陈×

第五节 肾内科病历

一、肾内科病历内容及书写要求

可按第一章要求书写，尚应注意以下几点：

（一）病史

现病史中应着重描述蛋白尿、血尿发生及发展经过，与上呼吸道感染、皮肤化脓病灶及其他感染的关系。有无伴随高血压、水肿、关节炎、皮疹、发热、咯血等。蛋白尿的轻重及与体位、过冷、过热、剧烈运动等的关系。血尿是眼观的还是镜检的，是否为全程血尿，还是排尿后滴血。血尿是持续性还是发作性。有无脓尿及尿路刺激症状，有无腰痛或排尿痛。尿量是否异常。24 小时尿量多少。若有少尿或无尿，应追问可能的原因，如感染、过敏、血容量减少、应用肾毒性药物等。肾脏疾病可继发于系统性红斑狼疮、糖尿病、过敏性紫癜、乙型病毒性肝炎、淀粉样变、淋巴瘤及各种实体瘤，应搜寻这些基础病的线索。肾脏疾病的病因，常见者如免疫性炎症、创伤、代谢紊乱、血管病变及血凝机制紊乱、新生物、各种感染、各种肾毒性药物（尤其是氨基糖苷类抗生素过量或过敏）、先天性或遗传性缺陷，均应注意搜寻。机体丧失 80%肾功能时仍能耐受，仅凭症状有时难以判定肾脏病变程度，尚须靠实验室检查及细致的临床观察。对贫血、营养状况及一般体质的变化应注意记录。对少见的肺肾综合征（goodpasture syndrome）ANCA 相关性肾炎。肾小管性酸中毒等，宜先复习有关基本知识，然后采集病史及体检。对先天性遗传缺陷所致的遗传性肾炎（Alport 综合征）等，应注意采集有关的家族史。慢性肾盂肾炎、肾结核病变常隐匿进行，询问病史时应注意这些特点，以免遗漏。个人史中应注意有无接触肾毒性物如放射线，重金属铅、汞、镉，有机化物如四氯化碳等。预防接种疫苗有时可使肾炎复发、加剧，应注意询问。

（二）体格检查

注意血压及四肢血管搏动情况，呼吸有无氨味，发育、营养及意识状态，皮肤有无皮疹、搔痕、尿素霜、色素深浅异常、紫癜及出血。有无水肿、贫血。浅表淋巴结有无肿大。有无视力障碍。颈静脉是否怒张。肝、脾肿大与否。有无心包积液、心包摩擦音。心界、心律及心杂音情况。肺野有无干、湿啰音。有无胸腔积液及腹水。肾区有无红肿、叩压痛及肿块。腹部有无血管杂音。膀胱区有无肿物、压痛或尿潴留。骨骼有无压痛。腱反射减弱否。双侧输尿管走行区有无压痛。

（三）辅助检查

尿常规检查（含尿比重）至少做3次。少尿者做24小时尿定量。疑尿路感染者做中段尿培养及菌落计数至少3次，疑肾结核时做尿结核菌培养。Wright染色法做尿细胞形态学检查有助于诊断肾盂、输尿管及膀胱细胞癌。肾功能应包括内生肌酐清除率、血尿素氮、肌酐，血、尿β_2MG，自由水清除率测定，双肾、膀胱、输尿管B超检查，血尿者应做尿红细胞形态学检查及三杯试验。蛋白尿者做24小时尿蛋白定量、尿本周蛋白检查、尿蛋白选择性指数测定。按需要选做有关血管类、系统性红斑狼疮、淀粉样变、乙型病毒性肝炎以至各种实体瘤、淋巴瘤的检查。X线腹部平片、静脉肾盂造影、放射性核素肾图，以及必要时做肾穿刺活检。

二、肾内科病历示例

入 院 记 录

姓名：林××　　性别：男

年龄：17岁　　婚否：未婚

籍贯：浙江省乐清市　　民族：汉族

家庭地址：浙江省乐清市××村

单位职业：浙江省乐清市××村学生

入院日期：2016年10月31日8:00

病情陈述者及可靠程度：本人，可靠

主诉　反复眼睑及双下肢水肿3月余。

现病史　病人于2016年7月15日出现咽痛、咳嗽咳痰，为白色泡沫样痰，易咳出。无发热，无呼吸困难。无恶心、食欲缺乏，无厌油及呕吐。无关节疼痛，无腰痛。无尿频、尿急、尿痛，无肉眼血尿。无眼睑及双下肢水肿。当时就诊于乐清市人民医院，给予输液治疗（具体药名不详）。两天后，出现眼睑及双下肢水肿，查“尿蛋白“（＋＋＋）”，血浆白蛋白“20.1 g/L”，予“泼尼松”40 mg，1次/日，3周后“尿蛋白转阴”，水肿消退后出院。并继续服“泼尼松”35 mg，1次/日，10天后自行停药。9月20日无明显诱因再次出现眼睑及双下肢水肿。自感腰酸痛，尿量减少。每日尿量约700 ml。查“尿蛋白（＋＋＋＋）”。9月26日就诊于温州医学院附一院，诊断为“肾病综合征”收住院，查“尿常规蛋白（＋＋＋），24小时尿蛋白定量 7.36 g”。10 月 9 日肾活检结果示“原发性肾病综合征(微小病变型)”，予“泼尼松”40 mg，1 次/日，“贝那普利(洛汀新)”5 mg，1 次/日治疗。2 周后，“尿蛋白转阴”出院。近日因受凉感冒上述症状再次反复。故今就诊我院门诊以“肾病综合征”收入院。发病以来，血压正常，无头晕、头痛。无腹痛、腹泻，无黑便及便秘。现服用“泼尼松 40 mg/d”。

既往史 无结核、肝炎、猩红热、痢疾及其他传染病史。按计划免疫预防接种。

系统回顾

五官：无视力、听力减退史，无鼻及双耳流脓史，近期无牙龈和咽喉疼痛史。

呼吸系统：无咳嗽、咳痰、咯血、胸痛史。

循环系统：无心悸、气促、发绀，无夜间阵发性呼吸困难和心前区疼痛史。

消化系统：无黄疸、腹痛、腹泻、呕血、黑便史。

血液系统：皮肤、黏膜无瘀斑史，无骨骼疼痛、淋巴结肿大史。

泌尿生殖系统：无尿频、尿急、尿痛和血尿史，阴囊水肿，无皮损。

内分泌及代谢系统：无多饮、多食、多尿和消瘦史。无心慌、多汗史。

神经精神系统：无头痛、眩晕、抽搐、瘫痪、意识障碍和精神错乱史。

运动系统：无关节疼痛、肌肉萎缩、震颤和运动受限史。

创伤及手术史：无手术及外伤史。

中毒及药物等过敏史：无。

个人史 出生原籍，久居原籍，无疫水疫区接触史，无烟酒等不良嗜好。

家族史 父母亲均健在。否认有家族遗传病史。

体格检查

一般情况 体温 36.8℃，脉搏 82 次/分，呼吸 16 次/分，血压 120/80 mmHg，体重 65 kg。发育正常，肾病面容，营养中等，自动体位，神志清楚，语言流利，查体合作。

皮肤 略苍白，弹性较差，面部及双下肢水肿。无黄染，无皮疹，无瘀斑及出血点。无皮下结节、肿块、溃疡、瘢痕。

淋巴结 浅表淋巴结均未触及。

头部

头颅 无畸形，发黑、有光泽，无秃发、疮、疖、瘢痕。

眼部 眉毛无脱落，两上眼睑水肿，无倒睫，眼球运动自如，结膜无充血，巩膜无黄染，角膜透明，无溃疡和斑翳，瞳孔两侧等大等圆，对光反射灵敏，调节反射及粗测视力正常。

耳部 耳廓无畸形。无牵涉痛，外耳道无分泌物，乳突无压痛，粗测听力正常。

鼻部　无畸形，鼻前庭无异常分泌物，通气良好，鼻中隔无弯曲，鼻窦区无压痛。

口腔　无特殊气味，唇无发绀、疱疹，口角无糜烂。口腔黏膜无溃疡、出血、黏膜斑及色素沉着，无龋齿、缺齿，齿龈无淤血、溢脓、色素沉着，双侧扁桃体Ⅱ度肿大，未见分泌物，腭垂居中，咽部充血，咽后部可见少许滤泡增生。

颈部　对称，运动自如，无抵抗，未见颈动脉搏动及颈静脉怒张，气管居中。甲状腺不大，无结节、震颤、压痛，无血管杂音。

胸部

胸廓　形态正常，两侧对称，肋间平坦，运动自如，肋弓角约90℃，胸壁无肿块及扩张血管，两侧乳房对称，未见异常。

肺脏　视诊：呈胸式呼吸，呼吸运动两侧对称，节律规整。

触诊：语颤两侧对称，无胸膜摩擦感及皮下气肿握雪感。

叩诊：反响正常，双侧肺下界于肩胛下角线第10肋间，呼吸移动度5 cm。

听诊：呼吸音传导两侧对称，无增强及减低，无干、湿啰音，无胸膜摩擦音。

心脏　视诊：心尖搏动在左侧锁骨中线第5肋间，心尖区无隆起。

触诊：心尖搏动与视诊同，无抬举性冲动，心前区无细震颤及心包摩擦感。

叩诊：心浊音界正常，如右表。

右(cm)	肋间	左(cm)
2.0	Ⅱ	2.5
3.0	Ⅲ	4.0
3.5	Ⅳ	6.5
	Ⅴ	8.5

锁骨中线距前正中线9 cm

听诊：心率78次/分，律齐，P2＞A2，各瓣膜听诊区心音正常，未闻及杂音。无心包摩擦音。

腹部　视诊：腹部平坦、对称，无静脉曲张及胃肠蠕动波。脐部下陷。

触诊：腹部柔软，无压痛及反跳痛，未触及包块、异常搏动，肝、脾、肾及胆囊未触及。莫菲征阴性。

叩诊：肝浊音上界位于右锁骨中线第5肋间，肝脾区均无叩击痛。移动性浊音阳性。

听诊：肠鸣音正常，胃区无振水音。肝脾区无摩擦音，无血管杂音。

外阴及肛门　可见阴囊水肿，但无皮损，肛门未见异常。

脊柱及四肢　脊柱无畸形、压痛及叩击痛。肋脊角无压痛及叩击痛。两下肢水肿明显，无畸形、静脉曲张及杵状指(趾)，肌张力及肌力正常，无肌萎缩，关节无畸形、红肿、运动障碍。

神经系　四肢运动及感觉良好，膝腱反射、跟腱反射、肱二头肌腱反射、肱三头肌腱反射、腹壁反射均正常，两侧对称。巴宾斯基征及凯尔尼格征阴性。

辅助检查 尿常规：蛋白（＋＋＋～＋＋＋＋），余项正常，24 小时尿蛋白定量 5.7 g。尿本周蛋白阴性。血常规：Hb 110 g/L，白细胞计数及分类正常，血小板计数正常，红细胞沉降率 44 mm/h，血尿素氮 8.5 mmol/L，肌酐 90 μmol/L，总胆固醇 12.04 mmol/L，三酰甘油 1.84 mmol/L。血浆总蛋白 34 g/L、白蛋白 12 g/L，手术感染八项阴性。肝功能正常，免疫六项正常。

超声示：双肾实质回声增强，有腹水。

心电图检查：正常心电图。

胸部正位照片：心肺膈未见异常。

小结 病人青年，男性。因反复眼睑及双下肢水肿伴尿蛋白 3 月余。缘于 2016 年 7 月 15 日起，因出现眼睑及双下肢水肿，有大量蛋白尿（＋＋＋），低蛋白血症（血浆白蛋白 20.1 g/L），诊断为肾病综合征，并对激素治疗敏感，但停药后复发。在当地医院行肾活检术，确诊为原发性肾病综合征（微小病变型）。目前因感冒再次出现眼睑和下肢水肿。外院检查尿常规蛋白（＋＋＋～＋＋＋＋），24 小时尿蛋白定量 5.7 g。现服用“泼尼松 40 mg/d”。血压 120/80 mmHg，体重 65 kg。双眼睑水肿，咽部充血，双侧扁桃体Ⅱ度肿大，腹水征阳性，阴囊水肿，双下肢明显水肿。门诊尿常规蛋白（＋＋＋～＋＋＋＋）。血尿素氮 8.5 mmol/L，肌酐 90 μmol/L，总胆固醇 12.04 mmol/L，三酰甘油 1.84 mmol/L，血浆总蛋白 34 g/L，白蛋白 12 g/L。抗肾小球基底膜抗体阴性。

最后诊断

1. 原发性肾病综合征
微小病变型
2. 慢性扁桃体炎

李×

2016 年 10 月 31 日

初步诊断

1. 原发性肾病综合征
微小病变型
2. 慢性扁桃体炎

李×

2016 年 10 月 31 日 11:00

首次病程记录

2016 年 10 月 31 日 11:30

姓名：林×× 性别：男

年龄：17 岁 婚否：未婚

因“反复眼睑及双下肢水肿 3 月余”于 2016 年 10 月 31 日 8:00 入院

综合病例特点：

1. 一般情况 青年，男性，慢性病程。

2. 病史要点 反复眼睑及双下肢水肿伴尿蛋白 3 月余。近日因受凉感冒症状再次反复。

3. 既往史 无肝脏、心脏疾病史，无药物过敏史。

4. 体格检查 体温 36.8℃，脉搏 82 次/分，呼吸 16 次/分，血压 120/80 mmHg，体重 65 kg。双眼睑水肿。咽部充血，双侧扁桃体Ⅱ度肿大，心肺未见异常。腹软，无压痛，肝脾肋下未触及，腹部移动性浊音阳性。阴囊水肿，双下肢明显水肿。

5. 辅助检查 尿常规蛋白(+++～++++)，余项正常；24 小时尿蛋白定量 5.7 g，尿本周蛋白阴性。血常规血红蛋白 110 g/L，白细胞计数及分类正常，血小板计数正常，红细胞沉降率 44 mm/小时，血尿素氮 8.5 mmol/L，肌酐 90 μmol/L，总胆固醇 12.04 mmol/L，三酰甘油 1.84 mmol/L，血浆总蛋白 34 g/L，白蛋白 12 g/L。手术感染八项阴性。肝功正常，免疫六项正常，血清蛋白电泳及循环免疫复合物正常，ANCA 阴性，抗肾小球基底膜抗体阴性。

超声检查示：双肾实质回声增强，有腹水。

心电图检查：正常心电图。

胸部正位照片：心肺膈未见异常。

拟诊分析：根据水肿伴大量蛋白尿、低蛋白血症、高脂血症，肾病综合征的诊断可以成立。其次病人有咽部充血，双侧扁桃体Ⅱ度肿大，慢性扁桃体炎的诊断也成立。

肾病综合征分为原发性和继发性两大类，继发性肾病综合征是由系统性疾病继发肾小球疾病引起。常见的疾病有：系统性红斑狼疮、原发性小血管炎(该病人 ANCA 阴性)、糖尿病、过敏性紫癜、淀粉样变、多发性骨髓瘤、乙肝相关性肾炎、先天性肾病综合征等。结合临床症状，该病人可以除外继发性疾病。原发性肾病综合征是由原发性肾小球疾病引起，其主要病理类型有：

1. 微小病变型肾病 好发于少年儿童，但老年又有一发病高峰。临床上，几乎所有病例均呈肾病综合征或大量蛋白尿，镜下血尿发生率低，不出现肉眼血尿，一般无高血压及肾功能减退。该病理类型病人多数对激素治疗敏感，但是，缓解后易于复发。

2. 系膜增生性肾小球肾炎 该型肾炎在我国发病率很高，又可分为 IgA 肾病和非 IgA 肾病，好发于青少年，有前驱感染者发病较急，甚至呈现急性肾病综合征，否则隐匿起病。血尿在 IgA 肾病发生率几乎 100%(肉眼血尿发生率，前者达 60%，后者约 30%)。肾功能不全和高血压的发生率随肾脏病变进展而增加。该型肾炎轻者治疗效果与微小病变型肾病相似。

3. 局灶性节段性肾小球硬化 好发于青少年，隐匿起病。本病起病即为该病理类型，但亦有从微小病变转换而来。肾病综合征常见(约 70%)，血尿发生率也很高(约 70%)。并可见肉眼血尿(约 20%)。肾功能不全和高血压亦常见。用激素和细胞毒药物治疗效果欠佳。

4. 膜性肾病 好发于中老年，常隐匿起病。本病肾病综合征发生率高(约占 80%)，部分病例有镜下血尿(约占 40%)，但不出现肉眼血尿。疾病早期少有高血压。本病进展缓慢,肾功能常在发病5~10年后才开始受损。

5. 膜增生性肾小球肾炎 好发于青少年,多有前驱感染(60%~70%),起病急。常呈现急性肾炎综合征,否认隐袭起病。该型肾炎常呈现肾病综合征(约占60%),并常伴有血尿(几乎100%),疾病常持续进展。肾功能不全、高血压及贫血出现早,50%~70%病例血清补体C3下降,对激素和细胞毒药物或环孢素治疗不敏感。

综上所述,病人有“三高一低”症状,无血尿,无高血压,肾功能正常,对激素治疗敏感。结合肾活检病理报告和体检。诊断为:① 原发性肾病综合征;② 慢性扁桃体炎。

诊疗计划:

1. 护理:一级护理。测血压2次/日,记24小时尿量。

2. 饮食:低盐饮食。

3. 检查:血、尿、便常规,24小时尿蛋白定量,生化全套、感染八项(乙肝五项、丙肝抗体、艾滋病抗体、梅毒抗体)。免疫六项(IgG、IgA、IgM,C3、C4、CRP),抗链球菌溶血素O、类风湿因子,血清蛋白电泳,CIC(循环免疫复合物),ANA,ANCA,抗肾小球基底膜抗体,凝血三项,咽拭子培养。

4. 心电图、胸片、心脏彩超、腹部B超。

5. 治疗方案:① 继续服泼尼松40 mg,1次/日。尽快控制炎症,完成各项检查后调整激素用量,因病人属于复发病例,必要时给予甲泼尼龙冲击+免疫抑制剂治疗。② 加强抗凝,防止血栓和栓塞双嘧达莫(潘生丁)25 mg,3次/日(可逐渐加量至100 mg 3次/日),吉派林注射剂5000 U,1次/日,皮下注射。③ 抗炎青霉素320万U,静脉滴注,2次/日。咽拭子培养出结果后,选择敏感抗生素。④ 利尿消肿,呋塞米(速尿)40 mg,2次/日,口服,必要时加螺内酯(安体舒通)40 mg,2次/日,口服,或先给予低分子右旋糖酐提高血浆胶体渗透压,然后再给利尿剂。⑤ 降低肾小球内高滤过压及改善肾小球滤过膜选择通透性,减少蛋白丢失,贝拉普利(洛汀新)5 mg,1次/日,口服。⑥ 降血脂,洛伐他丁20 mg,1次/晚,口服。⑦ 补钙,预防电解质紊乱。⑧ 补充多种维生素。⑨ 预防感染:待病情平稳后,可考虑择期行扁桃体摘除术。⑩ 必要时可再次行肾活检术。⑪ 中医中药。

李×

2016年11月3日9:00 **伦××主任查房记录**

病人入院后血压、体温正常,食欲尚好。查体:心肺未见异常,加用利尿剂后,眼睑和双下肢水肿减轻。抗感染治疗后,咽部充血减轻,但仍双侧扁桃体Ⅱ度肿大。血常规白细胞 11.2×10^9/L,红细胞沉降率44 mm/h。尿素氮8.5 mmol/L,总胆固醇12.04 mmol/L,三酰甘油1.84 mmol/L。总蛋白34 g/L,白蛋白12 g/L,24小时尿蛋白定量4.773 g。肝功能正常,感染八项,免疫六项、抗链球菌溶血素O、类风湿因子,血清蛋白电泳、CIC、凝血三项均正常,ANA、

ANCA、抗肾小球基底膜抗体均阴性。超声示双肾实质回声增强，有腹水。正常心电图。胸部正侧位片：心肺膈未见异常。故病人肾病综合征诊断明确。

伦主任查房指示：病人已行肾活检，诊断明确，属于复发病例。目前没有明显炎症存在，为了尽快控制肾病病情，可以加大激素用量，行冲击治疗（甲泼尼龙 1 g＋5%GS 250 ml，1 次/日，连续 3 天），已执行。并嘱病人注意饮食和休息，防止交叉感染。

李×

阶段小结

2016 年 11 月 30 日

姓名：林××，性别：男，年龄：17 岁，单位职业：浙江省乐清市××村学生。

入院日期：2016 年 10 月 31 日，住院第 30 天。

入院情况：病人因反复眼睑及双下肢水肿伴尿蛋白 3 月余于 2016 年 10 月 31 日 8：00 入院，于 2016 年 7 月 15 日起，因出现眼睑及双下肢水肿，查有大量蛋白尿（尿蛋白＋＋＋），低蛋白血症（血浆白蛋白 20.1 g/L），诊断为肾病综合征，并对激素治疗敏感，但停药后复发。在当地医院行肾活检术，确诊为原发性肾病综合征（微小病变型）。目前因感冒再次出现眼睑和下肢水肿。外院检查尿常规蛋白（＋＋＋～＋＋＋＋），24 小时尿蛋白定量 5.7 g，血浆白蛋白低 28 g/L。现服用“泼尼松40 mg/d”。入科后查体：血压 120/80 mmHg，体重 65 kg。双眼睑水肿。咽部充血，双侧扁桃体Ⅱ度肿大，心肺未见异常，腹水征阳性，阴囊水肿，双下肢明显水肿。门诊查尿常规蛋白（＋＋＋～＋＋＋＋），余项正常。尿本周蛋白阴性。血常规血红蛋白 110 g/L，白细胞计数及分类正常，血小板计数正常，红细胞沉降率 44 mm/h。血尿素氮 8.5 mmol/L，肌酐 90 μmol/L，总胆固醇 12.04 mmol/L，三酰甘油1.84 mmol/L，血浆总蛋白 34 g/L，白蛋白 12 g/L。手术感染八项阴性，免疫六项正常，血清蛋白电泳正常，循环免疫复合物正常，ANCA 阴性，抗肾小球基底膜抗体阴性。

入院诊断：① 肾病综合征；② 慢性扁桃体炎。

诊疗经过：经实验室检查、超声、心电图及胸片等检查，诊断为肾病综合征，经过激素冲击、免疫抑制剂，抗炎、利尿，抗凝、降脂等对症治疗。

目前情况：水肿消退。尿蛋白消失，血浆白蛋白明显回升，肾功能改善，病情明显好转。

目前诊断：① 肾病综合征；② 慢性扁桃体炎。

下一步诊疗计划：① 继续目前治疗；② 定期检查；③ 预防感冒。

李×

一般病程记录略。

出 院 小 结

2016 年 12 月 31 日

姓名:林××,性别:男,年龄:17,单位职业:浙江省乐清市××村学生。

入院日期:2016 年 10 月 31 日,出院日期:2016 年 12 月 31 日,共住院 61 天。

入院情况:病人因"反复眼睑及双下肢水肿伴尿蛋白 3 月余"于 2016 年 10 月 31 日 8:00 入院。病人于 2016 年 7 月 15 日起,因出现眼睑及双下肢水肿,查有大量蛋白尿(尿蛋白+++),低蛋白血症(血浆白蛋白 20.1 g/L) 诊断为肾病综合征,并对激素治疗敏感,但停药后复发。在当地医院行肾活检术,确诊为原发性肾病综合征(微小病变型)。目前因感冒再次出现眼睑和下肢水肿,外院检查尿常规蛋白(+++～++++),24 小时尿蛋白定量 5.7 g、血浆白蛋白低 28 g/L。现服用"泼尼松 40 mg/d"。入科后查体:血压 120/80 mmHg,体重 65 kg。双眼睑水肿,咽部充血,双侧扁桃体Ⅱ度肿大,心肺未见异常,腹水征阳性,阴囊水肿,双下肢明显水肿。门诊查尿常规蛋白(+++～++++),余项正常。24 小时尿蛋白定量 5.7 g,尿本周蛋白阴性。血常规血红蛋白 110 g/L,白细胞计数及分类正常,血小板计数正常。红细胞沉降率 44 mm/h,血尿素氮 8.5 mmol/L,肌酐 90 μmol/L,总胆固醇12.04 mmol/L,三酰甘油 1.84 mmol/L,血清总蛋白34 g/L,白蛋白 12 g/L。手术感染八项阴性,免疫六项正常,血清蛋白电泳正常。循环免疫复合物正常,ANCA 阴性,抗肾小球基底膜抗体阴性。

入院诊断:① 肾病综合征;② 慢性扁桃体炎。

诊疗经过:经实验室检查、超声、心电图及胸片等检查、诊断为肾病综合征,经过激素冲击、抗炎、抗凝、降脂、保肾、利尿及对症等治疗。

通过本病例的诊治,体会到肾病综合征是一临床综合征,它分为原发性和继发性两大类,只有将继发性肾病综合征除外,原发性肾病综合征才能确诊。治疗中要注意抗凝和其他并发症的治疗。并可结合中医辨证施治,以改善机体一般状况和提高疗效,减轻副作用。

出院时情况。血压、体温正常,食欲和睡眠好。水肿消退,体重恢复,查体心肺未见异常,肝脾不肿大,腹水消退,眼睑及下肢无水肿,尿常规及 24 小时尿蛋白定量多次正常,血常规、血脂、血浆白蛋白、肝功能、肾功能正常。

出院诊断:① 肾病综合征(微小病变型);② 慢性扁桃体炎。

出院医嘱:① 注意休息,避免感冒和劳累。避免用肾毒性药物;② 低盐饮食;③ 继续服用泼尼松 50 mg,1 次/日,每 2～4 周减量 5 mg,在医生指导下进行;④ 双嘧达莫(潘生丁)100 mg,3 次/日;⑤ 贝拉普利(洛汀新)5 mg,1 次/日;⑥ 定期复查血、尿常规,24 小时尿蛋白定量,肾功能,病情变化随诊。

吴×

第六节　内分泌科病历

一、内分泌科病历内容及书写要求

可按第一章要求书写，尚应注意以下几点：

（一）病史

应注意生长、发育史，重大手术、创伤（含头颅创伤）史，病毒感染史，饮食、体重变化，有无性功能减退、勃起障碍、不育。女性应询问月经、生育史，有无产后大出血史。但肥胖、消瘦、勃起障碍、性功能低下、闭经不育、某些侏儒、身材高大、发育偏早偏晚、高血压、秃发、多尿等未必由内分泌病引起，应注意鉴别。

甲状腺功能亢进症（简称甲亢）病人应描述其代谢亢进症状，如怕热、多汗、心悸、消瘦等的发生及发展。老年甲亢症状多不典型，常以心血管症状及肌病为主，也可为淡漠型。少数甲亢可为绒毛膜癌所致，应警惕。诊断甲亢时，应除外神经官能症及结核、肝炎等。

糖尿病病人应具体记录多饮、多食、多尿、消瘦情况，对可能的并发症如眼病、心血管病、肾病、肌病、神经系统病症、糖尿病皮肤病变，以及晚期的下肢缺血、溃疡、坏死，均须细心观察，详细记录。另外，对易并发的各种感染、结核、酮症酸中毒、非酮症高渗性昏迷均应注意发现。应记录糖尿病病人的饮食情况，过去用胰岛素或口服降糖药的剂量及其治疗反应。

对不常见的垂体肿瘤、垂体前叶及肾上腺皮质功能亢进或不足、尿崩症等，应先复习有关的基本知识，然后动手采集病史，做体格检查。

（二）体格检查

应注意血压、体温、发育、营养、身高、体重、体态、头围、胸围、指距是否正常；有无特殊面容，有无肢端肥大，性别、年龄与第二性征是否相符，毛发及皮下脂肪分布，必要时测定皮下脂肪厚度；皮肤色素深浅，有无痤疮、紫纹、溃疡、坏死、瘀斑，有无黏液性水肿，头颅形态，有无突眼、眼睑浸润、白内障、屈光不正；牙齿有无脱落，甲状腺大小，有无结节、震颤及血管杂音，心脏大小，有无心律失常、心脏杂音；足背动脉搏动是否减弱或消失；腱反射减弱或亢进，有无手足搐搦。

（三）辅助检查

血、尿、粪常规检验及有关的各种内分泌功能测定，激素或其代谢产物的测定，血电解质及钙、磷水平测定；心电图、脑电图、超声波、放射性核素检查，X线、CT或磁共振成像等检查，对许多内分泌腺疾病，特别如肿瘤、增生等病变的确诊有重要意义；可能时，须考虑活组织检查。

（四）诊断

内分泌病的诊断应包括功能诊断、病理诊断和病因诊断。往往先确定功能状态，其次为病理；至于病因诊断则须视病因是否明确而定。如临床表现非常典型明确，根据症状体征即可成立诊断，如肢端肥大症、皮质醇增多症、突眼性甲状腺功能亢进症等。功能诊断有时须行有关激素水平测定及功能试验后提出。最后争取做出病理及病因诊断。

二、内分泌科病历示例

入 院 记 录

姓名：魏×× 性别：男
年龄：48 岁 婚否：已
籍贯：北京 民族：汉
家庭地址：北京朝阳区××20 号
单位职业：北京××厂工人
入院日期：2016 年 9 月 13 日 16：00
病情陈述者及可靠程度：本人，可靠

主诉 多饮、多食、多尿、体重减轻 3 年，左足破溃 3 个月。

现病史 病人于 2013 年无明显诱因出现多饮(每日进水 2000～2500 ml)，多食(进食量较病前增加 1 倍)，多尿(每日 7～8 次)，工作、活动时感乏力，体重减轻约 5 kg。就诊于单位门诊部，查空腹血糖为 19.5 mmol/L，餐后 2 小时血糖 21 mmol/L，尿糖 56 mmol/L(1000 mg/dl)，诊断为 2 型糖尿病，予以“阿卡波糖、二甲双胍”及中药口服降糖治疗。经药物治疗后，病人多食、多尿症状缓解，复查空腹血糖维持在 10～15 mmol/L，餐后血糖未查。于 2013 年出现双手、双脚麻木，未予重视。2013 年 10 月因左足 1～5 趾坏疽住我院经内科抗炎、改善循环、胰岛素降糖、局部换药后，手术切除左足 1～5 趾。同时接受胰岛素治疗至今。今年 6 月左足掌外侧再次破溃，自行换药一直未愈，近 3 日破溃面扩大，左足红肿、疼痛、发热，体温 38.5℃，门诊查血白细胞高，尿酮体 5.16 mmol/L(30 mg/dl)，为进一步诊治收入院。每日主食 300 g。大小便正常。平日血糖控制差。病后无视力下降。无心悸、气促及下肢水肿。

既往史 否认传染病史。预防接种史不详。

系统回顾

五官：无听力减退史，无鼻及外耳流脓史。2015 年确诊为糖尿病视网膜病变Ⅱ期。

呼吸系统：无长期咳嗽、咳痰、咯血、胸痛史。

循环系统：无头晕、头痛、发绀、水肿、心绞痛、夜间阵发性呼吸困难史。

消化系统：无慢性腹痛、呕吐、呕血、黑便、腹泻史。

血液系统:皮肤黏膜无出血、瘀点、瘀斑史。

泌尿生殖系统:无尿痛、尿急、尿频、尿少、血尿史。

内分泌及代谢系统:见现病史。

神经系统:2007 年患脑血栓治愈。无头痛、眩晕、抽搐、瘫痪、精神错乱史。

运动系统:无关节疼痛、肌肉萎缩、震颤和运动受限史。

创伤及手术史:2013 年 11 月手术切除左足坏死 1～5 趾,愈合良好。

中毒及药物过敏史:无。

个人史 生于北京,很少到外地。吸烟 6 支/日,已 25 年。每次饮酒 50～100 ml,10 次/月,已 20 年。无血吸虫疫水接触史。已婚。

家族史 父母健在,配偶和子女健康。无家族遗传疾病史。

体格检查

一般情况 体温 38.5℃,脉搏 80 次/分,呼吸 18 次/分,血压 120/80 mmHg,发育正常,营养中等,自动体位,神志清楚,语言流利,应答切题,查体合作。

皮肤 色泽正常,弹性良好,无水肿、紫癜、皮疹、色素沉着、肝掌及蜘蛛痣,无结节。

淋巴结 浅表淋巴结未触及肿大。

头部

头颅 无畸形,发黑,有光泽,无秃发、疮疖、癣、瘢痕。

眼部 眉毛无脱落,无倒睫。无眼球凸出及震颤,活动正常。结膜无充血,巩膜无黄染。角膜透明,无溃疡、斑翳。瞳孔两侧等大等圆,对光反射灵敏。调节反应及视力粗测正常。

耳部 耳廓无畸形,外耳道无脓性分泌物,耳廓无牵拉痛。乳突无压痛,听力粗测正常。

鼻部 无畸形,无鼻翼扇动,鼻前庭无异常分泌物,通气良好,鼻中隔无弯曲,鼻窦区无压痛。

口腔 无特殊气味,口唇无发绀,无疱疹及口角溃疡,口腔黏膜无溃疡、出血及色素沉着。无龋齿,无牙龈红肿、溢脓、色素沉着。双侧扁桃体不大,腭垂居中。咽部不充血,咽后壁无滤泡增生。咽反射存在。舌苔薄白,质稍红。

颈部 颈软,对称,运动自如,可见颈动脉搏动,无颈静脉怒张。气管居中,甲状腺不大,未闻及血管杂音。

胸部

胸廓 形状正常,双侧对称,肋间平坦,运动正常,肋弓角约 90°,胸壁无肿块及扩张血管。双侧乳房对称,未见异常。

肺脏 视诊:呈胸式呼吸,频率 20 次/分,节律正常。呼吸运动双侧对称。

触诊:语音震颤两侧相等,无摩擦感。

叩诊:两肺叩诊呈清音,肺下界在肩胛下角线第 10 肋间,呼吸移动度 4 cm。

听诊:呼吸音及语音传导两侧对称,无增强或减低,无胸膜摩擦音,无干、湿啰音及哮鸣音。

心脏 视诊:心尖搏动位于左侧第 5 肋间锁骨中线上,心前区无局限膨隆。

触诊:心尖搏动位置与视诊同,无抬举样冲动、震颤及摩擦感。

叩诊:心界不大,如右表。

右(cm)	肋间	左(cm)
2.0	Ⅱ	3.0
2.0	Ⅲ	4.0
3.0	Ⅳ	7.0
	Ⅴ	8.5

锁骨中线距前正中线 9.5 cm

听诊:心率 80 次/分,心律齐,各瓣膜听诊区无病理性杂音。P2 ＞A2,无心包摩擦音。

腹部 视诊:腹部膨隆,腹壁脂肪厚,对称,无静脉曲张、蠕动波,脐部凸出。

触诊:腹壁柔软,无压痛及反跳痛,未触及包块、异常搏动。肝、脾、肾、胆囊均未触及。

叩诊:肝浊音上界位于右锁骨中线第 5 肋间,肝、脾区无叩击痛。无过度回响及移动性浊音。

听诊:肠鸣音正常,4 次/分。胃区无振水音,肝、脾区无摩擦音,未闻及血管杂音。

外阴及肛门 未见异常。

脊柱及四肢 双肾区无叩击痛。脊柱无畸形、压痛及叩击痛;肋脊角无压痛及叩击痛。四肢无畸形,无杵状指(趾)、水肿、外伤、骨折、静脉曲张,活动自如;肌张力及肌力正常,未见萎缩;关节无红肿、畸形及运动障碍。双下肢无凹陷性水肿。左足情况见专科。

神经系统:四肢运动及感觉良好。膝腱、跟腱反射正常,肱二头肌腱反射、肱三头肌腱反射、腹壁反射均正常,两侧对称。

专科情况 双足皮肤干燥,右足无破损。双足背动脉搏动存在。左足 1～5 趾缺如,末端可见一长 8 cm 手术愈后瘢痕。左足掌内侧可见2 cm×1.5 cm破溃面,表面粗糙,颜色暗,深约 1 cm。气味难闻。周边有较多角化组织。

辅助检查:

血常规:RBC 4.5×10^{12}/L,Hb 125 g/L,WBC 12.5×10^{9}/L,N 76%,L 20%。

尿常规:尿酮体 5.16 mmol/L(30 mg/dl),尿糖(＋＋＋＋)。

空腹血糖:14 mmol/L;餐后 2 小时血糖:18 mmol/L。

小结 病人男性,48 岁,自 2013 年起无明显诱因出现多饮、多食、多尿,工作、活动时感乏力,体重减轻约 5 kg,诊断为 2 型糖尿病。今年 6 月左足掌外侧再次破溃，一直未愈，近3日破溃面扩大，左足红肿、疼痛、发热，体温38.5℃。入院体检：体温38.5℃，脉搏80次/分。心、肺无异常。肝、脾肋下未及。双下肢无水肿。右足无破损。双足背动脉搏动存在。左足1～5趾缺如。左足掌内侧可见2 cm×1.5 cm破溃面，表面粗糙，颜色暗，深约1 cm。气味难闻。周边有较多角化组织。检验：WBC 11.5×10^{9}/L，N 76%，空腹血糖14 mmol/L，餐后2小时血糖18 mmol/L，尿酮体5.16 mmol/L(30 mg/dl)，尿糖(++++)。

最后诊断

2型糖尿病

糖尿病酮症酸中毒

糖尿病左足掌坏疽(湿性、中度)

糖尿病周围血管病变

糖尿病视网膜病变Ⅱ期

糖尿病周围神经病变

石××

2016年9月13日

初步诊断

2型糖尿病

糖尿病酮症酸中毒

糖尿病左足掌坏疽(湿性、中度)

糖尿病周围血管病变

糖尿病视网膜病变Ⅱ期

糖尿病周围神经病变

石××

2016年9月13日

首次病程记录

2016年9月13日17:20

姓名：魏××　　性别：男

年龄：48岁　　婚否：已

籍贯：北京　　民族：汉

单位职业：北京××厂工人

入院日期：2016年9月13日16:00

综合病例特点：

1. 一般情况　病人为中年男性。

2. 病史要点　自2013年起无明显诱因出现多饮、多食、多尿，工作、活动时感乏力，体重减轻约5 kg，诊断为2型糖尿病。空腹血糖为19.5 mmol/L，餐后2小时血糖21 mmol/L。予以“阿卡波糖、二甲双胍”及中药口服降糖治疗，病人症状略缓解，但空腹血糖维持在10～15 mmol/L，血糖控制差。于2013年出现双手、双脚麻木，2013年10月因左足重度坏疽住我院，切除左足坏死1～5趾。本次查尿酮体5.16 mmol/L(30 mg/dl)。

3. 既往史　2007年患脑血栓治愈。2013年11月手术切除左足坏死1～5趾。2015年确诊为糖尿病视网膜病变Ⅱ期；糖尿病周围血管病变；糖尿病左足坏疽(重度、混合性)。否认药物过敏史。

4. 体格检查　体温 38.5℃，脉搏 80 次/分，呼吸 18 次/分，血压120/80 mmHg。意识清楚，皮肤巩膜无黄染，浅表淋巴结不大。心肺听诊未见异常。腹软，无压痛，肝脾肋下未触及。双足皮肤干燥，右足无破损。双足背动脉搏动存在。左足1～5 趾缺如。左足掌内侧可见2 cm×1.5 cm破溃面，表面粗糙，颜色暗，深约1 cm。气味难闻。周边有较多角化组织。

5. 辅助检查　血常规：RBC 4.5×10^{12}/L，Hb 125 g/L，WBC 12.5×10^{9}/L，N 76%，L 20%。

尿常规：尿酮体 5.16 mmol/L(30 mg/dl)，尿糖(＋＋＋＋)。

空腹血糖：14 mmol/L，餐后 2 小时血糖：18 mmol/L。

拟诊讨论：根据病初有糖尿病经典症状，多饮、多尿、多食、消瘦。病人空腹血糖为 19.5 mmol/L，餐后两小时血糖 21 mmol/L。查尿酮体 5.16 mmol/L(30 mg/dl)。于 2013 年出现双手、双脚麻木。2013 年 10 月因左足重度坏疽住我院，切除左足坏死 1～5 趾。需与下列疾病鉴别：

1. 成人隐匿性免疫性糖尿病　本病多见于成年起病，反复出现酮症酸中毒，必须胰岛素治疗，胰岛素自身抗体阳性者。该病例本次出现酮症酸中毒，抗炎治疗后复查尿酮体。同时查胰岛素自身抗体。

2. 闭塞性动脉硬化症　本病并发溃疡主要由于下肢血液供应不足，产生肌肉和神经营养障碍，表现为下肢痛、间歇性跛行、休息痛，严重时引起足趾溃疡和坏疽。多发生于 50 岁以上(糖尿病病人较早)，动脉硬化累及全身动脉系统。本例病人无下肢痛、间歇性跛行、休息痛，足背动脉搏动存在，不支持闭塞性动脉硬化症的诊断。

诊断：① 糖尿病左足掌坏疽(湿性、中度)；② 2 型糖尿病。

诊疗计划：① 护理：二级护理；② 饮食：糖尿病饮食(三号饭)；③ 实验室检查：血、尿、便常规，生化全套，HbAlc，餐后 2 小时血糖等；④ 其他检查：有关糖尿病并发症检查(血管彩超、神经、眼底、尿白蛋白检查)；⑤ 治疗方案：饮食治疗，消炎，扩管，局部换药，胰岛素等。

石××

一般病程记录略。

出 院 小 结

2016 年 11 月 12 日

姓名：魏××，年龄：48 岁，性别：男，单位职业：北京××厂工人。

入院日期：2016 年 9 月 13 日，出院日期：2016 年 11 月 12 日，共住院 59 天。

入院情况：自 2013 年起无明显诱因出现多饮、多食、多尿，工作、活动时感乏力，体重减轻约 5 kg，诊断为 2 型糖尿病。空腹血糖为 19.5 mmol/L，餐后 2 小时血糖 21 mmol/L。予以“阿卡波糖、二甲双胍”及中药口服降糖治疗，病人症状略缓解，但空腹血糖维持在 10～15 mmol/L。于 2013 年出现双手、双脚麻木，2013 年 10 月因左足重度坏疽住我院，切除左足坏死 1～5 趾。同时接受胰岛素治疗至今。3 个月前左足再次自行破溃，一直未愈。现每日主食 300 g。大小便正常。平日血糖控制一般。查体：双足皮肤干燥，右足无破损。左足 1～5 趾缺如。左足掌内侧可见2 cm×1.5 cm 破溃面，表面粗糙，颜色暗，深约 1 cm。气味难闻。周边有较多角化组织。足背动脉搏动存在。本次查尿酮体 5.16 mmol/L(30 mg/dl)。

入院诊断：① 糖尿病左足掌坏疽(湿性、中度)；② 2 型糖尿病；③ 糖尿病周围血管病变；④ 糖尿病视网膜病变Ⅱ期。

诊疗经过：经有关检查，诊断同入院。经过降糖、消炎、扩血管及经骨科溃疡清创手术治疗。术后病情稳定，切口已经愈合，今日出院。

出院时情况：病人一般情况好，尿常规未见异常，空腹血糖 6.3 mmol/L，餐后血糖 7.3 mmol/L。血压 120/80 mmHg，脉搏 84 次/分，体温 36.6℃。手术切口愈合。

出院诊断：① 糖尿病左足掌坏疽(清创术后)；② 2 型糖尿病；③ 糖尿病周围血管病变；④ 糖尿病视网膜病变Ⅱ期

出院医嘱：① 注意足部护理，避免外伤；② 糖尿病饮食；③ 胰岛素(诺和灵)治疗 24 U、22 U，于早、晚餐前 40 分钟皮下注射。口服降糖药治疗：二甲双胍片 0.5 g，3 次/日；④ 改善循环治疗：克朗宁片，2 片，3 次/日；维生素 E 片，100 mg，1 次/日；⑤ 监测血糖。

石××

第七节 血液病科病历

一、血液病科病历内容及书写要求

可按第一章节要求书写，尚应注意以下几点：

(一) 病史

注意询问与血液病有关的重要症状，如贫血、出血、感染、黄疸、肿块、骨骼疼痛等。了解发病原因、过程、起病形式。过去有无慢性肾病、肝病、胃肠病、寄生虫病、出血倾向等，并了解地区、职业、嗜好、家族史(贫血、出血、黄疸)和接触史(药物、毒物、放射性物质等)。注意营养状况、饮食习惯。妇女应注意月经、妊娠、分娩及授乳等情况。儿童应注意生长发育情况。

(二) 体格检查

在全面体格检查的基础上，特别注意血液病的主要体征，如面容、皮肤与黏膜的色泽与出血情况。有无黄疸、舌炎、齿龈肿胀等，指甲有无异常，骨骼有无压痛与隆起，肝、脾、淋巴结肿大程度，心脏有无增大与杂音，神经系统与眼底有无异常，有无发热。

实验室检查对血液病的诊断特别重要，检验项目也特别多，应选择最需要、最恰当的一些检验项目，有步骤地进行检查。常用下列检查：

1. 血液检查　血常规、血液细胞形态学检查、网织红细胞计数是血液病最基本的检查，能反映造血器官活动的一般变化。

2. 出血性疾病的诊断　可检查血小板计数、出血时间、凝血时间、血块回缩试验、束臂试验、凝血酶原时间、部分凝血活酶时间、凝血因子活性检测等。可疑弥散性血管内凝血可行纤维蛋白原含量、3P 试验、纤维蛋白原降解产物、D 二聚体检测等初筛试验。

3. 骨髓检查　是多种血液系统疾病最有价值的检查方法。同时可做骨髓细胞组化染色，如过氧化物酶、碱性磷酸酶、酸性磷酸酶、非特异性酯酶、糖原染色、铁染色等，还可做造血干细胞培养，对诊断白血病、骨髓增生异常综合征、贫血、粒细胞缺乏症、恶性组织细胞病、多发性骨髓瘤等有重要价值。

4. 溶血试验　有黄疸者应测定血清直接及间接胆红素、尿血红蛋白、尿胆红素、尿胆原和尿胆素试验。家族中有黄疸史者，应做红细胞渗透脆性试验，必要时做抗人球蛋白直接与间接试验、冷凝集试验、冷溶血试验、抗碱血红蛋白测定、变性珠蛋白小体生成试验、高铁血红蛋白还原试验、异丙醇试验、热变性试验与血红蛋白电泳等。有血红蛋白尿者，做糖水溶血试验、酸化血清溶血试验、蛇毒因子溶血试验、尿潜血试验及尿含铁血黄素检查。

5. 淋巴结和骨髓活检　前者可用于淋巴结肿大的疾病如淋巴瘤（有些也可做淋巴结穿刺涂片检查），后者可用于多次骨髓干抽而又疑有骨髓病变者如骨髓纤维化等症，有确诊意义。

6. 白血病细胞免疫分型　有助于白血病诊断及分型。

7. 血液细胞遗传学检测　即染色体检查白血病、骨髓增生异常综合征、淋巴瘤常存在染色体异常，对疾病诊断、治疗、预后密切相关。

8. 分子水平检查检测　血液病基因水平异常，急性早幼粒细胞白血病 t(15;17)形成 PML/RAR α 融合基因，慢性粒细胞白血病 t(9;22)形成 BCR /ABL 融合基因。免疫球蛋白重链基因重排、T 细胞受体 γ 链基因重排等，与白血病诊断、治疗、预后密切相关。

9. 其他检查　免疫功能检测、红细胞沉降率、乳酸脱氢酶、大便隐血及寄生虫虫卵检查、肝肾功能检测、超声检查、心电图检查、胸部 X 线检查、骨骼摄片等，根据具体情况斟酌采用。

二、血液病科病历示例

入 院 记 录

姓名：陈×　　单位职业：云南省×××建设银行职工
性别：女　　家庭地址：云南省×××建设银行职工宿舍
年龄：30 岁　　入院日期：2016 年 9 月 13 日 16:00
婚否：已婚　　病史采集日期：2016 年 9 月 13 日
籍贯：云南省　　病史记录日期：2016 年 9 月 13 日
民族：汉　　病情陈述者及可靠程度：本人及其爱人，可靠

主诉　骨痛 4 个月，发热 3 周，皮肤出血点 3 天。

现病史　病人于今年 5 月中旬始，无明显诱因出现左下肢骨痛，继而出现左肩关节痛，后出现双侧肋骨痛。经对症处理症状缓解。近 3 周，无明显诱因病人出现发热，体温最高达 39.1℃，多于下午及晚上发热，伴有干咳，无寒战，无咽痛，无恶心、呕吐、腹痛、腹泻，无泌尿系统刺激症状。遂去当地医院住院治疗，先后经“青霉素、阿莫西林、头孢曲松钠（菌必治）”抗炎治疗，体温下降，最高 37.8℃。9 月 6 日查血常规：Hb 76 g/L，WBC 6.5×10^9/L，PLT 40×10^9/L，原淋巴细胞加幼淋巴细胞 68%。当天行骨髓象检查示：骨髓增生明显活跃，原淋巴细胞加幼淋巴细胞占 90%。诊为急性淋巴细胞白血病 L2 型。近 3 天又出现皮肤出血点，1 次牙龈出血，后出血自行停止，无鼻出血，无头晕、乏力、活动后心悸。10 日在当地医院输血200 ml。为进一步治疗来我院。发病以来，病人精神、饮食尚可，大、小便正常。

既往史　平素体健，5 岁时患“肝炎”，住院治愈。否认结核等其他传染病史。按时行预防接种。

系统回顾

五官：无视力、听力减退史，无鼻及外耳流脓液史，无牙痛、咽喉肿痛史。

呼吸系统：无慢性咳嗽、咳痰、咯血及呼吸困难史。

循环系统：无心悸、气促、发绀、夜间阵发性呼吸困难、心前区疼痛及下肢水肿史。

消化系统：无慢性腹痛、腹泻、呕血、黑便及黄疸史。

血液系统：见现病史。

内分泌系统：无怕冷、怕热、多汗、多食、多饮、多尿及显著消瘦或肥胖史。

泌尿生殖系统：无尿急、尿频、尿痛、血尿及排尿困难史。

神经精神系统：无眩晕、抽搐、昏厥、精神错乱及意识障碍史。

运动系统：无游走性关节红、肿、热、痛，无运动障碍，无脱位及骨折史。

外伤及手术史：无。

中毒及药物过敏史：无中毒史。对氨苄西林（氨苄青霉素）过敏。

个人史 生于原籍，并在当地学习、工作至今，无烟酒嗜好。月经史 $14\frac{3\sim5}{25\sim30}2016$ 年 9 月 13 日，量中等，无痛经。孕 2 产 1。

家族史 否认家族遗传病及慢性传染病史。父、母、弟、妹健康，配偶及儿子健康。

体格检查

一般情况 体温 37.4℃，脉搏 80 次/分，呼吸 16 次/分，血压 110/75 mmHg，发育正常，营养中等，中度贫血貌，自动体位，神志清楚，语言流利，查体合作。

皮肤 苍白、干燥，双下肢可见散在出血点。

淋巴结 双腹股沟可触及大小约 0.6 cm×0.8 cm 淋巴结数个，质中、活动、无压痛。其他部位浅表淋巴结不肿大。

头部

头颅 无畸形及压痛，毛发分布均匀，无脱发，头发棕黑，较干枯，无光泽。无疖、癣、外伤、瘢痕。

眼部 眉毛无脱落，睫毛无倒生，双眼睑无水肿，眼球无突出，运动自如，睑结膜苍白，球结膜无充血，巩膜无黄染，角膜透明，双侧瞳孔等大等圆，对光反射灵敏。

耳部 双侧耳廓无畸形，外耳道无溢脓、出血，乳突无压痛，听力粗测正常。

鼻部 无畸形及阻塞，外鼻道无分泌物及血迹，鼻中隔无偏曲，各鼻窦区无压痛。

口腔 无口臭，唇及软腭较苍白，无疱疹及口角糜烂，口腔黏膜无溃疡、出血点及瘀血斑，无龋齿，牙龈无渗血、充血及肿胀。舌苔薄白，质稍红，伸舌居中。扁桃体不大，咽部无充血，腭垂居中。

颈部 对称，无抵抗、无压痛，无颈静脉怒张及异常血管搏动，气管居中。甲状腺不大，无结节、震颤及血管杂音。

胸部

胸廓 无畸形，两侧对称，胸壁无肿块，胸骨轻压痛，乳房对称，无压痛及结节。

肺部 视诊：呼吸运动双侧对称，呈胸腹式呼吸。

触诊：语颤双侧相等，无胸膜摩擦感。

叩诊：反响正常，肺下界在肩胛下角线第 10 肋间，呼吸移动度 5 cm。

听诊：呼吸音及语音传导两侧对称，无增强或减弱，未闻及干、湿啰音及哮鸣音。

心脏 视诊:心前区无隆起,心尖搏动在左侧第 5 肋间锁骨中线上,搏动范围 1.5 cm。心前区无异常搏动及膨隆。

触诊:心尖搏动在左侧第 5 肋间锁骨中线上,搏动范围 1.5 cm,无抬举样冲动,心前区无细震颤及心包摩擦感。

叩诊:心界不大,如右表。

右(cm)	肋间	左(cm)
2.0	Ⅱ	3.0
2.0	Ⅲ	4.0
3.0	Ⅳ	6.0
	Ⅴ	8.0

锁骨中线距前正中线 9 cm

听诊:心率 86 次/分,律齐,心音有力,各瓣膜听诊区未闻及杂音,A2<P2,无心包摩擦音。

腹部 视诊:腹壁平坦,无静脉曲张,脐凹陷,无异常搏动及波动,无蠕动波。

触诊:腹壁柔软,无压痛及反跳痛,未扪及包块,肝、脾、胆囊、两肾未触及。

叩诊:肝浊音上界在右锁骨中线第 5 肋间,肝、脾区无叩痛,无过度回响及移动性浊音。

听诊:肠鸣音正常,3~5 次/分,胃区无振水音,肝、脾无摩擦音,未闻及血管杂音。

外阴及肛门 未见异常。

脊柱及四肢 脊柱无畸形。四肢无畸形,无水肿、静脉曲张及杵状指(趾);肌张力及肌力正常,未见萎缩;关节无红肿、畸形及运动障碍。

神经系统 四肢运动及感觉良好,膝腱反射、跟腱反射、肱二头肌腱反射、肱三头肌腱反射、腹壁反射均正常,两侧对称。巴宾斯基征及凯尔尼格征阴性。

辅助检查:血常规:Hb 75 g/L,WBC 4.2×10^9/L,RBC14×10^9/L,原淋巴细胞加幼淋巴细胞 43%。

胸部正位片:心、肺未见异常。

小结 病人无明显诱因出现全身骨痛 4 个月,近 3 周,病人出现发热,当地医院住院先后经“青霉素、阿莫西林、头孢曲松钠(菌必治)”抗炎治疗,效果不佳。近 3 天皮肤出现出血点。查体:体温 37.4℃,中度贫血貌,双下肢可见散在出血点。双腹股沟可触及大小约 0.6 cm×0.8 cm 淋巴结数个,质中、活动、无压痛。胸骨轻压痛。两肺未闻及干、湿啰音及哮鸣音。肝、脾肋下未触及。9 月 6 日在当地医院查血常规:Hb 76 g/L,WBC 6.5×10^9/L,PLT 40×10^9/L。9 月 9 日行骨髓象检查:原淋巴细胞加幼淋巴细胞 90%,诊为急性淋巴细胞白血病 L2。我院门诊查血常规:Hb 75 g/L,WBC 4.2×10^9/L,PLT 14×10^9/L,原淋巴细胞加幼淋巴细胞 43%。

最后诊断

急性淋巴细胞白血病

刘×

2016 年 9 月 14 日 10:00

初步诊断

急性淋巴细胞白血病

刘×

2016 年 9 月 13 日 17:00

首次病程记录

2016 年 9 月 13 日 17:30

姓名:陈×　　性别:女

年龄:30 岁　　工作职业:云南省×××建设银行职工

因骨痛 4 个月,发热 3 周,皮肤出血点 3 天　于 2016 年 9 月 13 日 16:00 入院。

综合病例特点:

1. 一般情况　青年,女性。

2. 病史要点　病人于今年 5 月中旬始,无明显诱因出现左下肢骨痛,继而出现左肩关节痛,后出现双侧肋骨痛。经对症处理症状缓解。近 3 周,无明显诱因病人出现发热,最高达 39.1℃,多于下午及晚上发热,伴有干咳,无寒战,无咽痛,无恶心、呕吐、腹痛、腹泻,无泌尿系统刺激症状。遂去当地医院住院治疗,先后经“青霉素、阿莫西林、头孢曲松钠(菌必治)”抗炎治疗,体温下降,最高 37.8℃。9 月 6 日查血常规:Hb 76 g/L,WBC 6.5×10^9/L,PLT 40×10^9/L,原淋巴细胞加幼淋巴细胞 68%。当天行骨髓象检查示:骨髓增生明显活跃,原淋巴细胞加幼淋巴细胞占 90%。诊为急性淋巴细胞白血病 L2 型。近 3 天出现皮肤出血点,1 次牙龈出血,后出血自行停止,无鼻出血,无头晕、乏力、活动后心悸。10 日在当地医院输血200 ml。为进一步治疗来我院。

3. 既往史　平素体健,5 岁时患“肝炎”,住院治疗治愈。否认结核等其他传染病史。按时行预防接种。否认手术外伤史。对氨苄西林(氨苄青霉素)过敏!

4. 体格检查　体温 37.4℃,脉搏 80 次/分,呼吸 16 次/分,血压110/75 mmHg。神志清楚,中度贫血貌。双下肢可见散在出血点,双腹股沟可触及大小约 0.6 cm×0.8 cm 淋巴结数个,质中、活动、无压痛。瞳孔等大等圆,口腔黏膜未见出血点及瘀斑,咽部无充血,扁桃体不大,口唇无发绀。颈软,甲状腺不大,气管居中。胸廓对称,双肺叩诊呈清音,双肺呼吸音清晰,未闻及干、湿啰音及哮鸣音。心浊音界不扩大,心率 80 次/分,律齐,心音有力,各瓣膜听诊区未闻及病理性杂音。腹软,无压痛,未触及包块,肝脾肋下未触及,无移动性浊音,肠鸣音存在。胸骨轻压痛,其他部位骨骼无压痛。双下肢无凹陷性水肿。未引出病理反射。

5. 辅助检查　血常规:Hb 75 g/L,WBC 4.2×10^9/L,PLT 14×10^9/L,原淋巴细胞加幼淋巴细胞 43%。胸部正位片:心、肺未见异常。

拟诊讨论:病人先出现骨痛,后出现发热、贫血、皮肤出血点、牙龈出血。查体:中度贫血貌,双下肢可见散在出血点,双腹股沟可触及数个小淋巴结,胸骨轻压痛。外院血常规、骨髓象可见大量幼稚淋巴细胞。门诊急查血常规:Hb 75 g/L,WBC 4.2×10^9/L,PLT 14×10^9/L,原淋巴细胞加幼淋巴细胞 43%。故诊断考虑急性淋巴细胞白血病。

诊断:急性淋巴细胞白血病

诊疗计划:① 护理:一级护理;② 饮食:普食;③ 实验室检查:三大常规、生化全套、血型;④ 其他检查:骨髓象及免疫分型、ECG;⑤ 治疗方案:抗炎,输全血及血小板支持,诊断明确后化疗。

刘×

骨髓穿刺记录

2016 年 9 月 14 日

今日上午给病人行骨髓穿刺术。病人取左侧卧位,右髂后上棘为穿刺部位,常规消毒、铺巾,2%普鲁卡因 4 ml 局部麻醉,骨穿针垂直旋转进针,至有落空感止,拔出针芯,抽骨髓 0.2 ml 涂片送检。拔针,无菌包扎,嘱 3 日内穿刺部位勿沾水。

骨髓检查报告示:增生极度活跃,M∶E=0.5∶0。粒细胞、红细胞、巨细胞三系增生受抑。原淋巴细胞加幼淋巴细胞 90.5%,淋巴细胞 9%。过氧化物酶(POX)阴性。诊断为急性淋巴细胞白血病 L2 型。免疫分型:CD34 28%,CD20 50%,为 B 细胞表达。

刘×

2016 年 9 月 14 日　**纪××主任查房记录**

纪主任查房指示根据骨髓形态学、组化染色、免疫分型,已可明确诊断为 B 细胞急性淋巴细胞白血病。按 Linker 方案,给病人上 VDLP 方案诱导化疗,须将病情及治疗中可能出现的情况向家属交代。病人体重 52 kg,身高 158 cm,体表面积1.52 m^2。具体如下:

VCR 2 mg,IV,第 1,8,15,22 天

DNR 40 mg,IV,第 1～3 天

LASP 1 万 U,VD,第 17～28 天

Pred 60 mg,PO,第 1～28 天

(VCR:长春新碱;DNR:柔红霉素;LASP:左旋门冬酰胺酶;Pred:泼尼松;IV:静脉注射;VD:静脉滴注;PO:口服)

已向病人家属交代病情及化疗中可能出现的情况,同意化疗,并签署化疗知情同意书。于今日开始化疗,予昂丹西琼(恩丹西酮)防止胃肠道反应,予碳酸氢

钠、别嘌醇防止尿酸性肾病。病人仍咳嗽，咳少量白痰。予痰培养。床边 ECG 检查未见异常。生化全套：BG 6.9 mmol/L，AST 46 U/L，LDH 776 U/L，HBDH 546 U/L，余未见异常。尿常规正常。今日输红细胞、血小板支持。由于病人抵抗力极低，嘱其加强口腔、皮肤、肛周护理，给予 1∶2000 氯己定（洗必泰）液含漱、坐浴，注意饮食卫生，加强环境保护。

刘×

2016 年 9 月 19 日

病人化疗第 6 天，体温正常，无恶心、呕吐等胃肠道反应，查体：轻度贫血貌，全身皮肤、黏膜未见新鲜出血点及瘀斑，原双下肢出血点已消退，双腹股沟肿大淋巴结均已消退，心、肺、腹查体未见异常。有关结果回报：手术感染八项（乙肝五项、丙肝抗体、梅毒及艾滋病抗体）均阴性，痰细菌培养（2 次）、真菌培养（2 次）无致病菌生长，大便常规阴性，昨日血常规：Hb 80 g/L，WBC 1.4×10^9/L，PLT 32×10^9/L。复查血糖正常，肝功能 ALT 121 U/L，AST 85 U/L，予静脉滴注甘草酸二铵（甘利欣）保肝。病人 15 日月经来潮，由于病人血小板低，为防止子宫大量出血，16 日始予丙酸睾酮、黄体酮、己烯雌酚三联肌内注射止经血。昨日中午开始月经已终止。明日停丙酸睾酮、黄体酮、己烯雌酚肌内注射，改口服去氧孕烯炔雌醇片（妈富隆）维持。

刘×

2016 年 9 月 28 日

今日为化疗第 15 天，复查骨髓象，结果显示：骨髓增生极度减低，粒系增生受抑，红系中晚幼红细胞占 17%，淋巴系原淋巴细胞加幼淋巴细胞占 9%，全片未见巨核细胞，血小板少。根据 Linker 方案，由于骨髓涂片中仍有幼淋巴细胞，故于化疗第 15 天增加一次柔红霉素 40 mg。病人今日发热，体温 38.2℃，无寒战，感右下腹隐痛，无恶心、呕吐，无腹泻，查体腹平软，右下腹有压痛及反跳痛。须高度警惕阑尾炎。请示纪主任是否需抗生素升级，纪主任指示：停用哌拉西林（凯伦），可予亚胺培南钠西司他丁钠（泰能）静脉输注 3 天，尽快控制感染。病人骨髓处于空虚期，加用粒细胞集落刺激因子。昨日血常规：WBC 0.9×10^9/L，PLT 17×10^9/L，今日血常规：Hb 54 g/L，WBC 0.7×10^9/L，PLT 10×10^9/L。复查肝功能较前改善 ALT 42 U/L，余正常。明日输红细胞、血小板支持。

刘×

腰椎穿刺记录

2016 年 10 月 10 日

今日下午给病人行腰椎穿刺。病人取左侧卧位，以腰 3、腰 4 间隙为穿刺部位。常规消毒、铺巾，2%普鲁卡因 2 ml 局部麻醉。持腰椎穿刺针垂直进针，至有落空感止，拔出针芯，见有清亮脑脊液流出，测脑压 1.17 kPa(120 mmH_2O)，动力试验脑脊液通畅，留脑脊液送常规、生化、病理检查。将 0.9%氯化钠注射液 10 ml、甲氨蝶呤 15 mg、地塞米松 5 mg 缓慢鞘内注射。拔针，无菌包扎，嘱去枕平卧 6 小时。

病人体温正常 3 天，自觉咽痛已不明显，查体：轻度贫血貌，皮肤、黏膜未见出血点及瘀斑，右咽隐窝无明显充血，原溃疡明显缩小。腹平软，无压痛及反跳痛。昨日血常规：Hb 90 g/L，WBC 1.4×10^9/L，PLT 41×10^9/L。昨日停用 GCSF。纪主任指示明日停用头孢他啶、去甲万古霉素，改哌拉西林(凯伦)抗炎。复查肝、肾功能正常。脑脊液常规、生化正常。

刘×

2016 年 10 月 18 日

病人已发热 6 天，前 5 天为低热，昨日最高体温达 38.4℃，多在下午及晚上出现，经 1 小时左右能自行降至正常，无明确感染灶。查体：中度贫血貌，HR 104 次/分，余未见异常。骨髓象报告：增生活跃，M∶E＝0.37∶1，红系占 57%，粒系比值低，原淋巴细胞加幼淋巴细胞为 0%，全片找到产板巨细胞 2 个，颗粒巨细胞 27 个，变形巨细胞 6 个，血小板少。血常规：WBC 1.8×10^9/L，分类：N 58%，L 38%，PLT 54×10^9/L，Hb 70 g/L。HLA 配型与其妹 A、B、C、DR 位点相合。脑脊液常规、生化、病理正常。纪主任指示病人很可能存在潜在感染，将抗生素升级为哌拉西林(凯伦)4.5 g，VD，每 8 小时 1 次。已执行。尽量不要给病人输血，以减少骨髓移植后排异反应。

刘×

2016 年 11 月 2 日

病人一般情况好，无胸痛、咯血，仍有间断性阵发性干咳，多发生于夜间。查体轻度贫血貌，余无阳性发现。肺部结节病理活检示：轻度慢性炎症，形态学上不支持结核及真菌感染。查血 PT 延长，与从静脉留置管中抽血有关。痰找抗酸杆菌两次阴性。血常规：WBC 10.9×10^9/L，分叶 72%，PLT 290×10^9/L，Hb 93 g/L。

现已停化疗 3 周，病人已达完全缓解。拟今日上 VDLP 方案巩固化疗，具体如下：

DNR　40 mg，IV，d1，2

VCR　2 mg，IV，d1，8

LASP　1 万 U，VD，d2，4，7，9，11，14

Pred　60 mg，PO，d1～14

同时予氨苄西林钠氯唑西林钠合剂(爱罗苏)抗炎治疗。纪主任查房，同意目前治疗并指示加用雾化吸入。

刘×

阶段小结

2016 年 11 月 11 日

姓名:陈×,年龄:30 岁,性别:女,单位职业:云南省×××建设银行职工。

入院日期:2016 年 9 月 13 日,住院第 60 天。

入院情况:病人因骨痛 4 个月,发热 3 周, 9 月 6 日查血常规:Hb 76 g/L,WBC 6.5×10^9/L,PLT 40×10^9/L,原淋巴细胞加幼淋巴细胞 68%。9 月 6 日行骨髓穿刺检查示:增生明显活跃,原淋巴细胞加幼淋巴细胞占 90%。诊为急性淋巴细胞白血病 L2 型。后出现皮肤出血点 3 天,牙龈出血 1 次,为进一步治疗来我院。入院查体:中度贫血貌,双下肢皮肤可见散在出血点。双侧腹股沟可触及 0.6 cm×0.8 cm 大小淋巴结数个。心肺腹未见异常。

入院诊断:急性淋巴细胞白血病 L2 型。

诊疗经过:入院后行骨髓象检查诊断同前,免疫分型支持 B 细胞急性淋巴细胞白血病。予 VDLP 方案化疗 1 疗程达完全缓解,又予 VDLP 方案巩固化疗 1 疗程。已行 5 次腰椎穿刺,予鞘内注射 MTX,第 4 次脑脊液蛋白偏高,余未见异常。病人诱导治疗后出现低热伴咳嗽,10 月 24 日查胸部 CT 显示双上肺内可见多个结节状致密影,最大约 3.0 cm×3.0 cm,CT 引导下活检示慢性炎症,给予抗炎治疗及雾化吸入。HLA 配型与其妹陈××完全相合。

目前情况:现化疗第 10 天,病人一般情况好,体温正常,无咳嗽、咳痰及其他不适主诉。查体无阳性体征。复查胸片左上肺斑片影较前缩小。血常规:WBC 8.2×10^9/L,分类:N 76%,L 24%,PLT 530×10^9/L,Hb 92 g/L。

目前诊断:急性淋巴细胞白血病 L2 型。下一步诊疗计划,继续化疗及抗炎治疗。

刘×

交班记录

2017 年 1 月 10 日

姓名:陈×,年龄:30 岁,性别:女,单位职业:云南省×××建设银行职工。

入院日期:2016 年 9 月 13 日,住院第 120 天。

入院情况:病人因骨痛 4 个月,发热 3 周,2016 年 9 月 6 日查血常规:Hb 76 g/L,WBC 6.5×10^9/L,PLT 40×10^9/L,原淋巴细胞加幼淋巴细胞 68%。9 月 6 日行骨髓穿刺检查示:增生明显活跃,原淋巴细胞加幼淋巴细胞占 90%。诊为急性淋巴细胞白血病 L2 型。后出现皮肤出血点 3 天,牙龈出血 1 次,为进一步治疗来我院。入院查体:中度贫血貌,双下肢皮肤可见散在出血点。双侧腹股沟可触及 0.6 cm×0.8 cm 大小数个淋巴结。心肺腹未见异常。

入院诊断:急性淋巴细胞白血病 L2 型。

诊疗经过:入院后行骨髓象检查诊断同前,免疫分型支持 B 细胞急性淋巴细胞白血病。予 VDLP 方案化疗 1 疗程达完全缓解,又予 VDLP 方案巩固化疗 1 疗程,行 7 次腰椎穿刺,予鞘内注射 MTX,第 4 次脑脊液蛋白偏高,余未见异常。病人诱导治疗后出现低热伴咳嗽,10 月 24 日查胸部 CT 显示:双上肺内可见多个结节状致密影,最大约 3.0 cm×3.0 cm,CT 引导下活检示慢性炎症,经抗炎治疗后已治愈。又予 VM26 加 AraC 巩固治疗于 12 月 13 日结束。HLA 配型与其妹陈××相合。已行移植前相关科室会诊未发现感染灶,口服肠道消毒药。通过循环采血,给供者备自体血 800 ml。

目前情况:无任何不适主诉,查体未见异常。复查肝肾功能、血常规正常。供者、受者 CMV PP65 抗原均阴性。

交待事项:入室行异基因骨髓移植。

刘×

接 班 记 录

2017 年 1 月 10 日

姓名:陈×,年龄:30 岁,性别:女,单位职业:云南省×××建设银行职工。

入院日期:2016 年 9 月 13 日,住院第 120 天。

入院情况:病人因骨痛 4 个月,发热 3 周,2016 年 9 月 6 日查血常规:Hb 76 g/L,WBC 6.5×10^9/L,PLT 40×10^9/L,原淋巴细胞加幼淋巴细胞 68%。9 月 6 日行骨穿检查示:增生明显活跃,原淋巴细胞加幼淋巴细胞占 90%。诊为急性淋巴细胞白血病 L2 型。后出现皮肤出血点 3 天,牙龈出血 1 次,为进一步治疗来我院。入院查体:中度贫血貌,双下肢皮肤可见散在出血点。双侧腹股沟可触及 0.6 cm×0.8 cm大小淋巴结数个。心肺腹未见异常。

入院诊断:急性淋巴细胞白血病 L2 型。

诊疗经过:入院后行骨髓象检查诊断同前,免疫分型支持 B 细胞急性淋巴细胞白血病。予 VDLP 方案化疗 1 疗程达完全缓解,又予 VDLP 方案巩固化疗 1 疗程,行 7 次腰椎穿刺,予鞘内注射 MTX,第 4 次脑脊液蛋白偏高,余未见异常。病人诱导治疗后出现低热伴咳嗽,10 月 24 日查胸部 CT 显示双上肺内可见多个结节状致密影,最大约 3.0 cm×3.0 cm,CT 引导下活检示慢性炎症,经抗炎治疗后已治愈。又予 VM26 加 AraC 巩固治疗于 12 月 13 日结束。HLA 配型与其妹陈××相合。已行移植前相关科室会诊未发现感染灶,口服肠道消毒药。通过循环采血,给供者备自体血 800 ml。

目前情况:目前病情平稳,无任何不适主诉,查体未见异常。复查肝肾功能、血常规正常。心电图正常。

下一步将安排进行异基因骨髓移植。

陈××

移植前小结

2017年1月10日

姓名:陈×,女性,30岁,单位职业:××农业银行职工。

病人系急性淋巴细胞白血病,经1疗程化疗达完全缓解,现完全缓解近3月,一般情况好,无任何不适主诉,查体无阳性发现。腰椎穿刺脑压及脑脊液常规、生化、病理正常。胸片、心电图、骨髓象均未见异常。血常规:Hb 125 g/L,WBC 3×10^9/L,PLT 126×10^9/L。胞妹与其HLA全匹配,具备进行异基因骨髓移植治疗条件,血型供受者相同,均为O型。骨髓移植预处理采用经典的Cy+TBI方案,具体时间安排如下:1月10日入净化间,1月11日至1月12日环磷酰胺(Cy)化疗,1月14日至1月15日行全身放疗(TBI),1月16日移植其妹骨髓。病人身高159 cm,体重57 kg,体表面积1.59 m^2,具体用药:Cy 3.31 g/d,静脉滴注−5天至−4天,TBI 4.5 Gy,−2至−1天。急性GVHD预防方法是联合免疫抑制和供者应用GCSF。CSA用法,静脉滴注50 mg/d,从−7至−2天,从−1天开始125 mg/d。MTX用法是,+1,+3,+6,+11天各给12.5 mg。提前给供者应用GCSF 250 μg/d,连用7天,促淋巴细胞功能改变,增加干细胞数量。支持治疗方法同前,促造血恢复,胃肠外营养,预防感染发生和血液制品支持。预防可能发生的各种并发症,如间质性肺炎和肝静脉栓塞综合征。预防肠道并发症,如肠道急性GVHD和放疗化疗的毒副作用。病人为HLA匹配供髓移植,增加干细胞数量和加强免疫抑制作用可取得较好治疗疗效。供受者血型相同,采髓后直接输注,基本维持以往设计的移植技术应用。

上述移植方法已向纪主任汇报,基本同意按此计划进行,该病人移植中预防GVHD是最重要的任务,预防急性GVHD方法设计合理,另一方面注意其他并发症的预防,移植时要精心治疗护理,促进移植取得成功。

陈×

输髓记录

2017年1月16日

今日上午10:20行异体骨髓输注,供者与受者血型为全相合,输髓前常规给予地塞米松2 mg,氯苯那敏8 mg,共输注骨髓1300 ml,骨髓输注同时给予鱼精蛋白170 mg中和骨髓中的肝素。输注400 ml后给予呋塞米20 mg,静脉注射。

输注过程顺利，病人无不适主诉。于 12:40 输毕。单核细胞数达到 3.39×10^8/kg。

王××

出院小结

2017 年 2 月 7 日

姓名：陈×，性别：女，年龄：31 岁，单位职业：云南省×××建设银行职工。

入院日期：2016 年 9 月 13 日，出院日期：2017 年 2 月 7 日，共住院 147 天。

入院情况：病人因骨痛 4 个月，发热 3 周，皮肤出血点 3 天于去年 9 月经血常规、骨髓穿刺检查确诊为急性淋巴细胞白血病 L2 型。在我科经 VDLP 方案化疗一疗程达完全缓解。又予 VDLP 方案、VM26 加 Ara－C 方案巩固化疗两疗程。于 2017 年 1 月 16 日行 HLA 全相合异基因骨髓移植，预处理采用 Cy 加 TBI，移植后＋16 天外周血白细胞大于 1×10^9/L，第 18 天血小板达 20×10^9/L 以上，移植后＋21 日血常规：WBC 2×10^9/L，PLT 34×10^9/L。移植后＋22 天，一般情况好，无明显不适主诉，出骨髓移植病房。

入院诊断：急性淋巴细胞白血病。

诊疗经过：化疗后，行全相合异基因骨髓移植。予口服 CSA 预防 GVHD，口服肠道消毒药，静脉滴注人免疫球蛋白（蓉生静丙）。监测 CSA 浓度，根据 CSA 浓度调整 CSA 用量为早 150 mg，晚 125 mg，每周监测 CSA 浓度在正常范围内。复查骨髓象正常，行血 DNA 检验为完全供者型。

出院时情况：病人一般情况好，体温正常，无明显不适主诉。查体无阳性体征。复查肝肾功能正常，血常规：WBC 6×10^9/L，分叶 40%，PLT 91×10^9/L，Hb 80 g/L。

出院诊断：急性淋巴细胞白血病；异基因骨髓移植术后。

出院医嘱：① 继续口服 CSA，50 天后按每周 5%减量至半年停药；② 继续口服肠道消毒药至移植后 2 月止；③ 继续口服保肝药物；④ 继续用人免疫球蛋白（蓉生静丙）2 次/周，移植后 3 个月停药；⑤ 在当地医院定期复查血常规及肝、肾功能；⑥ 移植后半年返院复查。

刘×

第八节　风湿科病历

一、风湿科病历内容及书写要求

可按第一章要求书写，尚有下列一些注意点：

（一）病史

关节炎或关节痛是风湿病的常见症状。关节症状的描述应注意以下几点：

① 有无诱因及前驱表现如咽痛、腹痛、腹泻、尿频和尿痛等；② 关节局部有无疼痛、肿胀、发红、发热、发僵、摩擦音及活动受限，晨僵持续时间；③ 首发受累的关节及关节病变的演变过程，演变时受累关节症状的持续时间，尤其是关节肿胀的持续时间，有无游走性，受累关节是否对称，是否留有畸形；④ 引起关节症状加重或缓解的因素，如休息还是活动后加重；⑤ 有无伴随症状如发热、皮疹、光过敏、皮下结节、眼炎、腰背痛、口腔溃疡、生殖器和外阴部溃疡、肌痛、肌无力、脱发、雷诺现象和口眼干燥等；⑥ 曾接受过的检查和治疗及治疗反应；⑦ 有无类似疾病的家族史。

（二）体格检查

风湿性疾病往往累及全身多个系统或器官，故需强调进行全身详细的体格检查，包括皮肤和黏膜、淋巴结、眼、心、肺、肝、脾及神经系统等。检查关节时应包括骨、关节及其支撑软组织和邻近的肌群。一般先从上肢关节开始检查，然后是躯干和下肢关节。每个关节按视、触、动和量的顺序系统地检查。检查时应将患侧与健侧对比，或与检查者的健康关节对比。检查应注意下列各项：

1. 视诊　观察关节有无红肿、皮疹、瘀斑、瘢痕、色素沉着及窦道等。如关节有肿胀，应鉴别是关节局部还是全关节肿胀，是骨性膨大还是软组织肿胀，肿胀呈何种形状。关节有无脱位、半脱位及畸形。受累关节附近的指（趾）甲有无增厚、纵嵴和顶针样凹陷等，附近的肌肉有无萎缩或肥大。脊柱生理弯度有何改变，肢体有无旋转和成角畸形。

2. 触诊　首先检查关节局部皮温，然后查压痛的部位、程度和范围，有无异常活动或异常感觉，如骨摩擦感和捻发感等。有无局部肿块及肿块的大小、质地及与周围组织的关系等。

3. 关节活动情况　观察关节活动有无受限，活动时有无异常响声及骨传导音异常。为了解病人的手活动功能，可令其快速握拳和完全伸开手指，还可进一步评价其对指功能。

4. 测量　对关节活动度的测量使用国际统一的中立位 0°记录法。通过目测或量角器测量被检关节向各个方向的主动与被动运动的范围与程度。每个关节从中立位到各方向运动所达之角度，并与健侧对比，同时记录。如关节在非功能位时，则应测量在该位置的活动幅度。

5. 各关节特殊检查

（1）手关节检查：

握力检查：粗略的检查是让病人紧握住检查者的 2 个或 2 个以上的手指，然后检查者再用力抽出，观察抽出的难易程度。比较准确的方法是先把血压计的气囊袖带对折 2 次，然后用其余部分绕成一卷，检查者将袖带充气至 20 mmHg，让病人用无支撑的手用力握压袖带，观察水银柱上升的最大高度为该手的握力。检测握力可了解病人关节炎程度或肌力的大小。

(2) 腕关节检查:

握拳试验:病人将拇指握于掌心,腕关节向尺侧倾斜活动,即可引起桡骨茎突处剧痛,检查者再用拇指按压病人的桡骨茎突隆起处,病人常因剧烈疼痛而躲避检查。此试验常用于诊断桡骨茎突部狭窄性腱鞘炎。

Tinel 征:叩击腕管处正中神经区可引起食指及中指放射性疼痛,或叩击尺管处的尺神经可引起小指放射性疼痛。前者见于腕管综合征,而后者见于腕尺管综合征。

(3) 肘关节检查:

Mill 征:肘关节伸直时,屈腕,并使前臂做旋前动作,可引起肱骨外上髁部疼痛,为 Mill 征阳性。

Tinel 征:在肘部内侧叩击尺神经时可有放射至手指尺侧远端的牵涉痛,为 Tinel 征阳性。

(4) 肩关节检查:

杜加斯征(Dugas):把手放在对侧肩上,同时使肘紧贴胸壁,如肘不能紧贴胸壁为阳性。痛弧:肩关节在不同角度主动外展时出现的疼痛,称为痛弧。如外展 60°～120°产生明显疼痛,而小于 60°或大于 120°时疼痛消失,提示肩峰下的肩袖病变。外展 150°～180°出现疼痛则见于肩锁关节病变。

(5) 髋关节检查:

"4"字试验:仰卧位,检查侧髋膝关节呈屈曲状,并使髋关节外展外旋,小腿内收状,将足外踝置于对侧膝上部,双下肢呈"4"字或反"4"字。此时,如果检查者一手固定骨盆,另一手在屈曲之膝关节内侧向下加压,使其放平。如诱发骶髂关节疼痛,则为阳性。操作过程中,如膝部不能放平,则表示髋关节有疾病。

(6) 膝关节检查:

浮髌试验;平卧位患膝伸直,放松股四头肌,检查者一手放在髌骨上方下压,另一手的手指按压髌骨,感到骨碰击或压力放松时手指感觉髌骨自然浮起者为阳性(表示膝关节内有积液)。

(7) 骶髂关节检查:

床边试验(Gaenslen 征):病人仰卧位,身体贴近床边,检查者一只手按住病人一侧屈曲的小腿,使其尽量贴近腹壁,另一只手则按住该侧悬于床缘外的大腿往下压使该侧下肢过伸,如该侧骶髂关节出现疼痛为阳性,提示该侧骶髂关节有病变。

"4"字试验:如前述。骶髂关节炎可出现屈膝侧阳性。

(8) 脊柱检查:

Schober 试验:令病人直立,在背部正中线髂嵴水平做一标记为零,向下 5 cm 做标记,向上 10 cm 再做另一标记,然后令病人前弯腰(双膝保持直立)测量两个标记间距离,若增加少于 4 cm 即为阳性。

枕墙距和扩胸度测定：令病人靠墙直立，双脚跟贴墙，双腿直立，背贴墙，收颏，眼平视，测量枕骨结节与墙之间的水平距离。正常应无距离。如有距离可见于强直性脊柱炎及其他脊柱病变。在第 4 肋间隙测量病人深吸气和深呼气胸围之差，为扩胸度测定。

直腿抬高试验和直腿抬高加强试验：病人平卧位，检查者一手握病人足跟，一手握膝伸侧，保持下肢伸直位，缓慢抬高足跟，如抬高至 30°～70°时，引起下肢放射性疼痛为阳性，提示椎间盘突出，此时该侧坐骨神经根已受压。为增加坐骨神经牵拉强度，再被动使踝关节背屈，则下肢放射痛明显加剧，即直腿抬高加强试验阳性。

（三）检验及其他检查

对怀疑弥漫性结缔组织病的病人应行自身抗体的检查，包括抗核抗体谱等。抗核抗体检测是弥漫性结缔组织病的筛选实验，应进行血清稀释度的检测，并结合临床表现判断其意义。由于狼疮细胞检查的敏感性和特异性差，目前已基本上被淘汰。如怀疑脊柱关节病如强直性脊柱炎等，应行骶髂关节 X 线正位片，需注意的是：在进行该项检查前 1 天的晚间应服导泻剂，在晨起排便后再拍片，以保证 X 线片的清晰度。如果 X 线片有不能确定的病变，可行骶髂关节 CT 扫描。对于怀疑早期类风湿关节炎的病人，除需检测类风湿因子及其滴度外，还应检查抗核周因子（APF）、抗角蛋白抗体（AKA）或抗环瓜氨酸肽（CCP）抗体等。为确诊多肌炎或皮肌炎需行肌肉活检时，应选择中度无力、有压痛、无严重肌萎缩和创伤的肌肉。对于怀疑有干燥综合征的病人，应进行包括含糖试验、滤纸试验（Schirmer 试验）、角膜荧光染色和泪膜破裂试验等在内的粗筛试验。弥漫性结缔组织病病人如出现高热，应在高热时行多次血培养加药敏试验及检测 C 反应蛋白，判定是感染还是疾病本身的活动。

二、风湿科病历示例

入 院 记 录

姓名：杨×× 性别：女
年龄：59 岁 婚否：已婚
籍贯：河北 民族：汉
家庭地址：河南省×××西区新星小区××
单位职业：河南省×××教育局职工
入院日期：2016 年 9 月 7 日 9 时
病史采集日期：2016 年 9 月 7 日 9:00
病情陈述者及可靠程度：本人 可靠

主诉　多关节肿痛 8 年，加重 2 个月。

现病史　病人于 2008 年 9 月无诱因出现右腕关节持续性肿胀疼痛及屈伸受限，疼痛为钝痛，卧床休息一个晚上后疼痛明显，阴雨天症状加重，局部有轻度发热，但无发红和拒按，口服“吲哚美辛(消炎痛)25 mg，每天 3 次”，2 天后症状稍可缓解，但 1 周后又相继出现双手掌指关节(MCPJ)、近端指间关节(PIPJ)、左腕、双膝、肘、肩和颞颌关节持续疼痛，其中双手 MCPJ、PIPJ、左腕和双膝有明显肿胀及活动受限，伴明显晨僵，最长持续时间约 4 小时。以上关节疼痛严重时伴有午后低热，体温多波动在 37.0～37.5℃之间，偶超过 38℃，不伴盗汗、畏寒、寒战、咳嗽及腹泻等症状，用或不用“对乙酰氨基酚(扑热息痛)”体温均能在数小时后降至正常，降温时大量出汗。曾在当地医院化验“类风湿因子阳性及红细胞沉降率升高”，先后经“中药(具体不详)、芬必得”等治疗，关节疼痛可暂时得到缓解，而肿胀始终未完全消退，且一旦停药又可加重。从 2012 年开始逐渐出现双手指小关节畸形变，活动度降低，影响日常生活。2013 年开始长期口服“泼尼松”，最大量每日 45 mg，逐渐减量，维持每日 5 mg，已两年半，关节症状趋于缓解。但 2 个月前因受凉感冒后出现以上关节症状再次加重，并新出现双足跖趾关节(MTPJ)持续肿胀疼痛，行走困难，生活难以自理，为进一步诊治收入院。病人从 2009 年开始出现口、眼和皮肤干燥，逐年加重，目前进干食需用水送，哭时泪少，常感眼干涩和视物模糊，但无畏光和眼红。发病以来，否认有皮疹、光过敏、皮下结节、腰背痛、口腔溃疡、生殖器和外阴部溃疡、肌痛、肌无力、脱发和肢端遇冷变色等。饮食和睡眠欠佳，大、小便正常，体重无明显增减。

既往史　否认肝炎、结核病、伤寒和疟疾等传染病病史。预防接种史不详。

系统回顾：

五官：无耳痛、流脓、慢性咽痛、慢性鼻炎病史。余见现病史。

呼吸系统：无间断咳嗽、咳痰，无气促、咯血病史。

循环系统：有“高血压”病史 8 年余，血压最高 160/100 mmHg，长期以“依那普利”等降压药物治疗，可基本维持血压正常。

消化系统：无腹痛、腹泻、呕血、黑便史。

血液系统：无乏力、鼻出血、牙龈出血、皮下瘀斑及骨骼疼痛史。

内分泌及代谢系统：有“糖尿病”病史 1 年，口服“二甲双胍”等药物，血糖维持尚稳定。无心悸、多汗史。

泌尿生殖系统：无尿频、尿急、尿痛、排尿困难史。

神经精神系统：无头痛，眩晕、抽搐、瘫痪、意识障碍和精神错乱史。

运动系统：见现病史。

外伤史及手术史：无。

中毒史及药物过敏史：曾对“青霉素和头孢唑林钠”过敏，主要表现为皮肤瘙痒性风团样皮疹。无中毒史，无食物过敏史。

个人史 生于原籍，无外地长期居住史，小学文化程度。无烟、酒等特殊嗜好，无特殊化学及放射性毒物接触史，否认冶游、输血和吸毒史。月经史 $14\frac{3\sim5}{26\sim28}53$，量不多，无痛经史。22岁结婚，孕4产4。

家族史 父母均已去世，死因不详。祖母和母亲有“高血压”病史，配偶及子女均健康。否认家族遗传病及其他特殊疾病病史。

体格检查

一般情况 体温37.5℃，脉搏80次/分，呼吸18次/分，血压170/90 mmHg；发育正常，营养中等，神志清楚，慢性病容，轻度库欣貌，语言流利，查体欠合作。

皮肤 无苍白，弹性好，无黄染、无皮疹、无瘀斑及出血点。无皮下结节、溃疡、瘢痕。

淋巴结 浅表淋巴结均未触及。

头部

头颅 无畸形，发黑、有光泽，无秃发、疮疖、瘢痕。

眼部 眉毛无脱落，两上眼睑无水肿，无倒睫，眼球运动自如，结膜无充血，巩膜无黄染，角膜透明，无溃疡和斑翳，瞳孔两侧等大等圆，对光反射灵敏，调节反射粗测视力正常。

耳部 耳廓无畸形。无牵涉痛，外耳道无分泌物，乳突无压痛，粗测听力正常。

鼻部 无畸形，鼻前庭无异常分泌物，通气良好，鼻中隔无弯曲，鼻窦无压痛。

口腔 无特殊气味，唇无发绀、疱疹，口角无糜烂。口腔黏膜无溃疡、出血、黏膜斑及色素沉着，无龋齿、缺齿，齿龈无淤血、溢脓、色素沉着，口腔少津，舌质干燥。双侧扁桃体不肿大，未见分泌物，腭垂居中。

颈部 对称，运动自如，无抵抗，未见颈动脉搏动及颈静脉怒张，气管居中。甲状腺不大，无结节、震颤、压痛，无血管杂音。

胸部

胸廓 形态正常，两侧对称，肋间平坦，运动自如，肋弓角约90度，胸壁无肿块及扩张血管，两侧乳房对称，未见橘皮样外观，未触及色块，无压痛。

肺脏 视诊：呈胸式呼吸，呼吸运动两侧对称，节律规整。

触诊：语颤两侧对称，无胸膜摩擦感，无皮下气肿、握雪感。

叩诊：反响正常，双侧肺下界于肩胛下角线第10肋间，呼吸移动度5 cm。

听诊：呼吸音传导两侧对称。无增强及减低，无干、湿啰音，无胸膜摩擦音。

心脏 视诊：心尖搏动在左侧第5肋间锁骨中线上，心尖区无隆起。

触诊：心尖搏动与视诊同，无抬举性冲动，心前区无细震颤及心包摩擦感。

叩诊：心浊音界正常，如右表。

右(cm)	肋间	左(cm)
2.0	Ⅱ	2.5
3.0	Ⅲ	4.0
3.5	Ⅳ	6.5
	Ⅴ	8.5

锁骨中线距前正中线 9 cm

听诊：心率 80 次/分，律齐，P2＞A2，各瓣膜听诊区心音正常，未闻及杂音，无心包摩擦音。

腹部　视诊：腹部平坦对称，无静脉曲张及胃肠蠕动波。脐部下陷。

触诊：腹部柔软，无压痛及反跳痛，未触及包块，无异常搏动，肝、脾、肾及胆囊未触及。莫菲征阴性。

叩诊：肝浊音上界于右锁骨中线第 5 肋间，肝脾区无叩击痛、移动性浊音。

听诊：肠鸣音正常，胃区无振水音。肝脾区无摩擦音，无血管杂音。

外阴及肛门阴囊无水肿，无皮损，肛门未见异常。

脊柱及四肢　见专科查体。

神经系统　脑神经未见异常，全身肌肉未见明显萎缩，肌力正常，握力左手 20 mmHg，右手 30 mmHg，双侧膝跳反射、肱二头肌腱、肱三头肌腱反射存在，双巴宾斯基征、凯尔尼格征未引出。四肢运动及感觉良好，腹壁反射均正常，两侧对称。

专科查体　脊柱生理弯曲度正常存在，无弯腰受限，各棘突间无压痛。双手呈尺侧偏移，左手食指和中指呈纽孔花样畸形，右手食指掌指关节有半脱位，小指呈天鹅颈样畸形。双手 PIPJ、MCPJ、腕、右膝及双足 MTPJ 有轻至中度肿胀和压痛，其中双手 PIPJ、MCPJ 和腕关节有不同程度的屈伸受限，腕关节屈伸度数仅 20°，以上关节无局部发红、皮疹及色素沉着等。双肘、肩和左膝关节有轻度压痛，无肿胀和发红，双侧骶髂关节无压痛，双“4”字试验阳性，双膝关节骨摩擦音阳性，右浮髌试验阳性。双下肢无水肿，双足背动脉搏动良好。

辅助检查：

尿常规：蛋白(－)，红细胞(－)，尿糖 2.8 mmol/L(50 mg/dl)，白细胞 1～4 个/HP。

血常规：Hb 106 g/L，RBC 2.8×10^{12}/L，WBC 9.1×10^{9}/L，N 69%，L 26%，M 10%，PLT 390×10^{9}/L。

类风湿因子：6.42 kU/L(642 U/dl)，红细胞沉降率 57 mm/h，C 反应蛋白 87 mg/L(8.7 mg/dl)。

含糖试验 60 min；Schirmer 试验：左眼 3 mm，右眼 2 mm；角膜荧光染色：双眼有散在点状着色点；泪膜破裂时间：左眼 8 min，右眼 5 min。

X线片：双手、腕和膝关节均有明显骨质疏松，右食指掌指关节有半脱位，手指各关节间隙狭窄并有骨质糜烂和破坏，双腕关节间隙窄，有小囊性变，双膝关节不对称性变窄，有髁间棘变尖，边缘有骨赘形成。

最后诊断

1. 类风湿关节炎
2. 骨性关节炎(继发性)
3. 干燥综合征(继发性)
4. 高血压
5. 糖尿病(2型)

刘××

2016年9月8日

初步诊断

1. 类风湿关节炎
2. 骨性关节炎(继发性)
3. 干燥综合征(继发性)
4. 高血压
5. 糖尿病(2型)

刘××

2016年9月7日 10:00

首次病程记录

2016年9月7日 11:00

姓名：杨×× 性别：女性

年龄：59岁 单位职业：河南省××教育局职工

因"多关节肿痛8年，加重2个月"于今日9:00入院。

综合病例特点：

1. 一般情况　中年女性。

2. 病史要点　病人于2008年9月无诱因出现右腕关节持续性肿胀疼痛及屈伸受限，疼痛为钝痛，卧床休息一个晚上后疼痛明显，阴雨天症状加重，局部有轻度发热，口服"吲哚美辛(消炎痛)25 mg，每天3次"2天后症状稍可缓解，但1周后又相继出现双手掌指关节(MCPJ)、近端指间关节(PIPJ)、左腕、双膝、肘、肩和颞颌关节持续疼痛，其中双手MCPJ、PIPJ、左腕和双膝有明显肿胀及活动受限，伴明显晨僵，最长持续约4小时。以上关节疼痛严重时伴有午后低热，体温多波动在37.0～37.5℃之间，偶超过38℃，用或不用"对乙酰氨基酚(扑热息痛)"体温均能在数小时后降至正常，降温时有大量出汗。曾在当地医院化验"类风湿因子阳性及红细胞沉降率升高"，先后经"中药(具体不详)、芬必得"等治疗，关节疼痛可暂时得到缓解，而肿胀始终未完全消退，且一旦停药又可加重，从2012年开始逐渐出现双手指小关节畸形变，活动度降低，影响日常生活。从2013年开始长期口服"泼尼松"，最大量每日45 mg，逐渐减量，每日5 mg维持已两年半，关节症状趋于缓解。但2个月前因受凉感冒后出现以上关节症状再次加重，并新出现双足跖趾关节(MTPJ)持续肿胀疼痛，行走困难，生活难以自理。病人从2009年开始出现口、眼和皮肤干燥，逐年加重，目前进干食需用水送，哭时泪少，常感眼干涩和视物模糊，但无畏光和眼红。饮食和睡眠欠佳，大小便正常，体重无明显增减。

3. 既往史　有高血压病史 8 年余，有糖尿病病史 1 年。对“青霉素和头孢唑林钠”过敏，主要表现为瘙痒性风团样皮疹。

4. 体格检查　体温 37.5℃，血压 172/90 mmHg。慢性病容，轻度库欣貌，口腔少津，舌质干燥，淋巴结、心、肺、肝和脾无异常，双手尺侧偏移，左手食指和中指呈纽孔花样畸形，右手食指掌指关节有半脱位，小指呈天鹅颈样畸形。双手 PIPJ、MCPJ、腕、右膝及双足 MTPJ 有轻至中度肿胀和压痛，其中双手 PIPJ、MCPJ 和腕关节有不同程度的屈伸受限。双肘、肩和左膝关节有轻度压痛，无肿胀和发红，双“4”字试验阳性，双膝关节骨摩擦音阳性，右浮髌试验阳性。握力左手20 mmHg，右手 30 mmHg。

5. 辅助检查　尿常规显示尿糖 2.8 mmol/L，白细胞 1～4 个/HP。血常规显示轻度贫血（血红蛋白 106 g/L，红细胞 2.8×10^{12}/L），血小板升高（390×10^{9}/L）。类风湿因子明显升高（642 U/dl），红细胞沉降率和 C 反应蛋白均明显升高（分别为57 mm/h和 87 mg/L）。X 线片显示多部位骨质疏松，右手食指掌指关节半脱位，手指各关节间隙狭窄并骨质糜烂和破坏，双腕关节间隙窄，有小囊性变，双膝关节不对称性变窄，有髁间棘变尖，边缘有骨赘形成。

诊断：① 类风湿关节炎；② 骨性关节炎（继发性）；③ 干燥综合征（继发性）；④ 高血压；⑤ 糖尿病（2 型）。

诊疗计划：① 护理：按内科护理常规，一级护理；② 饮食：低盐糖尿病饮食；③ 实验室检查：生化全套，餐后 2 小时血糖，糖化血红蛋白，血清铁和铁蛋白，蛋白电泳，免疫球蛋白 IgG、IgM 和 IgA，补体 C3 和 C4，抗核周因子，抗角蛋白抗体，抗核抗体及其滴度；④ 检查：心电图，胸片，肝胆胰脾肾超声检查，骨密度扫描；⑤ 治疗方案：口服双氯芬酸钠（英太青）50 mg，2 次/日，外用 1%扶他林乳胶剂，同时申请理疗，并请示上级医师指导治疗。

刘××

2016 年 9 月 8 日 8:00　**张××主治医师查房记录**

病人为 59 岁的女性，病程 8 年，主要表现为持续性多关节肿痛，累及全身大小关节，对称性受累，有晨僵超过 1 小时，伴发热，持续 4～5 小时，体温最高37.8℃，有口眼干燥。既往有高血压病史，近 1 年出现糖尿病。查体：库欣面容，浅表淋巴结不大，心肺无异常，双手 MCPJ、PIPJ、腕和双膝关节轻至中度肿胀疼痛，握力减低，双肘不能伸直，右浮髌试验阳性。实验室检查红细胞沉降率高，类风湿因子阳性，轻度贫血，血糖增高，尿比重低。诊断类风湿关节炎、继发性干燥综合征，骨关节炎、高血压和继发性糖尿病是明确的。病人出现的低热，需注意排除结核病，查胸片、抗结核抗体和 PPD 试验。治疗上可进行右膝关节穿刺抽液，并注射复方倍他米松（得宝松）和交联玻璃酸钠（欣维可），可使用慢作用药物青霉胺 0.25 g，1 次/日。

刘××

2016 年 9 月 9 日 **右膝关节腔穿刺记录**

病人取平卧位，选右膝关节髌骨外上缘为穿刺点。局部常规消毒、铺巾，以 2%利多卡因 2 ml 局部浸润麻醉至关节腔。抽液后向关节腔内注射复方倍他米松 7 mg，交联玻璃酸钠（欣维可）2 ml 后拔出穿刺针，穿刺点以碘酊消毒，无菌纱布覆盖，包扎。稍活动关节使药液在关节内均匀分布。嘱病人近 3 日局部勿接触水。操作过程顺利，病人无不适主诉。操作者：梁××，助手：赵×。

刘××

2016 年 9 月 11 日 **黄××主任医师查房记录**

病人老年女性，病史 8 年，主要表现为持续性、进行性和破坏性多关节炎，累及双手 PIPJ、MCPJ、肘、膝和双足 MTPJ，晨僵达 4 小时。由于病人在病程中长期较大剂量地使用皮质激素治疗而出现继发性糖尿病。查体无补充。X 线片检查显示双手、腕和膝关节明显骨质疏松，双膝关节骨质增生明显。胸片大致正常。主要考虑如下诊断：① 双膝骨关节炎：病人体型肥胖，有多年的类风湿关节炎病史，查体双膝关节有明显骨擦音，加上 X 线片上膝关节有以上典型的改变，故诊断明确。② 类风湿关节炎：病人有对称性多关节炎、累及双手腕及手指小关节，有明显晨僵，高滴度类风湿因子，双手 X 线片明显的关节破坏性改变，因此该诊断成立。③ 干燥综合征：类风湿关节炎往往合并干燥综合征，该病人有明显的口、眼和皮肤干燥，加上口眼干燥的筛选试验异常，病人有高水平的类风湿因子和免疫球蛋白，故该诊断也成立。④ 糖尿病和高血压：根据病人的家族史，结合临床化验及体检结果，该诊断成立。病人目前自服卡托普利 25 mg，3 次/日，硝苯地平（心痛定）10 mg/d，美托洛尔（倍他乐克）25 mg/d，另外还加用了贝拉普利（洛汀新）20 mg/d，降压药物太多，量似乎偏大，可暂停贝拉普利，认真观察血压变化，调整药物用量。病人出现的发热除可能与疾病活动有关外，确实要考虑有无感染，因病人用过大量激素，并有糖尿病，机体的抵抗力较差，容易合并感染特别是结核，可行有关的检查。

刘××

出 院 小 结

2016 年 9 月 21 日

姓名：杨××，年龄：59，性别：女，单位职业：河南省××局工作人员。

入院日期：2016 年 9 月 8 日，出院日期：2016 年 9 月 21 日，共住院 13 天。

入院情况：因多关节肿痛 8 年，加重 2 个月入院。查体：体温 37.5℃，血压 172/90 mmHg。心肺听诊未见异常，肝脾肋下未触及。双手尺侧偏移，左手食指和中指呈纽孔花样畸形，右手食指掌指关节有半脱位，小指呈天鹅颈样畸形。双手 PIPJ、MCPJ、腕、右膝及双足 MTPJ 有轻至中度肿胀和压痛，双手 PIPJ、MCPJ 和腕关节有不同程度的屈伸受限。双肘、肩和左膝关节有轻度压痛，双“4”字试验阳性，双膝关节骨摩擦音阳性，右浮髌试验阳性。实验室检查：尿常规显示尿糖 2.8 mmol/L(50 mg/dl)，白细胞 1～4 个/HP。血常规有轻度贫血(Hb 106 g/L，RBC 2.8×10^{12}/L)，血小板升高(390×10^{9}/L)。类风湿因子明显升高(642 U/dl)，红细胞沉降率和 C 反应蛋白均明显升高(分别为 57 mm/h 和 87 mg/L)。X 线片显示多部位骨质疏松，右食指掌指关节有半脱位，手指各关节间隙狭窄并有骨质糜烂和破坏，双腕关节间隙窄，有小囊性变，双膝关节不对称性变窄，有髁间棘变尖，边缘有骨赘形成。

入院诊断：① 类风湿关节炎；② 骨性关节炎(继发性)；③ 干燥综合征(继发性)；④ 高血压病；⑤ 糖尿病(2 型)。

诊疗经过：入院后给予低盐糖尿病饮食，针对关节症状应用双氯芬酸钠(英太青)50 mg，2 次/日，青霉胺 0.25 g，1 次/日，甲氨蝶呤每周 5～7.5 mg，向右膝关节腔内注射复方倍他米松(得宝松)7 mg 及交联玻璃酸钠(欣维可)2 ml，同时外用 1%扶他林乳胶剂及局部理疗。针对病人血压高，应用卡托普利 25 mg 3 次/日，硝苯地平(心痛定)10 mg/d 和美托洛尔(倍他乐克)25 mg/d 治疗。针对血糖明显升高，应用格列脲(优降糖)2.5 mg 口服 1 次/日。针对可能的感染静脉应用克林霉素(力深)抗感染治疗 5 天。

出院时情况：病人一般情况好，发热缓解，以上各关节症状均有明显减轻，各项生命体征平稳，病情稳定。查体：体温 36.5℃，血压 120/76 mmHg。双手 PIPJ、MCPJ、腕、右膝及双足 MTPJ 有轻度压痛，其中双手 PIPJ、MCPJ 和腕关节轻度肿胀，右浮髌试验阴性。实验室检查：尿常规显示尿糖(－)，白细胞 0/HP。血常规：Hb 109 g/L，RBC 2.9×10^{12}/L，PLT 320×10^{9}/L。肝肾功能正常，红细胞沉降率和 C 反应蛋白分别为 47 mm/h 和 27 mg/L。

出院诊断：① 类风湿关节炎；② 骨性关节炎(继发性)；③ 干燥综合征(继发性)；④ 高血压；⑤ 糖尿病(2 型)。

出院医嘱：① 按时服药，双氯芬酸钠(英太青)50 mg，2 次/日，一般口服 1～3 个月；青霉胺 0.25 g，1 次/日，至少 1 年以上；甲氨蝶呤每周 7.5 mg，至少半年以上；长期口服卡托普利 25 mg，3 次/日；硝苯地平(心痛定)10 mg/d，美托洛尔(倍他乐克)25 mg/d。② 注意定期门诊复查血常规、尿常规、血压、血糖、肝功能和肾功能。③ 避免感冒，保持心情愉快。

刘××

第九节 神经内科病历

一、神经内科病历内容及书写要求

可按第一章要求书写，尚应注意以下几点：

（一）病史

1. 对主要症状的出现时间和性质必须准确无误，避免一般化，如病人诉头痛，应仔细询问究竟是头胀、麻木、重压感、箍紧感，还是真正的疼痛；又如头昏，究竟是“头重足轻”、“头昏眼花”，还是自身或外界旋转感的眩晕等。

2. 对主要症状有关的资料不得遗漏或含混。如昏倒，应询问当时有无意识丧失及其程度，发作的急缓、发作时体位、前后情况及伴随症状（面色苍白、视力模糊，恶心等）；又如抽搐发作，要弄清抽搐的部位、形式、持续时间，有无跌倒、受伤、发绀、口吐白沫、大小便失禁以及意识状况、发作频率等。这些资料，病人本人往往不能完全提供，要询问现场目睹者或了解情况者。小儿、昏迷病人及有精神症状者，应由家属或陪伴人员提供可靠的病史资料。

3. 必须详细了解起病时情况的轻重缓急，症状出现的先后次序，以及整个病情的演变过程。有的病人难以详细回答，尤其是有某些精神障碍的病人，因此往往须反复询问。

4. 记录时，对主诉与现病史、既往史、家族史，宜尽量保留原来语气，甚至逐字逐句地按病人原话，加以摘录。

5. 采取病史时，应注意观察一般状况，如：面容、睑裂、瞬眼、眼球运动、眼球凸出或凹陷、面部对称否、说话语气及音调、唾液吞咽、姿势、不自主动作等。

病史的价值还在于对体格检查具有先导作用。根据病史及初步观察，可以合理安排检查计划，着重检查的内容，如运动、感觉、脑神经或大脑功能等。如病史提示脊髓圆锥病变，则应详查会阴“马鞍”部位，以确定有无骶部感觉缺失；怀疑脑部病变，应着重查意识、精神、呼吸、失认症、失语、偏瘫等。检查时要求特别注意：起立头晕，应查是否直立性低血压；发作性肢体麻木，黑矇、昏倒或癫痫，可让病人过度换气 3 分钟，观察有无症状及体征的出现；上楼无力者应观察其登梯情况；吞咽困难者可试验观察及其饮食过程；过度疲劳尤其影响脑神经支配的肌肉，可嘱病人做疲劳试验和药物试验等。

（二）神经系统检查

应包括意识、言语、情感、智力、头颈、四肢、脊柱一般检查及脑神经、肌力、视觉、反射等详细检查。

二、神经内科病历示例

入 院 记 录

姓名:吕××　　性别:男
年龄:49 岁　　婚否:已婚
籍贯:北京　　民族:汉族
家庭地址:北京海淀区×××外地人公寓×××
单位职业:北京海淀区×××××公司职员
入院日期:2016 年 9 月 30 日 10:00
病情陈述者及可靠程度:本人,可靠

主诉　复视、左眼上睑下垂 2 天。

现病史　病人于 2 天前,无明显诱因自觉左眼不适,继之出现视物重影、模糊不清,左上睑下垂,无头痛、头晕、吞咽困难、饮水呛咳、声嘶、四肢活动障碍及明显的晨轻暮重感等症状。曾在门诊就诊,给予口服药物治疗(名称、剂量不详),疗效不佳。今为进一步诊治,门诊以"左动眼神经不全麻痹、2 型糖尿病、高血压"收治入院,发病来病人精神、饮食、睡眠可,大、小便正常。

既往史　无急慢性传染病史,预防接种不详,无 SARS 病史及疑似病人接触史。

系统回顾

五官:无耳痛、流脓、慢性咽痛、慢性鼻炎病史。

呼吸系统:无间断咳嗽、咳痰,无气促、咯血病史。

循环系统:"高血压"史半年,自服"降压 0 号",1 片,1 次/日,血压稳定。无心悸、发绀、水肿,无夜间阵发性呼吸困难,无心前区疼痛史。

消化系统:无腹痛、腹泻、呕血、黑便史。

血液系统:无乏力、鼻出血、牙龈出血、皮下瘀斑及骨骼疼痛史。

泌尿生殖系统:无尿频、尿急、尿痛、排尿困难史。

内分泌及代谢系统:"2 型糖尿病"史 5 年,自服中药控制,空腹血糖一般在"8～9 mmol/L"。无心悸、多汗史。

神经精神系统:见现病史。

运动系统:无关节、脊柱疼痛病史。

外伤史及手术史:无。

中毒史及药物过敏史:无中毒史及药物过敏史,无食物及接触物过敏史。

个人史　生活及饮食规律,吸烟 30 年,20 支/天,间断性饮酒,量少。1971 年参加工作,未到过流行病疫区,无毒物及传染病接触史。26 岁结婚,配偶健在,育有一子。无冶游史。

家族史 父母、儿子健在，无家族遗传病史。

体 格 检 查

一般状况 体温36.3℃，脉搏78次/分，呼吸20次/分，血压140/92 mmHg，发育正常，营养中等，自动体位，查体合作。

皮肤 色泽正常，弹性好，无水肿、紫癜，无皮下结节。

淋巴结 全身浅表淋巴结不肿大。

头部

头颅 大小、形状正常，无畸形，无压痛，发无异常。

眼部 两侧眼球对称，无突出，角膜透明，结膜无充血，巩膜无黄染。

耳部 耳廓无畸形，外耳道无脓性分泌物，乳突无压痛。

口腔 口唇色泽好，舌质红，黏膜无溃疡，牙龈无出血，咽部不充血，双侧扁桃体不大。

颈部 颈软，颈静脉无怒张，气管居中，甲状腺不大。未闻及血管杂音。

胸部

胸廓 两侧对称，无畸形，未见肿块。

叩诊：两肺叩诊清音，肺肝界位于右锁骨中线第5肋间，呼吸移动度4.5 cm。

听诊：双肺呼吸音清，未闻及干、湿啰音。

心脏 视诊：心前区无异常隆起，心尖搏动位于左锁骨中线。

触诊：心前区未触及细震颤，无心包摩擦感。

叩诊：心浊音界无扩大，如右表。

右(cm)	肋间	左(cm)
1.5	Ⅱ	2.0
2.5	Ⅲ	3.5
3.5	Ⅳ	4.5
	Ⅴ	6.5

锁骨中线距前正中线9.5 cm

听诊：心率78次/分，节律规整，心音有力，各瓣膜听诊区未闻病理性杂音。

腹部 视诊：腹平坦，未见静脉曲张，未见胃肠蠕动波及肠型。

触诊：腹软、无压痛，未触及肝脾及异常包块。

叩诊：肝肺浊音界位于右锁骨中线第5肋间。

听诊：无移动性浊音，肠鸣音正常。

肛门及外生殖器 外生殖器发育正常。睾丸无肿大，无压痛。肛门无肛裂。

脊柱及四肢 脊柱无畸形，无叩击痛，四肢关节无红肿及运动受限，动脉搏动正常。

神经系统检查

1. 意识清晰，情感淡漠，定向力、记忆力、计算力好，理解判断及自知力存在。

2. 脑神经

(1) 嗅神经：嗅觉正常。

(2) 视神经：视力　近视力　左 0.7　右 0.8

　　　　　　　　　远视力　左 0.7　右 0.8

　　　　　　视野　粗测无缺损。

　　　　　　眼底　视盘边缘清，生理凹陷存在，动脉变细，钢丝状，动脉∶静脉＝1∶3，反光增强，有动静脉交叉压迹。瞬目反射存在。

(3) 动眼神经、滑车神经、展神经：左侧睑裂 4 mm，右侧 5 mm，左上睑下垂，左眼球上、下及内收方向活动轻度受限，外展正常，右眼活动无受限，有复视，无眼球震颤，瞳孔不等大，左侧直径 4 mm，右侧 3 mm，直接、间接光反应均存在，左侧调节反射消失。

(4) 三叉神经：面部痛觉、触觉存在，颞颊部无肌萎缩，颞肌、咬肌肌力好，张口下颌无偏斜，角膜反射存在，下颌反射正常。

(5) 面神经：两侧面部对称，无面肌痉挛，露齿时双侧鼻唇沟对称，鼓颊无漏气，额纹两侧对称，双眼闭合好，舌前 2/3 味觉存在。

(6) 听神经：双侧 Rinne 试验均气导＞骨导，Weber 试验居中，Schwabach 试验正常。

(7) 舌咽神经、迷走神经：声音无嘶哑，饮水无呛咳，腭垂不偏，舌后 1/3 味觉存在。

(8) 副神经：转头及耸肩运动力正常，胸锁乳突肌无萎缩。

(9) 舌下神经：张口时舌在口腔正中，伸舌不偏，舌肌无萎缩及纤颤。

3. 运动系统　肌体积：躯干及四肢肌肉无萎缩；无不自主运动；肌张力：双侧肢体正常；肌力：四肢肌力Ⅴ级；共济运动：指鼻试验稳准，跟膝胫试验准稳；联带运动：正常；步态：正常；其他：未见异常。

4. 感觉系统

浅感觉：痛觉、触觉、温觉无减退。

深感觉：关节位置觉、震动觉正常。

复合感觉：图形觉、实体觉、皮肤定位觉正常。

5. 反射

深反射：肱二头肌腱、肱三头肌腱、桡骨膜反射、膝腱、踝腱反射(＋＋)，无髌、踝阵挛。

浅反射：腹壁反射、提睾反射存在，跖反射存在，肛门反射存在。

病理反射：霍夫曼征(－)，双侧巴宾斯基征(－)，查多克征(－)，奥本海姆征(－)，戈登征(－)，罗索利莫征(－)。

6. 脑膜刺激征　颈软，凯尔尼格征(－)，布鲁津斯基征(－)。

7. 自主神经系统　皮肤色泽好，无汗液分泌障碍，右下肢皮温低于左下肢，无膀胱括约肌功能障碍；皮肤划痕症(＋)。

检验及其他检查 胸部X线片:未见异常。

小结 病人为中年男性,急性起病,病史2天。于2天前,自觉左眼不适,下午出现视物重影、不清楚,左眼上睑下垂,发病来无发热、头痛及四肢活动障碍等。既往患2型糖尿病,高血压。神志清楚,言语流利,左眼裂小于右侧,左上睑下垂,左眼球上、下及内收方向活动轻度受限,外展正常,右眼活动无受限,有复视,无眼球震颤,瞳孔不等大,左侧直径4 mm,右侧3 mm,直接、间接光反应均存在,左侧调节反射消失。眼底未见异常。余专科检查未见阳性体征。

最后诊断

1. 脑干梗死
2. 高血压Ⅲ级
3. 2型糖尿病

张×

2016年10月1日

初步诊断

1. 左侧动眼神经不全瘫痪
2. 高血压Ⅲ级
3. 2型糖尿病

张×

2016年9月30日

张×

首次病程记录

2016年9月30日 10:30

姓名:吕×× 性别:男

年龄:49岁 单位职业:北京海淀区××公司职员

主要因"复视、左眼上睑下垂2天",于2016年9月30日10:00入院。

综合病例特点:

1. 一般情况 中年男性,急性起病。

2. 病史要点 病人于2天前自觉左眼不适,下午出现视物重影、不清楚,左眼上睑下垂,曾在门诊就诊,给予口服药物治疗,疗效不佳,今为进一步诊治,门诊以"动眼神经不全瘫、2型糖尿病、高血压"收治入院,发病来精神、饮食、睡眠可,大、小便正常,无发热、头痛及四肢活动障碍等病史。

3. 既往史 "糖尿病"史5年,自服中药治疗,血糖控制可,"高血压"史半年,自服"降压0号,1片,1次/日",无药敏史,无SARS及疑似病人接触史。

4. 体格检查 体温36.3℃,脉搏90次/分,呼吸20次/分,血压140/92 mmHg。发育良好,营养中等,全身皮肤黏膜无黄染及出血点,浅表淋巴不大,咽部无充血,扁桃体不大,口唇无发绀。颈软,甲状腺不大,气管居中。胸廓对称,叩诊呈清音,双肺呼吸音清晰,未闻及干、湿啰音及哮鸣音。心浊音界不扩大,心率90次/分,律齐,心音有力,各瓣膜听诊区未闻及病理性杂音。腹软,无压痛,未触及包块,肝脾肋下未触及,无移动性浊音,肠鸣音存在。双下肢无凹陷性水肿。专科检查:神志清楚,言语流利,左眼裂小于右侧,左上眼睑下垂,双瞳孔等大等圆,直径3 mm,对光反射灵敏,眼底未见异常,张口下颌无偏斜,闭目有力，口角无偏斜，伸舌居中，四肢肌张力、肌力、腱反射正常，未引出病理反射。

5. 辅助检查 血常规正常，胸片未见异常。

诊断：左侧动眼神经不全瘫痪；高血压病Ⅲ级；2 型糖尿病。

诊疗计划：① 护理：二级；② 饮食：糖尿病饮食；③ 实验室检查：血、尿、便常规，生化全套；④ 检查：头颅磁共振成像、心电图；⑤ 治疗方案：暂给予果糖、三磷胞苷二钠、维生素 B_1、维生素 B_{12} 注射液营养神经，待检查回报后及时调整用药。

陈××

2016 年 10 月 1 日 **宋××主任查房记录**

今宋主任查房，详细询问病史及仔细查体：① 病人为中年男性因“复视、左眼上睑下垂”入院。② 既往有糖尿病、高血压病史多年，药物控制可。③ 查体：神清语利，眼底未见异常，左侧眼球活动自如，左侧眼裂小于右侧，左侧上眼睑下垂，左眼上下视不全，有复视，无眼震。双侧瞳孔等圆等大对光反射存在，病理反射未引出。心肺未闻及异常。④ 辅助检查：MRI 示：脑干梗死。分析指示如下：结合病人体征、症状，诊断明确，为脑梗死所致的动眼神经麻痹，但需与面神经麻痹、重症肌无力、动脉瘤、糖尿病引起的动脉硬化及脑血管病变相鉴别。治疗在原基础上加用血塞通 500 mg，静脉滴注。嘱定期监测血糖，以指导临床用药，医嘱已执行。

张×

2016 年 10 月 3 日

病人精神可，诉大便次数多，量少，色黄，呈糊状，考虑饮食不当所致，对症给予小檗碱口服治疗后，腹泻缓解。晨起后自诉睡觉时左眼可稍闭合，视物模糊感减轻，晨测血压为 160/100 mmHg，查体同前，拟加用降压 0 号，继续监测血压。追问病史，病人无活动后肢体无力感，无明显晨轻暮重感，无头痛头晕、恶心呕吐感，无明显肢体活动障碍及吞咽困难等症。病人诊断已明确，继续原治疗方案。

张×

2016 年 10 月 6 日

病人自觉头晕症状消失，复视减轻，主诉左眼局部无发麻、发木感。晨测血压为 150/90 mmHg，查体：左眼睑下垂较前改善，左眼裂闭合可，缝隙减小，左眼睑结膜无充血、水肿，口角无歪斜，伸舌居中，鼓腮对称有力，四肢无明显功能障碍，病理征未引出，脑膜刺激征阴性，心率 76 次/分，节律规整，各瓣膜听诊区无病理性杂音。双肺呼吸音清，未闻及明显干、湿啰音及哮鸣音。入院已 1 周，经过系统规律用药，目前治疗效果明显，嘱其调节情绪，尽量使治疗满一疗程为宜。病人对目前治疗表示满意。

张×

2016 年 10 月 9 日 **宋××主任查房记录**

今宋××主任查房：病人左眼可闭合，视物无重影，无局部憋胀疼痛。查体：

左眼睑结膜无充血、水肿，双侧眼球活动自如，对光反射灵敏，双侧眼裂基本对称，左眼睑无明显下垂。辅助检查回报示：空腹血糖 11.1 mmol/L，支持糖尿病诊断，血尿素氮 7.6 mmol/L，血三酰甘油 2.84 mmol/L，血 α 羟丁酸脱氢酶 78 U/L，尿、便、血常规未见异常，心电图正常。鉴于病人症状明显缓解，治疗上作调整，停血塞通静脉滴注，改丁咯地尔注射液 250 ml 2 次/日静脉滴注，以巩固疗效，嘱病人注意低脂、低糖饮食，遵嘱执行。

张×

2016 年 10 月 17 日

病人血压尚平稳，基本维持在(150～160)/(80～90)mmHg，入院后监测血糖 11.1 mmol/L，嘱其注意饮食，继续自服中药。饮食睡眠可，大、小便正常。查体无阳性体征，病人拟近日出院，嘱其继续口服用药，定期复查。

张×

出 院 小 结

2016 年 10 月 20 日

姓名：吕××，年龄：49 岁，性别：男，单位职业：北京海淀区×××××公司职员。

入院日期：2016 年 9 月 30 日，出院日期：2016 年 10 月 20 日，共住院 20 天。

入院情况：病人于入院 2 天前，自觉左眼不适，继之出现视物重影、模糊不清，左上眼皮下垂，无头痛、咽水呛咳、吞咽困难、声嘶、四肢活动障碍及明显的晨轻暮重感等症状。曾在门诊就诊，给予口服药物治疗(名称、剂量不详)，疗效不佳。今为进一步诊治，门诊以“动眼神经不全瘫，2 型糖尿病、高血压”收治入院，发病来病人精神、饮食、睡眠可，大、小便正常。系统查体未见异常。神经系统检查：神志清楚，言语流利，左眼裂小于右侧，左上睑下垂，左眼球上、下及内收方向活动轻度受限，外展正常，右眼活动无受限，有复视，无眼球震颤，瞳孔不等大，左侧直径 4 mm，右侧3 mm，直接、间接光反应均存在，左侧调节反射消失。眼底未见异常。余专科检查未见阳性体征。

入院诊断：① 脑干梗死；② 高血压Ⅲ级；③ 2 型糖尿病。

诊疗经过：经血、尿、便常规，生化化验，头颅磁共振成像、心电图、胸片等检查，诊断为：① 脑干梗死；② 高血压Ⅲ期；③ 2 型糖尿病，经过给予果糖、三磷胞苷二钠营养神经，血塞通、丁洛地尔改善脑部供血，硝苯地平(心痛定)调整血压，尼莫地平防止血管痉挛，链激酶、阿司匹林防止血小板凝聚等治疗，症状消失。

出院时情况：病人精神、饮食、睡眠好，视物清，查体无阳性体征。

出院诊断：① 脑干梗死；② 高血压Ⅲ期；③ 2 型糖尿病。

出院医嘱：① 糖尿病饮食，生活规律；② 按时服药，定期复查。

张×

第十节 精神科病历

一、精神科病历内容及书写要求

可按第一章要求书写，尚应注意以下几点：

（一）病史

1. 一般项目 应记录病史供给者姓名、与病人的关系、对病史了解程度及估计病史资料的可靠程度等。

2. 主诉 可根据转院病历摘要介绍内容，结合护送人员介绍的病情，简明扼要地描述其就医的主要症状表现及病期。

3. 现病史 要注意查明与发病有关因素、发病的具体日期，起病的急缓、临床症状表现及病情演变情况等。按照症状发生先后，依次描述。症状波动时，注意了解病人当时的处境。入院前接受过哪些治疗及疗效如何。与现病史密切相关的以往精神疾病病史，应在现病史中描述。对再次入院病人，应记录其末次出院日期，出院后工作、学习和服药维持治疗情况，以及了解与再发有关的因素等。患有器质性疾病尚未痊愈者，不论病史多久，均应在现病史中另段说明。

4. 既往史 注意既往患过何种疾病，如各系统疾病、传染病及头部外伤、手术史等，有无药物过敏史等情况。

5. 个人史 尽可能包括胎儿时期及围生期情况，自出生至当前，病人的生活、学习及工作经历与恋爱、婚姻及生育情况，夫妻感情状况，配偶及子女健康状况，女性病人的月经史，了解病前性格特征、人际关系及兴趣爱好和烟、酒等其他不良嗜好。

6. 家族史 注意近亲两系三代中有无神经精神病或性格异常病人。了解家庭生活情况，家庭成员间的关系，以及家庭环境对病人的影响程度等。

（二）体格检查

1. 按一般病历书写要求进行。一般体检如无阳性体征，记录从简。

2. 神经系统检查基本上按神经科病案记录要求进行。如无阳性体征，记录亦可从简。检查异性病人时，应有护士在旁协助进行。

（三）精神检查

1. 一般表现 包括意识状态（清醒、蒙眬、混浊、谵妄、昏睡、昏迷），服饰（平常、整洁、不洁、奇异），接触（合作、多礼、谦逊、倔强、粗暴、骄横、恐惧、退缩、孤僻，拘泥），注意力（集中、散漫、增强、随境转移、迟钝）。精神检查合作情况。

2. 知觉检查 有无错觉、幻觉及对时间、空间和形象方面的感知综合障碍等。可采用直接询问方式，或通过观察病人的表情或行为表现而直接获悉。注意当时的意识状态是否清晰，症状持续或间断出现，以及病人对症状的反映等。

3. 言语及思维内容

（1）言语的表达：注意病人说话时音调高低，语流速度及言语内容等。检查有无言语增多、减少或中断；回答是否切题，前后连贯性如何，中心内容是否明确；有无病理性赘述、意念飘忽，音联意联、重复言语、模仿言语及创造新词等。应按病人原话，如实记录。

（2）思维内容：① 妄想，通过接触交谈，了解有无被害、关系、夸大、罪恶、疑病、嫉妒、释义及被控制（影响）等妄想。检查时要善于启发诱导，使其愿意尽情倾吐。对其妄想内容不要轻易地进行解释或否定，以免引起反感；更不能滥施同情，使病人对此更为坚信不疑。妄想的具体内容，应按病人的原话记录下来。② 强迫性症状群：注意有无强迫观念、强迫情感及强迫行为等表现。

4. 情感　注意观察面部表情及其对外界事物的反应，如喜悦、欣快、迟钝、淡漠、忧郁、惊恐、焦虑、急躁、易怒及病理性激情等。注意上述情感反应与当时的客观环境及内心体验是否协调，注意观察了解有无悲观、消极、沮丧、绝望情绪的流露。

5. 智力　应根据病人的文化程度、生活经历、工作性质及当地风俗习惯等情况进行检查，争取病人合作，检查结果才比较真实可靠。

（1）记忆力：分近记忆及远记忆两种。通过对近日发生的事情及以往生活经历的回忆，分别了解之。

（2）计算力：可采用心算或笔算方式测验。

（3）分析及综合能力：包括判断事物的正确性，鉴别能力、成语解释及对一般事物理解等。

（4）一般常识：包括对时事、史地、自然科学、社会科学及专业有关方面基本知识掌握情况等。上述检查结果分为良好、尚佳及不良三种。

6. 精神运动观察及检查有无下述异常表现。

（1）运动抑制：卧床不起、孤僻退缩。动作迟钝、呆立不动、缄默不语、木僵等。

（2）运动兴奋：独自徘徊、坐卧不宁。兴奋激动、伤人与自伤行为、好管闲事等。

（3）奇异动作和紧张综合征：蜡样屈曲、违拗、模仿动作。刻板动作、被动服从、乔装。

7. 定向力及自知力

（1）定向力包括对时间、地点、人物及自身处境的辨认能力。

（2）自知力指病人对自身精神疾病的认识能力和态度，对治疗有无迫切要求，对今后的工作、学习和生活有何打算等。

检查结果分为存在、部分存在及缺失。

8. 中医辨证　采用中医治疗或中西医结合治疗的病例，可根据四诊八纲所见，进行辨证分型。

二、精神科病历示例

入 院 记 录

姓名：邵××	单位职业：河北××税务局，干部
性别：男	通讯地址：河北省××县六沟乡
年龄：35 岁	入院日期：2016 年 4 月 4 日　12:50
婚姻：离异	病史采取日期：2016 年 4 月 4 日　12:52
籍贯：河北	病史记录日期：2016 年 4 月 4 日　14:00
民族：汉族	病情陈述者：邵××（哥哥，可靠欠详细）

主诉　认为有人议论自己，疑妻对自己不贞 8 年余，加重 1 个月。

现病史　病人于 2008 年末，无明显原因认为妻子对自己不忠，说不出具体表现，怀疑同事背后议论自己，有人小声说话便认为是在说自己，说话絮叨。2007 年有一练功者让其熄灯后给其“发功”，便认为此人趁黑摸他的妻子，并认为妻子对自己不贞，怀疑周围的人都在议论他，说他的坏话。2008 年到天津一所精神病医院诊治，诊断为“精神分裂症”，服用“氯丙嗪”等抗精神病药物治疗（具体不详）4 个月，好转出院。出院后能从事一般的工作，因自行停药，出现病情反复，无端认为其妻对自己不贞，周围的人都在议论自己，有时情绪不稳定，常与其妻吵架，偶有殴打妻子的行为。2008 年离婚，与父母一同生活，未系统服药治疗，不能正常工作。2009 年到石家庄某私人精神病医院住院治疗，应用抗精神病药物、中药（具体药名及剂量不详）及针灸治疗 4 个月，病情好转出院，后仍未系统服药。2009 年与前妻复婚后，又认为妻子对自己不忠心，经常与妻子打架，2010 年秋又离婚。近 1 个月来自行停药，病情加重，认为妻子对不起自己，有时跟踪自己的妻子，看见妻子跟别人说话，便认为妻子跟别人好。有时认为有人跟踪自己，监视自己的一举一动，还认为别人要害自己，睡觉时要把门顶住，认为有人会穿墙术，不敢入睡。认为医师给自己的药有很大的毒副作用。夜间睡眠较差，有时整夜不入睡。第二天，精力很充沛，看见别人做个动作，便认为是针对他的，说背上的瘊子是有人拿激光枪打的，并在里面埋了毒。睡眠差，饮食尚好，大、小便正常。2016 年 4 月 4 日到我院门诊检查，诊断为“精神分裂症”，收入我科住院治疗。病人自发病以来饮食一般，睡眠较差，无头痛及发热，无毁物等行为。

既往史　平素体健，否认传染病史，近期无预防接种史。

系统回顾

五官：头部无疖疮及外伤史。双眼视力好。无耳痛、流脓，听力正常。无慢性鼻阻塞及流脓性分泌物史。无牙痛及扁桃体发炎病史。

呼吸系统:无慢性咳嗽、咳痰、咯血、发热、胸痛及呼吸困难史。

循环系统:无心悸、气促、头晕、心前区痛、高血压、水肿史。

消化系统:无上腹部疼痛、恶心、呕吐、泛酸、嗳气史,无腹痛、腹泻,无脓血便史,无尿黄及皮肤黄染史。

泌尿生殖系统:无尿频、尿急、尿痛、血尿及排尿困难史。无腰痛、水肿及外生殖器溃疡病史。

血液系统:无头晕、心悸、耳鸣及骨骼疼痛史,无鼻出血、牙龈出血及皮肤瘀斑史。

内分泌及代谢系统:无颈包块、心悸、多汗、畏寒、抽搐史,无多饮、多尿、多食史。

神经系统:无头痛、恶心、呕吐及视物障碍,无抽搐、意识障碍及大、小便失禁史。

运动系统:无运动障碍、关节脱位及骨折史。

外伤及手术史:无。

中毒及药物过敏史:无

个人史 病人1969年6月20日,生于河北××,系第二胎,足月顺产,母孕期正常,幼年发育良好,适龄上学,学习成绩一般,大专文化,1990年毕业后到××税务局工作,人际关系可。无疫区旅居史。平时性格内向。吸烟20支/日、无饮酒史及其他嗜好。否认毒物、放射性物质及传染病接触史。

家族史 父母健在,兄一人体健。一女身体健康,家族中无遗传病史及相似病病人。

体格检查

一般情况 体温36.5℃,脉搏98次/分,呼吸23次/分,血压140/100 mmHg。发育正常,营养中等,自动体位,面色如常人,神志清楚,查体合作。

皮肤及淋巴结 全身皮肤、黏膜无黄染,未见皮疹及出血点、蜘蛛痣,无皮下结节,无水肿,有弹性,因出汗较多,皮肤略显湿润。全身浅表淋巴结无肿大。

头部

头颅 无畸形,毛发分布正常,无异常隆起及压痛。

眼部 眉毛无脱落,双眼睑无水肿,睑缘无内、外翻,无倒睫。睑结膜无充血、滤泡及瘢痕,球结膜稍充血,巩膜无黄染,角膜无云翳。双侧瞳孔等大等圆,对光反射存在。

耳部 耳廓无畸形,外耳道无脓性分泌物,乳突无压痛。鼻腔通畅,鼻翼无扇动,鼻窦区无压痛。

口腔 口唇无发绀,牙齿整齐,牙龈无出血,舌色淡红,口腔黏膜无溃疡,咽无充血，双侧扁桃体无肿大。腭垂居中。

颈部 颈软，颈静脉无怒张，颈动脉无异常搏动，气管居中，甲状腺不大，未触及结节、震颤，未闻及血管杂音。

胸部

胸廓 无畸形，双侧呼吸运动对称，呼吸节律规整，语颤相称，无胸膜摩擦感。

肺脏 视诊：呼吸节律规整，呼吸运动两侧对称。

触诊：无语音震颤及胸膜摩擦感。

叩诊：双肺叩呈清音，肺肝界位于右锁骨中线第 5 肋间，呼吸移动度4.5 cm。

听诊：双肺呼吸音清，未闻及干、湿啰音及胸膜摩擦音，语音传导双侧对称。

心脏 视诊：心前区无异常隆起，心尖搏动在左侧锁骨中线内 0.5 cm，搏动范围 1 cm。

触诊：心尖搏动在左侧锁骨中线内 0.5 cm 处最强。心前区未触及震颤，无抬举性搏动及心包摩擦感。

叩诊：心浊音界无扩大，如右表。

听诊：心率 98 次/分，律齐，心音有力，各瓣膜听诊区未闻及病理性杂音。

右(cm)	肋间	左(cm)
2.0	Ⅱ	2.0
2.5	Ⅲ	4.0
3.5	Ⅳ	5.5
	Ⅴ	8.0

锁骨中线距前正中线 9 cm

腹部 视诊：腹平坦，未见腹壁静脉曲张，未见肠型及蠕动波。

触诊：腹软，全腹无压痛、反跳痛及肌紧张，未触及包块，肝、脾肋下未触及。

叩诊：腹部无移动性浊音，肝脾区无叩击痛，双肾区无叩击痛。

听诊：肠鸣音正常，4 次/分，胃区无振水音，肝脾区无摩擦音，未闻血管杂音。

肛门及外生殖器 外生殖器发育正常，无包茎、尿道分泌物，睾丸位置、大小正常，附睾无结节及肿痛。精索无增粗、结节及静脉曲张，阴囊无肿胀，肛门无外痔、肛裂。

脊柱及四肢 脊柱四肢无畸形，肌张力正常，脊柱无叩击痛，关节无红肿，活动自如。甲床无微血管搏动，股动脉及肱动脉无枪击音。

神经系统 嗅神经正常，视力正常。粗测视野正常。上睑无下垂，眼球各方向活动自如，无震颤。面部感觉无异常。脊柱四肢无畸形，关节活动自如，颞肌、咬肌无萎缩，两侧肌力相等。角膜反射存在，张口时下颌无偏斜。皱额、闭眼、露牙均佳。鼻唇沟无变浅。听力正常。无声音嘶哑、失音、鼻音及吞咽困难。软腭动度正常。腭垂无偏斜。咽反射存在。胸锁乳突肌及斜方肌无萎缩。伸舌无偏斜，舌肌无萎缩和肌纤维颤动。无肌肉萎缩和肌束颤动。肌力、肌张力正常。无不自主运动。痛觉、温觉、触觉正常。位置觉和震动觉无异常。皮肤定位觉，两点辨别觉和物体辨别觉均正常。角膜、腹壁、提睾反射正常。肱二头肌、肱三头肌、桡骨膜、膝和跟腱反射正常。未引出霍夫曼征、巴宾斯基征、戈登征、奥本海姆征和查多克征。未引出凯尔尼格征、布鲁津斯基征。

精神检查：

一般表现　意识清楚，接触较被动，服饰整齐，注意力欠集中，问答切题，个人生活自理差，检查欠合作，强制送入病房。

知觉　查及明显的感觉异常，有内感性不适，称自己肚子里的脏器不舒服，形容不出来，未查及幻觉、错觉及感知综合障碍。

你哪里不舒服？　　我肚子难受。

你肚子哪里难受？　　我肚子里都难受，形容不出来。

一个人时，听到过别的声音吗？　　没有。

一个人时，看见过别的东西吗？　　没有。

你看人或看别的东西时，样子有变化吗？　　没有。

看东西时的距离，跟实际距离有变化吗？　　没有。

言语及思维　言语清楚，语量多、语速稍快、语音无明显异常。查及明显的关系、被害、嫉妒及被监视感，认为有人要害他，别人做的动作都是针对他的，认为妻子对自己不忠，认为领导派人跟踪自己。

有人背后议论你吗？　　是的。

什么人背后议论你啊？　　好多人，有我们单位的，有我们小区的。

他们背后说你什么啊？　　说关于我的坏话。

听说你离婚了？　　是的。

为什么离婚了？　　她老跟别的人好，我们经常打架，所以就分开了。

她跟别的人好，你抓到过吗？　　没有，我看见过。

你感觉周围的人对你好吗？　　不好，我很害怕，他们都想害我。

他们为什么害你，怎么害你的？　　不知道，怎么害我我也不知道，我很害怕。

你说的他们都有谁啊？　　有领导派来的人，也有周围的人。

领导派人监视过你吗？　　是的，他派人跟踪我。

领导为什么派人跟踪你啊？　　不知道，有一次我去开会，看见后面有人跟踪我，他们都是领导的人。

智力　远、近、即刻记忆力正常；计算力尚好，如“100－7＝93、93－7＝86”；分析综合能力可，一般常识能理解，智能与病人所受的教育及病人的生活环境相吻合。

你是哪一年结婚的?	我是1991年结婚的(对)。
你早上吃的什么饭?	鸡蛋跟馒头(对)。
跟我记住4526356。	4526356(1分钟后复读)。
泥菩萨过河是什么意思?	自身难保。
橘子跟苹果有什么异同?	都是水果,味道不一样。
一斤铁和一斤棉花哪个重?	一样重。
小孩和矮子有什么不一样吗?	小孩是年龄小,矮子是个子小。

情感 表情平淡,情绪不稳,情感反应与思维内容及环境不协调。无悲观厌世情绪。

有什么心事吗?	我妻子跟别人好,对我不忠(表情没有痛苦变化)。
周围的人对你好吗?	他们都想害死我(面带笑容)。

精神运动 饮食一般,睡眠较差,对治疗护理欠合作。无精神运动性兴奋和抑制,无伤人毁物行为和奇异动作。

定向力及自知力 对时间、地点、人物及自身处境辨别清楚,对自身疾病无认识及批判能力,无自知力。

你叫什么名字?	邵××。
你这是在什么地方?	北京××医院。
现在是什么时间?	中午,刚吃完午饭。
我是干什么的?	医师,看病的。
你有什么毛病吗?	我很好,没有什么病。
为什么到医院来?	他们强制送我来的。

辅助检查 血常规:Hb 148 g/L,RBC 4.46×10^{12}/L,WBC 6.3×10^{9}/L,N 58%,L 34%,PLT 186×10^{9}/L。尿常规:大致正常。便常规:黄、软、镜检正常。

小结 病人邵××,男,35岁,因"行为异常、胡言乱语,多疑、认为妻子不贞8年余"入院,病前性格内向。2007年无明显原因出现怀疑同事背后议论他,有人小声说话便认为是在说自己,说话絮叨。2008年出现认为妻子有外遇,怀疑周围的人都在议论他,先后两次在精神病医院住院治疗,均病情好转出院,在外又自行停药,病情加重,因在家难以管理,来我院治疗。家族史阴性。躯体及神经系统检查未见阳性体征。精神检查:意识清楚,接触较被动,注意力欠集中,个人生活自理差,强制送入病房。查及明显的感觉障碍,有内感性不适。语量多、语速稍快。查及明显的关系、被害、嫉妒妄想及被监视感。表情平淡,情绪不稳,情感反应与思维内容及周围环境欠协调。远、近、即刻记忆力正常,无精神运动性兴奋和抑制,无伤人毁物行为和奇异动作。定向力佳,无自知力。

最后诊断

精神分裂症，偏执型

刘××

2016年4月4日

初步诊断

偏执型精神分裂症，

刘××

2016年4月4日

首次病程记录

2016年4月4日 14:00

姓名：邵×× 性别：男

年龄：35岁 民族：汉族

籍贯：河北 部职别：河北××税务局，干部

因认为有人议论自己，疑妻子对自己不贞8年余，加重1个月。于2016年4月4日入院。

综合病历特点：

1. 一般情况 青年男性，病前性格内向。

2. 病史要点 病人于2008年末，无明显原因认为妻子对自己不忠，说不出具体表现，怀疑同事背后议论自己，有人小声说话便认为是在说自己，说话絮叨。2007年有一练功者让其熄灯后给其“发功”，便认为此人趁黑摸他的妻子，认为妻子对自己不贞，怀疑周围的人都在议论他，说他的坏话。2007年到天津一所精神病医院诊治，诊断为“精神分裂症”，服用“氯丙嗪”等抗精神病药物治疗（具体不详）4个月，好转出院，出院后能从事一般的工作，因自行停药，出现病情反复，无端认为其妻对自己不贞，周围的人都在议论自己，有时情绪不稳定，常与其妻吵架，偶有殴打妻子的行为。2008年离婚，与父母一起生活，未系统服药治疗，不能正常的工作。2009年到石家庄某私人精神病医院住院治疗，应用抗精神病药物、中药（具体药名及剂量不详）及针灸治疗4个月，病情好转出院，后仍未系统服药。2009年与前妻复婚后，又认为妻子对自己不忠心，经常与妻子打架，2010年秋又离婚。近1个月来自行停药，病情加重，认为妻子对不起自己，有时跟踪自己的妻子，看见妻子跟别人说话，便认为妻子跟别人好。有时认为有人跟踪自己，监视自己的一举一动，还认为别人要害自己，睡觉时要把门顶住，认为有人会穿墙术，不敢入睡。认为医生给自己的药有很大的毒副作用，可以吃死自己。夜间睡眠较差，有时整夜不入睡，第二天，精力很充沛，看见别人做个动作，便认为是针对他的，说背上的瘊子是有人拿激光枪打的，并在里面埋了毒。睡眠差，饮食尚好，大、小便正常。2016年4月4日到我院门诊检查，诊断为“精神分裂症”，收入我科住院治疗，病人自发病以来饮食一般，睡眠较差，无头痛及发热，无毁物等行为。

3. 既往史 否认传染病史，近期无预防接种史，无外伤及手术史，无药物过

敏史。

4. 体格检查

(1) 一般检查：体温 36.5℃，脉搏 98 次/分，呼吸 23 次/分，血压 140/100 mmHg。发育正常，营养良好，神志清楚，自动体位。全身皮肤无黄染，无瘢痕，浅表淋巴结未扪及。五官端正，两侧瞳孔等大，两侧鼻通气良好，两外耳道无溢脓。咽部无充血，扁桃体无肿大。颈软，气管居中，甲状腺不大。胸廓对称无畸形，双侧呼吸运动对称，语颤无差异，叩呈清音，双肺呼吸音清，未闻及干、湿啰音。心界叩诊不大，心率 98 次/分，律齐，未闻及杂音。腹软无压痛，肝脾肋下未及，肠鸣音正常。四肢关节无红肿。神经系统检查未见阳性体征。

(2) 专科检查：意识清楚，接触较被动，服饰整齐，注意力欠集中，问答切题，个人生活自理差，检查欠合作，强制送入病房。未查及明显幻觉、错觉及感知综合障碍。语量多、语速稍快、语音无明显异常。查及明显的被害、关系及嫉妒妄想等妄想体验和被监视感，认为有人要害他，别人做的动作都是针对他的，认为妻子对自己不忠，认为领导派人跟踪自己。表情平淡，情绪不稳，情感反应与思维内容及周围环境欠协调，无悲观厌世情绪。远、近、即刻记忆力正常；计算力尚好，如"100－7＝93、93－7＝86"；分析综合能力可，一般常识能理解，智能与病人所受的教育及病人的生活环境相吻合。饮食一般，睡眠较差，对治疗护理欠合作。无精神运动性兴奋和抑制，无伤人毁物行为和奇异动作。对时间、地点、人物及自身处境辨别清楚，定向力佳。承认有病，对自身疾病无认识及批判能力，无自知力。

5. 辅助检查　血常规：Hb 148 g/L，RBC 4.46×10^{12}/L，WBC 6.3×10^{9}/L，N 59%，L 34%，PLT 186×10^{9}/L。胸透及心电图检查：未做。

拟诊讨论：

1. 躁狂抑郁性精神病(躁狂型)　病人以情绪高涨、思维奔逸、意志行为增多为主要特征，表现兴高采烈，洋洋自得；兴奋话多，滔滔不绝，观念飘忽，音联意联，吹嘘自己才华出众；交际多，素不相识的人一见如故，整天忙忙碌碌，但虎头蛇尾，一事无成。此病人虽有广泛的夸大妄想，但不具备上述三高的特点，不支持此病。

2. 偏执性精神病　病人以系统的夸大、被害、嫉妒等妄想为主要症状，内容固定，与现实生活有联系，不经了解，难辨是非，这种病人人格保持完整，如果病人隐瞒其系统妄想，则与正常人无异。该病人妄想内容荒谬泛化，可排除本病。

3. 精神分裂症-偏执型　多发病于中青年，起病较缓慢，起初变得敏感多疑，逐渐发展成妄想；妄想的范围可逐渐扩大，内容泛化，以关系、被害妄想为最多，其次是自罪、影响、中毒和嫉妒妄想，一般不伴有感知障碍，或虽伴有幻觉，但在整个病程中仍以妄想为主；此病人符合上述症状，故此诊断成立。

初步诊断：精神分裂症。

诊疗计划：

1. 拟查项目，计划完成日期　血尿便常规、血型，2016 年 4 月 4 日；生化全项、乙肝五项，2016 年 4 月 4 日；心电图、胸透检查，2016 年 4 月 5 日。

2. 治疗　① 按精神病一般护理常规；一级护理；普食；② 抗精神病药物治疗快速氟哌啶醇治疗。氟哌啶醇注射液 10 mg、盐酸异丙嗪 50 mg 肌内注射 2 次/日，以后逐渐停用氟哌啶醇快速治疗，加用利培酮（维思通）治疗；③ 心理治疗 3 次/周，工娱治疗 5 次/周，行为矫正治疗 1 次/日。

3. 预后估计：病人诊断为精神分裂症（偏执型），慢性起病，病程较长，未经系统治疗，预计疗效较差。

刘××

一般病程记录及出院记录略。

第十一节　老年病科病历

一、老年病科病历内容及书写要求

可按第一章要求书写，尚应注意以下几点：

（一）病史

1. 亚太地区规定以年龄≥60 岁、世界卫生组织（WHO）以年龄≥65 岁为老年。

2. 一般项目中应记录病史供给者及病史资料可靠程度。

3. 老年人由于耳聋、语言困难、健忘和智力障碍，常不能确切地提出主诉和突出主要症状。采集病史必须耐心、细致、热忱、体贴。可先询问病人本人，表达不清楚之处，随时请亲属解释；然后再系统地询问最知情的亲属，以期获得尽可能正确的资料。如对病史可靠性有怀疑，要随时对老年人的智力和意识进行检查，如询问近期饮食、活动或进行简单运算等。

4. 老年病人症状体征常不典型，如无痛性心肌梗死或骨折，无热性败血症，无症状性血尿，无呼吸系统主诉的肺炎，无腹肌紧张的内脏穿孔，无颈强直的脑膜炎等。而多数呈现一般非特异性症状，如淡漠、嗜睡、谵妄、气促、恶心、呕吐、疼痛、眩晕、跌跤、排尿障碍等，均应充分重视，并做认真、细致的调查，以免漏诊、误诊。

5. 病史中应注意询问药物治疗及过敏史；饮食及体重变化，排尿情况，有无排尿困难、尿失禁及夜尿增多，大便习惯，有无便血或大便变形，女性阴道分泌物情况，有无共济失调及跌跤；精神、情绪及智力情况，有无语言、行为改变及幻觉等。

6. 尽可能调阅并扼要摘录过去的病案，尤其是原始的检查资料，如心电图、

X线片及病理切片等情况。

（二）体格检查

1. 一般情况，应包括身高、体重、步态、卧位及立位血压，估计有姿势性低血压可能者，应在平卧5～15分钟后起立2分钟内，测立位血压。腋下、口腔温度过低或可疑及意识障碍者，应检查肛温。常规检查双侧颞动脉、颈动脉、桡动脉、足背动脉。

2. 头、颈部，注意老年环、白内障、耳垂纹、听力、牙齿、齿龈、舌、淋巴结及甲状腺。

3. 胸部，女性乳房及腋下淋巴结，肺底音，心音、心率及心律。

4. 腹部、肛门，注意脏器肿大、异常包块及粪块。肛门指诊作为常规，同时触诊前列腺。

5. 妇科检查，视需要及病情许可，请妇科会诊施行。

6. 神经系统，应检查：① 共济运动与肌力，可做指鼻试验、跟膝胫试验及闭目难立征（Romberg征）；② 肌张力；③ 深反射；④ 视野。

（三）辅助检查

应包括红细胞沉降率、血糖、血脂、电解质、肝功能、肾功能、甲胎蛋白、尿蛋白、尿糖、心电图及胸部X线片，应列为常规。

（四）诊断讨论及诊疗计划

应突出本次就诊的主要疾病或功能障碍，次要疾病及各系统功能障碍亦不容遗漏，但务必分清主次。

二、老年病科病历示例

入 院 记 录

姓名：张××　　性别：男性

年龄：70岁　　婚否：已婚

籍贯：吉林省四平市　　民族：汉族

家庭地址：北京市西城区××园

单位职业：国家××银行退休干部

入院日期：2016年7月5日 11:00

病情陈述者及可靠程度：病人家属，基本可靠

主诉　记忆力减退1年余，精神异常1个月。

现病史　1年多以前无明显诱因病人家属发现病人记忆力减退。对新近发生的事容易遗忘，如当天发生的事情不能记忆、刚刚做过的事或说过的话不记得、购物付款后忘记拿所购物品、读报看电视后不能回忆其中内容等。1年来记

忆力减退逐渐加重，表现为经常遗落物品、忘记熟人的名字、不能辨认回家的路线，并于2015年底外出后走失1次。以此引起了家人的注意，遂带其于北京大学人民医院就诊，经头颅CT及心理、智商测试等检查，初步诊断为“阿尔茨海默病”，给予石杉碱(哈伯因)等口服药物治疗，上述症状无明显好转。1个月前家属发现病人有自言自语及强迫症状，每日夜间不眠，自行整理书桌持续数小时，并自述要到单位上班(事实上早已退休在家)，对家人的劝阻大发脾气。故家属送其来我院检查。门诊查血常规、胸片等检查后以“阿尔茨海默病”收入我科。病人自发病以来，饮食正常，近日夜间不眠、白天嗜睡，症状加重，大小便如常，体重无明显改变。

既往史 否认肝炎、结核等传染病病史。近20年无预防接种史。

系统回顾

五官：无眼部红肿、疼痛、视物模糊史，无慢性鼻塞及流脓涕史，无耳痛、外耳道流脓史。

呼吸系统：无气喘、呼吸困难史，无慢性咳嗽、咳痰、咯血史，无午后低热、胸痛史。

循环系统：“高血压”20余年，平时未规律服用降压药物，血压可维持130/80 mmHg左右，血压最高达190/110 mmHg。“冠心病”6年，平时无明显心前区闷痛，偶有期前收缩。“脑动脉硬化”6年，无急性脑血管病病史。无下肢水肿史。

消化系统：无腹痛、腹胀及慢性腹泻史，无嗳气、泛酸史，无呕血、黑便及皮肤黄染史。

血液系统：无牙龈出血、皮肤黏膜瘀点、瘀斑史。

泌尿生殖系统：“前列腺增生”5年，夜尿次数较多，有尿急、排尿困难。无腰痛史。

内分泌及代谢系统：无多饮、多食、多尿和消瘦史。无心悸、多汗史。

神经精神系统：无头痛、眩晕、昏厥、抽搐史。

运动系统：无关节疼痛、活动受限史，无骨折及脱位史。

外伤及手术史：无

中毒及药物过敏史：无

个人史 原籍吉林省，生于原籍。18岁参加工作，在京工作已数十年。否认疫水接触史。无烟酒嗜好。23岁结婚，生育一男二女。

家族史 父母早亡，死因不详，有兄弟3人，兄死于“高血压、脑出血”，弟健在。配偶和子女均健康。否认家族遗传病病史。

体格检查

一般情况　体温36℃，脉搏72次/分，呼吸20次/分，血压156/90 mmHg。发育正常，营养中等，体型瘦长，慢性病容，神志清楚，表情淡漠，自动体位，查体合作。

皮肤、黏膜 皮肤无发绀、黄染及色素沉着，无水肿，未见皮疹及出血点。

淋巴结 双侧颌下、耳前、耳后、乳突区、枕骨下区、颈后三角、颈前三角、锁骨上窝、腋窝、滑车上、腹股沟、腘窝淋巴结及颏下淋巴结均未触及肿大。

头部

头颅 大小、形态如常，头发花白，光泽稍差，分布均匀，头部无瘢痕，无压痛及包块。

眼部 眼睑无水肿，睑结膜未见出血点，无充血及水肿。巩膜无黄染，角膜透明，瞳孔等大等圆，对光反射存在，调节反射、辐辏反射存在。

耳部 听力尚佳，无异常分泌物，乳突无压痛。

鼻部 鼻前庭轻度红肿，有少量浆液性分泌物，无鼻翼扇动，鼻通气好，鼻窦无压痛。

口腔 唇色红润，全口义齿，牙龈无红肿溢脓。双侧扁桃体无肿大，咽部黏膜红润，声音无嘶哑。

颈部 无抵抗，双侧对称，颈静脉无怒张，肝颈静脉反流征(一)，未见颈动脉异常搏动，气管居中，甲状腺不大。

胸部

胸廓 对称，腹式呼吸为主，呼吸节律规整，未见异常搏动，无静脉曲张。

肺部 视诊：呼吸运动双侧对称。

触诊：双侧呼吸动度均等，双侧语颤无明显差别，无胸膜摩擦感。

叩诊：双肺叩诊呈清音，肺下缘位于右侧锁骨中线上第6肋间，肩胛下角线第9肋间，左侧肩胛下角线第10肋间，移动度约5 cm。

听诊：双肺呼吸音清，未闻及干、湿啰音及哮鸣音，无病理呼吸音及胸膜摩擦音。

心脏 视诊：心前区无隆起，心尖搏动位于左侧第5肋间锁骨中线外1.5 cm。

触诊：未触及震颤，心尖搏动位置同上。

叩诊：心脏向右下扩大。心浊音界如右表。

右(cm)	肋间	左(cm)
2.0	Ⅱ	5.0
3.0	Ⅲ	7.0
4.0	Ⅳ	9.0
	Ⅴ	11.0

左锁骨中线距前正中线9 cm

听诊：心率72次/分，与脉搏一致，律齐，主动脉瓣区第二音亢进，各瓣膜听诊区均未闻及病理性杂音。

周围血管征 无毛细血管搏动、枪击音、水冲脉及动脉异常搏动。

腹部 视诊：腹部平坦，无膨隆及凹陷，无皮疹及色素沉着，无静脉曲张，未见胃肠型及蠕动波。

触诊:腹软,无压痛、反跳痛及肌紧张,未触及包块,无液波震颤及振水音。肝、脾及肾脏均未触及,膀胱无膨胀,肾及输尿管无压痛。

叩诊:呈鼓音,肝上浊音界位于右锁骨中线第5肋间,下界位于右季肋下缘。肝区无叩痛,无移动性浊音。

听诊:肠鸣音存在,3次/分,无亢进。未闻及血管杂音。

外阴、肛门及直肠 阴毛分布正常,龟头无溃疡、瘢痕,尿道口无异常分泌物,阴囊无水肿及皲裂,睾丸及附睾无压痛,肛门无肛裂及外痔,直肠指诊未触及包块,指套无染血。

脊柱及四肢 脊柱无畸形,活动度正常,无压痛及叩痛。四肢无畸形,关节活动正常,无杵状指(趾),无肌肉萎缩及静脉曲张,关节无红肿及压痛,双下肢无凹陷性水肿。

神经系统精神状态 意识清楚,情感淡漠,精神正常。回答问题欠准确。时间、地点、人物定向力减退。计算力明显下降。远期及近期记忆力明显下降。理解判断力减退,自知力差。时有言不达意,无构音困难及声音嘶哑,无失语。

脑神经

嗅神经:嗅觉粗测正常。

视神经:视力:检查欠配合。视野:双视野粗测正常。眼底:视盘边界清,生理凹陷存在,动脉变细,动脉∶静脉=1∶3,反光增强,无出血及白斑,无视盘水肿。瞬目反射存在。

动眼神经、滑车神经、展神经:眼裂对称,眼睑无下垂,双侧眼球位置居中,无凹陷及突出,双侧眼球运动自如,无复视,无眼震。双侧瞳孔等圆等大,左∶右=3∶3(mm),双眼间、直接对光反射灵敏;辐辏反射正常。

三叉神经:双侧角膜反射正常,双侧颜面部深浅感觉正常,双侧咬肌有力,下颌无偏斜。

面神经:双侧额纹对称,双眼闭合有力,双侧鼻唇沟对称,示齿口角无歪斜,鼓腮无漏气,舌前2/3味觉未查。

听神经:双耳听力粗测正常。双侧Rinne试验气导>骨导,Weber试验居中,Schwabach试验正常。

舌咽神经、迷走神经:声音无嘶哑,饮水无呛咳,软腭上举有力,双侧咽反射存在,腭垂居中,吞咽正常,舌后1/3味觉未查。

副神经:双侧转颈、耸肩有力,无肌肉萎缩。

舌下神经:伸舌居中,舌肌无萎缩及纤颤。

运动系统

肌体积:躯干及四肢肌容积正常,无萎缩及肌纤维束震颤。无不自主运动、静止性震颤。

肌张力:四肢肌张力稍高。

肌力：双上肢肌力Ⅴ级，双下肢肌力Ⅴ级。

共济运动：双侧指鼻试验动作缓慢，尚稳准，无意向震颤，双侧快复轮替试验缓慢，双侧跟膝胫试验欠配合，闭目难立征阴性。步态：正常。

感觉系统

浅感觉　双侧痛觉、温度觉（冷热）及触觉正常。

深感觉　双侧肢体音叉振动觉、位置觉正常。

复合感觉　形体觉、实体觉检查不能配合。

反射

深反射，双侧肱二头肌腱、肱三头肌腱、桡骨膜反射、膝腱反射、跟腱反射（＋～＋＋），髌阵挛、踝阵挛未引出。

浅反射，双侧上、中、下腹壁反射消失，双侧跖反射存在，双侧提睾反射减弱，肛门反射存在。

病理反射　双侧 Rossolimo 征（－）、Babinski 征（－）、Chaddock 征（－）、Oppenheim 征（－）、Gordon 征（－）、Schaeffer 征（－）、Pussep 征（－）。

脑膜刺激征　颈软，无颈强直，Kernig 征（－），Brudzinski 征（－）。

自主神经系统　皮肤色泽好，无汗液分泌障碍，双侧皮温正常，无膀胱括约肌功能障碍，皮肤划痕症（＋）。

辅助检查　2016 年 7 月 5 日门诊

血常规：WBC 3.6×10^{9}/L，N 53％，余正常。

胸部 X 线片：双肺未见明显实性浸润，心、膈正常。

头颅 CT：双侧脑室轻度对称性扩张，脑沟、裂明显增宽加深。广泛性脑萎缩。

脑电图：弥漫性慢波改变。

小结　老年男性，发病年龄 69 岁，进行性加重的记忆力减退和智能障碍，认知功能障碍，无意识障碍，伴有精神和行为异常，排除其他可以导致进行性记忆和认知功能障碍的脑部疾病，初步诊断为阿尔茨海默病。

最后诊断

1. 阿尔茨海默病
2. 脑动脉硬化症
3. 高血压
4. 冠状动脉粥样硬化性心脏病
5. 前列腺增生

刘×

2016 年 7 月 5 日 12:10

初步诊断

1. 阿尔茨海默病
2. 脑动脉硬化症
3. 高血压
4. 冠状动脉粥样硬化性心脏病
5. 前列腺增生

刘×

2016 年 7 月 5 日 12:10

首次病程记录

2016 年 7 月 5 日 12:10

姓名:张××　　　　　　　　　　性别:男

年龄:70 岁　　　　　　　　　　单位职业:国家××银行退休干部

因“记忆力减退 1 年余,精神异常 1 个月”于 2016 年 7 月 5 日 11:00 入院。

综合病例特点:

1. 一般情况　老年男性,隐匿起病,慢性病程。

2. 病史要点　记忆力减退 1 年余,经常遗落物品、忘记熟人的名字、不能辨认回家的路线,并于 2015 年底外出后走失 1 次。1 个月前出现精神异常,有自言自语及强迫症状,睡眠障碍,易激惹。

3. 既往史　“高血压”20 余年,“冠心病”6 年,“脑动脉硬化”6 年,否认糖尿病病史。“前列腺增生”5 年。否认肝炎、结核病等传染病病史。无外伤、手术史,无输血史,无药物及食物过敏史,近 20 年无预防接种史。

4. 体格检查　意识清楚,情感淡漠。回答问题欠准确。时间、地点、人物定向力减退。计算力明显下降。远期及近期记忆力下降,尤以近记忆力减退明显。理解判断力减退,自知力差。时有言不达意。无神经系统定位体征。心肺未见异常,腹软、无压痛、肝脾肋下未触及。

5. 辅助检查　血常规:WBC 3.6×10^9/L,N 53%,余正常。胸部 X 线片:双肺未见明显实性浸润,心、膈正常。

拟诊分析:老年男性,发病年龄 69 岁,进行性加重的记忆力减退和智能障碍,认知功能障碍,无意识障碍,伴有精神和行为异常,排除其他可以导致进行性记忆和认知功能障碍的脑部疾病,头颅 CT:脑萎缩。脑电图:弥漫性慢波改变。初步诊断为阿尔茨海默病,尚需神经心理量表检测,确诊依靠神经病理学证据。

鉴别诊断:

1. 轻度认知障碍　一般仅有记忆力障碍,无其他认知障碍,如老年性健忘与遗忘。

2. 血管性痴呆

(1) 多发性梗死性痴呆:伴随突发脑血管事件,表现为认知功能障碍和抑郁等情绪改变。病情呈阶梯式加重,每次卒中后症状进一步恶化。有局灶性神经功能缺损的定位体征如偏瘫、偏盲、失语、感觉障碍及锥体束征等。CT 或 MRI 检查证实多发性脑缺血改变。

(2) 皮质下动脉硬化性脑病(Binswanger 病):是大脑前部皮质下白质缺血性损害导致的慢性进展性痴呆,无皮质损害导致的失用和失认,可有步态不稳和小便失禁。CT 或 MRI 检查可见双侧脑室旁白质密度减低。

3. Pick 病　与本病有许多共同的临床特点,最具鉴别价值的特征是,症状在病程中出现的时间次序。Pick病早期表现明显的人格改变、言语障碍和行为障碍,空间定向力和记忆力保存较好。而阿尔茨海默病通常早期出现遗忘、定向力和计算力受损、智能障碍,社交技能和个人礼节相对保留。

4. 路易体痴呆　主要表现为进行性痴呆、锥体外系运动障碍及精神障碍等三组症状。认知功能障碍具有较大的波动性,早期定向力、记忆力、判断力、计算力减退可以较轻、异常与正常状态交替出现。运动障碍主要为肌张力增高、运动减少和动作迟缓、震颤等帕金森病表现。精神症状以视幻觉为突出特点。具有波动性认知功能障碍、视幻觉和帕金森病病人应考虑路易体痴呆的可能。

初步诊断:① 阿尔茨海默病;② 脑动脉硬化症;③ 高血压;④ 冠状动脉粥样硬化性心脏病/心律失常/室性早搏;⑤ 前列腺增生。

诊疗计划:① 护理:二级护理,陪床;② 饮食:低盐、低脂饮食;③ 实验室检查:血、尿、便常规,肝肾功能,血糖,血脂,电解质,肿瘤全套等;④ 其他检查:心电图、腹部超声、24小时动态心电图、颈部及颅内血管超声等,神经心理量表检查如简易精神状态检查(MMSE)、长谷川痴呆量表(HDS)等。⑤ 治疗方案:a. 使用扩血管药物及促进脑细胞代谢药物,如银杏叶提取物制剂、吡拉西坦(脑复康)、阿米三嗪(都可喜)等;b. 胆碱能药物改善认知功能,如胆碱酯酶抑制剂他克林、多奈哌齐(安理申)、石杉碱(哈伯因)等;c. 其他活血化瘀、改善循环、扩张冠状动脉、控制血压等;d. 康复治疗和社会参与。

刘×

2016年7月6日9:00　**主治医师查房记录**

今日谢××主治医师查房,仔细询问病史、查看病人后指示:病人诊断明确为阿尔茨海默病、高血压、冠心病。目前存在明显的认知功能障碍和精神障碍。昨日夜间在病房走廊小便,并到护士工作站寻找家门钥匙。长谷川痴呆量表测评得分仅8分。目前无明显的肢体功能障碍。加强康复治疗和社会参与,鼓励病人尽量参加各种日常活动,维持生活能力,加强家庭和社会对病人的照顾、帮助和训练。治疗上以促进脑代谢和改善认知功能为主。

刘×

2016年7月8日9:00　**张主任查房记录**

今日张主任查房。病人入院后精神饮食好。查体:意识清醒,情感淡漠。回答问题欠准确。时间、地点、人物定向力减退。计算力明显下降。远期及近期记忆力下降,尤以近记忆力减退明显。理解判断力减退,自知力差。时有言不达意。无神经系统定位体征。诊断明确为阿尔茨海默病。建议给予诱发电位检查,完善其他辅助检查。同意目前治疗。

刘×

2016年7月9日9:00

病人入院后精神饮食好。血常规、尿常规、便常规、生化全套等均正常。脑干听诱发电位正常,听觉识别诱发电位异常,符合阿尔茨海默病诊断。超声心动图正常，腹部B超发现肝囊肿、肝内多发钙化，其余均正常。从目前情况看病人以智能障碍及精神症状为主，治疗上无特殊，病人及家属要求尽早出院。经上级医师同意拟明日出院。

刘×

出 院 小 结

2016年7月10日9:00

姓名：张××，年龄：男，性别：70岁，单位职业：国家××银行退休干部。

入院日期：2016年7月5日，出院日期：2016年7月10日，共住院5天。

入院情况：记忆力减退1年余，经常遗落物品、忘记熟人的名字、不能辨认回家的路，并于2015年年底外出后走失1次。1个月前出现精神异常，有自言自语及强迫症状，睡眠障碍，易激惹。入院时查体：体温36℃，脉搏72次/分，呼吸20次/分，血压156/90 mmHg。意识清醒，情感淡漠。回答问题欠准确。时间、地点、人物定向力减退。计算力明显下降。远期及近期记忆力下降，尤以近记忆力减退明显。理解判断力减退，自知力差。时有言不达意。无定位体征。

入院诊断：① 阿尔茨海默病；② 脑动脉硬化症；③ 高血压；④ 冠状动脉粥样硬化性心脏病；⑤ 前列腺增生症。

诊疗经过：经各项常规化验及辅助检查，明确诊断。给予扩血管药物增加脑血流及促进脑细胞代谢药物、胆碱能药物改善认知功能，其他治疗包括活血化瘀、改善循环、扩张冠状动脉、控制血压等。

出院时情况：一般情况好，精神症状减轻，血压稳定，肢体无定位体征。

出院诊断：① 阿尔茨海默病；② 脑动脉硬化症；③ 高血压；④ 冠状动脉粥样硬化性心脏病；⑤ 前列腺增生。

出院医嘱：① 继续服药：石杉碱(哈伯因)100 μg 2次/日；阿米三嗪(都可喜)1片2次/日；维生素E 100 mg 3次/日；维生素C 0.2 g 3次/日；肠溶阿司匹林80 mg 1次/日；硝酸异山梨酯10 mg 3次/日；卡托普利12.5 mg 2次/日；通便灵胶囊0.25 g 2次/日。② 加强康复训练和护理。③ 门诊随访。

刘×

第十二节 肿瘤科病历

一、肿瘤科病历内容及书写要求

可按第一章要求书写，尚应注意以下几点：

(一) 病史

1. 肿瘤病史 肿瘤的具体部位、大小、数目，肿瘤相应症状的发病时间，体征表现，病情进展快慢，有何诱因，肿瘤并发症等。

2. 特别要注重描写　T(原发肿瘤的范围)、N(区域淋巴结转移的存在与否及范围)、M(是否存在远处转移)的具体情况。

3. 有无肿瘤急症及其相应的临床表现　如上腔静脉综合征，上呼吸道或上消化道受压或堵塞，颅内压增高症、出血，急性代谢紊乱，恶性胸腔积液、恶性心包积液、恶性腹腔积液、脊髓压迫等。

4. 病理结果　要求写明原报告全文、医院名称、时间、病理号。

5. 既往治疗情况　治疗时间、类型、方式及治疗疗效等情况。如：

(1) 手术治疗：要明确(肉眼)所见。全切除术？次全切除术？探查术？活检术？置管或置化疗泵手术？有无重要的手术并发症？手术切口是否愈合？

(2) 放射治疗：种类(外放疗、内放疗、后装放疗、X 刀、γ 刀等)、放射源能量、照射野设计、肿瘤靶区的位置、肿瘤边缘的最低/最高受照射剂量、剂量分割等，需要说明的危及重要脏器所受剂量，有无急性或迟发性放射损伤。是否签放疗同意书等。

(3) 化疗：化疗方案，化疗周期，末次化疗时间，是否存在主要的毒副作用，是否签化疗同意书等。

(4) 热疗：热疗种类(超声、射频、微波)、放疗前/放疗后热疗、热剂量强度(加热温度、加热时间)、热剂量分割、是否热化疗等。

(5) 是否有其他治疗情况：如免疫治疗、中医药治疗、基因治疗、氩氦刀治疗等。

（二）体格检查

1. 肿瘤的部位、大小、数量、形状、表面光滑度、质地、压痛、活动度及与周围组织器官的关系等。

2. 肿瘤所在部位，对邻近器官有无压迫、阻塞、浸润等。

3. 区域淋巴结检查，尤其是颈部、腋下、腹股沟部。

4. 常见远处转移部位的检查，如肺、肝、脑、有局部疼痛的骨骼、直肠等。

（三）肿瘤特殊检验及特殊检查

除常规的胸片、B 超、ECG、肝肾功能检查外，特别注意以下事项：

1. 查血常规及免疫功能指标。

2. 相关特异性肿瘤标志物检验结果及其动态变化。

3. 对内镜、CT、MRI、PET 等重要影像检查，要特别记载肿瘤侵犯的部位，肿瘤的大小、多少，液化/坏死情况，肿瘤是否强化，肿瘤的代谢，是否侵犯邻近器官等重要情况。

二、肿瘤科病历示例

入 院 记 录

姓名:李×　　单位职业:××日报社计财司职员
性别:男　　家庭住址:北京市朝阳区×××街8号
年龄:40岁　　入院日期:2016年6月5日10:00
婚否:已婚　　病历采集日期:2016年6月5日10:00
民族:汉族　　病历记录日期:2016年6月5日10:30
籍贯:四川眉山　　病史陈述者:本人,可靠

主诉　左耳耳鸣1年,左上颈肿物6个月。

现病史　病人于2015年6月无诱因出现间断发作左耳鸣,左耳内阻塞感。2016年1月初无意触及左上颈无痛肿块,约为花生米大小。按淋巴结炎处理,服用抗菌药物,左上颈肿块无明显缩小,反而增大。近2个月出现左侧头颅隐痛不适。2016年6月1日在本院耳鼻喉科行纤维鼻咽镜检查,活检病理报告鼻咽部泡状核细胞癌,为行放疗收住院。发病以来,偶有涕中带血,无脑神经侵犯表现,食欲可,睡眠佳,大小便正常。

既往史　平素体健,否认传染病,结核病史。按期接种疫苗。

系统回顾

五官:无畏光、流泪,双眼视力粗侧正常。无牙痛及咽痛史。耳鼻喉见现病史。

呼吸系统:无气喘、呼吸困难、长期咳嗽、咳痰及咯血史。无午后低热、胸痛史。

循环系统:无心悸、气急、发绀、夜间阵发性呼吸困难史,无心前区疼痛、高血压史。

消化系统:无腹痛、腹胀、腹泻史。无嗳气、泛酸、呕吐史。无呕血、黑便及便秘史。

血液系统:无皮肤、黏膜出血、瘀点、瘀斑。无贫血史。

泌尿生殖系统:无尿频、尿急、尿痛、血尿及排尿异常史。无颜面水肿、腰酸、腰痛史。

内分泌及代谢系统:无多饮、多食、多尿和消瘦史。无心悸、多汗史。

神经精神系统:无头痛、昏厥、抽搐、意识障碍、精神错乱史。

运动系统:无游走性关节痛及运动障碍史。无关节脱位及骨折史。

外伤及手术史:无。

中毒及药物过敏史:无。

个人史　生于原籍,35岁来京。否认血吸虫疫水接触史。无烟、酒嗜好。参

加工作20余年。否认肝炎、结核病、麻风等传染病接触史。25岁结婚。

家族史　父因肺癌于1968年病故，母健在。配偶健康，现有一子已14岁，健康。有二弟二妹，均健在。否认家族遗传病史，家族中无类似疾病病人。

体格检查

一般状况　体温36.8℃，脉搏80次/分，呼吸20次/分，血压120/85 mmHg，身高166 cm，发育正常，营养中等，神志清楚，自动体位，查体配合。

皮肤　全身皮肤无黄染及出血点，弹性好，无水肿，无肝掌及血管蜘蛛痣。

淋巴结　左上颈触及3 cm×2 cm×2 cm肿大淋巴结，无触痛，边缘清，固定，表面无红肿。颌下、锁骨上、右腋下及腹股沟等处未触及肿大淋巴结。

头部

头颅　大小、形态如常，头发花白，光泽稍差，分布均匀，头部无瘢痕，无压痛及包块。

眼耳鼻口腔见专科检查。

颈部　对称，无畸形，活动自如，无颈静脉怒张及血管异常搏动。甲状腺Ⅰ度肿大，无结节及震颤，气管居中。左上颈触及3 cm×2 cm×2 cm肿大淋巴结，无触痛，边缘清，固定。

胸部

胸廓　形状正常，双侧对称。

肺脏　视诊：呈胸式呼吸，节律及深浅正常，呼吸运动双侧对称。

触诊：语音震颤双侧相等，未触及胸膜摩擦感。

叩诊：反响正常，肺下界位于肩胛下角线第10肋间，呼吸移动度4 cm。

听诊：呼吸音清，未闻及干、湿啰音及哮喘音，未闻及胸膜摩擦音，语音传导双侧相等。

心脏　视诊：心前区无隆起，心尖搏动不明显。

触诊：心尖搏动位于左侧第5肋间锁骨中线内侧2 cm，不弥散，无抬举性冲动，无细震颤及摩擦感。

叩诊：左右心界正常。如右表。

听诊：心率80次/分，律齐，心尖部可闻及Ⅱ级收缩期吹风样杂音，不传导。A2＞P2，未闻及心包摩擦音。

右(cm)	肋间	左(cm)
0.0	Ⅱ	4.0
0.0	Ⅲ	6.0
1.0	Ⅳ	8.0
	Ⅴ	9.0

锁骨中线距前正中线10 cm

腹部　视诊：腹式呼吸存在，无腹壁静脉曲张，未见肠型及蠕动波。

触诊：全腹软，无压痛及反跳痛，肝、脾、肾未触及，未触及腹部包块。莫菲征阴性。

叩诊：肝上界位于右锁骨中线第5肋间，腹部呈鼓音，无移动性浊音，肝脾区无叩击痛，双肾区无叩击痛。

听诊：肠鸣音正常，无气过水声及血管杂音。

生殖器及肛门　外生殖器发育正常，无包茎。睾丸在阴囊内，无肿大压痛。附睾正常，精索无增粗、压痛，结节及静脉曲张。阴囊正常。肛周皮肤正常。

脊柱及四肢　脊柱发育正常，无畸形，生理弯曲存在，各棘突、肋脊角无压痛及叩击痛。间接叩痛阴性。活动好，四肢发育正常，无畸形，两下肢无静脉曲张及外伤瘢痕。下肢无水肿，肌力及肌张力正常，关节活动无异常。

神经系统　四肢运动及感觉正常，膝腱、跟腱、肱二头肌腱、肱三头肌腱反射及腹壁反射正常，巴宾斯基征、霍夫曼征及凯尔尼格征均阴性。

专科情况　张口无受限。嗅觉正常。双眼视力粗测正常。双眼球各方向运动无受限。面部三叉神经支配区域无感觉减退。皱额、露齿、闭眼、鼓气无异常。左耳听力略有下降，右耳正常。吞咽功能正常，咽及喉黏膜感觉存在。耸肩有力。伸舌居中。纤维鼻咽镜见鼻咽顶壁及左侧壁肿物，表面不光滑有结节样突起。口咽左侧壁侵犯。纤维鼻咽镜检查见鼻咽顶壁和左壁肿物，表面不光滑有结节样突起。口咽左侧壁侵犯。

辅助检查

血常规：Hb 116 g/L，WBC 9.3×10^9/L，PLT 200×10^9/L。尿常规：正常。便常规：正常。

X线检查：双肺清晰，双肺尖部有少量条索状阴影。肺内未见明确转移病灶。

B超：左上颈部实性肿块。腹部B超肝、胆、胰、脾、肾等脏器未见异常。

CT：鼻咽顶壁和左壁浸润肿物，左侧咽旁间隙肿物侵犯，左颈动脉鞘区肿物侵犯，左口咽侵犯，左破裂孔、左卵圆孔、斜坡和蝶骨基底部骨质破坏，左上颈淋巴结肿大，大小为3 cm×2 cm×2 cm，余未见异常。

小结　病人无诱因间断出现发作性左耳耳鸣，左耳内阻塞感1年。今年1月初无意触及左上颈无痛肿块，约为花生米大小。按淋巴结炎处理，服用抗菌药物，左上颈肿块无明显缩小，反而增大。近2个月出现左侧头部隐痛不适。今年6月1日在本院耳鼻喉科行纤维鼻咽镜检查，病理报告鼻咽部泡状核细胞癌。查体：左耳听力略有下降，右耳正常。吞咽功能正常，咽及喉黏膜感觉存在。间接鼻咽镜见鼻咽顶壁及左侧壁肿物。左口咽部侵犯。CT：鼻咽顶壁和左壁浸润肿物，左侧咽旁间隙肿物侵犯，左颈动脉鞘区肿物侵犯，左口咽侵犯，左破裂孔、左卵圆孔、斜坡和蝶骨基底部骨质破坏，左上颈淋巴结肿大，大小为3 cm×2 cm×2 cm。

最后诊断

鼻咽泡状核细胞癌颅底侵犯，
左上颈淋巴结转移(T3N1M0)
刘××
2016年6月5日

初步诊断

鼻咽泡状核细胞癌颅底侵犯，
左上颈淋巴结转移(T3N1M0)
刘××
2016年6月5日

首次病程记录

2016年6月5日 11:00

姓名:李×　　性别:男性

年龄:40岁　　单位职业:××日报社计财司职员

因“左耳耳鸣1年,左上颈肿物6个月”于今日10:00入院。

综合病例特点:

1. 一般情况　病人为中年、男性。

2. 病史要点　病人于2015年6月无诱因出现间断发作左耳耳鸣,左耳内阻塞感。2016年1月初无意触及左上颈无痛肿块,约为花生米大小。按淋巴结炎处理,服用抗菌药物,左上颈肿块无明显缩小,反而增大。近2个月出现左侧头颅隐痛不适。2016年6月1日在本院耳鼻喉科行纤维鼻咽镜检查,病理报告鼻咽部泡状核细胞癌,为行放疗收住院。发病以来,偶有涕中带血,无脑神经侵犯表现,食欲可。

3. 既往史　否认药物过敏史。

4. 体格检查

(1) 一般检查:体温36.5℃。脉搏80次/分,呼吸20次/分,血压120/80 mmHg。全身皮肤无黄染。左上颈触及肿大淋巴结,约为3 cm×2 cm×2 cm,质硬,无触痛,边界清,可活动。双肺叩诊无异常。两肺未闻及干、湿啰音及哮鸣音。心率80次/分,律齐,心尖部可闻及Ⅱ级收缩期吹风样杂音,其余各瓣音区未闻及病理性杂音。腹软,无压痛及反跳痛,肝脾肋下未触及。肝、脾区无叩击痛,无移动性浊音。

(2) 专科检查　张口无受限。嗅觉正常。双眼视力粗测正常,运动无受限。面部三叉神经支配区域无感觉减退。皱额、露齿、闭眼、鼓气无异常。左耳听力略有下降,右耳正常。吞咽功能正常,伸舌居中。间接鼻咽镜见鼻咽顶壁及左侧壁肿物,并有左口咽部侵犯。

5. 辅助检查

血常规:Hb 116 g/L,WBC 9.3×10^9/L,PLT 200×10^9/L。尿常规:正常。便常规:正常。

X线检查:双肺清晰,双肺尖部有少量条索状阴影。肺内未见明确转移病灶。

B超：左上颈部实性肿块。腹部B超肝、胆、胰、脾、肾等脏器未见异常。

CT：鼻咽顶壁和左壁浸润肿物，左侧咽旁间隙肿物侵犯，左颈动脉鞘区肿物侵犯，左口咽侵犯，左破裂孔、左卵圆孔、斜坡和蝶骨基底部骨质破坏，左上颈淋巴结肿大，大小为3 cm×2 cm×2 cm，余未见异常。

拟诊讨论：根据病人的症状、体征和鼻咽CT及活检病理检查诊断明确。

诊断：鼻咽泡状核细胞癌颅底侵犯，左上颈淋巴结转移（$T_3N_1M_0$）。

诊疗计划：① 二级护理；② 普食；③ 血、尿、便常规，生化，乙肝表面抗原等检验；④ 心电图、胸片、超声、CT等检查；⑤ 放疗及对症治疗。

刘××

2016年6月6日

入院后病人病情无明显变化。病人为鼻咽泡状核细胞癌伴颅底侵犯、左上颈淋巴结转移（T3N1M0）拟行放射治疗。全科讨论认为该病人诊断明确，应行根治性放疗，采用CT模拟定位等中心适形照射，设野范围包括鼻咽、口咽、颅底、咽旁间隙、斜坡、颈部淋巴结。第一阶段设计：面颈联合野＋下半颈切线野，常规分割照射，（5次/周，2 Gy/次），剂量40 Gy/20次。第二阶段设计：小面颈联合野（或耳前野）＋全颈切线野＋双侧颈电子线野，小面颈联合野（或耳前野）为超分割（2次/日，1.1 Gy/次），剂量30 Gy/27次；全颈切线野10 Gy/5次后，改为双侧颈部电子线照射。20 Gy/10次。预计鼻咽部及双颈部总剂量70 Gy。放疗同时可加用顺铂、氟尿嘧啶化疗预防和治疗远处转移。放疗中可能会出现血常规指标下降、口腔黏膜放射反应，应加用药物对症处理。放疗后可能并发放射性中耳炎、放射性脑损伤和颈段脊髓损伤，已向病人及家属交代清楚。

刘××

2016年6月18日

经对症治疗后消化道反应减轻。继续放疗，放射剂量已达DT18Gy/9次。放疗后口干及咽喉痛有所加重，口咽黏膜Ⅰ度放射反应，已给予西瓜霜含片口含。鼻咽肿块有缩小。复查血常规、肝功能正常。

刘××

2016年7月3日

放疗已4周，剂量达40 Gy。病人仍有口干、咽痛。咽部黏膜充血，轻度糜烂，双扁桃体不大。咽部黏膜为Ⅱ度黏膜反应。颈部皮肤粗糙、干燥，考虑为放射反应。嘱病人注意保护好皮肤，勿洗搓颈部皮肤，防止皮肤感染。耳鸣无明显变化，耳阻塞感明显减轻。鼻咽部肿块及左上颈部肿块明显缩小。

刘××

阶段小结

2016年7月6日

姓名:李×,性别:男,年龄:40岁,单位职业:××日报社计财司职员。

入院日期:2016年6月5日住院:第31天。

入院情况:病人于2015年6月无诱因出现间断发作左耳耳鸣,左耳内阻塞感。2016年1月初无意触及左上颈无痛肿块,约为花生米大小。按淋巴结炎处理,服用抗菌药物,左上颈肿块无明显缩小,反而增大。近2个月出现左侧头颅隐痛不适。2016年6月1日在本院耳鼻喉科行纤维鼻咽镜检查,并行种物活检,病理报告鼻咽部泡状核细胞癌,为行放疗收住院。左耳听力略有下降,右耳正常。吞咽功能正常。颈部淋巴结肿大。

入院诊断:鼻咽泡状核细胞癌颅底侵犯,左上颈淋巴结转移($T_3N_1M_0$)。

诊疗经过:入院后依据病人症状、体征及辅助检查,诊断明确。给予面颈部放疗及全身化疗。放疗计量已达42Gy,放疗后病人出现口腔黏膜反应,口干、咽痛,进食困难,咽部黏膜充血,轻度糜烂,为放疗反应,已给予对症处理。已化疗2个周期,化疗后病人自觉恶心、食欲差,已给予静脉输液对症支持治疗。

目前情况:经以上治疗鼻咽部肿块及左上颈部肿块明显缩小。病人耳鸣无明显变化,耳阻塞感明显减轻。仍感觉口干、咽痛,食欲差,进食少。血常规、肝功能、电解质检查结果正常。

下一步诊疗计划:继续按计划完成放疗,同时加强支持对症治疗,定期复查血常规、肝功能和电解质。

刘××

2016年7月21日

病人症状仍同前继续支持对症治疗,放疗反应经对症处理未继续加重,可以少量进食,嘱病人保护好颈部皮肤,防止皮肤破溃及造成皮肤继发感染。复查血常规正常。

刘××

放疗小结

2016年7月24日

姓名:李×,性别;男性,年龄:40岁,婚否:已婚,民族:汉族。因鼻咽泡状核细胞癌($T_3N_1M_0$,Ⅲ期)于2016年6月5日到2016年7月24日行根治性放疗。放疗采用CT模拟定位,三维适形放疗,设野范围包括鼻咽、口咽、颅底、咽旁间隙、斜坡和颈部淋巴结。第一阶段设计:面颈联合野+下半颈切线野,常规分割照射,(5次/周,2 Gy/次),剂量40 Gy/20次。第二阶段设计:小面颈联合野(或耳前野)+全颈切线野+双侧颈电子线野。鼻咽、颅底、斜坡处为超分割(2次/日,1.1 Gy/次),剂量30 Gy/27次;颈部为常规分割,剂量为30 Gy/15次,各主要部位及器官照射总剂量如下:① 颅底、鼻咽、口咽70 Gy/47次/49天;② 左右颈部为70 Gy/35次/49天;③ 颈段脊髓、脑干小于40 Gy/20次。

治疗疗效:放疗剂量达到40 Gy,鼻咽部肿瘤及左上颈肿块有所减少。放疗剂量达到60 Gy,鼻咽肿瘤、左上颈肿块完全消失。放疗期间加用化疗,顺铂50 mg,静脉滴注,第1～3日;氟尿嘧啶500 mg,静脉滴注,第1～3日。28天为1周期,已使用2周期。放疗期间有恶心、食欲缺乏,偶有呕吐,口腔咽喉部黏膜轻、中度反应。病人耳鸣明显减轻,耳阻塞感基本消失。治疗顺利完成。

刘××

出 院 小 结

2016年7月25日

姓名:李×,性别:男,年龄:40岁,单位职业:××日报社计财司职员。

入院日期:2016年6月5日,出院日期:2016年7月25日,共住院50天。

入院情况:病人于2015年6月无诱因出现间断发作左耳耳鸣,左耳内阻塞感。2016年1月初无意触及左上颈无痛肿块,约为花生米大小。按淋巴结炎处理,服用抗菌药物,左上颈肿块无明显缩小,反而增大。近2个月出现左侧头颅隐痛不适。2016年6月1日在本院耳鼻喉科行纤维鼻咽镜检查,病理报告鼻咽部泡状核细胞癌,为行放疗收住院。入院查体:一般情况好,鼻咽顶壁及左侧壁新生物,左上颈触及3 cm×2 cm×2 cm固定肿块,脑神经无明显损害。左耳听力略有下降,右耳正常。吞咽功能正常。

入院诊断:鼻咽泡状核细胞癌颅底侵犯,左上颈淋巴结转移($T_3N_1M_0$)。

诊疗经过:依据病人症状、体征及辅助检查,诊断明确。给予面颈部放疗及全身化疗。2016年6月6日至2016年7月24日行根治性放疗,采用三维适形放疗,鼻咽、口咽、颅底剂量为70 Gy/47次/49天;左右颈部为70 Gy/35次/49天;颈段脊髓、脑干小于40 Gy/20次。放疗结束时鼻咽肿瘤、左上颈肿块完全消失,颅底破坏区大部分恢复。放疗期加用顺铂、5FU化疗2周期。

目前情况:目前病人一般情况尚可,口咽部放疗反应较重,放疗结束时病人耳鸣明显减轻,耳阻塞感基本消失。鼻咽肿瘤、左上颈肿块完全消失。

出院诊断:鼻咽泡状核细胞癌颅底侵犯,左上颈淋巴结转移($T_3N_1M_0$)。

出院医嘱:① 休息3个月,定期复查;② 加用升白细胞药物;③ 继续化疗2～3个周期。

刘××

第十三节　皮肤科病历

一、皮肤科病历内容及书写要求

可按第一章要求书写，尚应注意以下几点：

（一）病史

1. 主诉　应记述病损的部位、性质、自觉症状与病期。

2. 现病史　应详询以下各点：① 可能的病因或诱因，如饮食、接触史、药物史、感染史等。② 初发病损的类型、形态、部位。③ 病损发生的次序，进展速度和演变情况。④ 局部和全身的自觉症状与程度。⑤ 病情与季节、气候、饮食、环境、职业、精神状态等有何关系。⑥ 治疗经过与疗效，有无不良反应。

3. 既往史　曾患过何种皮肤病，曾否患与本病发生有关的疾病，有无药物、食物、化学物品及对动植物等过敏史。有无其他变态反应性疾病及传染病史。

4. 个人史　应注意职业、旅居地，生活习惯有无偏食及饲养猪犬等，有无与类似病人接触及不洁性交史。

5. 家族史　家庭或所在单位中有无同类皮肤病病人。必要时记明父母是否近亲婚配。

（二）体格检查

全身检查　要求详见一般病历。

皮肤检查　检查时应有充足的光线（以自然光线为佳）及适当的室温，应检视全身皮肤，注意毛发、指（趾）甲、黏膜是否正常，必要时可用放大镜协助检查，并画简图说明。检查皮肤病损时所应注意的项目如下：

1. 视诊

（1）类型原发或继发，单一型或多种形态。

（2）分布部位局限或泛发，单侧或对称，何处病损较多，遮盖部位或暴露部位，侵及伸侧或屈侧，皮肤黏膜交界处与皮肤皱褶处有无病损，是否沿神经血管或按毛囊分布。

（3）排列成群、散在、融合、孤立、弥漫性、线条性、带状、环形、蛇形或地图形。

（4）数目、大小与形态。

（5）颜色及表面状态（湿润、干燥、光滑、粗糙、凸起、凹陷，有无鳞屑及结痂，呈乳头状、半球状、脐窝状、菜花状）。

（6）界限是否分明，周围皮肤色泽如何。

2. 触诊　病损硬度，肥厚及浸润程度，局部温度，有无压痛或波动，能否推动，必要时检查浅感觉有无障碍。

3. 压诊　以手指或玻片压迫局部，了解玻片下病损的颜色及有无皮内出血，了解水肿是凹陷性还是非凹陷性。

4. 刮诊　用钝器在病损上轻刮，观察有无糠样鳞屑，或检视鳞屑下面病损情况，如有无点状出血现象等。

5. 嗅诊　检查病损及分泌物有无特殊臭味。

6. 皮肤划痕试验　以钝器划痕后观察局部皮肤有无条状风团形成。

二、皮肤科病历示例

入 院 记 录

姓名：李××	单位职业：河北省藁城市××乡××村农民
性别：女	地址：河北省藁城市××乡××村
年龄：32 岁	入院日期：2016 年 12 月 31 日 16:00
婚否：已婚	病史采取日期：2016 年 12 月 31 日 16:40
籍贯：河北省无极县	病史记录日期：2016 年 12 月 31 日 17:10
民族：汉族	病情陈述者：本人，可靠

主诉　全身泛发红斑、水疱伴瘙痒、触痛 7 天，发热 4 天。

现病史　病人因鼻塞、流涕于 12 月 24 日晚 8 时许在村卫生所肌内注射“复方氨林巴比妥(安痛定)”、“林可霉素(洁霉素)”、“地塞米松”、“清开灵”四种药物混合液(具体用量不详)，3 小时后病人感全身皮肤剧烈瘙痒，面部、胸部出现散在粟粒至绿豆大小红斑，红斑逐渐增多、扩大，波及全身，部分融合形成弥漫性潮红，伴皮肤瘙痒、触痛。25 日晚病人面部、躯干部部分红斑表面出现水疱。26 日病人自行口服“氯雷他定(息斯敏)”1 片、“马来酸氯苯那敏(扑尔敏)”3 片及“维生素 C”，病情无好转，遂于 26 日下午就诊于××省人民医院。该院于 26 日、27 日给予静脉滴注“氢化可的松350 mg/d”，病人全身红斑、水疱仍继续增多，部分水疱破溃形成糜烂面。27 日晚起病人出现发热，体温 37.8～39.1℃。28～30 日改用“甲泼尼龙 240 mg/d”及“头孢曲松(菌必治)2 g/d”静脉滴注后，未见病人全身新出红斑、水疱，但原皮损无明显好转，并出现咀嚼吞咽时口腔内疼痛。今日病人由××省人民医院一医师护送转来我院，途中静脉滴注“甲泼尼龙 120 mg”及“10%葡萄糖 1500 ml”，我门诊以药疹收病人入院。病人自发病以来无咳嗽、咳痰，无心悸、气促，无腹痛及黑便，无腰痛及血尿，小便时感阴部疼痛，无头痛、头晕，睡眠较差，因口腔内疼痛已 2 日未进食。否认 1 个月内有其他药物服用史。近 3～4 年反复感双足趾间瘙痒，夏季加重，自购“达克宁”外用，有效但不能治愈。

既往史　3 岁时患“水痘”，否认麻疹、猩红热等传染病史，否认肝炎、结核病史。幼年时曾经预防接种，具体不详。

系统回顾

五官：幼年时多次发热、咽痛，诊断为“扁桃体炎”，近7～8年无类似发病。无眼部红肿、疼痛、视物模糊史，无慢性鼻塞及流脓涕史，无耳痛、外耳道流脓史。

呼吸系统：近4年易患“感冒”。无气喘、呼吸困难史，无慢性咳嗽、咳痰、咯血史，无午后低热、胸痛史。

循环系统：无心悸、气促、胸闷、下肢水肿史。

消化系统：无腹痛、腹胀及慢性腹泻史，无嗳气、泛酸史，无呕血、黑便及皮肤黄染史。

血液系统：2012年因生产次子出血过多患“贫血”，已愈。无牙龈出血、皮肤黏膜瘀点、瘀斑史。

内分泌及代谢系统：无多饮、多食、多尿和消瘦史。无心悸、多汗史。

泌尿生殖系统：无尿频、尿急、尿痛、血尿史。无水肿史，无白带过多。外阴见现病史。

神经精神系统：无头痛、眩晕、昏厥、抽搐、神志障碍及精神错乱史。

运动系统：无关节疼痛、活动受限史，无骨折及脱位史。

外伤及手术史：无。

中毒及药物过敏史：无。

个人史　出生于河北省无极县，7岁起定居河北省藁城市，中学毕业后在家务农，未去过外地。无烟、酒等嗜好。月经史 $13\frac{3\sim5}{28\sim30}$，末次月经2016年12月24日，无痛经史；25岁结婚，孕2产2，分别于6年前、4年前生育一女一子，否认婚外性接触史。

家族史　父母健在，其父对“复方氨林巴比妥(安痛定)”过敏，一兄健康。配偶及一子一女健康。否认家族中遗传病史及传染病史，父母非近亲结婚。

体格检查

一般情况　体温38.3℃，脉搏96次/分，呼吸20次/分，血压120/70 mmHg(16.0/9.33 kPa)，发育正常，营养中等，自动体位，神志清楚，语言流利，应答切题，查体合作。

皮肤　详见皮肤检查。

淋巴结　双侧颌下、双侧腋下、左侧腹股沟均可触及8个黄豆大淋巴结，质软，无触痛及粘连，其余浅表淋巴结未触及。

头部

头颅　无畸形及外伤、瘢痕，毛发色泽正常，分布匀称。

眼部　双侧睑结膜、球结膜轻度充血，无水疱及脓性分泌物。眉毛无脱落，眼睑无水肿及下垂，眼球无突出，运动自如。巩膜无黄染，角膜透明，无溃疡，双侧瞳孔等大等圆，对光及调节反射正常，视力粗测正常。

耳部　外耳道无分泌物，耳廓无畸形，无牵拉痛，乳突部无压痛，听力粗测正常。

鼻部 鼻前庭轻度红肿，有少量浆液性分泌物，无鼻翼扇动，鼻通气好，鼻窦无压痛。

口腔 口唇干裂，开口度Ⅱ度，颊黏膜红肿，舌尖、舌缘及颊黏膜多个散在绿豆大小糜烂面，口腔内分泌物较多，扁桃体及咽部无法看清，口唇无发绀，伸舌居中，无震颤。

颈部 对称，无抵抗，无颈动脉搏动，颈浅静脉无怒张，肝颈静脉反流征阴性。气管居中，甲状腺不大，未触及细震颤，无血管杂音。

胸部

胸廓 形态正常，双侧对称，肋间平坦，肋弓角 80°，运动自如。胸壁无静脉怒张及压痛。双乳部无压痛，未触及肿块。

肺部 视诊：呈胸式呼吸，呼吸运动两侧对称，节律规律。

触诊：双侧语颤正常，无胸膜摩擦感及皮下气肿握雪感。

叩诊：呈清音，肺下界在肩胛下角线第 10 肋间，呼吸移动度3.5 cm。

听诊：呼吸音清，语音传导双侧对称，未闻及干、湿啰音及胸膜摩擦音。

心脏 视诊：心前区不隆起，未见心尖搏动。

触诊：心尖搏动位于左第 5 肋间锁骨中线内侧 2 cm 处，无震颤及摩擦感。

叩诊：左右心界正常，如右表。

右(cm)	肋间	左(cm)
2.0	Ⅱ	2.0
3.0	Ⅲ	4.0
3.0	Ⅳ	6.5
	Ⅴ	8.0

锁骨中线距前正中线 10 cm

听诊：心率 96 次/分，节律齐整，各瓣膜听诊区心音正常，无病理性杂音，P2>A2，无心包摩擦音。

腹部 视诊：腹壁两侧对称，无静脉曲张及蠕动波。

触诊：全腹柔软，无压痛及反跳痛，未触及包块、异常搏动及波动，肝、脾肋下未触及，莫菲征阴性。

叩诊：肝浊音上界位于右锁骨中线第 5 肋间，上下全长 11 cm，脾浊音界位于左第 9～11 肋间，宽 6 cm，肝、脾及肾区均无叩击痛，无移动性浊音。

听诊：肠鸣音正常，3～5 次/分，胃区无振水音，肝脾区无摩擦音，未闻及血管杂音。

外阴及肛门 外阴红肿，双侧大阴唇内侧及小阴唇散在绿豆大小糜烂面，无溃疡，无赘生物，无痔疮及瘘管。

脊柱及四肢 脊柱无畸形，生理弯曲存在，无压痛及叩击痛。四肢无畸形、水肿，双下肢无静脉曲张，肌张力、肌力正常，肌肉无萎缩，各关节无红肿、触痛及功能障碍。股动脉及肱动脉搏动正常。无枪击音，桡动脉搏动正常，活动自如，关节无红肿，无杵状指(趾)。

神经系统　四肢运动及感觉正常，膝腱、跟腱、肱二头肌腱、肱三头肌腱反射，腹壁反射均正常，巴宾斯基征、霍夫曼征及凯尔尼格征均阴性。

皮肤检查　面部、颈部、胸部弥漫性潮红，中央呈暗红色，边缘呈鲜红色，表面散在大小不等的水疱、松弛性大疱及糜烂面，腰背部及四肢泛发绿豆至蚕豆大小鲜红色、暗红色斑片，压之不褪色。部分红斑表面有水疱及大疱，疱壁薄，疱液澄清呈淡黄色，糜烂面表面湿润，无脓性分泌物，皮损两侧基本对称，尼氏征阳性。口腔黏膜及外阴皮肤黏膜红肿，表面散在糜烂面，无脓性分泌物。右足第3、4趾间，左足第4趾间浸渍，右足底外侧缘散在水疱、脱屑。

辅助检查　血常规：WBC 9.4×10^{9}/L，N 78%、L 18%、M 3%，Hb 123 g/L，RBC 4.5×10^{12}/L，PLT 124×10^{9}/L；尿常规：尿蛋白定性试验(+)、尿白细胞镜检(0～1/HP)、尿糖(+)；血糖 10.0 mmol/L；丙氨酸氨基转移酶 173 U/L，总胆红素 28 μmol/L。

胸透：心肺正常。

双足趾间及右足底鳞屑直接镜检可见大量真菌菌丝。

小结　全身泛发红斑、水疱伴瘙痒、触痛7天、发热4天入院。发病前有用药史。入院时查体：面部、颈部、胸部弥漫性潮红，表面散在水疱、大疱及糜烂面，腰背部及四肢泛发红色斑片，部分红斑表面有水疱，尼氏征阳性，口腔黏膜及外阴皮肤黏膜红肿，表面散在糜烂面。右足第3、4趾间，左足第4趾间浸渍，右足底外侧缘散在水疱、脱屑。体温 38.3℃。双足趾间及右足底鳞屑直接镜检可见大量真菌菌丝。根据病史、查体及化验检查，诊断为大疱性表皮松解坏死型药疹，过敏药物高度怀疑为复方氨林巴比妥(安痛定)。

最后诊断

1. 大疱性表皮松解坏死型药疹
2. 足癣(混合型)

赵××

2017年1月1日

初步诊断

1. 大疱性表皮松解坏死型药疹
2. 足癣(混合型)

赵××

2016年12月31日 18:10

首次病程记录

2016年12月31日 16:50

姓名：李××　　性别：女

年龄：32岁　　单位职业：河北省藁城市××乡××村农民

因“全身泛发红斑、水疱伴瘙痒、触痛7天，发热4天”于2016年12月31日16:30入院。

综合病例特点：

1. 一般情况 病人为青年女性。

2. 病史要点 ① 发病前有用药史，即“复方氨林巴比妥(安痛定)、林可霉素(洁霉素)、地塞米松、清开灵混合液”；② 起病急骤，用药3小时后发病。

3. 体格检查 体温38.3℃，脉搏96次/分，呼吸20次/分，血压120/70 mmHg。皮损为红斑、水疱、大疱及糜烂，尼氏征阳性，皮损泛发对称，伴瘙痒及触痛。双侧颌下、双侧腋下、左侧腹股沟均可触及8个肿大淋巴结，双侧睑结膜、球结膜轻度充血，无水疱及脓性分泌物。鼻前庭轻度红肿，有少量浆液性分泌物，开口度Ⅱ度，颊黏膜红肿，舌尖、舌缘及颊黏膜多处糜烂，口腔内分泌物较多。外阴黏膜受累；病人双足有浸渍、水疱、脱屑。

4. 辅助检查 尿蛋白(＋)、丙氨酸氨基转移酶及总胆红素均增高。直接镜检可见大量真菌菌丝。

拟诊讨论：根据病人病史、体格检查及辅助检查。诊断明确。

初步诊断：① 大疱性表皮松解坏死型药疹；② 足癣(混合型)。

诊疗计划：① 护理：一级护理，记24小时出入量；② 饮食：半流质；③ 测血压：2次/日；④ 实验室检查：急查血、尿常规、大便隐血、血糖、肝肾功能、电解质，急拍胸片；⑤ 治疗计划：给予皮质类固醇激素系统治疗及保驾用药，静脉滴注甲泼尼龙注射液60 mg 2次/日，法莫替丁(信法丁)40 mg/d，静脉滴注，硫糖铝口服；抗过敏治疗：肌内注射苯海拉明(20 mg、2次/日)，静脉滴注维生素C、葡萄糖酸钙；支持疗法及对症处理：给予极化液、甘草酸二铵(甘利欣)、复方氨基酸注射液静脉滴注，补液每日3000 ml，补钾每日3 g；外用药治疗：聚维酮碘溶液(碘伏)外用于水疱、糜烂性皮损处、呋喃西林液湿敷于阴部、联苯苄唑(孚琪)软膏外用于足部皮损；监测生命体征、加强护理，预防感染。

彭××

2017年1月1日16:00 **赵××副主任医师查房**

病人体温37.5～38.4℃，血压130/90 mmHg。全天入量3300 ml，出量2500 ml，进牛奶200 ml，进果汁100 ml，睡眠稍差，大便1次，为黄色夹杂少量黑色软便。无咳嗽、咳痰，感口腔中疼痛及皮肤触痛稍好转。全身无新出红斑、水疱，部分水疱松弛，糜烂面干燥，无脓性分泌物液。口腔及外阴黏膜充血，见多处糜烂面，表面无脓性分泌物。双肺无啰音，心率90次/分，律齐，无杂音。今日赵××副主任医师查看病人分析病情：病人诊断明确，为大疱性表皮松解坏死型药疹；发病前应用“复方氨林巴比妥(安痛定)、林可霉素、地塞米松、清开灵”，林可霉素及地塞米松一般不易引起皮肤过敏，清开灵过敏者也少见，因此过敏药物高度怀疑为复方氨林巴比妥(安痛定)。治疗中不宜应用解热镇痛药退热；病人大剂量应用激素已7日，同意目前激素用量，治疗中需注意激素副作用的发生。目前病人无细菌感染指征，可暂不加用抗生素；需避免应用加重肝脏损伤、肾脏损伤及消化道出血药物；申请眼科及口腔科会诊。

赵××/彭××

2017年1月11日 **赵×主任查房**

病人病情继续好转，原红斑性皮损大部分转为褐色色素沉着，水疱均已干涸，糜烂面干燥，表面有褐黄色及血性结痂，无脓性分泌物。口腔内及外阴黏膜无红肿，原糜烂面均已愈合，双眼睑无充血，鼻前庭无红肿及分泌物。病人精神、睡眠好，每日进食200～250 g主食，大便黄软，无腹胀，无皮肤瘙痒、触痛及干痛。复查大便隐血试验(－)。皮肤脓液培养结果回报：金黄色葡萄球菌，对环丙沙星敏感。今日赵×主任医师查看病人，认为病人病情明显好转，激素可以继续减量，而且激素的初期减量宜快。根据赵×主任意见，甲泼尼龙减量为60 mg，静脉滴注，1次/日，并加服泼尼松25 mg/d，即激素的每日用量折合为泼尼松100 mg，并停用极化液、甘草酸二铵(甘利欣)静脉滴注，余治疗不变。

彭××

出院小结

2017年1月17日

姓名：李××，性别：女性，年龄：32岁，单位职业：河北省藁城市××乡××村农民。

入院日期：2016年12月31日 16:30，出院日期：2017年1月17日，共住院17天。

入院情况：因“全身泛发红斑、水疱伴瘙痒、触痛7天、发热4天”入院。入院时查体：面部、颈部、胸部弥漫性潮红，表面散在水疱、大疱及糜烂面，腰背部及四肢泛发红色斑片，部分红斑表面有水疱，尼氏征阳性，口腔黏膜及外阴皮肤黏膜红肿，表面散在糜烂面。体温38.3℃。实验室检查示丙氨酸氨基转移酶、门冬氨酸氨基转移酶升高、尿常规异常及大便隐血试验阳性。入院诊断：大疱性表皮松解坏死型药疹，过敏药物高度怀疑为复方氨林巴比妥(安痛定)。

诊疗经过：入院后主要应用激素治疗，初始剂量为甲泼尼龙注射液120 mg/d，病情好转后激素减量，现泼尼松用量为80 mg/d，同时给予抗过敏药物、激素、支持疗法、对症处理及外用药治疗。现病人全身散在褐色色素沉着斑，表面有褐黄色结痂，口腔及外阴黏膜无红肿、糜烂，体温正常，实验室检查无异常发现。入院时病人双足有浸渍、水疱、脱屑，直接镜检可见大量真菌菌丝，诊断为足癣，经联苯苄唑(孚琪)软膏外用治疗，病人右足底直接镜检为阴性，双足趾间处仍有少量真菌菌丝。经病人及家人要求、上级医师同意，今出院，共住院17天。

出院诊断：① 大疱性表皮松解坏死型药疹；② 足癣。

出院医嘱：① 避免应用解热镇痛药物；② 泼尼松按医嘱规律减量；③ 继续应用激素保驾用药，如氯化钾、硫糖铝、葡萄糖酸钙；④ 继续外用联苯苄唑(孚琪)软膏于足部；⑤ 定期在当地医院及我院门诊复查，注意激素副作用，如感染、电解质紊乱、消化道出血、糖尿病、高血压等；⑥ 注意休息，预防感冒，饮食应低盐、低糖、高蛋白。

彭××

第十四节 儿科病历

一、儿科病历内容及书写要求

病史询问参阅第一章，但须注意下列儿科特殊要求：

（一）病史

个人史 新生儿、婴儿应详细记录。除与现病史有关情况外，其他年龄小儿可酌简。

1. 胎儿、围产期情况 胎次、产次、足月否；生产情况；出生年、月、日及出生时体重。有无窒息、发绀、瘫痪及畸形。哭声响亮或微弱。出生后有无出血及皮疹。吸吮力如何。儿母妊娠期健康情况，有无感染、用药及外伤史。对新生儿或有相关疾病者应着重询问。

2. 喂养史 母乳或人工喂养（乳类、乳方内容）；是否定时喂哺；有无溢乳、呕吐，其性质及时间。添加辅食情况。何时断乳，现在饮食，有无偏食、挑食。2 岁以内患儿重点询问。

3. 发育史 何时头能竖直、会笑、独坐、站立及行走；出牙时间，何时会叫“爸爸”“妈妈”；家庭及学校生活能否适应，学习成绩如何。3 岁以内患儿或有发育落后者应重点询问。

4. 生活习惯 起卧时间，活动、睡眠及大小便情况。

既往史

1. 传染病史 是否患过或接触过下列急、慢性传染病：麻疹、水痘、百日咳、猩红热、流行性腮腺炎、脑膜炎、脑炎、疟疾、伤寒、肝炎、结核病及血吸虫病等，记录发病年龄、经过、并发症及其结果。注意肠寄生虫病史及驱虫治疗效果。是否到过禽流感疫区。

2. 过敏史 有无药物（青霉素、链霉素等）、食物（乳类、鱼、蛋等）或其他过敏史及其主要表现。

3. 预防接种史 卡介苗、脊髓灰质炎、百日咳、白喉、破伤风、麻疹、乙脑、流脑、肝炎等疾病疫苗预防接种年月及其反应。

家族史

1. 父母年龄、职业及健康情况，是否近亲婚配，母亲生育次数，有无流产、早产、多胎及新生儿溶血症，分娩史等。

2. 如有兄弟姐妹，按顺序问明各人年龄及健康情况；如死亡则记明死因。各家庭成员有无肝炎、结核病、变态反应性疾病或有关遗传性病史。

3. 家庭卫生情况，人口是否拥挤，患儿由何人照管。

（二）体格检查

详见内科入院病历体格检查要求。检查时须设法取得患儿合作，检查顺序应灵活掌握，原则是先查不易受哭闹影响的部位，如胸部、腹部，后查对患儿刺激较大部位如咽喉部，其他非急需的检查及操作，可待患儿稍熟悉后进行。检查中须注意下列各点：

1. 一般测量　包括体温、呼吸、脉搏、体重、血压(3 岁以下酌情免测)，必要时测量身高、头围、胸围、腹围、坐高、上下部量。

2. 一般情况　包括发育、营养、体位、表情、精神、意识、对周围环境反应能力、语言及智力发育情况、哭声洪亮或微弱、有无脑性尖叫等。

3. 头部　毛发色泽，有无秃发、头虱，头颅有无畸形、颅骨软化，囟门是否闭合、大小、平坦、凹陷或隆起，有无搏动。头皮有无皮脂溢出。口腔及咽部注意舌象、黏膜色泽，有无溃疡、假膜、麻疹黏膜斑及腮腺管口情况，牙齿数目，有无龋病，牙龈和扁桃体情况。

4. 胸部　胸廓大小，有无畸形、肋骨串珠、肋间隙宽狭、膨隆或凹陷，有无三凹征及心前区膨隆。可利用小儿啼哭时检查两肺触觉震颤及语音传导，小儿正常呼吸音响亮，类似成人支气管呼吸音。心脏检查注意心尖搏动部位、范围，心率、心律、杂音。

5. 腹部　有无蠕动波及肠型，脐部有无分泌物或脐疝，有无包块，肝、脾、肾及膀胱能否触及。触诊手法须轻巧，宜在患儿不啼哭时进行。3 岁以内正常幼儿的肝脏下缘常可在锁骨中线右肋缘下 1～2 cm 处触及，1 岁以内正常小儿的脾脏也偶可在肋缘下触及。

6. 神经系统　详见神经科病历。

7. 其他　疑为遗传、先天或后天性疾病影响智力时，应做智能测定、皮纹检查、染色体检查及家系分析。

二、儿科病历示例

入 院 记 录

姓名：张×　　亲属姓名：儿父张××
性别：男　　家庭地址：北京××街××号
年龄：4 岁 10 个月　　入院日期：2016 年 9 月 15 日 10：30
籍贯：山东蒙阴县　　病史陈述者：儿父
民族：汉族　　病历记录日期：2016 年 9 月 15 日 11：30

主诉　3 天前抽搐 1 次。

现病史 患儿3天前无任何明显诱因突然抽搐1次，经8～10分钟自行停止，当时呼之不应，四肢抽动。抽后神志清楚，无呕吐，无发热。未出现大小便失禁，即刻肌内注射“地西泮(安定)”0.7 ml。近2～3个月患儿曾发生3～4次突然晕倒在地，但无抽搐。为明确诊断及治疗，门诊以“癫痫”收入院。发病以来无鼻塞、流涕，无咳嗽，无恶心、呕吐，无腹泻、腹痛、头痛。自患病以来，患儿精神饮食稍差，大小便正常，睡眠安。

个人史

胎儿围产期情况：第一胎第一产，足月顺产，出生时可能有窒息史。母妊娠期体健，无感染发热史，无药物过敏及外伤史。

喂养史：母乳喂养，按时添加辅食。

发育史：生后发育略延迟，1岁半会走路，2岁时会说话叫“爸爸”“妈妈”，稍后可发双节音。生长发育落后于同龄儿。每晚睡眠10～12小时。大便约每天1次，成形，色黄。

既往史

一般健康状况：2岁内曾抽搐2次，每次持续15分钟，每次发作时体温在37.5～38℃之间。

传染病史：无肝炎、结核病、麻疹、水痘等传染病史及其他传染病接触史。

过敏史：无药物及食物等过敏史。

外伤手术史：无外伤手术史。

预防接种史：按时预防接种。

家族史 父母身体健康，非近亲婚配。

家庭成员情况：否认家族中有癫痫等遗传性及传染性疾病史。

家庭环境：经济情况和住房条件一般。

体格检查

一般测量 体温36.8℃，脉搏80次/分，呼吸20次/分，血压70/50 mmHg，体重17 kg，身高105 cm，坐高60 cm，头围50 cm，胸围53 cm。

一般状况 发育正常，营养中等，自动平卧位，神志清楚，精神稍差，查体合作。

皮肤 皮肤弹性正常，无黄染，无皮疹及出血点，无水肿，腹壁皮下脂肪厚1.5 cm。

淋巴结 全身浅表淋巴结不肿大。

头部

头颅 头颅无畸形，囟门闭合。无皮脂溢出，无瘢痕。

眼部 双眼窝不下陷，哭有泪。球结膜不充血，无出血，睑结膜不苍白。巩膜无黄染，眼球活动正常，无斜视，无震颤。瞳孔等大等圆，对光反射正常。

耳部 两侧耳廓无畸形、外耳道无溢液，未见脓点。耳屏无压痛，耳廓无牵拉痛，乳突区无红肿及压痛。

鼻部 外形正常，鼻唇沟对称，无鼻翼扇动，鼻前庭无糜烂、无脓性分泌物外溢。

口腔 口唇无发绀、无疱疹，无口角皲裂，乳牙20枚，齿龈无红肿，口腔黏膜无疮疹、无出血点及溃疡，无假膜附着，两侧腮腺管开口处无红肿，舌苔白薄。咽部充血，腭垂居中，反射正常，扁桃体Ⅰ～Ⅱ度肿大，充血，无声嘶。

颈部 颈软，两侧对称，无肿块，气管居中，甲状腺不大，无异常搏动，颈静脉无明显怒张。

胸部

胸廓 两侧对称，无鸡胸及漏斗胸，无肋缘外翻，胸壁无肿块。

肺脏 视诊：呼吸运动自如。

触诊：双侧语颤正常。

叩诊：两肺叩诊呈清音，肺下界在右肩胛下角第9肋间，呼吸移动度约0.5 cm。

听诊：双肺呼吸音清，未闻及干、湿啰音及哮鸣音。

心脏 视诊：心前区不隆起，无异常搏动，心尖搏动在左锁骨中线第5肋间。

触诊：心前区搏动位置同视诊，搏动范围约1.5 cm，无抬举感，未触及细震颤。

叩诊：心脏浊音界不扩大，心上界在第2肋间胸骨左缘外2 cm。心左界在第4肋间锁骨中线外1 cm，心右浊音界在第4肋间胸骨右缘外约0.5 cm处。

听诊：心率80次/分，节律规整，主动脉瓣第二心音正常，肺动脉瓣第二心音正常，各瓣膜听诊区无病理性杂音，P2＞A2。

腹部 视诊：腹平，对称，未见胃肠蠕动波，无脐疝。

触诊：腹部柔软，无压痛及反跳痛，无肌紧张，未触及包块，肝脾肋下未触及，膀胱未触及。

叩诊：无移动性浊音，无波动感，无过度反响。肝肺浊音界位于右锁骨中线第5肋间，双肾区无叩击痛。

听诊：肠鸣音正常，胃区无振水音，腹部无血管杂音。

生殖器及肛门 外生殖器外观正常，两侧睾丸均已降至阴囊，阴囊无水肿，包皮能上翻，肛门周围无糜烂，无直肠脱垂，无肛裂。

脊柱及四肢 脊柱呈正常生理弯曲，肋脊角无压痛及叩击痛，无畸形，四肢无畸形，关节局部无红肿，自动与被动活动不受限制，肌张力不减低，肢端不发绀，无杵状指(趾)，股动脉及肱动脉无枪击音、双下肢无凹陷性水肿。

神经系统 感觉反应正常存在，腹壁反射、两侧跟、膝腱反射、提睾反射存在，凯尔尼格征、布鲁津斯基征及巴宾斯基征均阴性。

辅助检查

血常规：无异常。

大便常规:黄色软便,镜检阴性。

尿常规:无异常。

胸部透视:未见异常。

X线胸片:未见异常。

小结 张×,男,4岁10个月。因"3日前抽搐1次"入院,患儿系学龄前期儿童,以反复抽搐或突然意识丧失为主要表现,出生时有可疑窒息史。3天前无任何明显诱因突然出现抽搐1次,经8~10分钟自行停止,当时呼之不应、四肢抽动。抽后神志清楚,无呕吐、无发热。未出现大小便失禁,即刻肌内注射"地西泮(安定)0.7 ml"。近2~3个月患儿曾发生3~4次突然晕倒在地,但无抽搐。查体:咽部充血,扁桃体Ⅰ~Ⅱ度肿大、充血,心肺腹无异常,神经系统未见阳性体征。

最后诊断

1. 癫痫
2. 脑白质营养不良
3. 左侧颞极蛛网膜囊肿

李×

2016年9月18日

初步诊断

癫痫

李×

2016年9月15日

首次病程记录

2016年9月15日 11:00

姓名:张× 性别:男

年龄:4岁10个月 住址:北京××街××号

入院时间:2016年9月15日 10:30

患儿因"3日前出现抽搐1次"于今日10:30入院。

综合病例特点:

1. 一般情况 4岁10个月,男性。

2. 病史要点 因3日前出现抽搐1次入院,当时呼之不应,四肢抽动,经8~10分钟自行停止,抽后神志清楚,无呕吐,无发热,未出现二便失禁。近2~3个月患儿曾发生3~4次突然晕倒在地,但无抽搐。既往2岁内抽搐2次,每次持续15分钟,每次体温在37.5~38℃之间。有反复发作的惊厥史,且为全身性发作,智商75(属于减低)。

3. 现病史 2岁内抽搐2次,每次持续15分钟,每次体温在37.5~38℃之间。否认肝炎、结核病病史,无外伤手术史,无药物过敏史,无其他传染病接触史。

4. 体格检查 体温36.8℃,脉搏80次/分,呼吸20次/分,体重17 kg。发育正常、营养中等、自动体位,神志清楚,查体合作。皮肤无黄染及出血点,浅表淋巴结不大。巩膜无黄染，瞳孔等大等圆，对光反射正常。无鼻翼扇动，口唇无发绀，咽部充血，扁桃体Ⅰ～Ⅱ度肿大，充血，未见脓点。颈软，呼吸运动自如，双侧语颤正常，两肺叩诊呈清音，双肺呼吸音清，未闻及干、湿啰音及哮鸣音。心率80次/分，节律规整，主动脉瓣第二心音正常，肺动脉瓣第二心音正常，P2＞A2，各瓣膜听诊区无病理性杂音。腹部平软，无压痛及反跳痛，肝脾肋下未触及，未触及包块，无移动性浊音，肠鸣音正常。双肾区无叩击痛。肛门及外生殖器无畸形及红肿。脊柱及四肢无畸形，活动自如，关节无红肿，双下肢无凹陷性水肿。双侧跟、膝腱反射正常，凯尔尼格征、布鲁津斯基征及巴宾斯基征均阴性。

5. 辅助检查：血常规：WBC 9.6×10^{9}/L，N 55%，L44%，RBC 4.3×10^{12}/L，Hb 120 g/L，PTL 196×10^{9}/L。粪、尿常规检查未见异常。

拟诊讨论：根据患儿发病时的表现及体征，诊断考虑：① 癫痫；② 智力发育迟缓。

初步诊断：① 癫痫；② 智力发育迟缓。

诊疗计划：① 二级护理；② 普食；③ 请心理科会诊测患儿智商，必要时去儿童医院会诊。请神经内科会诊。请眼科会诊，行脑干听觉诱发电位、耳声发射检查；④ 行肾上腺CT检查。动态脑电图、头部磁共振成像、头颅磁共振血管像；⑤ 治疗：暂时给维生素 B_1、维生素 B_6 口服；抽搐时给予对症治疗，护理好患儿，防止摔伤；完善各种检查后给予抗癫痫药物治疗。

李×

2016年9月16日9:00　**张××副主任查房记录**

患儿一般状况尚可，未发生抽搐，无发热，饮食及睡眠尚可。神经系统查体未见异常。查血尿常规正常，生化全套正常。心电图：窦性心律，正常心电图。脑电图：顶枕枕颞可见局限性尖慢波，以左侧明显，提示不正常脑电图。张××副主任指示脑电图提示癫痫可能性较大，治疗暂不变，等待头部磁共振成像结果。

李×

2016年9月19日9:00　**徐×主任查房记录**

患儿昨日晨起再次出现不明原因晕倒，数秒钟后自行缓解，无明显意识障碍，无发热饮食尚可。查体：咽部充血，扁桃体Ⅰ度肿大，无神经系统体征。头部磁共振成像回报：双侧侧脑室后角旁脑白质及双枕叶 T_1，长 T_2 异常信号，建议进一步检查，诊断左侧颞极蛛网膜囊肿。徐×主任指示请心理科会诊测患儿智商，请神经内科会诊，必要时儿童医院会诊。

李×

2016年9月27日9:00

患儿今日一般状况尚可，未发生抽搐，无发热，饮食及睡眠尚可。查体同上。脑干听觉诱发电位正常，磁共振血管像未见异常，可排除脑血管疾病。今日去儿童医院查脑电图，结果回报：基本节律：枕区可见 8 Hz α 波，调节欠佳，波幅 10～60 μV。左右半球对称，全区显示中度节律失调。慢波：全区可见较多中波幅 4～7 Hzθ 波。快波：全区可见少数 β 波散在。过度换气欠合作。睁闭眼反应：α 波抑制欠完全。睡眠脑电图：在睡眠图中可见不规则中—高幅慢波、峰波、少许睡眠纺锤波，左右半球对称。异常波：双侧中央、顶、枕、后颞可见散在阵发高幅 2.0～3.2 Hz 尖棘慢综合波(时有左右不同时出现)。结论：异常脑电图。临床诊断：① 癫痫；② 智力发育迟缓。儿童医院与我科诊断相同，今日加用丙戊酸钠糖浆(德巴金)进行治疗，每次4 ml(160 mg)，2 次/日，密切观察患儿病情变化，必要时调整剂量。

李×

出 院 小 结

2016 年 10 月 6 日

姓名：张×，性别：男，年龄：4 岁 10 个月，住址：北京××街××号。

入院时间：2016 年 9 月 15 日 10：30，出院时间：2016 年 10 月 6 日，共住院 21 天。

入院情况：患儿入院前 3 天抽搐 1 次，抽搐时呼之不应，四肢抽动，经 8～10 分钟自行停止，抽后神志清楚，无呕吐，无发热，未出现大小便失禁。入院前 2～3 个月患儿曾发生 3～4 次突然晕倒在地。但无抽搐。入院时查体：咽部充血，双扁桃体Ⅰ～Ⅱ度肿大。余未见异常。

入院诊断：癫痫。

诊疗经过：入院后经过动态脑电图、头部磁共振成像、头颅磁共振血管像等检查，明确诊断：① 癫痫；② 脑白质营养不良；③ 左侧颞极蛛网膜囊肿。脑白质营养不良与左侧颞极蛛网膜囊肿均有可能继发癫痫。治疗：丙戊酸钠糖浆(德巴金)，每次 4 ml(160 mg)，2 次/日口服。

出院时情况：患儿无抽搐、一般状况好，查体未见异常。

出院诊断：① 癫痫；② 脑白质营养不良；③ 左侧颞极蛛网膜囊肿。

出院医嘱：① 继续口服丙戊酸钠(德巴金)；② 观察病情变化，根据病情调整药物剂量；③ 每个月定期复查病情。

李×

第十五节 中医科病历

一、中医科病历内容及书写要求

病历及入院记录按国家卫生部国家中医药管理局印发的《中医病历书写基

本规范》的要求书写。

（一）入院病历

1. 在主诉、现病史、既往史、个人史和体格检查等项目中记录中医四诊所得资料。

2. 在小结之前专写一段中医的辨证分析。

3. 中医诊断或辨证结论(与西医诊断并列)。

（二）入院记录

基本内容同上,但须减少分段及小标题,简明扼要,无关的阴性材料可略去。

注:中医、西医的名词、术语均可应用,但以描述准确、清楚、通俗易懂为原则,中医特有的概念,一律用中医术语表达;例如脾肾阳虚、四肢厥逆、舌苔厚腻等。

二、中医处方记录

1. 病区的中医处方,宜按病情变化和辨证结果,根据治则处方,直接记录在病程记录上,或记入“中医处方记录单”。

2. 中医处方笺内容包括:病人姓名、性别、年龄、门诊号、住院号、处方日期、药名、药量、剂数、服法、起讫日期、注意事项及签名。药名须横写,每行一至四味,须排列整齐。

三、中医科病历示例

入 院 记 录

姓名:韩×	出生地:河南省驻马店××乡
性别:女性	常住地址:河南省驻马店××乡
年龄:39 岁	单位职业:河南省驻马店××乡农民
民族:汉族	入院时间:2016 年 7 月 17 日 11:40
婚况:已婚	病史采集时间:2016 年 7 月 17 日 12:00
职业:农民	病史陈述者:病人本人
发病节气:芒种	可靠程度:可靠

主诉　周身水肿 40 天。

现病史　病人 40 天前无明显诱因出现颜面及双下肢水肿,按之凹陷,尿量减少,皮肤无紫癜,无发热、咽痛。在当地医院测血压,波动在 150～120/100～80 mmHg。查尿常规示:尿蛋白(＋＋＋＋),查血浆白蛋白 18 g/L,24 小时尿蛋白定量 10.8 g。于 6 月 12 日予“泼尼松(20 mg,3 次/日)”治疗,并配合利尿、抗凝、降压治疗,水肿一度好转。半月前出院停用激素,水肿渐加重。于 2016 年 7 月 3 日在北京大学肾脏疾病研究所肾穿刺活检,病理诊断:轻度系膜增殖性肾小球肾炎。为进一步系统治疗而收入我科。病人患病以来精神不振,饮食尚可,睡眠正常，小便量少，大便正常，体重增加约 20 kg。

既往史 平素体健，否认肝炎、结核病等传染病史，预防接种史不详，否认手术史及外伤史。无药物、食物过敏史。

个人史 出生并一直生活于原籍，否认有疫水接触史，未到过疫区。否认有其他传染病接触史。居住于平房，生活条件艰苦。无烟、酒嗜好。性格内向，易生气。一直务农。月经史：$17\frac{4\sim6}{25\sim30}$，末次月经 2016 年 7 月 8 日。21 岁结婚。胎产史：孕 5 流 2 产 3。

家族史 配偶体健，2 子及 1 女均健康。否认有家族遗传病史。

体格检查

一般情况 体温 36.0℃，脉搏 72 次/分，呼吸 18 次/分，血压 140/90 mmHg。神志清楚，精神不振，满月脸，面色淡白虚浮，形体虚胖，发育正常，自动体位，查体合作。语言清晰而无力，无呃逆、嗳气、哮鸣、呻吟等。舌体活动灵活，舌下络脉淡紫，舌质暗红，苔白微腻有津液。

皮肤、黏膜及淋巴结 头面及下肢肿胀，按之凹陷难起，浅表淋巴结不大，无斑疹、疮疡、瘢痕、蜘蛛痣等。

头面部 头形正常，无肿物及压痛，发黑干枯少泽。目胞水肿，眼球活动正常，结膜无充血，巩膜无黄染，瞳孔等大等圆，对光反射正常。耳廓大小正常，外耳道通畅，无分泌物，乳突无压痛，听力正常。鼻端色微黑，无畸形，无鼻中隔偏曲及穿孔，无鼻甲肥大，无鼻腔出血，嗅觉正常，鼻窦区无压痛。唇色淡白，无疱疹，牙齿色白润泽而坚固，无龋齿、缺齿、义齿，齿龈淡白，无口腔溃疡，腮腺导管口无分泌物。口唇无发绀，咽部不充血，腭垂居中，双侧扁桃体不大，无分泌物及假膜。

颈项 颈项直立，两侧对称，活动正常，无颈项强直。气管居中，甲状腺不大。颈动脉搏动正常，颈静脉无怒张，无肝颈静脉反流征。

胸部 胸廓对称，无畸形、凹陷、压痛。乳房两侧对称，无红肿、结节、橘皮样外观，乳头无凹陷，无异常分泌物。腹式呼吸为主，两侧对称，节律整齐，肋间隙正常，语颤减弱，两肺叩诊呈清音，呼吸音清，双肺未闻及干、湿啰音及哮鸣音，未闻及胸膜摩擦音。

心尖搏动位于左锁骨中线第 5 肋间，叩诊，见右表。

右(cm)	肋间	左(cm)
2.5	Ⅱ	2.5
2.5	Ⅲ	3.5
3.0	Ⅳ	5.0
	Ⅴ	8.0

锁骨中线距正中线 9 cm

心前区未触及细震颤，心率 72 次/分，节律规整，主动脉瓣第二心音正常，肺动脉瓣第二心音正常，各瓣膜听诊区无病理性杂音。桡动脉搏动节律规则，左右对称，无水冲脉、奇脉，毛细血管搏动征阴性。脉沉细尺弱。

腹部 腹部膨隆，左右对称，腹纹明显，无瘢痕、脐疝，无静脉曲张，腹围

100 cm，腹部柔软，无压痛，移动性浊音(＋)，肠鸣音正常。肝脾肋下未触及，未触及包块，肝肺浊音界位于右锁骨中线第5肋间，胆囊及双肾未触及，双肾区无叩击痛。

二阴及排泄物　二阴未查。小便量少，色白而浑浊，泡沫多，大便正常。

脊柱四肢　脊柱生理曲度正常，无畸形、强直、叩压痛，活动正常，两侧肌肉无紧张。四肢肌力正常，肌张力正常，无骨折及肌肉萎缩。关节无红肿疼痛，活动正常。双下肢高度水肿，按之凹陷，无静脉曲张。无杵状指(趾)。

神经系统　痛觉、温度觉、触觉正常，无肌肉紧张及萎缩，无瘫痪，步态正常。腹壁反射、跖反射正常。桡骨膜反射、膝腱反射及跟腱反射正常。病理反射未引出。

专科检查　头面部轻度水肿，腹部膨隆，液波震颤(＋)，移动性浊音(＋)，双下肢重度水肿，按之凹陷，双肾区无叩击痛，膀胱区无叩击痛。

辅助检查

血常规：RBC 3.9×10^{12}/L，Hb 70 g/L，WBC 11.5×10^{9}/L。

胸片：心、肺、膈未见异常。

肾穿刺及病理诊断：轻度系膜增殖性肾小球肾炎。

辨病辨证依据　病人多产伤肾，肾气不足，复因劳累过度，劳则耗气，导致肾气更虚，“肾主水”，开合不利，水液泛溢肌肤，而见水肿、尿少；气虚固摄无权，水谷精微随尿液而下，故尿浊而泡沫较多；“腰为肾之府”，腰府失养则见腰酸乏力；气虚则血行无力，瘀血内生，血不利则为水，从而加重水肿；舌暗红苔白，脉沉细尺弱亦为气阴两虚夹瘀之征。故本病当属祖国医学之“水肿”范畴，本病病位主要在肾，病理因素为水、瘀血，病理性质为因虚致实、虚实夹杂。

西医诊断依据：病人高度水肿，大量蛋白尿，血浆白蛋白18 g/L，肾上腺皮质激素治疗有效，肾穿刺病理诊断：轻度系膜增殖性肾小球肾炎，可以明确诊断。

入院诊断：中医诊断：水肿(肾虚血瘀)

西医诊断：系膜增殖性肾小球肾炎

住院医师：董×　　主治医师：陈×

2016年7月17日 16:30

首次病程记录

2016年7月17日 14:30

姓名：韩×　　性别：女性

年龄：39岁　　单位职业：河南省驻马店××乡农民

周身水肿40天，于今日11:40入院。

综合病例特点：

1. 一般情况　中年女性。

2. 病史要点　病人40天前无明显诱因出现颜面及双下肢水肿，按之凹陷，尿量减少，无皮肤紫癜病史，无发热、咽痛病史，在当地医院测血压偏高，查尿常规示：尿蛋白(＋＋＋＋)，查血浆白蛋白 18 g/L，24 小时尿蛋白定量 10.8 g，于 6 月 12 日予"泼尼松(20 mg，3 次/日)"治疗，并配合利尿、抗凝、降压治疗，水肿一度好转。半月前出院，停用激素，水肿渐加重，体重增加约 20 kg。于 2016 年 7 月 3 日肾穿刺活检送北京大学肾脏疾病研究所，病理诊断：轻度系膜增殖性肾小球肾炎。

3. 既往史　平素体健，否认"肝炎"、"结核病"等传染病史。长期生活在当地，前日来到北京，否认与有其他传染病接触史。否认药物过敏史。

4. 体格检查　体温 36.0℃，脉搏 72 次/分，呼吸 18 次/分，血压 140/90 mmHg。神志清楚，满月脸，瞳孔等大等圆，咽部无充血，扁桃体不大，口唇无发绀。颈软，甲状腺不大，气管居中。胸廓对称，叩诊呈清音，双侧语颤减弱，双肺呼吸音清，未闻及干、湿啰音及哮鸣音。心浊音界不扩大，心率 72 次/分，律齐，心音有力，各瓣膜听诊区未闻及病理性杂音。腹软，无压痛，未触及包块，肝脾肋下未触及，移动性浊音(＋)，肠鸣音存在。双下肢重度水肿，按之凹陷。腱反射正常，未引出病理反射。

5. 辅助检查

血常规：RBC 3.9×10^{12}/L，Hb 70 g/L，WBC 11.5×10^{9}/L。

胸片：心、肺、膈未见异常。

肾穿刺及病理诊断：轻度系膜增殖性肾小球肾炎。

入院诊断：中医诊断：水肿(肾虚血瘀)。

西医诊断：系膜增殖性肾小球肾炎。

诊疗计划：① 护理：二级护理；② 饮食：低盐、低脂饮食。忌辛辣、海鲜食品；③ 实验室检查：化验三大常规、24 小时尿蛋白定量、生化全套、HBsAg；④ 其他检查：腹部 B 超、心电图等；⑤ 治疗方案：为中西医结合治疗。西医以激素、降压、改善微循环等药物治疗，给予泼尼松片，每日早晨 60 mg，口服；双嘧达莫(潘生丁)50 mg，3 次/日，口服；氯沙坦(科素亚)片 50 mg，1 次/日，口服；牡蛎碳酸钙(钙天力)2 片，3 次/日，口服；5%葡萄糖注射液 250 ml＋川芎嗪注射液 160 mg，静脉滴注，1 次/日。

中医以滋肾益气、活血利水为法，处方如下：

生地 30 g	山萸肉 15 g	泽泻 10 g	丹皮 10 g
山药 10 g	云苓 10 g	生黄芪 45 g	当归 10 g
萆 30 g	蝉衣 10 g	丹参 30 g	红花 5 g
白茅根 30 g	广地龙 15 g	僵蚕 10 g	抽葫芦 15 g
煅牡蛎 30 g	半枝莲 15 g	泽兰 20 g	

5 剂水煎服　每日 1 剂　2 次/日

董×

2016 年 7 月 18 日　**陈×主治医师查房**

陈×主治医师查房，查看病人，双下肢高度水肿，腹水征阳性，查看检验单：尿常规 PRO 3000 mg/L(300 mg/dl)；血常规：WBC 12.1×10^9/L，认为与病人服用泼尼松 5 周有关；生化全套：BUN 37.2 mmol/L，UA 512 μmol/L，TC 11.13 mmol/L，TG 2.81 mmol/L，ALB 11 g/L，符合肾病综合征的临床诊断，根据病理提示，应诊断为：系膜增殖性肾小球肾炎。指示加用免疫抑制剂，以增强疗效、缩短疗程，予雷公藤多苷片 30 mg，口服，3 次/日，并指示配合保肝治疗；因病人血浆白蛋白过低，指示予白蛋白 10 g，静脉滴注，已执行。

董×

2016 年 7 月 25 日　**马××主任查房记录**

左下肢水肿明显消退，右下肢水肿渐消，腰酸乏力感减轻，尿量增加，腹围 90 cm，纳谷如常，夜寐安，大便正常，舌质淡红苔白腻，脉细尺弱。血压稳定。查便常规正常，24 小时蛋白定量 1998 mg，乙肝表面抗原阴性。B 超：肝脏不均质改变，腹水、胸水。因病人经济困难，停用氯沙坦(科素亚)，改为卡托普利 12.5 mg，口服，2 次/日。马××主任查房，同意目前治疗，指示上方续服 5 剂，以巩固疗效，并指示预约右下肢血管彩超以明确有无静脉血栓，已执行。

董×

2016 年 7 月 30 日　**魏××副主任查房记录**

左下肢水肿消退，右下肢水肿渐消，腰酸乏力感减轻，尿量明显增加，腹围 84 cm，夜寐安，大便正常，舌质淡红苔白腻，脉细尺弱。B 超提示右下肢腘静脉段深静脉血栓形成，血流回流受阻。复查血常规：WBC 正常，Hb 80 g/L，贫血加重。复查 BUN 11.8 mmol/L，UA 72 μmol/L，TC 11.14 mmol/L，TG 3.22 mmol/L，ALB 16 g/L。已停用呋塞米(速尿)，以防进一步减少血容量、增加血黏度。魏××副主任查房：回顾病史，首次发病水肿消退时亦是右腿消肿明显晚于左腿，故认为是陈旧性静脉血栓，暂不予处理，指示上方加用川芎 10 g，以加强活血化瘀之功，余药不变，续服 5 剂，以巩固疗效。

董×

出 院 小 结

2016 年 8 月 14 日

姓名：韩×，性别：女性，年龄：39 岁，单位职业：河南省驻马店×乡农民。

入院日期：2016 年 7 月 17 日，出院日期：2016 年 8 月 15 日，共住院 29 天。

入院情况：病人入院前 40 天无明显诱因出现颜面及双下肢水肿，按之凹陷，尿量减少，无皮肤紫癜病史，无发热、咽痛病史，在当地医院查尿常规示：尿蛋白(＋＋＋＋)，查血浆白蛋白 18 g/L，24 小时尿蛋白定量 10.8 g，于 6 月 12 日予

"泼尼松"(20 mg,3 次/日)治疗,并配合利尿、抗凝治疗,水肿一度好转。入院前半月出院,停用激素,水肿渐加重,体重增加约 20 kg。查体:心肺未见异常,腹软,无压痛,肝脾肋下未触及,腹水征(+),双下肢水肿。于 2016 年 7 月 3 日肾穿活检,病理诊断:轻度系膜增殖性肾小球肾炎。

入院诊断:系膜增殖性肾小球肾炎。

诊疗经过:经尿常规、24 小时蛋白定量、生化全套、腹部 B 超等检查,诊断为系膜增殖性肾小球肾炎,经过抑制免疫、降压及中药滋肾益气、活血利水治疗,病情明显好转。

出院时情况:下肢水肿已消退,无明显腰酸乏力,腹围 76 cm,纳谷如常,夜寐安,大便正常,舌质淡红苔薄白,脉细尺弱。尿常规正常,尿蛋白定量为 452 mg。血常规:Hb 89 g/L,贫血好转。TC 10.86 mmol/L,TG 1.91 mmol/L,ALB 17 g/L,ALT 32 U/L,AST 23 U/L。

出院诊断:系膜增殖性肾小球肾炎。

出院医嘱:① 续服泼尼松,每日 45 mg,每周可减服 5 mg,至 30 mg/d 后,根据病情,每周可减服 2.5 mg;② 续服雷公藤多苷片 30 mg,3 次/日,根据病情,2~4 周后开始减量;③ 续服卡托普利 12.5 mg,1 次/12 小时,双嘧达莫 50 mg,3 次/日,葡醛内酯(肝泰乐)200 mg,3 次/日,维生素 B_6 片 20 mg,3 次/日;④ 定期复查血常规、尿常规、24 小时尿蛋白定量、肝肾功能等;⑤ 随诊;⑥ 续服中药处方如下:

生地 30 g	山萸肉 15 g	泽泻 10 g	丹皮 10 g
山药 10 g	云苓 10 g	生黄芪 60 g	当归 10 g
萆 30 g	蝉衣 10 g	丹参 30 g	红花 5 g
白茅根 30 g	广地龙 15 g	僵蚕 10 g	川芎 10 g
煅牡蛎 30 g	半枝莲 15 g	泽兰 20 g	桂枝 10 g

董×

第十六节 普通外科病历

一、普通外科病历内容及书写要求

按照第一章的要求书写,尚有如下一些要求。

(一) 病史

详见一般病历内容及书写要求,但在体格检查后部应加"外科情况"一项。如外科情况在腹部,则在腹部检查后面注明"见外科情况"。外科情况的记录,要求详细、准确、实在。如描记创口应记明部位、范围、大小、深浅、色泽、分泌物性状、肉芽组织、上皮及周围皮肤情形。描记肿块应记明部位、大小、形状、硬度、移动度及与周围组织的关系；如为肿瘤，注意有无转移及引流淋巴结肿大等；描记腹膜炎时应记明视、触、叩、听、直肠指诊等各种物理检查所见，必要时绘图说明。须行紧急手术者，术前应写详细病程记录，术后补写病历。

（二）检验

血、尿常规检查须在入院后24小时内完成，急症应及时完成；手术前后有发热或病程中有特殊变化者，应随时检查。并按需要术前做出血时间、血凝时间及血型鉴定等。如有可疑，应做梅毒、艾滋病血清学检查。粪便于入院后检查1次，需要时再复查。

脏器功能的测定及特殊检查等按需要进行。疮口分泌物、脓肿及囊肿穿刺液等，需要时送细菌涂片与培养（包括普通培养与厌氧培养）、抗菌药物敏感度测定和涂片细胞学检查。

（三）手术记录

1. 手术记录　凡行手术的病例均应书写手术记录。手术记录应由手术者或第一助手书写（应经手术者复核签名），内容包括病人姓名、住院号（或门诊号）、手术日期、手术前及手术后诊断、手术名称、手术者、助手及洗手护士姓名、麻醉方法、麻醉者姓名、手术经过等。对手术经过，应系统、详细地记载，如病人的体位、皮肤消毒、无菌巾（单）的铺盖，切口部位、方向、长度、组织分层解剖，病变部位所见及其处理方法（必要时可绘图说明），切口缝合方法、缝线种类，引流物位置、数量，创口包扎方法，术中及术毕时病人情况，以及敷料、器械的清点，术中用药、输液、输血等治疗，麻醉效果等，均应逐项记录。病理标本应描述眼观所见情况，并注明已否送往病理检查。

2. 手术后记录　包括手术的主要情况、手术后病情的变化及主要处理措施。

（四）麻醉记录

1. 凡施麻醉者，均须填写麻醉记录单。

2. 麻醉记录单须由麻醉者于麻醉前按规定逐条填写，以便核对病人和掌握整个手术麻醉过程的病情变化。

3. 填写麻醉记录的要求

（1）麻醉前应记录：① 体格检查、辅助检查结果及各种特殊检查中所见重要情况，术前的特殊治疗及其结果。② 麻醉前用药的药名、剂量、用法及时间。③ 病人到达手术室时的血压、脉搏及呼吸，必要时包括体温、心电图等。

（2）麻醉过程中应记录：① 麻醉诱导是否平稳，不平稳时须记录其原因。② 按要求记录血压、脉搏及呼吸。③ 麻醉及手术起止时间，麻醉方法和麻醉药用量。④ 椎管内阻滞时的穿刺部位和麻醉范围。⑤ 病人体位和术中改变体位情况。⑥ 麻醉过程中的重要治疗，包括输液、输血及各种药物等。准确记录用量及时间，药物记录全名或经公认的简名。⑦ 手术的重要操作步骤，如开胸、开腹，其他特殊事项，以及术中意外事件，如大量失血、呼吸骤停、发绀、呕吐等。

(3) 手术完毕时的记录:① 手术名称与术后诊断、手术、麻醉与护士组人员姓名。② 输液、输血、麻醉药总用量,术终时病人意识、反射、血压、脉搏及呼吸情况。

二、普通外科病历示例

入 院 记 录

姓名:张××　　单位职业:北京××有限公司职员
性别:男　　住址:北京市海淀区××路××号
年龄:47 岁　　入院日期:2016 年 8 月 21 日
婚否:已婚　　病史采集日期:2016 年 8 月 21 日
籍贯:北京　　病史记录日期:2016 年 8 月 21 日
民族:维吾尔族　　病情陈述者:病人本人,可靠

主诉 腹胀伴腹部肿物 1 年,加重 4 个月。

现病史 病人自 1 年前开始出现腹胀,餐后加重,并感觉中下腹部似有一肿物,约拳头大小。病情逐渐发展,腹胀逐渐加重,肿物逐渐增大。发病以来无腹痛、腹泻、恶心、呕吐及黑便,无畏寒、发热、厌油,未予诊治。近 4 个月来,自觉腹部肿物明显增大,食量减少,并出现消瘦、乏力,体重下降约 10 kg。在外院曾按胃病服用中药治疗,病情无好转。由于腹部肿物明显增大,腹胀加重,并伴有尿频、尿急,为进一步诊治,来我院就诊,门诊以"腹部肿物性质待查"收入院。

既往史 否认肝炎、结核病等传染病史,否认血吸虫病、包虫病史。预防接种随当地进行。

系统回顾

五官:头部无疖疮及外伤史。双眼视力好。无耳痛、流脓,听力正常。无慢性鼻阻塞及流脓性分泌物史。无牙痛及扁桃体发炎病史。

呼吸系统:无气喘、胸痛、咳嗽、咳痰、咯血史。

循环系统:无心悸、气促、发绀、呼吸困难。无心前区疼痛及血压增高史。

消化系统:4 年前开始出现上腹间断胀痛不适感,未做检查,无泛酸、嗳气、呕吐,服中药治疗后有好转。无腹泻及黑便史。见现病史。

血液系统:皮肤、黏膜无出血、瘀点、瘀斑史,无贫血病史。

泌尿生殖系统:无尿急、尿频、尿痛、排尿异常,无下肢、颜面水肿、腰痛史。

内分泌及代谢系统:无多饮、多食、多尿和消瘦史。无心悸、多汗史。

神经精神系统:无头痛、眩晕、抽搐、意识障碍、精神错乱史。

运动系统:无运动障碍、关节脱位及骨折史。

外伤及手术史:无。

中毒及药物过敏史:无。

个人史　生于原籍,无烟酒嗜好,无疫区旅居史,无食生肉史。否认毒物、放射性物质接触史,否认肝炎、结核病、血吸虫、包虫等传染病接触史。28 岁结婚,育 1 子。

家族史　父母兄妹均健康,配偶、儿子身体健康。否认家族性遗传病史。

体格检查

一般状况　体温 36.9℃,脉搏 84 次/分,呼吸 18 次/分,血压 140/90 mmHg,身高 172 cm,体重 66 kg。发育正常,营养欠佳。慢性痛苦病容,神志清楚,应答切题,查体合作。

皮肤　全身皮肤无黄染,弹性差,无水肿,无瘀点、瘀斑。无蜘蛛痣及肝掌。

淋巴结　颌下、颈浅、锁骨上、腋下及腹股沟浅表淋巴结均未触及。

头部

头颅　无外伤、畸形,发黑,有光泽。无脱发及疮疖。

眼部　眼睑无下垂及倒睫,结膜无充血水肿。巩膜无明显黄染,角膜透明,双侧瞳孔等大等圆,对光反射灵敏,调节反应正常。视力正常。

耳部　外耳道无分泌物,耳廓无牵拉痛,乳突部无压痛。听力无异常。

鼻部　无畸形,鼻翼无扇动。鼻前庭无异常分泌物,通气良好,鼻窦区无压痛。

口腔　无特殊气味,口唇、口角正常,口腔黏膜无溃疡,无出血及色素沉着。牙齿正常,舌质红,苔黄腻,扁桃体不大。腭垂居中,咽部无充血,咽反射存在,声音无嘶哑。

颈部　对称,活动自如,颈无抵抗,未见颈静脉怒张。甲状腺不大,未触及结节及震颤,无血管杂音,气管居中。

胸部

胸廓　形状正常,双侧对称,肋间平坦,运动自如,胸壁无肿块及扩张血管。双侧乳房对称,无异常。

肺脏　视诊:呈胸式呼吸,节律及深浅正常,呼吸运动双侧对称。

触诊:语音震颤两侧相等,无摩擦感。

叩诊:反响正常,肺下界在肩胛下角线第 10 肋间,呼吸移动度 3 cm。

听诊:呼吸音及语音传导双侧对称,无干、湿啰音及胸膜摩擦音。

心脏　视诊:心尖搏动不明显,心前区无隆起。

触诊:心尖搏动在左第 5 肋间、锁骨中线内侧 1 cm 处最强,无抬举性搏动、震颤及摩擦感。

叩诊:左、右心界正常,如右表。

右(cm)	肋间	左(cm)
2.0	Ⅱ	2.5
3.0	Ⅲ	4.0
3.5	Ⅳ	6.5
	Ⅴ	8.5

锁骨中线距前正中线 10 cm

听诊:心率 84 次/分,律齐,各瓣膜听诊区心音正常,未闻及杂音,无心包摩擦音。

腹部 见外科情况。

外阴及肛门 发育正常,无皮疹、溃疡、结节,无外痔及瘘管。

脊柱及四肢 脊柱无畸形、压痛及叩击痛。肋脊角无压痛及叩击痛。四肢无畸形、静脉曲张、瘢痕,下肢无凹陷性水肿。肌力及肌张力正常,无萎缩。关节无红肿,运动正常。

神经系统,肢体感觉、运动正常,膝腱及跟腱反射正常,巴宾斯基征及凯尔尼格征阴性。

外科情况

视诊:全腹部明显膨隆,以中下腹部为甚,腹式呼吸减弱,无腹壁浅静脉曲张,未见肠型及胃蠕动波。

触诊:中下腹部可触及一较大肿块,约 25 cm×18 cm,边界清楚,质地中等,局部有轻压痛,上下、左右稍能移动,移动幅度小,其余区域无压痛,无腹肌紧张及反跳痛,肝脾肋下未扪及肿大,莫菲征阴性。

叩诊:肝浊音上界在右锁骨中线第 5 肋间,肝肾区无叩击痛,移动性浊音阴性。

听诊:肠鸣音正常,未闻及气过水声及血管杂音。

辅助检查 血、尿、便常规正常;肝、肾功能正常;红细胞沉降率 73 mm/小时;血 CEA、AFP、CA199 均正常。胸片示心肺正常;心电图正常;腹部 B 超提示:① 腹腔巨大囊实性占位性病变;② 右肾积水、右输尿管上段扩张。腹部 CT 提示:中下腹部和盆腔巨大囊实性肿瘤,考虑为来源于腹膜后恶性肿瘤;继发右侧肾盂、输尿管积水。

小结 病人出现腹胀 1 年,并感觉中下腹部似有一肿物,约拳头大小。腹胀逐渐加重,肿物逐渐增大。近 4 个月来,自觉腹部肿物明显增大,食量减少,并出现消瘦、乏力,体重下降约 10 kg。查体:全腹部明显膨隆,以中下腹部为甚,腹式呼吸减弱。中下腹部可触及一较大肿块,约 25 cm×18 cm,边界清楚,质地中等,局部有轻压痛,上下、左右稍能移动,移动幅度小,肛门指诊:直肠黏膜光滑,可触及 Douglas 腔内肿物,质地硬,表面凹凸不平,指套无染血。腹部 B 超提示:腹腔巨大囊实性占位性病变;右肾积水、右输尿管上段扩张。腹部 CT 提示:中下腹部和盆腔巨大囊实性肿瘤,考虑为来源于腹膜后恶性肿瘤;继发右侧肾盂、输尿管积水。

最后诊断

腹腔巨大神经鞘瘤

黄×

2016 年 9 月 1 日

初步诊断

1. 腹部巨大肿物性质待查
2. 腹膜后肿瘤
3. 腹腔肿瘤

黄×

2016 年 8 月 21 日

首次病程记录

2016 年 8 月 21 日 17:00

姓名:张×× 性别:男性

年龄:47 岁 单位职业:北京××有限公司职员

因“腹胀伴腹部肿物 1 年”于 2016 年 8 月 21 日 16:40 入院。

综合病例特点:

1. 一般情况 中年男性,病情发展较快。

2. 病史要点 病人自 1 年前开始出现腹胀,餐后加重,并感觉中下腹部似有一肿物,约拳头大小。病情逐渐发展,腹胀逐渐加重,肿物逐渐增大。发病以来无腹痛、腹泻、恶心、呕吐及黑便,无畏寒、发热、厌油,未予诊治。近 4 个月来,自觉腹部肿物明显增大,食量减少,并出现消瘦、乏力,体重下降约 10 kg。在外院曾按胃病服用中药治疗,病情无好转。由于腹部肿物明显增大,腹胀加重,并伴有尿频、尿急,为进一步诊治,来我院就诊,门诊以“腹部肿物性质待查”收入院。

3. 既往史 否认肝炎、结核病、血吸虫等传染病史,既往有胃炎病史 4 年,未做检查,无呕血及便血史。否认中毒及药物过敏史,无外伤、手术史及输血史。预防接种随当地进行。

4. 体格检查

(1) 一般检查:体温 36.9℃,脉搏 84 次/分,呼吸 18 次/分,血压 140/90 mmHg,发育正常,营养差,自动体位,慢性痛苦病容,神志清楚,应答切题,查体合作。全身皮肤无黄染及出血点,浅表淋巴结未扪及肿大。心肺检查未见明显异常。

(2) 专科检查:全腹部明显膨隆,以中下腹部为甚,腹式呼吸减弱,无腹壁浅静脉曲张,未见肠型及胃蠕动波,中下腹部可触及一较大肿块,约 25 cm×18 cm,边界清楚,质地中等,局部有轻压痛,上下、左右稍能移动,移动幅度小,其余区域无压痛,无腹肌紧张及反跳痛,肝脾肋下未扪及肿大,肝浊音上界在右第 5 肋间,肝肾区无叩击痛,莫菲征阴性,移动性浊音阴性,肠鸣音存在,未闻及气过水声及血管杂音。肛门指诊:直肠黏膜光滑,可触及 Douglas 腔内肿物,质地硬,表面凹凸不平,前列腺不大,指套无染血。

5. 辅助检查 血、尿、便常规正常；肝功、肾功正常；红细胞沉降率 73 mm/h；血 CEA、AFP、CA199 均正常。胸片示心肺正常；心电图正常；腹部 B 超提示：① 腹腔巨大囊实性占位性病变；② 右肾积水、右输尿管上段扩张。腹部 CT 提示：中下腹部和盆腔巨大囊实性肿瘤，考虑为来源于腹膜后恶性肿瘤；继发右侧肾盂、输尿管积水。

初步诊断：腹部巨大肿物性质待查：腹膜后肿瘤 ？ 腹腔肿瘤？

诊疗计划：① 护理：二级护理；② 饮食：高热量、高蛋白饮食，以加强营养，改善全身情况；③ 实验室检查：便隐血、血生化全套、手术感染八项、肿瘤全套、血型、凝血三项；④ 其他检查：胃镜、全消化道钡餐、腹部血管造影（DSA）、静脉肾盂造影；⑤ 治疗方案：积极做好术前准备，限期手术。

黄×

2016 年 8 月 23 日 **王×主任查房记录**

病人病情无特殊变化，体温正常，腹胀，夜间平卧时明显。今日王×主任查房，听取经治医师汇报后指示：病人腹部巨大肿物，考虑腹腔或腹膜后肿瘤，消化道来源的可能性不大，检查时要了解肿瘤的血供及其与周围脏器的关系，为手术创造条件。因病人病情较重，为进一步明确诊断，应尽快安排胃镜、全消化道钡餐、腹部血管造影（DSA）、静脉肾盂造影等检查。以上指示执行。有关检查可能发生的危险及并发症，均已向家属讲明，家属表示理解和同意，并已签字。

黄×

2016 年 8 月 27 日

病人今日感腹部胀痛较前明显加重，腹部肿物增大，伴低热，头晕。因病人出现发热（体温 37.6℃）、腹部胀痛及腹部肿物增大，考虑肿物内有出血、坏死、感染的情况，故予以输液、抗炎、对症等处理，病人入院时查血红蛋白 133 g/L，昨日查 98 g/L，明显下降，因此考虑与近几日肿物内出血有关。今日行腹腔动脉造影，病人无不适反应。王×主任查房后指示，因病人腹部肿物增大，故取消肾脏造影检查，注意观察腹部体征情况，如腹围、血压，尽量避免外力按压，防止肿物破裂、大出血。今日下午王×主任、导管室褚医师、CT 室医师共同研究分析了病人病情，认为腹膜后恶性肿瘤的可能性大。腹腔动脉造影结果暂未回。目前应密切观察病人生命体征情况，并复查血红蛋白，动态了解肿物内出血情况，做好紧急处理和抢救的准备。请泌尿外科汪主任查看了病人，认为病人腹部肿物太大，为防止肿物破裂，不宜行静脉肾盂造影，术中为避免肾、输尿管损伤，如果需要，可先行输尿管插管做好标志，以避免损伤。

黄×

2016 年 8 月 29 日

拟诊分析：姓名：张××，性别：男，年龄：47 岁，单位职业：北京××有限公司职员，因腹胀伴腹部肿物 1 年入院，目前诊断仍不十分明确，根据病人症状、体征、实验室及影像学检查结果，拟诊并采取相应的对策如下：

1. 肿瘤的部位和性质

（1）腹膜后肿瘤病人腹部肿物大，CT 片上表现为囊实性改变，对右肾及输尿管、直肠、膀胱有压迫，可能来源于后腹膜。从病史上看有 1 年的时间，除消瘦外，血红蛋白正常，考虑肿瘤属良性或低度恶性。

1）畸胎瘤影像学检查有助于诊断，该病人的 CT、B 超检查不支持该诊断。

2）皮样囊肿术前诊断比较困难，有待术后病理诊断。

3）淋巴样水囊肿，其内容物为淋巴液，根据术中细针穿刺，穿刺物为乳糜样可确诊，但病人肿物 CT、B 超均考虑为囊实性改变，故不支持该诊断。

4）实体瘤包括来源于各种间叶组织的肿瘤，如各种纤维瘤、脂肪瘤、神经纤维瘤、肉瘤、血管脂肪瘤等，本病例可能性较大。

（2）腹腔肿瘤包括：

1）肠系膜病变　早期病人可无胃肠道症状，查体肿瘤活动度大，晚期则活动差，病人有腹胀、纳差。该病人不能除外。

2）大网膜病变　如大网膜囊肿、肿瘤等。

3）小肠病变　如肠外生性的平滑肌（肉）瘤、小肠脂肪（肉）瘤、纤维（肉）瘤等。

（3）胰腺囊肿（假性胰腺囊肿，或真性胰腺囊肿）病人病前无腹部外伤、胰腺炎的病史，CT、B 超见胰腺正常，故不支持该诊断。

2. 采取的对策　综上所述，由于病人腹部肿瘤巨大，现有的检查难以确定其来源及性质，虽然术前 B 超引导下肿物穿刺活检有助于诊断，但有一定的风险和假阴性，入院后观察此肿瘤尚有内出血的情况，因此处理时以剖腹探查为首选，术中行肿物穿刺或切取肿物快速冰冻活检；如术中难以切除干净，可放置腹腔化疗泵或标记术后放疗。

黄×

术 前 小 结

2016 年 8 月 30 日

姓名：张××，性别：男，年龄：47 岁，单位职业：北京××有限公司职员。

病人因“腹胀伴腹部肿物 1 年，明显加重伴尿急、尿频、消瘦、乏力 4 个月”而入院。查体：全腹部明显膨隆，以中下腹部为甚，腹式呼吸减弱，中下腹部可触及一较大肿块，约 25 cm×18 cm，质中硬，边界清楚，局部有轻压痛，活动差。肛门指诊：可触及盆腔内肿物，质地硬，表面凹凸不平，直肠黏膜光滑，指套无染血。辅助检查：腹部 CT 提示：中下腹部和盆腔巨大囊实性肿瘤，考虑为来源于腹膜后肿瘤；继发右侧肾盂、输尿管积水；腹部 B 超提示：① 腹腔巨大囊实性占位性病变;② 右肾积水、右输尿管上段扩张。

术前诊断:腹部巨大肿物性质待查:腹膜后恶性肿瘤? 腹腔肿瘤?

诊断依据:① 中年男性,病情发展快。② 腹胀伴腹部肿物 1 年,近 4 个月明显加重,伴尿急、尿频、消瘦、乏力。③ 无腹部外伤及急性胰腺炎病史。④ 查体:全腹部明显膨隆,以中下腹部为甚,腹式呼吸减弱,无腹壁浅静脉曲张,未见肠型及蠕动波。中下腹部可触及一较大肿块,约 25 cm×18 cm,边界清楚,局部轻压痛,上下、左右移动幅度小,其余区域无压痛及反跳痛,肝浊音上界在右锁骨中线第 5 肋间,肝区无叩击痛,移动性浊音阴性,肠鸣音存在,未闻及气过水声,肾区无叩击痛。肛门指诊:可触及盆腔内肿物,质地硬,表面凹凸不平,前列腺不大,直肠黏膜光滑,指套无染血。⑤ 辅助检查:腹部 CT 提示:中下腹部和盆腔巨大囊实性肿瘤,考虑为来源于腹膜后肿瘤;继发右侧肾盂、输尿管积水。⑥ 腹部 B 超提示:腹腔巨大囊实性占位性病变;右肾积水、右输尿管上段扩张。

拟行手术:拟于 2016 年 9 月 1 日行剖腹探查、腹部肿瘤切除术。

拟用麻醉方法:气管插管全身全麻。

术前准备:① 全身重要脏器功能检查,结果大致正常;② 肠道准备;③ 备血 2000 ml;④ 术前科内讨论;⑤ 与家属谈话并签字;⑥ 申请术中冰冻切片检查;⑦ 院领导审批。

术中、术后可能遇到的情况:① 麻醉意外:插管损伤;药物过敏、毒性反应;静脉炎、静脉血栓形成;牙齿脱落、喉头水肿、喉头痉挛;误吸、窒息;呼吸、心搏骤停等。② 术中血管损伤致大出血,肝、脾、肾、输尿管损伤,肠管损伤,可能行肠切除、修补。③ 术后发生肠梗阻、肠瘘、腹腔感染、出血的可能。④ 切口感染、裂开。⑤ 如果为恶性肿瘤则可能无法切除或术后复发及预后差的可能。⑥ 如为晚期肿瘤,术中可能行小肠部分切除、结肠、直肠、肾或输尿管联合脏器切除术;如有广泛转移或扩散则无法切除。⑦ 术后发生心、肺、脑、肾等并发症;静脉血栓形成、肺动脉栓塞;肺部感染;泌尿系统感染;全身营养不良;肠道菌群失调;多器官功能衰竭等。上述情况严重者可能危及生命,已向其家属说明,家属表示理解并已签字。

黄×

术 前 讨 论

2016 年 8 月 31 日 8:10

地点:普外科医生办公室

参加人员:王×主任,欧×主任、魏×主任,黄×、郑×主任医师,丁医师、冯医师等

主持人:王×主任

病历报告：黄×（略）

讨论记录：

郑×主任医师：病人中年男性，腹部肿块病史1年，病情发展较快，目前肿块巨大，定位比较困难，不易鉴别来源于腹腔内或腹膜外，但病人无胃肠道症状，因此病变来源以胃肠道以外可能性大。该病人腹部肿物活动差，张力高，从CT上看充满整个腹腔，实性包块中央有液区，说明内有坏死、出血或感染，若有感染，就会出现发热；不论是良恶性、腹腔内或腹膜后，如此大的肿瘤都有可能侵及周围重要脏器，手术难度大，根据以往的经验，术中要么是完全切除，要么就是切不掉，部分切除的可能性不大，因为创面无法止血。如果是腹膜后肿瘤，一般70%为恶性，70%切不掉，70%化疗疗效差，预后不好。若不能切除，可行放疗，但效果有限。从该病人CT片看，腹膜后境界清楚，因此有切除的可能，即使不能切除，也可活检明确诊断，引流瘤内液体使肿瘤缩小后有利于术后放疗。

丁×主治医师：病人病变定位比较明确即腹膜后肿瘤。定性：恶性肿瘤，且恶性程度高，内部有液化、坏死，但以实性成分多，高度怀疑平滑肌肉瘤可能性较大。手术为探查性手术，切除困难，不能部分切除，否则出血多，难以处理，甚至危及生命。术中可考虑结扎主要供血血管以减少出血。

魏×主任：诊断定位为腹膜后肿瘤（胃肠道无梗阻、压迫，可排除胃肠道肿瘤；无外伤无胰腺炎病史，可排除胰腺囊肿；影像学检查可排除腹腔内实质性脏器的肿瘤）。腹腔动脉造影显示腹腔动脉被顶起，肠系膜上动脉、肝固有动脉都被顶起，腹腔动脉夹角大，证明肿瘤来源于腹膜后。定性：恶性可能性大，因为近期生长快；内为囊实性，考虑多为纤维肉瘤或平滑肌肉瘤。治疗上手术完全剥离困难，可能仅行探查手术，病情凶险及预后差，需给家属交待清楚。

王×主任：病人诊断腹部巨大肿瘤，以腹膜后恶性肿瘤可能性大，肿瘤进展快，实质性肿瘤内有液性改变；腹腔动脉造影肠系膜血管向上抬起，支持腹膜后恶性肿瘤的诊断。直肠指检可扪及盆腔内肿物，质地硬，表面凹凸不平，与前列腺无关，与直肠关系密切；术中取截石位，行双侧输尿管插管，备肛管。手术困难较大。病人预后差，需给家属交待清楚。

欧×主任：病人肿块开始于下腹部，以腹胀为主要症状，余无任何症状，出现尿频为肿瘤压迫所致。肛门指诊提示肿瘤位置向下至盆腔，因此手术困难主要在盆腔，切口选择右旁正中切口，看能否行囊内减压。估计恶性可能性大，不易切除干净，术中必要时加压输血，为避免副损伤，可考虑部分做囊内切除和部分囊外切除，虽然这样肿瘤切除不彻底但可避免输尿管及髂血管损伤。需给家属讲明术中大出血的可能；有被迫终止手术的可能。

黄×

手 术 报 告

姓名:张××,性别:男,年龄:47岁,单位职业:北京××有限公司职员。

术前诊断:腹部巨大肿物性质待查:腹膜后恶性肿瘤。

诊断依据:① 中年男性,病情进展快;② 腹胀伴腹部肿物1年,近4个月明显增大,伴尿急、尿频、消瘦、乏力;③ 无明显胃肠道症状,无腹部外伤及急性胰腺炎病史;④ 查体:全腹部明显膨隆,中下腹部可触及一巨大肿块,约25 cm×18 cm,质中硬,移动差,肛指检查:可触及盆腔肿物与直肠关系密切,与前列腺无关;⑤ 腹部CT示:盆腔和中下腹部、腹膜后见13 cm×24 cm大小巨大肿块,其内密度不均,见等密度和低密度区,增强扫描见等密度区轻度强化,肠管、膀胱和直肠受压,右侧肾盂、输尿管扩张;⑥ 腹部B超示:腹腔巨大囊实性占位性病变。

手术指征及预后:病人诊断腹部巨大肿瘤,以腹膜后恶性肿瘤可能性大,未发现远处转移,重要脏器检查无明显手术禁忌,适宜手术治疗,病人家属亦同意手术探查。如术中发生难以控制的大出血,则可能危及生命。

术前准备:① 全身重要脏器功能检查大致正常;② 肠道准备;③ 备血2000 ml;④ 术前科内讨论;⑤ 与家属谈话并签字;⑥ 申请术中冰冻切片检查;⑦ 院领导审批。

手术日期:2016年9月1日。

拟手术名称:剖腹探查、腹部肿瘤切除术。

术者及助手:王×主任、魏×主任、黄×。

拟用麻醉:气管插管全身麻醉。

经治医师:黄×,科主任:王×主任。

院首长意见:同意手术。

2003年8月29日

手术志愿书

普通外科病人张××,于2016年8月21日入院后,经检查诊断为:腹部巨大肿物性质待查:腹膜后肿瘤? 腹腔肿瘤? 拟在全身麻醉下行剖腹探查、腹部肿瘤切除术,术中、术后可能出现以下情况:

1. 麻醉意外插管损伤;药物过敏、毒副反应;静脉炎、静脉血栓形成;牙齿脱落;喉头水肿、喉头痉挛;误吸、窒息;呼吸、心搏骤停等。

2. 术中血管损伤导致大出血,可能出现失血性休克;重要脏器损伤如肝、脾、肾、输尿管损伤,术后可能出现相应的并发症;胃肠损伤,可能行肠切除、修补等。

3. 术后出现肠梗阻、肠瘘、吻合口瘘、腹腔内出血、腹腔感染；切口感染，裂开等。

4. 如为晚期肿瘤或肿瘤巨大，侵及重要脏器，则可能无法切除或仅行姑息性手术，术后复发，预后不良。如肿瘤能够切除，术中可能行联合脏器切除。

5. 麻醉、手术创伤和应激反应可能诱发心、肺、脑、肾等意外并发症；长期卧床、禁食、输液等可能引起静脉血栓形成、肺动脉栓塞、肺部感染、泌尿系流感染、全身营养不良、肠道菌群失调、多器官功能衰竭等。

上述情况严重者可能危及生命。

病人本人及家属对上述情况的严重性已经明确并强烈要求手术；如果发生以上情况，表示充分理解，不与医院纠缠，并立据为证。

病人或家属意见：同意手术。　　病人或家属签字：李×

与病人关系：××

联系方式：××××

家庭住址：北京市海淀区××路××号

经治医师：黄×

手 术 记 录

手术日期：2016 年 9 月 1 日，开始时间 9:30，结束时间 12:30

术前诊断：腹部巨大肿块性质待查：腹膜后肿瘤？腹腔肿瘤？

术后诊断：腹腔巨大恶性神经鞘瘤

手术名称：剖腹探查、腹腔巨大肿瘤切除术

手 术 者：王×主任　　助手：魏××主任、黄×

麻醉方法：气管插管全身麻醉　　麻醉者：张××

器械护士：吕××　　巡回护士：陈×

术中所见：术中见一巨大肿物占据腹腔大部，大网膜、小肠被肿瘤推向上腹部。肿瘤呈囊实性，内有陈旧性出血，实质呈烂鱼肉样肿瘤组织，触之质脆，极易出血。肿瘤与左下腹壁、大网膜、结肠、小肠、膀胱、后腹膜等多处粘连，有粗大的滋养血管供血。盆腔完全被肿瘤充满。膀胱被肿瘤挤向前上方。探查肝、胆、胰、脾未见异常。

手术经过：术前先由泌尿外科行双侧输尿管插管，因膀胱受肿瘤压迫不能充盈，仅左输尿管插管成功。麻醉成功后，取仰卧截石位。常规消毒术野、铺单，导尿，于右腹部做旁正中切口，切口从剑突至耻骨联合，长约 35 cm，依次切开皮肤、皮下组织、腹直肌，切开后鞘及腹膜入腹腔探查，所见如上。先行肿瘤活检，冰冻切片报告：结缔组织源性肿瘤，神经鞘瘤可能性较大，肿瘤细胞生长活跃，类型待定。初步判断肿瘤能切除，补加右侧横切口，长约 15 cm。吸出血性腹水计

500 ml余，因为肿瘤巨大呈囊性，穿刺抽出为陈旧性血性液体，即予以减压，吸出咖啡色积液及积血约4000 ml。减压后，充分暴露肿瘤，结扎其营养血管，分离粘连，仔细分离后腹膜，逐步切除肿瘤。创面彻底止血。距回盲部 90 cm 处回肠与肿瘤粘连，切除肿瘤后予以修补。膀胱顶部浆膜缺损，予以缝合修补，从导尿管注入亚甲蓝，证实膀胱无破裂，检查直肠无损伤。肠修补及膀胱分离处均用纤维蛋白胶共 10 ml 局部喷撒后关腹，盆腔置乳胶引流管一根。清点器械敷料无误，检查术野无活动性出血后，分别以 7＃丝线间断缝合腹膜及后鞘、做减张缝合，逐层缝合切口，手术结束。

术中出血约 500 ml，输悬浮红细胞 300 ml，血浆 300 ml。手术后病人血压偏低，在升压药维持下约 90/60 mmHg。待麻醉清醒后，病人安返病房。

术后测量肿瘤体积为 42 cm×28 cm×11 cm 大小，重达 8000 g（含肿瘤内积血4000 g，肿瘤实体重 4000 g）。常规送病理检查。

手术记录者：王×
2016 年 9 月 1 日

术后病程记录

2016 年 9 月 1 日 13：00

病人于 8：30 入手术室，在全身麻醉下行剖腹探查、腹部肿物切除术，术中见一巨大肿物占据腹腔大部，大网膜、小肠被肿瘤推向上腹部。肿瘤呈囊实性，内有陈旧性出血，术中吸出咖啡色积液及积血约 4000 ml，实质呈烂鱼肉样肿瘤组织，触之质脆，极易出血。肿瘤与左下腹壁、大网膜、结肠、小肠、膀胱、后腹膜等多处粘连，有粗大的滋养血管供血。盆腔完全被肿瘤充满。膀胱被肿瘤挤向前上方。切除病变组织后送冰冻病理检查示为：结缔组织源性肿瘤，神经鞘瘤可能性较大，肿瘤细胞生长活跃，类型待定。术中先放出液体，然后钳夹、切断肿瘤与大网膜及后腹膜、小肠、结肠、膀胱、后腹膜等粘连及滋养血管，切除肿物止血、肠修补及膀胱分离处均用纤维蛋白胶 10 ml 局部喷撒后关腹，切口予以减张缝合。术后测量肿瘤体积为 42 cm×28 cm×11 cm 大小，重达 8000 g（含肿瘤内积血 4000 g，肿瘤实体重 4000 g）。术中术后病人血压偏低，在升压药维持下约 90/60 mmHg。术后安返病房，继续予以心电监护、输液、输血、对症支持及抗炎等治疗，密切观察病情。

黄×

2016 年 9 月 1 日 21：00

20：00 时病人血压偏低，心率快，146～152 次/分，急查血红蛋白 58 g/L，经补充血容量，输悬浮红细胞及血浆、强心治疗后血压维持在 100/70 mmHg，心率仍快，急请心内科会诊，查体：心率 146 次/分，律齐，心音有力，双肺呼吸音清，未闻及干、湿啰音，急查肾功能结果正常，心电图示窦性心动过速。会诊意见：同意目前处理，毛花苷 C 0.2 mg/次，滴注，隔 4 小时可追加一次，全天用量不超过 1 mg(短期应用)。继续予以心电监护、输液、输血支持及抗炎等治疗，密切观察病情。今晚拟输悬浮红细胞 600 ml，血浆 300 ml。

黄×

2016 年 9 月 2 日

术后第 1 天，病人未排气、排便。查体：体温 37.3℃，脉搏 126 次/分，血压 121/70 mmHg，无心悸、气促，故停用毛花苷 C。今日输悬浮红细胞300 ml、血浆 200 ml，全天总入量 4500 ml，尿量 1180 ml，继续予以心电监护、补液抗炎、营养支持等治疗。病人晚间 18:00 至 23:00 共排尿 50 ml，诉下腹部胀，给予导尿管注入温盐水 10 ml 并回抽，见抽出一暗红色血凝块，随即导出尿量约 300 ml。今日血常规回报血红蛋白 98 g/L，红细胞比积 0.297 L/L。

黄×

2016 年 9 月 3 日

术后第 2 天，病人病情平稳，未排气、排便。体温 37.4℃，脉搏 118 次/分，血压 104/76 mmHg，全天液体总入量 3900 ml，尿量 3170 ml，无引流液。目前以营养支持、抗感染、维持水电解质平衡为主，应用法莫替丁预防应激性溃疡，应用雾化吸入预防肺部感染等。

黄×

2016 年 9 月 4 日

术后第 3 天，病人精神、睡眠较差，给予地西泮(安定)2.5 mg 口服。查体：体温 36.4℃，脉搏 96 次/分，血压 120/70 mmHg，全天液体总入量3900 ml，尿量 2170 ml，腹腔引流管无引流物。伤口无红肿渗出，今日拔除腹腔引流管，见引流管口有大量暗红色血性液涌出，约 300 ml，考虑腹腔陈旧性积血，监测血压脉搏平稳。晚间病人因走动引流口处又有积液流出，量约 100 ml，给予换药。化验血红蛋白较前无明显变化。今日病理标本检查回报：(腹膜后)巨大神经鞘瘤，富于细胞型，伴灶性坏死(属交界性病变)，肿瘤最大直径 42 cm。免疫组化：Vim(－)，Actin(－)，NF(＋)，CD34(－)，CD117(－)，S100(－)，GFAP(－)。

黄×

2016 年 9 月 5 日 20:45

病人今晚 17:40 在静脉滴注糖盐水、氯化钾、脂肪乳的混合液约 100 ml 后，感全身发冷伴寒战，测血压 150/70 mmHg，考虑为输液反应，即给予更换液体，吸氧，肌内注射异丙嗪 25 mg，静脉滴注地塞米松 5 mg，西咪替丁 0.4 g，静脉滴注 10％葡萄糖酸钙 5 ml 后，病人感寒战无明显缓解并诉呼吸困难，查体见病人口唇轻度发绀，为预防严重过敏反应致呼吸道黏膜水肿引起窒息，故再次给予地塞米松 5 mg、静脉滴注 10％葡萄糖酸钙 5 ml 后，病人寒战、呼吸困难症状逐渐缓解。

继续补液支持等治疗，直至 19:30 输液反应症状完全消失。

值班医生：顾××

2016 年 9 月 6 日 19:30

术后第 5 天，病人今日下午 17:30 突然出现鲜红色血便，量约 700 ml，便后自觉腹胀缓解，无腹痛。急查血压 90/60 mmHg，心率 80 次/分，查体：腹软，肠鸣音弱，急报病重，备血 1000 ml，输血 600 ml，同时应用制酸药[醋酸奥曲肽(善宁)0.1 mg 皮下注射，每 6 小时一次、奥美拉唑 40 mg 静脉滴注，2 次/日]、止血药[卡巴克络(安络血)1 g、酚磺乙胺 2 g、维生素 K_1 40 mg 静脉滴注，凝血酶 2000 U 胃管入]，上述情况已向王××主任、魏××主任汇报，并亲临病房予以指导抢救。给病人置入胃管后抽吸未见血性液体，王×主任认为出血部位可能来源于小肠，原因可能为肠黏膜缺血、应激性溃疡或凝血机制改变等，同意目前处理，密切观察病情变化，因病情较重，需向病人家属交代清楚，积极予以抢救治疗。

黄×

2016 年 9 月 15 日

术后第 14 天，病人一般情况良好，无不适主诉，精神、睡眠较好，检查体温、脉搏、血压正常，今日排便颜色正常，无血便，无腹胀、腹痛，无心悸、胸闷等不适。查体全腹平软，无明显压痛。今日给切口换药并拆除全部缝线，见切口愈合良好，Ⅱ/甲。拟安排近日出院。

黄×

出院小结

2016 年 9 月 17 日

姓名：张××，性别：男，年龄：47 岁，单位职业：北京××有限公司职员。

入院日期：2016 年 8 月 21 日 16:00，出院日期：2016 年 9 月 17 日，共住院 27 天。

入院情况：病人因腹胀伴腹部肿物 1 年，明显加重伴尿急、尿频、消瘦、乏力 4 个月而入院。查体：全腹部明显膨隆，以中下腹部为甚，腹式呼吸减弱，中下腹部可触及一较大肿块，约 25 cm×18 cm，质中硬，边界清楚，局部有轻压痛，活动差。肛门指诊：可触及盆腔内肿物，质地硬，表面凹凸不平，直肠黏膜光滑，指套无染血。辅助检查：腹部 CT 提示：中下腹部和盆腔巨大囊实性肿瘤，考虑为来源于腹膜后恶性肿瘤；继发右侧肾盂、输尿管积水；腹部 B 超提示：腹腔巨大囊实性占位性病变。

入院诊断：腹部巨大肿块性质待查：腹膜后肿瘤？腹腔肿瘤？

诊疗经过：经全面术前检查、术前准备后，于 2016 年 9 月 1 日在全麻下行剖腹探查、腹腔巨大肿瘤切除术，手术过程顺利，术后给予营养支持、抗感染、维持水电解质平衡等治疗；术后第 5 天病人出现应激性溃疡消化道出血，经输血、止血等治疗，出血停止。现病人恢复良好，切口术后 14 天拆线，愈合良好（Ⅱ/甲），于今日治愈出院。术后病理回报：腹部巨大神经鞘瘤。

出院时情况：病人已恢复饮食，排便正常，无特殊不适，切口甲级愈合。

出院诊断：腹腔巨大神经鞘瘤。

出院医嘱：① 口服云南白药、法莫替丁 1 周，继续观察排便情况，有异常变化及时复诊；② 门诊定期复查，每半年 1 次；③ 全休 1 个月。

黄×

第十七节　肝胆外科病历

一、肝胆外科病历内容及书写要求

按第一章要求和参照普通外科病历要求书写，应特别注意下列各项。

（一）病史

肝胆外科疾病主要的表现有以下几类症状，在病史中应详细记录各自特点。

1. 腹痛　① 部位：一般局限于上腹、中腹。② 性质：胀痛、钝痛、绞痛等。③ 持续时间：间断性、持续性。④ 有无放散痛及放散区域。⑤ 有无诱因。

2. 发热　出现时间、热型、持续时间，是否伴有寒战，以及与其他伴随症状之间的关系。

3. 黄疸　① 明确内科黄疸亦或外科黄疸。② 有无诱因。③ 黄疸的程度。④ 波动性或渐进性。⑤ 是否伴有大、小便的异常。⑥ 有无皮肤的瘙痒及其程度。

4. 肿物　发现时间、部位、性质、生长速度、形态及大小的改变、有无疼痛、活动度等。

5. 呕血及黑便　有无明确诱因；量的多少、颜色、有无伴随其他症状及其之间的关系。

6. 其他　创伤、手术、饮酒、饮食状况，以及职业、生活地区、家族人员健康状况等，也与各种肝胆外科疾病有密切关系，需详细询问并加以记录。

（二）体格检查　在全身的体格检查基础上，进行专科检查：

1. 视诊　① 全身营养状况，皮肤巩膜有无黄疸及其程度。② 有无皮下瘀血、瘀斑、肝掌、蜘蛛痣等，并记录其所在的位置、数量等。③ 腹部检查：是否膨隆，腹壁浅静脉是否曲张。④ 呼吸是腹式抑或是胸式，是否有改变。

2. 触诊　① 腹壁是否柔软。② 有无压痛，压痛的部位，是否伴有腹膜刺激征。③ 肿物：大小、部位、质地、边界、表面是否光滑、活动度、有无触痛等。④ Murphy征阴性/阳性；有无肿大的胆囊及所涉及的范围。⑤ 肝、脾肋缘下是否扪及、范围如何、质地、边界、表面光滑否、有无触痛。

3. 叩诊 双季肋区有无叩击痛。腹水征是阴性/阳性，必要时测腹围。

4. 听诊 肠鸣音情况，肿物或肿大的肝、脾有无血管杂音。

5. 直肠指诊 为诊断及鉴别诊断提供依据。

二、肝胆外科病历示例

入 院 记 录

姓名：王××　　单位职业：普通居民（无业）
性别：女　　住址：北京朝阳区×××中区 10 楼 1 单元
年龄：71 岁　　入院日期：2016 年 2 月 20 日
婚否：已婚　　病史采集日期：2016 年 2 月 20 日
籍贯：河北省安新县　　病史记录日期：2016 年 2 月 20 日
民族：汉族　　病情陈述者、可靠程度：本人，可靠

主诉 进行性皮肤、巩膜黄染 2 个月。

现病史 病人于 2015 年 12 月无明显诱因出现皮肤、巩膜黄染，伴发热及畏寒，体温 38.0℃左右，皮肤瘙痒。无腹痛，无头昏及头痛，无恶心及呕吐，无牙龈出血，无呕血及黑便。在社区医院以“黄疸性肝炎”给予输液治疗后病情好转（具体用药不详）。此后，病人间断出现发热，体温波动在 37.5～38.0℃之间，无畏寒，但皮肤、巩膜黄染逐渐加深，小便呈浓茶色，大便呈白陶土样。今年 2 月 18 日无诱因出现右上腹胀痛不适，恶心，无呕吐及泛酸。无发热、寒战。在社区医院检查，腹部 B 超示“肝内外胆管扩张，胆囊结石”，并给予输液治疗体温降至正常（具体用药不详）。因黄疸进行性加重，为求进一步诊治到我院门诊，以“梗阻性黄疸”收住我科。发病来，精神尚可，食欲不振，饭量由每餐 150 g 减至 50 g，乏力、消瘦，体重自发病至今减轻约 5 kg。睡眠差，小便呈浓茶色，白陶土样大便。

既往史 否认肝炎、结核病及伤寒等传染病史。否认其他传染病病史，无血吸虫病史。3 岁时曾患“麻疹”并发肺炎，5 周后痊愈。4 岁曾患“白喉”并发咽肌麻痹，发病后 1 个月痊愈。9 岁时患“菌痢”，便脓血，服中药后痊愈。预防接种史不详。

系统回顾

五官：头部无疮疖及外伤史，双眼视力好，无耳痛流脓，无慢性鼻阻塞及流脓性分泌物史，无牙痛、咽痛、声音嘶哑等病史。

呼吸系统：无气喘、胸痛、咳痰、咯血史。

循环系统:"冠心病"史 10 年余,未行治疗,无心悸、胸闷史。无气促、发绀、呼吸困难,无心前区疼痛及血压增高史。

消化系统:患"胆囊结石"5 年。无泛酸、嗳气、恶心、呕吐、腹痛史,无腹泻及黑便史。余见现病史。

血液系统:皮肤、黏膜无反复出血、瘀点、瘀斑及贫血等病史。

泌尿生殖系统:无尿频、尿急、尿痛、排尿异常,无颜面水肿,无腰痛史。

内分泌及代谢系统:无多饮、多食、多尿和消瘦史。无心悸、多汗史。

神经精神系统:无头痛、眩晕、抽搐、意识障碍、精神错乱史。

运动系统:无运动障碍,无关节脱位及骨折史。

外伤及手术史:无。

中毒及药物过敏史:无。

个人史 生于原籍,1953 年来京至今,否认疫水接触史。否认冶游史,无烟、酒等嗜好。无毒物、放射性物质接触史。月经 15 $\frac{3\sim4}{28\sim30}$46,无痛经史。1953 年结婚,未育。

家族史 父母双亡,有兄、妹各一人,均健康。配偶健在。否认家族遗传性疾病史。

体格检查

一般情况 体温 36.6℃,脉搏 80 次/分,呼吸 18 次/分,血压 120/70 mmHg,身高 160 cm,体重 50 kg,发育正常,营养欠佳,慢性痛苦病容,神清语明,回答切题,自动体位,查体合作。

皮肤 全身皮肤明显黄染,弹性差,无水肿,无瘀点、瘀斑、皮下出血及紫癜,无肝掌及蜘蛛痣。

淋巴结 颌下、颈浅、锁骨上、腋下及腹股沟浅表淋巴结均未触及。

头部

头颅 无外伤、畸形,发黑、有光泽,无脱发及疮疖。

眼部 眼睑无下垂及倒睫,结膜无充血、水肿及苍白,巩膜明显黄染,角膜透明,双侧瞳孔等大等圆,对光反射灵敏,调节反应正常,眼球运动自如,视力粗测正常。

耳部 外耳道无分泌物,耳廓无牵拉痛,乳突部无压痛,听力粗测正常。

鼻部 无畸形,鼻翼无扇动,鼻前庭无异常分泌物,通气良好,鼻窦区无压痛。

口腔 无特殊气味,口唇、口角正常。口腔黏膜无溃疡,无出血点及色素沉着,牙齿正常。舌质红,苔黄腻,扁桃体不大,腭垂居中。咽部无充血,咽反射存在,声音无嘶哑。

颈部 对称,运动自如,颈无抵抗,未见颈静脉怒张。甲状腺不大,未触及结节及震颤,无血管杂音。气管居中。

胸部

胸廓 形状正常，双侧对称，肋间平坦，运动自如，胸壁无肿块及扩张血管。双侧乳房对称无异常。

肺脏 视诊：呈胸式呼吸，节律及深浅正常，呼吸运动双侧对称。

触诊：语音震颤两侧相等，无摩擦感。

叩诊：反响正常，肺下界在肩胛下角线第 10 肋间，呼吸移动度3 cm。

听诊：呼吸音双侧对称，呼吸音清，未闻及干、湿啰音及胸膜摩擦音。

心脏 视诊：心尖搏动不明显，心前区无隆起。

触诊：心尖搏动在左第 5 肋间锁骨中线内侧 1 cm 处最强，无抬举性搏动、震颤及摩擦感。

叩诊：左右心界正常，如右表。

右(cm)	肋间	左(cm)
2.0	Ⅱ	2.0
3.0	Ⅲ	4.0
3.5	Ⅳ	4.5
	Ⅴ	5.5

锁骨中线距前正中线 6.5 cm

听诊：心率 80 次/分，律齐，各瓣膜听诊区心音正常，未闻及杂音。无心包摩擦音。

腹部 见外科情况。

外阴及肛门 发育正常，无皮疹、溃疡、结节，无外痔及瘘管。

脊柱及四肢 脊柱无畸形、压痛及叩击痛。肋脊角无压痛及叩击痛。四肢无畸形、静脉曲张、瘢痕，下肢无凹陷性水肿。肌力及肌张力正常，无萎缩。关节无红肿，运动正常。

神经系统 肢体感觉、运动正常，膝腱及跟腱反射正常，巴宾斯基征及凯尔尼格征阴性。

外科情况 视诊：腹部平坦，未见肠型及胃肠蠕动波，未见腹壁浅静脉曲张。

触诊：全腹柔软，右上腹轻压痛，无反跳痛及肌紧张，可触及肿大胆囊，范围为 3 cm×4 cm，Murphy 征阳性。肝、脾肋下未触及。

叩诊：肝区叩痛阳性，肝肺浊音界位于右锁骨中线第 5 肋间，脾区及双肾区无叩击痛。移动性浊音阴性。

听诊：肠鸣音正常，未闻及血管杂音。

辅助检查

血常规：RBC 4×10^{12}/L，Hb 120 g/L，WBC 9.5×10^{9}/L，N 87%，L 9%，M 4%。尿常规：胆红素 34.2 μmol/L(2 mg/dl)。粪常规：灰白色，质软，红细胞(－)，白细胞(－)，隐血试验(－)，粪尿胆原(－)。肝功能：血清胆红素 188.1 μmol/L，直接胆红素 140.2 μmol/L，总蛋白 58.3 g/L，白蛋白 44 g/L，丙氨

酸氨基转移酶(ALT)92 U/L,碱性磷酸酶(AKP)23.5 U/L。

X线检查:胸片提示:心肺膈未见异常。

心电图:正常。

小结 王××,女性,71岁,无业居民。因"进行性皮肤、巩膜黄染2个月"入院。于2015年12月始无诱因出现皮肤、巩膜黄染,伴发热及畏寒,体温38.0℃左右,皮肤瘙痒。无腹痛,无呕血及黑便。2个月来,体温波动在37.5～38.0℃之间,黄疸进行性加重,小便呈浓茶色,大便呈白陶土样。查体:生命体征正常。巩膜、皮肤明显黄染,心、肺正常。腹平坦,柔软,肝脾未触及,右上腹轻压痛,无反跳痛及肌紧张,可触及肿大胆囊,范围为3 cm×4 cm,Murphy征阳性。肝区叩痛阳性,移动性浊音阴性,肠鸣音正常。ALT 92 U/L,AKP 23.5 U/L,血清胆红素188.1 μmol/L,直接胆红素140.2 μmol/L,尿胆红素34.2 μmol/L(2 mg/dl)。

最后诊断

壶腹周围癌

补充诊断

十二指肠乳头癌

张××

2016年2月23日

初步诊断

1. 梗阻性黄疸原因待查:

胆囊结石并慢性胆囊炎,壶腹周围癌?

胆管癌?

2. 胆囊结石

张××

2016年2月20日 12:00

首次病程记录

2016年2月20日 11:00

姓名:王×× 性别:女性

年龄:71岁 单位职业:北京朝阳区×××中区10楼1单元居民

因"进行性皮肤、巩膜黄染2个月"于今日10:00分入院。

综合病例特点:

1. 一般情况 老年女性。

2. 病史要点 患者于2015年12月无明显诱因出现皮肤、巩膜黄染,伴发热及畏寒,体温38.0℃左右,皮肤瘙痒。无腹痛,无头昏及头痛,无恶心及呕吐,无牙龈出血,无呕血及黑便。在社区医院以"黄疸性肝炎"给予输液治疗后病情好转(具体不详)。此后,病人间断出现发热,体温波动在37.5～38.0℃之间,无畏寒,但皮肤、巩膜黄染渐加深,小便呈浓茶色,大便呈白陶土样。今年2月18日无诱因出现右上腹胀痛不适、恶心,无呕吐及泛酸。无发热、寒战。在社区医院检查,腹部B超示"肝内外胆管扩张,胆囊结石",并给予输液治疗体温降至正常(具体用药不详)。因黄疸进行性加重,为求进一步诊治到我院门诊,以"梗阻性黄疸"收住我科。发病来,精神尚可,食欲不振,饭量由每餐150 g减至50 g,乏力、消瘦，体重自发病至今减轻约 5 kg。睡眠差，小便呈浓茶色，陶土样大便。

3. 既往史 “胆囊结石”病史 5 年，无腹痛史，未行治疗。“冠心病”史 10 年余，未行治疗，无心悸、胸闷史。无食生肉史。无手术及外伤史，否认药物过敏史。

4. 体格检查 体温 36.6℃，脉搏 80 次/分，呼吸 18 次/分，血压 120/70 mmHg，发育正常，体瘦，营养欠佳，慢性痛苦病容，神清语明，回答切题，自动体位，查体合作。皮肤及巩膜重度黄染，全身未见出血点及瘀斑，全身浅表淋巴结未扪及肿大。心肺查体无异常。腹部平坦，未见肠型及胃肠蠕动波，未见腹壁静脉曲张。腹软，右上腹轻压痛，无反跳痛及肌紧张，可触及肿大胆囊，范围为 3 cm×4 cm，Murphy 征阳性。肝、脾肋下未触及。肝区叩痛阳性，肝肺浊音界位于右锁骨中线第 5 肋间，脾区及双肾区无叩击痛。移动性浊音阴性，肠鸣音正常。双下肢无凹陷性水肿。

5. 辅助检查 外院腹部 B 超：肝脏大小形态未见异常，回声稍强，分布尚均。肝外胆管实性占位，肝内外胆管明显扩张，胆囊增大伴多发结石。胰腺因肠气干扰显示不清。

血常规：RBC 4×10^{12}/L，Hb 120 g/L，WBC 9.5×10^{9}/L，N 87%。尿常规：胆红素 34.2 μmol/L(2 mg/dl)。肝功能：血清胆红素 188.1 μmol/L，直接胆红素 140.2 μmol/L，总蛋白 58.3 g/L，白蛋白 44 g/L，球蛋白 14.3 g/L，ALT 92 U/L，AKP 23.5 U/L。甲胎蛋白(AFP)阴性，肾功能正常，HBsAg 阴性。

胸片提示：心肺膈未见异常。

初步诊断：① 梗阻性黄疸原因待查：壶腹周围癌？胆管癌？② 胆囊结石。

诊疗计划：① 护理：二级护理；② 饮食：低脂饮食；③ 实验室检查：血尿便常规、血生化全套、血型、凝血酶原时间、血氨、血淀粉酶、尿淀粉酶、手术感染八项、肿瘤全套等；④ 其他检查：腹部 B 超及 CT 检查、心电图、胆道成像或造影等；⑤ 治疗方案：暂对症、保肝等治疗，观察病情变化，待明确诊断后决定下一步治疗。

张××

2016 年 2 月 22 日 **张××主任查房**

病人病情尚平稳。黄疸症状无明显变化。甲胎蛋白 2.07 ng/ml，血清 CA199 33.28 U/ml。腹部螺旋 CT：肝脏大小、形态正常，肝实质内未见异常密度影，肝内胆管明显扩张，胆总管及胰管扩张，呈双管征，延续至壶腹部中断，该部位未见阳性结石；胆囊体积增大，胆囊壁厚，其内见多个圆形高密度影，约 0.5 cm×2 cm。胰腺大小、形态均未见明显异常，提示：胆囊结石，肝内外胆管扩张，梗阻平面在壶腹部，不能除外壶腹部占位性病变。张××主任查房后同意“壶腹周围癌”的诊断，指示：完善术前检查，行 ERCP，限期手术。该检查可能的危险及并发症，向病人及家属讲明，表示理解。准备 24 日行 ERCP 检查。

张××

2016年2月25日

病人近日病情平稳，一般情况尚可，仍感皮肤瘙痒，睡眠差，对症处理后好转。查体无特殊变化。昨日行ERCP检查，结果回报：食管、胃及十二指肠黏膜未见明显变化。乳头黏膜水肿充血，不规则，呈肉芽结节样，范围约2 cm×3 cm，乳头开口无法窥视，不能插管，触之乳头有坚硬感，易出血。乳头活检：黏膜慢性炎症，大部分黏膜腺体腺上皮高度不典型增生，高度可疑癌。现患者各种检查完毕，根据症状、体征、检查，现对本病分析如下：

(1) 病史特点：无痛性黄疸2个月，进行性加重，大便白陶土样，全身皮肤瘙痒；乏力、纳差，体重减轻明显；肝脏形态无变化，胆囊肿大明显。无肝炎、肝硬化病史。

(2) 黄疸性质和特点：血清总胆红素188.1 μmol/L，直接胆红素140.2 μmol/L，AKP 23.5 U/L，ALT 92 U/L，尿胆红素34.2 μmol/L(2 mg/dl)。从以上结果分析，以血清直接胆红素升高为主，符合阻塞性黄疸即外科黄疸；可以排除以下疾病：假性黄疸、溶血性黄疸、肝细胞性黄疸。阻塞性黄疸和肝细胞性黄疸在临床上经常不能及时鉴别，而势必将影响阻塞性黄疸的治疗，本例早期在外院曾按黄疸型肝炎治疗。从ALT 92 U/L，AKP 23.5 U/L，应考虑为病毒性肝炎，但本例：① 黄疸出现前没有病毒性肝炎所特有的消化道症状和明显乏力。② 病毒性肝炎，特别是甲型肝炎的黄疸上升快，1～2周达高峰，2周后开始下降，逐渐消退。③ 病毒性肝炎多有肝大及肝区触痛。④ 肝功能检查，ALT在黄疸上升期应>500 U/L，ALT∶ALP>7。从以上特点分析来看，本病不像病毒性肝炎，从黄疸性质分析是属于阻塞性黄疸。

(3) 阻塞部位分析是肝内或肝外阻塞：① 有些肝内梗阻有某些特殊原因，如服用某些药物，如氯丙嗪、甲巯咪唑、呋喃妥因、甲基睾酮、磺胺药物等。再如酒精性肝病等，亦可发生类似黄疸，本病例均无以上病史。② 肝内梗阻时ALT与AKP可平行上升，本病例ALT 92U/L，AKP 23.5 U/L；AKP升高明显，而ALT升高不明显。③ B超及CT均证实肝内外胆管扩张，胆囊明显增大，阻塞部位在壶腹周围。因此，根据以上特点，可以完全排除肝内梗阻的可能性，明确是肝外阻塞性黄疸。

(4) 梗阻原因：① 良性梗阻常见原因是结石。病人往往有反复发作的右上腹痛、高热、寒战及黄疸。经抗生素、解痉治疗症状可缓解。影像学检查可发现肝内外胆管扩张，胆总管内有结石影。本病例影像学检查未发现胆总管内有结石影，结石梗阻可以排除。② 结石嵌顿引起剧烈疼痛。临床上对无痛性黄疸常作为恶性梗阻的典型症状，本病例入院前2天有上腹胀痛，有腹痛并不能除外恶性梗阻，而更应警惕。郑扶民曾报道43例壶腹周围癌有腹痛者占67.4%，崔之义报道42例恶性梗阻有腹痛者占80.9%，上腹痛(大多是腹胀、隐痛)是由于恶性病变引起周围血管、神经反应所产生，这是临床可以掌握的最早症状。本病例从资料分析，以恶性肿瘤可能性大。③ ERCP提示：十二指肠乳头黏膜水肿充血，不规则，呈肉芽结节样。组织学诊断高度怀疑癌。④ CA199 作为血清肿瘤相关抗原，对胰腺癌、胆管癌较为敏感，特异性也较高。此病人 CA199 有增高。

（5）诊断壶腹周围癌十二指肠乳头癌：① 从病史上看，不能排除，壶腹周围癌在临床上并不少见，本例黄疸呈加重趋势。② 从体征上符合，肝内外胆管扩张，胆囊增大。③ 从辅助检查看，B 超、CT 胰头部未发现肿瘤，十二指肠乳头活检高度怀疑癌。

据以上分析，病人诊断明确，张××主任医师指出应做好术前准备：① 改善全身情况，予高热量、高蛋白、高维生素（三高）饮食。② 黄疸的治疗，主要是保护和改善肝功能，术前每日静脉滴注 10%葡萄糖液 1000 ml，人血白蛋白 10 g。③ 改善凝血功能，给足量维生素 C、维生素 K_1，肌内注射止血剂，给足量钙剂。④ 术前预防应用抗生素。⑤ 法莫替丁（信法丁）20 mg 静脉滴注，2 次/日。拟定于 2 月 27 日在全身麻醉下剖腹探查。

张××

术前小结

2016 年 2 月 26 日

王××，女，71 岁，已婚，河北籍，普通居民。

病情摘要：因“进行性皮肤、巩膜黄染 2 个月”入院。2015 年 12 月，出现无痛性黄疸，进行性加重，伴发热、寒战，体重明显下降，乏力，白陶土样大便。体征：明显黄疸，锁骨上淋巴结未触及，心肺正常，右上腹轻压痛，可触及肿大胆囊，范围为3 cm×4 cm，Murphy 征阳性。肝区叩痛阳性，无移动性浊音。

术前诊断：① 梗阻性黄疸，壶腹周围癌十二指肠乳头癌；② 胆囊结石并慢性胆囊炎。

诊断依据：进行性无痛性梗阻性黄疸，体重明显减轻；右上腹轻压痛，可触及肿大胆囊；B 超、CT 及 ERCP 支持；十二指肠乳头活检高度怀疑癌。

拟行手术：剖腹探查，胰十二指肠切除术。

拟行麻醉：全身麻醉。

术前准备：① 术前有关检查：血红蛋白 120 g/L、胆红素 188.1 μmol/L、总蛋白 58 g/L、A/G＝4.4/1.4、ALT 92 U/L 降为 86 U/L，肾功能正常，凝血酶原时间正常。② 术前病历讨论会（已进行）。③ 手术申请单、手术报告单（已送待批）。④ 与病人及其家属谈话及术前手术签字、锁骨下静脉置管签字、输血同意书签字（已完成）。⑤ 具体术前准备：积极保肝，加强营养的治疗；术前肠道准备；术前置胃管、尿管；术前预防应用抗生素；术前备血 1000 ml；术中胆道镜；术中冰冻切片

(已联系)。

手术讨论:① 仰卧位。② 切口:经右上腹直肌切口。③ 开腹后探查,先明确病变部位、范围、性质与周围脏器关系,必要时先进行活检,冰冻切片检查。若病变已侵及周围脏器,如肝、胃肠、胰腺、淋巴结转移等,只做单纯探查,或行胆总管T形管引流及胆管空肠 Roux Y 吻合术;若无远处转移,争取行胰十二指肠切除术。④ 术中、术后可能遇到的问题及其预防措施:麻醉意外;术前如合并脑、心、肺疾病、隐性冠心病、高血压、糖尿病等其他疾病,可能在术中、术后突发心脑血管意外等;术中出血,严重者可能出现休克;术后可能发生肠粘连、肠梗阻、腹腔残余感染、腹腔内出血、吻合口出血狭窄、胆漏、胰瘘、肠瘘、切口感染、切口裂开、脓毒血症、休克、DIC 等,必要时需再次开腹手术治疗;恶性肿瘤远期疗效欠佳、预后差;恶性肿瘤可能复发;心、肺并发症如心肌梗死、肺炎;心、肺、肝、肾功能衰竭;应激性溃疡(消化道大出血)、深静脉血栓、血栓脱落致肺梗死等严重并发症。⑤ 术中注意:黄疸较深,应注意出血和止血。切口暴露要充分,勿损伤大血管(如门静脉、肠系膜上动、静脉),勿损伤周围器官,切除吻合要可靠,避免发生泄漏。

张××

手 术 报 告

姓名:王××,年龄:71 岁,性别:女性,单位职业:北京朝阳区×小区 10 楼 1 单元居民。

诊断:① 梗阻性黄疸:壶腹周围癌、十二指肠乳头癌;② 胆囊结石并慢性胆囊炎。

诊断依据:

1. 主诉　进行性无痛性黄疸 2 个月,体重明显减轻。

2. 体格检查　一般情况可,皮肤、巩膜重度黄染,浅表淋巴结无肿大。心肺查体无异常。腹部平软,右上腹轻压痛,无反跳痛及肌紧张,可触及肿大胆囊,范围为3 cm×4 cm,Murphy 征阳性。肝、脾肋下未触及。肝区叩痛阳性。移动性浊音阴性,肠鸣音正常。余无异常发现。

3. 十二指肠镜　十二指肠黏膜未见明显改变。十二指肠乳头黏膜水肿充血,不规则,呈肉芽结节样,约 2 cm×3 cm,十二指肠乳头开口无法窥视,不能插管,触之乳头有坚硬感,易出血。乳头活检:大部分黏膜腺体腺上皮高度不典型增生,高度可疑癌。

4. 实验室检查　血常规示白细胞计数正常,中性粒细胞比例高。凝血酶原时间、心功能、肾功能正常,丙氨酸氨基转移酶 86 U/L,直接胆红素110.2 μmol/L,总胆红素 150 μmol/L,血碱性磷酸酶 45 U/L。尿常规示:尿胆红素17.1 μmol/L (1 mg/dl)。CA199 33.28 U/ml,呈轻度升高。胸片及心电图大致正常。

5. 螺旋CT 肝内胆管明显扩张，胆总管及胰管扩张，呈双管征，延续至壶腹部中断，该部位未见阳性结石；胆囊体积增大，胆囊壁厚，胆囊结石。胰腺未见异常。

手术指征及预后：诊断明确，有明确手术指征。病人心肺肝肾功能尚可，病人及家属同意手术。术中、术后可能出现：麻醉意外；术中、术后可能突发心、脑血管意外；术中出血，严重者可能出现休克；术后可能发生肠粘连、肠梗阻、腹腔残余感染、腹腔内出血、胆漏、胰瘘、胆道感染、切口感染、裂开等，必要时再次手术；心、肺并发症；多器官功能衰竭；应激性溃疡；深静脉血栓、血栓脱落致肺梗死等；术中如恶性肿瘤无法切除，术中根据情况行相应处理；如胆道内外引流或胆道外流，减黄手术。恶性肿瘤预后差，可能复发等。

术前准备：备皮、皮试、温水灌肠、术前肠道准备、置胃管及尿管、备血1000 ml，抗炎、保肝及加强全身营养治疗，申请术中冰冻切片检查。交科内讨论。与病人及其家属谈话，交待术中术后可能出现的问题，病人本人及家属同意手术，并在手术同意书上签字。

手术日期：2016年2月27日　　手术名称：剖腹探查、胰十二指肠切除术

术者及助手：张××、张××、赵×　　拟用麻醉：全身麻醉

经治医师：张××　　科主任：张××

院(首)长意见：　　年　月　日

手 术 记 录

手术日期：2016年2月27日　　手术名称：剖腹探查、胰十二指肠切除术

术前诊断：① 壶腹周围癌、十二指肠乳头癌；② 胆囊结石并慢性胆囊炎

术后诊断：① 十二指肠乳头癌；② 胆囊结石并慢性胆囊炎

手术者：张××　　助手：张××、赵×、徐×

麻醉方法：全身麻醉　　麻醉者：范×

护士：陈××/徐××

手术经过 病人仰卧位常规消毒铺巾，行经右上腹腹直肌切口，长16.0 cm，逐层入腹。进腹后探查，见肝脏褐红色，质地正常，呈轻度胆汁淤积，未触及结节。腹膜及盆腔腹膜无转移结节。胆囊大小约10.0 cm×6.0 cm×4.0 cm，未触及大的结石及肿块，胆总管直径约1.8 cm，胆总管内未触及肿块及结节。胆总管下端十二指肠降段乳头处可触及2.0 cm×1.0 cm大小肿物，质硬，与后腹膜无浸润。肝十二指肠韧带周围有肿大淋巴结，大小约1.0 cm×1.0 cm。腹主动脉旁淋巴结未触及，幽门上、下、肝门、胰头周围淋巴结均未触及，胃肠正常。切开胃结肠韧带，打开小网膜腔，检查胰头部。沿十二指肠降部外侧切开后腹膜，向内翻开十二指肠降部和胰头，钝性分离胰头后方的疏松组织，其后面的下腔静脉、右

肾静脉和腹主动脉无粘连，无癌侵犯。提起横结肠，在胰腺下缘近胰头处切开后腹膜，显露胰头部和肠系膜上动脉、静脉。胰头、胰体及胰尾正常。用右手示指沿肠系膜上静脉的前方和胰腺后面之间，从下向上轻轻插入，推开疏松组织。在胃小弯处切开肝胃韧带，并切断胃右动脉，血管断端用丝线结扎两道，然后剪开十二指肠上缘的肝十二指肠韧带前层，显露门静脉、胆总管和胰腺上缘。用左手示指从门静脉前壁和胰腺后面之间，轻轻分离后插入，和从肠系膜上静脉前向上插入的右示指相遇，经上述探查，证明可行肿瘤根治术。故决定行胰十二指肠切除术。

1. 切除胆囊　在肝十二指肠韧带外缘切开胆囊颈部左侧腹膜，分离出胆囊管。在胆囊管后上方分离出胆囊动脉，用中号线双重结扎、切断，在距胆总管约0.5 cm处，双重结扎胆囊管，切断。近端再用细线缝扎一道。围绕胆囊切开浆膜，在浆膜下疏松组织间隙分离切除胆囊。用1号线间断缝合胆囊床，关闭胆囊外浆膜层。

2. 胰头、十二指肠、胆总管切除　切断和结扎胃远端大、小弯侧血管，在胃体部和胃窦部之间切断胃组织。将胃的两端分别向左、右翻转，显露胰腺，在胰腺上缘分离出胃十二指肠动脉，结扎后切断。沿胰腺上缘做钝性分离，将十二指肠球部稍向下牵开，细心解剖出胆总管，在胆总管中下方切断胆总管，用血管夹夹住胆总管肝侧断端，肠侧断端用丝线结扎，在肠系膜上动脉的右侧结扎、切断胰十二指肠下动脉。进一步分离十二指肠横部和升部下缘的后腹膜，直到十二指肠空肠交界处。提起横结肠，显露十二指肠空肠交界处，在其下方约5 cm处切断空肠。远侧空肠断端用纱布保护好，近侧空肠断端用丝线做荷包缝合，将断端埋入空肠腔内，收紧缝线并打结。将十二指肠和近端空肠从肠系膜上血管后面拉到右侧，在预定胰腺切断处的胰腺上、下缘的左侧用丝线各缝一针，以结扎该处横行血管。以左手示指从门静脉前壁和胰腺后面之间插入，直到胰腺下缘，并向下抓住胰腺颈部，切断胰腺。远侧胰腺断面用丝线做间断褥式缝合。将胰头部向右侧推开，显露胰腺钩突。至此，胰头部、十二指肠、胃远端、空肠上端和胆总管下端被切除。

3. 进行重建手术按Child术式行消化道重建　横结肠后胰腺空肠端端吻合，将胰管的支架引流管距此20 cm由空肠引出。距胰肠吻合口6.0 cm行胆总管空肠端侧吻合，并放置T形管引流，长臂通过吻合口入空肠。距其60.0 cm处行结肠前应用吻合器行胃空肠吻合，空肠近端对胃小弯，其下20 cm处行空肠空肠侧侧吻合，并行空肠营养造瘘，空肠营养造瘘口处悬吊于腹壁。蒸馏水冲洗腹腔，将远端空肠游离后，从横结肠系膜裂孔，提到横结肠上方，和胰腺断端做对端吻合。在胰腺后面和空肠壁距断端1 cm处，以细线做一间断缝合(缝线仅穿过空肠浆膜肌层)。在胰腺断面后缘和空肠断面边缘用丝线做一间断缝合(空肠壁贯穿全层缝合)。然后用一根与胰管口径相适应的支撑管插入胰管内，深约2 cm，另一端置入肠腔内，用丝线将管固定于胰管上，将胰管的支架引流管距此20 cm

由空肠引出。再用同法在胰腺断面前缘，和空肠用丝线做两层间断缝合，这样可使胰腺断面完全包埋在空肠腔内。距胰腺和空肠吻合处约 5 cm 的空肠系膜对侧缘的肠壁上，沿肠轴方向做一相等于胆总管口径的纵切口，进行胆总管空肠端侧吻合术。缝合二层，内层用 000 号铬制肠线做间断缝合，外层用细线做间断缝合。并放置 T 形管引流，长臂通过吻合口入空肠。在胆总管空肠吻合口下方约 40 cm 处，在横结肠前应用吻合器行胃空肠吻合，空肠近端对胃小弯，吻合口可通过二横指半。其吻合口下 20 cm 处行空肠空肠侧侧吻合，并行空肠营养造瘘，空肠营养造瘘口处悬吊于腹壁。将横结肠系膜裂孔固定在空肠襻上，封闭裂孔。蒸馏水冲洗腹腔，检查各吻合口无渗漏及出血，吻合口通畅。于胆肠吻合口、胰肠吻合口周围及左膈下分别放置乳胶引流管各一根，各引流管分别自腹壁戳孔引出，固定。查腹腔内无活动性出血，清点器械及敷料无误后，逐层关腹，并行腹壁减张缝合两针。术毕。

手术顺利，麻醉满意。术中输血 600 ml。手术经历 6 小时。14:00 病人安返病房。切除的肿瘤组织已送病检。术中冰冻病理为十二指肠壶腹部中分化腺癌，各切除断端未见癌。

记录者：张××
2016 年 2 月 27 日

术后病程记录

2016 年 2 月 27 日 15:00

病人今日 8:00 在全身麻醉下行胰十二指肠切除术。术中见肝脏褐红色，质地正常，呈轻度胆汁淤积，未触及结节。腹膜及盆腔腹膜无转移结节。胆囊大小约10.0 cm×6.0 cm×4.0 cm，未触及大的结石及肿块，胆总管直径约 1.8 cm，胆总管内未触及肿块及结节。胆总管下端十二指肠降段乳头处可触及 2.0 cm×1.0 cm 肿物，质硬，与后腹膜无浸润。胰腺质地、色泽正常。显露下腔静脉及结肠血管、肠系膜上动脉及静脉，周围未见浸润。横结肠系膜根部未见肿大淋巴结。肝十二指肠韧带周围有肿大淋巴结。临床诊断为十二指肠乳头癌，无周围浸润。行胰十二指肠切除术。常规切除远端胃大部、十二指肠全部、近段空肠 10.0 cm、胆囊及肝十二指肠韧带肿大淋巴结、胆总管中下端、胰头胰颈部。按 Child 术式行消化道重建，胰肠吻合，胆肠吻合，胃空肠吻合，空肠空肠侧侧吻合，并行 T 形管引流、胰管支撑管引流，空肠营养造瘘，检查各吻合口无渗漏及出血，吻合口通畅。于胆肠吻合口、胰肠吻合口周围及左膈下分别放置腹腔引流管，术中顺利，术后安返病房。术后监测神志、生命体征、尿量及各引流管引流性状，给予抗炎、保肝、补液、对症治疗，注意防范各种并发症的发生。

张××

2016 年 2 月 28 日

病人术后第 1 天，无腹痛、腹胀，无心悸、气促，无高热、寒战，未排气、排便，诉切口疼痛。全天总入量 2500 ml，尿管通畅，尿量 1400 ml，各腹腔引流管共引出红色血性液 75 ml，T 形管引流通畅，引出深黄色清亮胆汁 250 ml。胃管引出暗红色胃液 15 ml，胰管支撑管引出胰液 1 ml，空肠造瘘管未引出液体。查体：体温 36.4℃，脉搏 82 次/分，呼吸 18 次/分，血压 120/80 mmHg，心肺正常，腹部平软，刀口敷料清洁干燥，肠鸣音弱。复查化验结果已回：BUN 8.1 mmol/L，ALB 33 g/L，TB 38 μmol/L，DB 26 μmol/L。血气分析示：pH 7.288，二氧化碳分压61.6 mmHg，氧分压 106.9 mmHg，实际碳酸氢盐 28.6 mmol/L，氢离子浓度 51 nmol/L。继续抗炎、补液、保肝、止血及抑制胰酶分泌等治疗，注意观察病人生命体征及神志变化。

张××

2016 年 3 月 1 日

病人术后第 2 天，病情稳定，精神尚可，神志清楚，无腹痛、腹胀，无发热，未排气、排便。全天总入量 2790 ml，尿量 1770 ml，腹腔引流管引出暗红色血性液 80 ml，T 形管引流通畅，引出深黄色胆汁 560 ml，胃管引出暗红色胃液 15 ml，胰管及空肠造瘘管未引出液体。查体：体温 37.3℃，脉搏 84 次/分，呼吸 18 次/分，血压 142/66 mmHg，心肺正常，腹部平软，肠鸣音弱。血气分析示：pH 7.319，二氧化碳分压 55.5 mmHg，氧分压 130 mmHg，实际碳酸氢盐27.7 mmol/L，氢离子浓度 48 nmol/L。继续现治疗，注意观察病情变化。

张××

2016 年 3 月 2 日 **张××主任查房记录**

病人术后第 3 天，病情平稳，精神状况好转，无腹痛、腹胀，无憋闷、心悸，无发热、寒战，已肛门排气。全天总入量 2760 ml，尿量 1400 ml，腹腔引流管引出暗红色血性液 60 ml，T 形管引流通畅，引出胆汁 270 ml，呈深黄色。胃管引出淡红色胃液 10 ml，胰管引出胰液 100 ml，空肠造瘘管未引出液体。查体：体温37.1℃，脉搏 84 次/分，呼吸 18 次/分，血压 130/60 mmHg，心肺正常，腹部平软，肠鸣音正常。生化全套：血钙 1.9 mmol/L，血磷 0.2 mmol/L，GLU 6.2 mmol/L，ALB 39 g/L，TB 22.5 μmol/L，DB 12.8 μmol/L。余无异常。石蜡切片病理示：十二指肠壶腹部浅表型中分化腺癌，侵及十二指肠全层并累及胰腺，上下切除端未见癌，送检结节未见癌；慢性结石性胆囊炎。换药一次，见切口愈合良好，无红肿及异常分泌物，各引流管固定良好，管周皮肤无红肿及渗出。张××主任查房指示：继续抗炎、制酸、止血、保肝、支持及对症治疗，注意观察病情变化。拔除胃管及尿管，暂不进饮食。

张××

2016年3月5日

病人术后第6天，病情稳定，无不适主诉。全天总入量2760 ml，尿量1700 ml，腹腔引流管引出淡红色液60 ml，T形管引流通畅，引出胆汁180 ml，呈深黄色。胰管引出胰液100 ml，空肠造瘘管未引出液体。查体：体温37.1℃，脉搏84次/分，呼吸18次/分，血压150/80 mmHg，心肺正常，腹部平软，切口敷料清洁干燥，肠鸣音正常。血常规：WBC 6.2×10^9/L，N90%，Hb 123 g/L，HCT 0.338 L/L，PLT 171×10^9/L，余正常。血生化检查正常。继续现治疗。

张××

2016年3月21日

病人近日病情稳定，精神、饮食佳，无腹痛、腹胀，无黄疸等不适主诉。查体无异常。今日行T形管造影，结果显示：肝内外胆管显示良好，略扩张，造影剂通过吻合口通畅。拔除空肠造瘘管及胰管引流管后无不适。给予口服抗炎、保肝治疗，继续营养支持。张××主任指示：病人临床治愈，可近日出院。

张××

出院小结

2016年3月23日

姓名：王××，性别：女性，年龄：71岁，单位职业：北京朝阳区×××中区10楼1单元居民。

入院日期：2016年2月20日，出院日期：2016年3月23日，共住院31天。

入院情况：病人因“进行性皮肤、巩膜黄染2个月”收入我科。查体：一般状况可，生命体征平稳，皮肤、巩膜重度黄染，心肺无异常。腹部平坦，未见肠型及胃肠蠕动波，未见腹壁静脉曲张。腹软，右上腹轻压痛，无反跳痛及肌紧张，可触及肿大胆囊，范围为3 cm×4 cm，Murphy征阳性。肝、脾肋下未触及。肝区叩痛阳性，肝肺浊音界位于右锁骨中线第5肋间，脾区及双肾区无叩击痛。移动性浊音阴性，肠鸣音正常。余无异常。

入院诊断：① 梗阻性黄疸原因待查：壶腹周围癌？胆管癌？② 胆囊结石。

诊治经过：病人入院后经过心电图、胸片、腹部B超及CT，结合ERCP，及十二指肠乳头活检，诊断为“梗阻性黄疸壶腹周围癌”，于2月27日在全身麻醉下行“胰十二指肠切除术”。手术过程顺利。术后给予抗炎、补液、保肝、抑制胰酶分泌等治疗，恢复良好。按期拆线，切口愈合Ⅱ/甲。术后行T形管造影，显示：肝内外胆管显示良好，略扩张，造影剂通过吻合口通畅。腹腔引流管及胰管支撑管、空肠造瘘管均已拔除。病理结果示：十二指肠壶腹部浅表型中分化腺癌，侵及十二指肠全层并累及胰腺，上下切除端未见癌变，送检结节未见癌变；慢性结石性胆囊炎。临床治愈。

出院时情况：病人精神、饮食佳，大、小便正常，无不适主诉。查体无异常。T形管已夹闭，病人无不适。

出院诊断：① 梗阻性黄疸：十二指肠乳头癌；② 胆囊结石并慢性胆囊炎。

出院医嘱：① 高蛋白、高热量、易消化饮食，营养支持；② 保护 T 形管防滑脱，定期局部换药；③ 1 个月后复查；④ 不适时随诊。

张××

第十八节　肛肠外科病历

一、肛肠外科病历及书写要求

（一）肛肠外科病历书写要求

肛肠疾病病人入院后，应及时正确逐项填写肛肠外科入院记录表格。如有异常情况，则应按一般病历的要求书写入院记录。

1. 病史　着重描述便血的时间、性状、便血量，有无肛门部疼痛，以及排便规律等。

2. 体格检查　除一般体格检查外，着重专科检查情况。如肛门位置、形态，局部有无分泌物污染，肿块的位置、大小，肛门指诊以及内镜检查所见情况等。

（二）手术记录书写要求

凡行手术的病例均应书写手术记录。手术记录应由手术者或第一助手书写（应经手术者审核并签名），内容包括病人姓名、住院号（或门诊号）、手术日期、时间，手术前、后诊断，手术名称，手术者、助手及洗手护士姓名，麻醉方法，麻醉师姓名，以及手术经过等。对于手术经过应详细如实记录；对切除之病理标本应注明是否送做病理学检查。

二、肛肠外科病历示例

入院记录（简约式）

姓名：赵××　　性别：女
籍贯：河北省唐山市　　民族：汉
年龄：48 岁　　婚否：已婚
科别：肛肠外科　　病室 8 床号：17
单位职业：无　　通讯地址：北京市东城区×××北大街 21 号
入院日期：2016 年 3 月 30 日 8：30

病历陈述者:本人,可靠

病历采取日期:2016 年 3 月 30 日 9:00

病历记录日期:2016 年 3 月 30 日 9:30

主诉 肛门部肿物脱出、便痛 20 年,加重 1 年。

现病史

1. 病期 2016 年 3 月发病。初起情况:肛门部肿物脱出、便痛;目前情况:肛门部肿物脱出伴便血。

2. 出血量 少;色:鲜红;情况:点滴、间歇。

3. 便痛 大便时痛。

4. 分泌物 无黄色黏液;无腥臭;无血样黏液。

5. 脱出及回复情况 肿物脱出:有;回纳:自行。

6. 大便情况 1 日 1 次;每次大便需 0 时 5 分钟。

7. 发病原因 妊娠。

既往史及治疗情况 平素健康,否认传染病史及药物过敏史。否认手术、外伤史,预防接种按要求进行。本病无治疗史。

个人及婚育史 出生于本地,无烟酒等特殊不良嗜好;月经史:15 $\frac{3}{30}$,末次月经 2016 年 3 月 20 日,已婚,生育一子。

家族史 父母健在,无家族遗传病史。

体格检查

一般情况:体温 36.8℃,脉搏 72 次/分,呼吸 16 次/分,血压 120/80 mmHg。

心脏:心界不扩大,心率 72 次/分,律齐,各瓣膜听诊区未闻及病理性杂音

肺:双肺叩诊呈清音,未闻及干、湿啰音。

腹部:无压痛,肝脾肋下未触及,肠鸣音正常存在,移动性浊音阴性。

肛门检查

1. 视诊 肛门位置正常,闭合好,3、7、11 点肛缘皮肤隆起、柔软。局部无分泌物。

2. 指诊 肛门括约肌功能好,3、7、11 点触及质软包块达黏膜区,直肠内未触及硬性肿物及条索状物,指套无染血。

3. 肛镜 直肠黏膜光滑,直肠壶腹部无黏膜堆积,齿线上方 3、7、11 点处黏膜隆起,表面充血明显。余无明显异常发现。

诊断:混合痔。

医生 朱×

首次病程记录

2016 年 3 月 30 日 10:00

姓名:赵××,性别:女,年龄:48 岁,单位职业:无

因“排便时肛门部肿物脱出伴疼痛 20 年,加重 1 年”,于今日入院。

综合病例特点:

1. 一般情况　中年女性,起病缓,病程长。

2. 病史要点　病人于 20 年前产后排便时出现肛门肿物脱出,同时伴有大便时肛门部疼痛感、排便困难,肿物能自行回纳,近 1 年来病人自觉症状加重,脱出肿物需用手托后方能回纳,无里急后重、便血、大便习惯改变。病人患病以来,饮食正常,小便正常,睡眠好。

3. 既往史　平素健康,否认传染病史及药物过敏史。本病无治疗史。

4. 体格检查　体温 36.8 ℃,脉搏 72 次/分,呼吸 16 次/分,血压 120/80 mmHg,一般情况好。心肺听诊无异常,腹部平软无压痛,肝脾肋下未触及。肛门部位检查:肛门位置正常,闭合良好,截石位 3、7、11 点肛缘皮肤隆起,指诊 3、7、11 点可扪及质软包块达黏膜区,未及肿块及条索状物,指套无染血,肛镜下见 3、7、11 点齿线上黏膜隆起,表面暗红色。

5. 辅助检查　暂缺。

拟诊讨论:

1. 混合痔　病人于 20 年前产后出现肛门肿物脱出,能自行回纳,同时伴有大便时肛门部疼痛感、排便困难,近 1 年来病人自觉症状加重,脱出肿物需用手托后方能回纳,无里急后重、便血、大便习惯改变。肛门部位检查:肛门位置正常,闭合良好,截石位 3、7、11 点肛缘皮肤隆起,指诊 3、7、11 点可扪及质软包块达黏膜区,未及肿块及条索状物,指套无染血,肛镜下见 3、7、11 点齿线上黏膜隆起,表面暗红色。本病可明确诊断。

2. 直肠息肉　长期慢性腹泻,有排便次数增多,逐渐加重;粪便稀,有时可有里急后重症状,排便不畅或偶有便秘,粪便黄色;有时有脓、血及黏液,并有恶臭味,常有腹部轻痛不适,直肠指诊可摸到直肠内有很多质软、有弹性、大小不等的肿物,可排除直肠息肉。

3. 直肠癌　多见于老年人,以肛门直肠菜花样肿物或溃疡性肿物多见,伴有脓血黏液便等症状。病人为直肠下端黏膜隆起,质软,可排除直肠癌。

初步诊断:混合痔。

诊疗计划:① 三级护理,普食;② 血尿便常规、血型、APTT、PT、FIG,血生化 14 项,乙肝五项、丙肝抗体、梅毒抗体、HIV 抗体。胸片、心电图;③ 治疗:a. 术前

准备；b. 择日行PPH（吻合器行环状痔环切术）；c. 术后抗炎、肛查、每天换药及其他对症处理。

张×

2016年3月30日 10:30 **李××主治医师查房记录**

李××主治医师查房，检查病人，询问病史。病人于20年前产后出现肛门肿物脱出，能自行回纳，伴有大便时肛门部疼痛感、排便困难，近1年来病人自觉症状加重，脱出肿物需用手托后方能回纳，无里急后重、便血、大便习惯改变。肛门部位检查：肛门位置正常，闭合良好，截石位3、7、11点肛缘皮肤隆起，指诊3、7、11点可扪及质软包块达黏膜区，未及肿块及条索状物，指套无染血，肛镜下见3、7、11点齿线上黏膜隆起，表面暗红色。初步诊断：混合痔。嘱积极完善各项术前检查，择期行吻合器环状痔环切术，已遵嘱执行。

李××

2016年3月31日 11:00 **宋××副主任查房记录**

宋××副主任查房：详细询问病史并检查病人，病人主因"肛门部肿物脱出、便痛20年，加重1年"。体格检查：体温36.5℃，脉搏72次/分，血压120/90 mmHg。心肺(一)，腹部(一)。肛门部位检查同前，初步诊断：混合痔。无明显手术禁忌证，嘱积极完善各项术前检查，于明日上午在骶麻下行吻合器环状痔环切术，已遵指示执行。

宋××

术前小结

姓名：赵×× 性别：女 年龄：48岁

术前诊断：混合痔

诊断依据：① 肛门部肿物脱出、便痛20年，加重1年；② 肛门检查截石位3、7、11点肛缘皮肤隆起，指诊3、7、11点可扪及质软包块达黏膜区，未及肿块及条索状物，指套无染血，肛镜下见3、7、11点齿线上黏膜隆起，表面暗红色。

手术适应证：① 诊断明确；② 影响日常生活；③ 无明显手术禁忌证。

手术前准备：① 术前备皮；② 术前禁食、禁水；③ 术前清洁灌肠。

手术计划：① 拟行手术日期：2016年4月1日；② 手术医师：赵×；③ 拟行手术：吻合器环状痔环切术；④ 拟用麻醉：骶管麻醉；⑤ 其他（包括手术中及手术后可能发生的问题及对策：a. 术中严格止血以防术中、术后大出血；b. 术中仔细解剖以防损伤周围神经、组织引起副损伤；c. 术中无菌操作，严格止血，术后定期换药以防术后切口感染；d. 术中尽量切除干净以防术后复发。

张×

手术记录

手术日期:2016 年 4 月 1 日 9:00 至 9:30

术前诊断:混合痔　　　　术后诊断:混合痔

术式:吻合器环状痔环切术(PPH 手术)

术者:赵×　　　　助手:张×

麻醉及用量:骶管麻醉,1%利多卡因 25 ml

麻醉师:赵×　　　　术中出血量:15 ml 输血:0 ml

是否送病理检查:否

手术经过:骶麻满意后,病人取左侧卧位,常规消毒手术区,铺无菌洞巾,1‰苯扎溴铵(新洁尔灭)消毒肛管及直肠下段黏膜数次。术中见肛门位置正常,截石位 3、7、11 点肛缘皮肤隆起,指诊 3、7、11 点可扪及质软包块达黏膜区,未及肿块及条索状物,肛镜下见 3、7、11 点齿线上黏膜隆起,表面暗红色。术中首先以无创伤钳分别在 3、7、11 点处避开痔核钳夹肛缘处皮肤,用环形肛管扩张器充分扩肛后,取出内栓,将肛门镜缝扎器插入肛管扩张器内。在齿线上 4 cm 及 2 cm 处用 7 号丝线行顺时针做 2 圈黏膜下荷包缝合。取出肛门镜缝扎器,将吻合器张开后将其头端置于荷包内,收紧缝线并打结,用配套的持线器通过吻合器侧孔将缝线拉出,牵引结扎线使脱垂的黏膜进入吻合器套管,检查阴道后壁未包入荷包后,收拽痔吻合器并击发,后夹闭 30 秒后取出吻合器,检查无活动性出血,取出吻合器。再以“V”形切口切开 3、11 点外痔皮肤,修剪切口,检查切口,伤口局部内置油纱条填压止血,予利多卡因(克泽普)点状注射止痛,无菌纱布包扎,胶布粘贴,“丁”字带悬吊固定。术中麻醉满意,出血约 15 ml,术中、术后病人生命体征平稳,术毕安返病房。检查切除之直肠黏膜呈完整环状,上下径约 2 cm,标本送病理。

赵×

术后病程记录

2016 年 4 月 1 日 11:00

病人赵××,女,48 岁。主因肛门部肿物脱出、便痛 20 年,加重 1 年。于 2016 年 3 月 30 日入院,诊断:混合痔。于今日上午在骶管麻醉下行吻合器环状痔环切术,术中麻醉满意,术程顺利,术后给予肛肠科术后护理常规、二级护理、半流质、抗炎治疗、肛查及大换药,1 次/日,观察病情变化。

张×

2016 年 4 月 2 日　**李××主治医师查房记录**

李××主治医师查房:病人术后第 1 天,病情较平稳,自诉肛门部位有轻微疼痛，能自行缓解，小便已解，大便未排。体温 36.6℃，脉搏 76 次/分，肛门部检查：手术切口敷料沾染少许血性渗出物，拔除油纱条后见活动性出血，常规消毒手术区，予复方痔疮栓纳肛，无菌敷料继续包扎。

李××

2016 年 4 月 3 日

病人术后第 2 天，病情较稳定，生命体征平稳，小便正常，大便仍未解，无特殊不适主诉。查体：体温 36.4℃，脉搏 72 次/分。肛门部位检查：手术切口无红肿，无脓性分泌物。常规清洁创面后，复方痔疮栓塞肛，无菌纱布包扎。继续予抗感染、皮肤康对症治疗，观察切口愈合情况。

张×

2016 年 4 月 7 日 8:30 **赵×主任查房记录**

赵×主任查房：病人病情稳定，未诉不适，大、小便正常。查体：体温 36.9℃，脉搏 78 次/分。肛门部位检查：手术切口愈合好，无红肿，无渗出物。常规清洁创面后，复方痔疮栓塞肛，继续无菌纱布包扎。病人要求出院，请示主任，同意病人明日出院，嘱病人出院后保持肛门部位清洁及大便通畅，避免久坐，忌食辛辣刺激饮食。

赵×

出院小结

2016 年 4 月 8 日

姓名：赵××，性别：女，年龄：48 岁。

入院日期：2016 年 3 月 30 日，出院日期：2016 年 4 月 8 日，共住院 10 天。

入院时情况：病人因“肛门部肿物脱出、便痛 20 年，加重 1 年”入院。入院时查体：心肺腹未见异常。肛门部位检查：肛门位置正常，闭合良好，截石位 3、7、11 点肛缘皮肤隆起，指诊 3、7、11 点可扪及质软包块达黏膜区，未及肿块及条索状物，指套无染血，肛镜下见 3、7、11 点齿线上黏膜隆起，表面暗红色。

入院诊断：混合痔。

诊疗经过：于 2016 年 4 月 1 日在骶管麻醉下行吻合器环状痔环切术。术后给予抗炎治疗、肛查及大换药，1 次/日。

出院时情况：病人大、小便正常，手术切口愈合好，无红肿，无渗出。

出院诊断：混合痔。

出院医嘱：病人保持肛门部位清洁及大便通畅，避免久坐，忌食辛辣刺激饮食。

张×

第十九节 神经外科病历

一、神经外科病历内容及书写要求

参照普通外科及神经科病历要求书写，应特别注意下列各项。

（一）病史及体格检查

1. 对头颅部外伤伤员，应重点记录受伤当时的意识状态，有无近事遗忘，头颅着力部位及受力方向，伤后有无头痛、呕吐和抽搐等。

2. 有可疑颅内压增高的病人，应询问头痛的性质、发作时间、部位及与休息的关系，发作时有无恶心呕吐、视力障碍和昏睡等。病史中有无高血压、屈光不正、慢性鼻窦炎、耳流脓及外伤史等。

3. 对有抽搐的病人，应重点记录起病时的年龄，发作开始部位，每次抽搐发作的持续时间，是全身性还是局限性，是强直性还是阵挛性；有无意识丧失、口吐白沫、误咬唇舌、大小便失禁。既往史中有无产伤、颅脑外伤、颅内炎症及家族中有无类似发作等。

4. 瘫痪病人，应询问起病缓急、部位、肢体瘫痪先后顺序，有无肌肉萎缩、肌肉震颤和动作不协调等情况。

5. 病人有无感觉异常。对感觉异常者，检查其部位、范围、性质及发展情况等。

6. 病人有无内分泌功能障碍，例如有无过度肥胖、性功能障碍、月经不正常、第二性征异常及尿崩等情况。

（二）辅助检查

1. 检验除常规进行血、尿、粪常规外，对重大手术病人应做出血、血凝时间测定，血小板计数，肝、肾功能和血液化学检查以及血气分析等。对怀疑有颅内感染病人，如无腰椎穿刺禁忌证，可行腰椎穿刺及脑脊液常规检查，包括糖、蛋白、氯化物定量及细菌学检查。颅内及椎管内占位病变病人，行脑脊液检查时，要注意蛋白定量和肿瘤细胞的检查。

2. 对有内分泌障碍的病人，应重视有关垂体或其他器官的内分泌功能检查，如血清催乳素、生长激素、皮质醇、性激素、甲状腺功能和血糖等测定。

3. 影像学检查

（1）对颅脑外伤、颅内肿瘤、血管性及感染性疾病病人，应常规进行头颅X线平片检查，必要时加照特殊位置。椎管内病变需拍摄脊柱正、侧位及某些特殊位置的X线片。

（2）根据病情选择脑血管造影、CT、MRI检查或脑室造影等。

4. 对颅脑外伤或颅内占位病变者，可酌情行头颅超声波、脑电图、脑干诱发电位检查等。对疑有脑供血不足病人,可行脑血流图、转颈试验及颈动脉多普勒检查等。

对手术切除标本,应描述眼观所见,并送病理学检查。囊肿、脓肿液体,应注意镜检原虫(阿米巴、弓形虫等)、包虫(棘球蚴)、猪囊尾蚴、脑型肺吸虫、血吸虫等,细胞学检查、蛋白定量。为排除颅咽管瘤,需行胆固醇定量。

二、神经外科病历示例

入 院 记 录

姓名:秦××	单位职业:山东济宁××变压厂工人
性别:女	住址:山东省济宁市××变压厂
年龄:48 岁	入院日期:2016 年 3 月 12 日 15:20
婚否:已婚	病历采取日期:2016 年 3 月 12 日 15:20
籍贯:山东济宁	病史记录日期:2016 年 3 月 12 日 15:30
民族:汉族	病情陈述者:病人本人

主诉 左耳耳鸣、听力下降 10 个月,左面抽搐 2 周。

现病史 病人于 2015 年 5 月底无诱因出现左耳耳鸣、听力减退,因程度轻微,未引起注意,未曾治疗。可以从事正常工作。2015 年 9 月出现左耳听力较前明显下降,右耳听力正常,在山东省济宁市人民医院就诊,考虑为"神经性耳聋",给予口服药物治疗,未见好转。2016 年 2 月 28 日出现左侧耳前、面部、口角抽搐,在山东省济宁市人民医院考虑为"癫痫发作",住院治疗 4 天,共抽搐 7 次,伴头晕,行头颅 MRI 检查示:左侧听神经瘤。为进一步手术治疗来我院就诊,门诊以左侧听神经瘤收入院。发病以来无头痛、无恶心及呕吐、发热及肢体活动障碍,无面部麻木及声音改变,精神及食欲好,大小便正常,体重无减轻。

既往史 平素身体健康,否认肝炎、结核病等传染病史。预防接种史不详。

系统回顾

五官:无眼红痛、耳流脓、耳痛、鼻流脓涕、咽痛等病史。余见现病史。

呼吸系统:无慢性咳嗽、咳痰、咯血、胸痛史。

循环系统:无心悸、气促、发绀、水肿及阵发性呼吸困难史。

消化系统:无慢性腹痛、腹泻、呕吐、呕血及黑便史。

血液系统:无皮肤黏膜反复出血、瘀点、瘀斑、紫癜等病史。

泌尿生殖系统:无尿频、尿急、尿痛、血尿及排尿困难史。

内分泌及代谢系统:无多饮、多食、多尿和消瘦史。无心悸、多汗史。

神经精神系统:无头痛、昏厥、抽搐、意识障碍及精神错乱史。

运动系统:无游走性关节疼痛、运动障碍、脱位及骨折史。

外伤、手术史：无。

中毒及药物过敏史：无。

个人史　出生于山东省济宁市，无特殊嗜好，无疫水接触史，无化学毒物及放射性物质接触史。无输血、吸毒史。

月经及生育史　月经 15 $\frac{3}{31\sim32}$ 2016 年 3 月 12 日，经量中等，无痛经史，26 岁结婚，生 1 男 1 女。

家族史　母亲于 1990 年因“心脏病”去世，父亲于 1996 年因“肺癌”去世，兄妹 7 人，均健在，配偶及子女体健，无家族遗传病史。

体格检查

一般状况　体温 36.5℃，脉搏 66 次/分，呼吸 16 次/分，血压 113/75 mmHg，身高 165 cm，体重 50 kg。发育正常，营养良好，自动体位。表情忧郁，意识清楚，对答切题，体检合作。

皮肤　色泽正常，弹性良好，无水肿、黄染、多汗，无皮疹、紫癜。

淋巴结　全身浅表淋巴结均未触及。

头部

头颅　无畸形，无压痛、外伤及瘢痕。头发黑，有色泽，分布均匀，无脱发。

眼部　眉毛无脱落，睫毛无倒生，两眼睑无水肿，眼结膜及球结膜无充血，巩膜无黄染，角膜透明。余详见神经系统检查。

耳部　两侧耳廓无畸形，外耳道无溢脓及出血，乳突部无压痛，听力粗测左耳下降，右耳正常。

鼻部　鼻翼无扇动，无鼻阻塞，无流涕，鼻中隔无偏曲，各鼻窦区无压痛。

口腔　口唇无发绀及疱疹，无龋齿、缺齿，齿龈无肿胀、出血及溢脓，舌苔黄，质红，稍干燥。口腔黏膜无出血溃疡。咽后壁无充血，扁桃体不肿大，无脓性分泌物。

颈部　对称，颈静脉无怒张，颈软，气管居中，甲状腺不大，未闻及血管杂音。

胸部

胸廓　外形正常，双侧对称，肋间平坦，运动如常，肋弓角约 90°，胸壁无肿块、无压痛及扩张血管，双乳对称下垂，挤压无乳汁溢出。

肺脏　视诊：呈胸式呼吸，节律及深浅正常，呼吸运动双侧正常。

触诊：语音震颤双侧相等，无摩擦感。

叩诊：反响正常，肺下界在肩胛下角第 10 肋间，呼吸移动度约 4 cm。

听诊：呼吸音及语音传导双侧对称，无增强及减低现象，无胸膜摩擦音及干、湿啰音。

心脏　视诊：未见心尖搏动，心前区无膨隆。

触诊：心尖搏动在左第 5 肋间锁骨中线内侧 1 cm 处最强，无抬举性搏动、震颤及摩擦感。

叩诊:左右心界正常,如右表。

右(cm)	肋间	左(cm)
2.0	Ⅱ	2.5
2.0	Ⅲ	4.0
3.0	Ⅳ	6.5
	Ⅴ	8.0

锁骨中线距前正中线 9.5 cm

听诊:心率 66 次/分,律齐,各瓣膜听诊区心音正常,未闻及杂音,P2>A2,无心包摩擦音。

腹部　视诊:腹壁对称、平坦,无静脉曲张、蠕动波,脐部下凹。

触诊:腹柔软,无压痛及反跳痛,未触及肿块、异常搏动及波动。肝下缘在右肋缘下 1 cm,剑突下 3 cm,肝缘锐、软、表面光滑、无压痛,胆囊、脾及双肾均未触及。

叩诊:肝浊音上界右锁骨中线第 5 肋间,上下全长 11 cm。肝、脾区均无叩击痛,腹部无移动性浊音。

听诊:肠鸣音正常,4～5 次/分,胃区无振水音,肝脾区无摩擦音,未闻及血管杂音。

外阴及肛门　外生殖器发育正常,阴毛不稀疏,肛门外无外痔、肛裂、瘘管及皮疹。

脊柱及四肢　脊柱无畸形、压痛及叩击痛,四肢无畸形、杵状指、水肿、外伤、骨折、静脉曲张。肌张力与肌力正常,肌肉未见萎缩。关节无红肿、畸形及运动障碍,甲床无微血管搏动。股动脉及肱动脉无枪击音,桡动脉搏动正常。血管硬度无特殊。

神经系统　意识清楚,语言确切,理解力正常,记忆力减退,远记忆力为差,定向力、计算力无障碍。无幻觉、妄想、猜疑,表情忧郁。无强迫观念及情感、思维、行为分裂表现。

脑神经

1. 嗅神经　双侧嗅觉正常,无减退、消失、异常或过敏现象。

2. 视神经　双眼视力:左 1.2 右 1.5,视野在正常范围。眼底:双眼底视盘边界清晰,生理凹存在,动静脉比例 2∶3。

3. 动眼、滑车、展神经　眼球各向运动充分,双侧瞳孔 0.4 cm,圆形,对光反射直接、间接均存在。

4. 三叉神经　感觉:左侧面部痛觉,冷热觉减退。运动:颞肌及嚼肌无萎缩,咀嚼有力,张口时下颌无偏斜。角膜反射正常。

5. 面神经　两侧面部肌肉对称,无面偏侧萎缩,间断性可见左侧面肌抽搐,无口角下垂。鼻唇沟对称,提眉、皱眉、闭眼有力、对称,露齿、鼓颊、吹哨时嘴无歪斜、漏气。舌前 2/3 味觉存在。

6. 听神经　听神经 Rinne 试验:左侧气导、骨导均下降,右耳正常。Weber 试验偏右,前庭功能正常。

7. 舌咽、迷走神经　无发音嘶哑，无吞咽困难及饮水呛咳。腭垂居中，腭弓两侧对称，咽反射存在，发“啊”音时双侧抬腭运动好。

8. 副神经　胸锁乳突肌及斜方肌上部无萎缩，转头、耸肩有力。

9. 舌下神经　伸舌居中，舌肌无萎缩及肌纤维性颤动。

运动　全身肌肉无萎缩、肥大，两侧肢体周径相等，无不自主运动，肌张力正常，无增高、弛缓及关节过度屈伸；四肢肌力均为Ⅴ级。共济运动：指鼻试验均正常，闭目难立征无倾倒，步态平稳，无异常。

感觉　全身浅感觉：痛、触、温度觉存在。深感觉：关节运动觉、位置觉、震动觉、深部觉、压痛觉均存在。皮肤定位觉、两点辨别觉、图形觉、实体觉均无异常。

反射浅反射：腹壁反射左、右(＋＋)，跖反射左、右(＋＋)，肛门反射(＋＋)，肱二头肌、肱三头肌腱反射左、右(＋＋)，无髌阵挛、踝阵挛。病理反射：Babinski征，Oppenheim 征、Chaddock 征、Gordon 征、Hoffmann 征均阴性。

脑膜刺激征：颈软，Kerning 征，Brudzinski 征均阴性。

自主神经：皮肤色泽正常，弹性良好，湿润，汗腺分泌，毛发分布，指(趾)甲均无异常，发汗试验、立毛反射均正常。

辅助检查

血常规：Hb 134 g/L，RBC 4.33×10^{12}/L，WBC 3.8×10^{9}/L，N 79%，L 20%。

头颅 X 线平片(2016 年 3 月 8 日)：左耳内听道扩大。

头颅 MRI(2016 年 3 月 10 日)：左侧听神经呈圆形长 T_1 长 T_2 信号影，增强后强化明显，边缘清晰，大小约 2.7 cm×1.9 cm。

小结　病人女性，48 岁，工人，左耳耳鸣、听力下降 10 个月，左面抽搐 2 周。查体：左耳前皮肤感觉减退，左耳听力下降，听神经 Rinne 试验：左侧气导、骨导均下降，右耳正常。Weber 试验偏右。头颅 X 线平片：左耳内听道扩大。头颅 MRI：左侧听神经呈圆形长 T_1 长 T_2 信号影，增强后强化明显，边缘清晰，大小约 2.7 cm×1.9 cm。

最后诊断	**初步诊断**
听神经瘤(左侧)	听神经瘤(左侧)
程××	程××
2016 年 3 月 19 日	2016 年 3 月 12 日

首次病程记录

2016 年 3 月 12 日 16:30

姓名：秦××　　性别：女性

年龄：48 岁　　单位职业：山东省济宁市××变压厂工人

主因“左耳耳鸣、听力下降 10 个月，左面抽搐 2 周”，于今日 15:20 入院。

综合病例特点：

1. 一般情况 女性，48 岁。

2. 病史要点 主要症状为左耳耳鸣、听力下降 10 个月，左面抽搐 2 周，右耳听力正常，同时伴头晕，无声音改变，无头痛，无恶心及呕吐、发热及肢体活动障碍。

3. 既往史 平素身体健康，无高血压、糖尿病史，无外伤及手术史，无药物食物过敏史。

4. 体格检查 一般状况可，神志清楚，查体合作。右侧听力正常，左侧听力明显下降，Rinne 试验气导骨导均下降。左耳前下有约 3 cm×3 cm 区域痛温觉及触觉减退，右侧正常，双侧颞肌、咀嚼肌无萎缩，张口无歪斜，双侧额纹对称，闭眼对称有力，鼻唇沟无变浅，鼓腮无漏气、示齿时口角无歪斜、腭垂居中，共济运动正常，四肢肌力及肌张力正常。

5. 辅助检查 头颅 X 线平片：左耳内听道扩大。头颅 MRI(2016 年 3 月 10 日外院)：左侧听神经呈圆形长 T_1 长 T_2 信号影，增强后强化明显，边缘清晰，大小约2.7 cm×1.9 cm。

拟诊讨论：根据病人的病史、症状、体征、辅助检查，诊断明确。进行如下讨论：

1. 听神经鞘瘤 是一种神经鞘瘤，多发于听神经的前庭段，也可位于内听道，引起听力障碍等临床症状。MRI 多表现为长 T_1 长 T_2，或等 T_1 长 T_2 病灶，位于脑桥小脑角或内听道，增强呈明显强化，对于囊变者，呈环状强化，界限清楚。该病人符合听神经鞘瘤的诊断。

2. 表皮样囊肿 是起源于异位胚胎组织的外胚层，是一种先天性肿瘤。多发于鞍区，脑桥小脑角等部位。依部位不同临床表现亦不同，CT 多表现为低密度病灶。MRI 为长 T_1 长 T_2 病灶，其形态不规则可沿脑池生长，同时增强无强化。该病人可以除外该病。

3. 脑膜瘤 是起源于脑膜及脑膜衍生物的肿瘤。多发于大脑凸面、矢状窦旁、鞍结节、蝶骨嵴、脑桥小脑角等部位，CT 多为稍高密度病灶，有明显强化且和脑膜有广基联系。MRI 多为等 T_1 等 T_2 信号，最重要特征为 X 线片内听道无扩大。故可以除外该病。

诊断：听神经瘤(左侧)。

诊疗计划：① 三级护理、普食；② 拟查项目有血尿便常规，血型，凝血三项，生化全套，手术感染八项；③ 完成各项术前准备，择期手术。

魏××

2016 年 3 月 13 日 **程××副主任医师查房记录**

病人病情平稳，左耳听力明显下降，无头痛，查体：神清语利、双侧瞳孔等大等圆，对光反射灵敏，心肺(一)，四肢活动好，左侧听力明显下降，Rinne 试验气导大于骨导。左耳前下有约 3 cm×3 cm 区域痛温觉及触觉减退，右侧正常。程××副主任医师查房询问病史及查体阅片后初步诊断听神经鞘瘤，嘱完善术前检查，准备择期手术。

魏××

2016 年 3 月 16 日 **尹×主任医师查房记录**

尹×主任医师：病人主要症状是左耳听力消失及头痛，MRI 片显示左侧内听道有占位性病变，呈低密度，2.7 cm×1.9 cm 大小，头部 X 线片内听道有扩大，并有破坏迹象，听神经鞘瘤诊断明确，有手术指征。积极术前准备，完成各项检查，等待手术。

魏××

术前讨论

时间：2016 年 3 月 17 日　　地点：神经外科办公室

参加人员：尹×主任医师、程×副主任医师、董×主治医师、马××医师、进修医师

魏××：汇报术前小结

程×副主任医师：病人内听道扩大，诊断明确，手术取右侧卧位，头架固定，左侧枕下乙状窦后入路，体位很重要，能暴露清楚术野，面神经位于瘤前方，术前有面部抽搐，面神经受骚扰，术中从内听道内找面神经，注意保护，听力保存可能性小，保护好后组脑神经，防止损伤小脑前下动脉。严密缝合硬膜及肌肉防止脑脊液漏。

尹×主任医师：病人典型的听力减退，内听道扩大，诊断听神经鞘瘤没有问题，瘤体完全位于内听道，在神经外科少见；行手术、γ 刀、X 刀治疗均可，手术治疗耳科多用迷路入路，我科用枕下乙状窦后入路，听力估计难以恢复，但面神经应解剖保留，切除肿瘤后，内听道用肌肉严密缝合，防止脑脊液漏。

余参加人员无补充意见。

魏××

术前小结

2016 年 3 月 17 日

病人秦××，女性，48 岁，汉族，已婚，山东省济宁市籍，山东省济宁市××变压厂工人。因左耳耳鸣、听力下降 10 个月，左面抽搐 2 周，于 2016 年 3 月 12 日入院。

入院时诊断：左侧听神经瘤。

诊断依据:① 女性,48 岁。② 主要症状为左耳耳鸣、听力下降 10 个月,左面抽搐 2 周,右耳听力正常,同时伴头晕,无声音改变,无头痛,无恶心及呕吐、发热及肢体活动障碍。③ 主要体征:一般状况可,神志清楚,查体合作。右侧听力正常,左侧听力明显下降,Rinne 试验气导大于骨导。左耳前下有约 3 cm×3 cm 区域痛温觉及触觉减退,右侧正常,双侧颞肌、咀嚼肌无萎缩,张口无歪斜,双侧额纹对称,闭眼对称有力,鼻唇沟无变浅,鼓腮无漏气、示齿时口角无歪斜、腭垂居中,共济运动正常,四肢肌力及肌张力正常。④ 头颅 MRI(2016 年 3 月 10 日外院):左侧听神经呈圆形长 T_1 长 T_2 信号影,增强后强化明显,边缘清晰,大小约 2.7 cm×1.9 cm。

手术适应证及禁忌证:病人术前检查心电图,胸片均正常。其他各项检查结果未发现手术禁忌证,左侧脑桥小脑角听神经鞘瘤有手术指征。

术前准备:① 备血 400 ml;② 备皮;③ 向家属交代病情并签字;④ 术前禁食禁水,清洁灌肠,抗生素皮试,术前肌内注射阿托品、哌替啶、异丙嗪。

手术日期及人员:定于 3 月 19 日全身麻醉下行听神经瘤切除术,人员尹×、程×、魏××。

手术方式:经左侧枕下乙状窦后入路行听神经瘤切除术,切开枕下皮肤,分离肌肉,切开硬脑膜释放脑脊液。分离肿瘤,保护面神经及小脑后下动脉,分块切除肿瘤,术中监测,彻底止血,严密缝合肌肉和皮肤。

术中注意事项:① 注意勿损伤左侧第 7、9、10、11 脑神经。② 勿损伤小脑后下动脉及小脑前下动脉。③ 勿损伤肿瘤内侧的脑干结构。④ 避免过度牵拉小脑引起脑挫裂伤。⑤ 严格无菌操作防止脑内及切口感染。

术后可能出现的并发症:① 面神经损伤引起面瘫。② 术后脑内及切口感染。③ 肿瘤复发。④ 脑脊液漏。⑤ 脑内血肿。

术后处理:术后 ICU 监护,应用抗感染药,降颅压,止血药及对症处理。

魏××

手术记录

手术日期:2016 年 3 月 19 日　　手术名称:听神经瘤切除术

术前诊断:左侧听神经瘤　　术后诊断:左侧听神经瘤

手术者:尹×　　助手:程××、魏××

麻醉:气管插管全麻　　麻醉者:任××

护士:荣×

手术经过:全身麻醉成功后,病人取右侧卧位,头架固定,消毒铺巾。取左侧乳突后反“S”形切口,长约 7 厘米,切开皮肤,分离肌肉,枕鳞部开骨窗约 4 cm×3 cm 大小,显露乙状窦及横窦边缘,硬膜张力不高,“C”形切开硬膜,显露左侧小脑半球，释放枕大池的脑脊液，脑压逐步下降，轻牵开小脑半球，显露脑桥小脑角，见内听道口肿瘤组织，质韧呈黄白色，直径约 1 cm，撕开其表面蛛网膜，在其内面确认面听神经的内侧段，提起肿瘤，向外侧分离翻转至内听道，将该部分肿瘤分块切除。切开内听道后壁表面的硬脑膜，磨开内听道后壁，显露内听道内的肿瘤，切开肿瘤后表面的硬膜和蛛网膜，严格在蛛网膜下分离并分块切除肿瘤。确认面神经位于肿瘤前上方，听神经位于肿瘤前下方。内听道部分约 1.5 cm×1 cm×1 cm，予以全切除。面神经、听神经及内听动脉术中未损伤，保留完好。小脑无肿胀且搏动良好，彻底止血，严密缝合及修补硬膜，逐层缝合肌肉及皮肤，未留引流管，包扎切口。术中出血约 300 ml，未输血，肿瘤标本已送病理检查。

记录：程××

术后病程记录

2016 年 3 月 19 日

病人秦××，今日 8:00 进手术室，在全身麻醉状态下行左侧枕下乙状窦后入路听神经瘤切除术，手术取右侧卧位，头架固定，消毒铺巾。取左侧乳突后反“S”形切口，长约7 cm，切开皮肤，分离肌肉，枕鳞部开骨窗约 4 cm×3 cm 大小，显露乙状窦及横窦边缘，硬膜张力不高，“C”形切开硬膜，显露右侧小脑半球，释放枕大池的脑脊液，脑压逐步下降，轻牵开小脑半球，显露桥小脑角，见内听道口肿瘤组织，质韧呈黄白色，直径约 1 cm，撕开其表面蛛网膜，在其内面确认面听神经的内侧段，提起肿瘤，向外侧分离翻转至内听道，将该部分肿瘤分块切除。切开内听道后壁表面的硬脑膜，磨开内听道后壁，显露内听道内的肿瘤，切开肿瘤后表面的硬膜和蛛网膜，严格在蛛网膜下分离并分块切除肿瘤。确认面神经位于肿瘤前上方，听神经位于肿瘤前下方。约 2.5 cm×1 cm×1.8 cm，予以全切除。面神经、听神经及内听动脉术中未损伤，保留完好。小脑无肿胀且搏动良好，彻底止血，严密缝合及修补硬膜，逐层缝合肌肉及皮肤，包扎切口。术中出血约 300 ml，未输血，肿瘤标本已送病理检查。病人于 15:05 安返病房，未清醒气管插管未拔。生命体征平稳，给予吸氧及吸痰，心电监护，青霉素、血速宁、维生素 C 静脉滴注并补液治疗，甘露醇脱水。注意生命体征变化。

程××

2016 年 3 月 20 日

术后第一天，体温 37.6℃，意识清楚，诉轻度头痛，半流质饮食，无呕吐，四肢活动好，左侧轻度面瘫，双眼视力好，左耳仍有少许听力，心肺腹未见异常。20% 甘露醇 250 ml 静脉滴注，2 次/日，继续抗炎、止血、支持治疗。

魏××

2016 年 3 月 24 日 **尹×主任医师查房记录**

尹×主任医师：术后第 5 日，意识清楚，生命体征正常，无发热，头部敷料整洁，左侧轻度面瘫，饮水无呛咳，无头痛等症状，左耳仍有听力，继续预防感染及适当降颅压治疗。已执行。

魏××

2016 年 3 月 28 日

病人意识清楚，左侧面瘫已好转，进食正常，自觉左耳听力较术前稍好，体温 37℃，伤口无感染，今天拆线，达Ⅰ/甲愈合。病理回报：听神经纤维瘤。已停用甘露醇，继续抗炎、支持治疗。

魏××

出 院 小 结

2016 年 3 月 31 日

姓名：秦××，性别：女，年龄：48 岁。

入院日期：2016 年 3 月 12 日，出院时间：2016 年 3 月 31 日出院，共住院 19 天。

入院时情况：病人因左耳耳鸣、听力下降 10 个月，左面抽搐 2 周入院，伴头晕。查体：心肺腹未见异常。专科：右侧听力正常，左侧听力明显下降，Rinne 试验气导骨导均下降。左耳前下有约 3 cm×3 cm 区域痛温觉及轻触觉减退，右侧正常，双侧颞肌、咀嚼肌无萎缩，张口无歪斜，双侧额纹对称，闭眼对称有力，鼻唇沟无变浅，鼓腮无漏气、示齿时口角无歪斜、腭垂居中，共济运动正常，四肢肌力及肌张力正常。头颅 MRI(2016 年 3 月 10 日外院)：左侧听神经呈圆形长 T_1 长 T_2 信号影，增强后强化明显，边缘清晰，大小约 2.7 cm×1.9 cm。

入院诊断：左侧听神经瘤。

治疗经过：入院后完成各项术前准备。于 3 月 19 日在全身麻醉下右侧卧位行左枕下乙状窦后入路听神经瘤切除术。手术顺利。手术后左侧听力有所好转，肢体活动好，头部切口甲级愈合，住院期间无院内感染及并发症出现。

出院情况：病人一般情况好，生命体征正常，左侧面瘫基本好转，左耳听力较术前好，四肢活动正常。病理检查结果：听神经瘤。

出院诊断：左侧听神经瘤。

出院医嘱：① 休息 1 个月；② 定期复查。

程××

第二十节　胸外科病历

一、胸外科病历内容及书写要求

按第一章所述和参照普通外科要求书写，但应注意以下各项：

（一）病史

1. 肺、胸膜及纵隔疾病，注意有无咳嗽、咯血、咳痰（性质、量、时间和次数）、发热、盗汗、胸痛、呼吸困难及其治疗经过。

2. 食管疾病，注意有无进行性吞咽困难、呕吐、消瘦及吞入异物或腐蚀剂的病史。

3. 心脏疾病，注意心悸、气促，咯血、端坐呼吸，以及有无水肿、发绀、蹲踞姿态、胸痛（部位、程度、有无牵涉性）。儿童病人有无反复呼吸道感染、缺氧发作和发育障碍，有无风湿病或高血压史。

4. 胸部外伤，注意损伤部位、时间、当时情况及救治经过。

5. 询问以往治疗经过，药物剂量及效果，有无副作用，或手术及放射治疗情况。有无特殊传染源接触史。收集 X 线平片、心电图、内镜等参考资料。

（二）体格检查

在一般体检的基础上，着重注意发育、营养状况，有无发绀、颈静脉怒张、气管移位、杵状指（趾），并注意胸廓形态及心脏搏动情况，有无震颤及其部位，心脏杂音的部位、性质、强度、时期和传导方向。肿瘤病人注意锁骨上淋巴结、胸壁浅静脉曲张，以及有无神经受压和骨、脑、肝转移等体征。

（三）辅助检查

1. 手术病例。除做一般血常规、尿常规、血型、凝血、肝肾功能检查外，根据手术类型及病人情况，酌情增加血钾、钠、氯、钙、镁、尿素氮、二氧化碳结合力、血小板、凝血酶原时间、酚磺酞试验及血气分析等项检查，肺部疾病做痰细胞学或细菌学检查（涂片、培养及药敏试验）。有肺结核可疑者，用浓缩法查结核杆菌 3 次，必要时做培养和动物接种。疑肺肿瘤者，送深部咳出新鲜痰液查肿瘤细胞，阴性者至少检查 6 次。必要时做纤维支气管镜。

2. X 线检查。胸部疾病应行常规透视或摄片，心脏病病人远距离心脏正、侧（或斜）位吞钡摄片。手术前应摄近期 2 周内胸片，通常摄后前位和侧位片，必要时加体层、计波、CT、支气管造影或心血管造影。对胸腔积液、异物或纵隔肿瘤，胸科医师应亲自或与放射科医师共同给病人做多方位胸部透视。

3. 其他检查。按病情需要做心音图、心电向量图、超声心动图、心导管、静脉压、肺功能等检查。对胸内包块，疑有胸腔或心包积液者，可做超声检查。对肺内或纵隔肿块不能决定诊断者，可做纤维支气管镜及经皮针吸活检、放射性核素扫描检查。食管癌应做食管钡餐检查，必要时做食管拉网脱落细胞检查或食管镜检查。

二、胸外科病历示例

入 院 记 录

姓名：郭××　　单位职业：山西省大同市××乡农民

性别：男性　　住址：山西省大同市××乡

年龄：57 岁　　入院日期：2016 年 2 月 23 日 10：30

婚否：已婚　　病史采取日期：2016 年 2 月 23 日 10：40

籍贯：山西省大同市　　病史记录日期：2016 年 2 月 23 日 14：30

民族：汉族　　病史陈述者：本人及家属，可靠

主诉　咳嗽、咳痰伴消瘦 2 个月余，加重伴气促、胸闷 1 个月余。

现病史　病人于 2 个多月前无任何诱因出现咳嗽，咳少量白色黏痰，伴消瘦，无发热、咯血、胸痛及呼吸困难，近 1 个月来病情加重，并出现气促、胸闷。在当地医院摄 X 线胸片及胸部 CT，发现左下肺巨大块影伴左下肺膨胀不全，疑“支气管肺癌”，为进一步诊治来我院。病程中无夜间盗汗、声音嘶哑及阵发性呼吸困难等症状，精神、食欲好，大小便如常，体重减轻约 7.5 kg。

既往史　平素身体健康，否认传染病史。预防接种史不详。

系统回顾

五官：无畏光、长期流泪和视物模糊史。无耳流脓、耳鸣及听力障碍史。无鼻流脓涕、出血和嗅觉障碍史。无牙痛、齿龈红肿、出血史。

呼吸系统：见现病史。

循环系统：无心悸、气促、发绀、下肢水肿、夜间阵发性呼吸困难、心前区疼痛及高血压病史。

消化系统：无泛酸、嗳气、呕吐、呕血、吞咽困难、腹痛、腹泻和黑便史。

血液系统：皮肤及口鼻黏膜无反复出血、瘀点、瘀斑史。

泌尿生殖系统：无尿频、尿急、尿痛、血尿、排尿困难及颜面水肿史。

内分泌及代谢系统：无多饮、多食、多尿和消瘦史。无心悸、多汗史。

神经精神系统：无头痛、眩晕、昏厥、抽搐、意识丧失和精神错乱史。

运动系统：无游走性关节疼痛、运动障碍、关节脱位、骨折史。

外伤及手术史：无。

中毒及药物过敏史：无。

个人史　生于山西省大同市，在当地从事农业劳动至今。吸烟 30 余年，每日 40 支，饮白酒 20 余年，每日 400 ml。1977 年结婚，生 1 子 2 女。

家族史 父母及姐弟各 1 人均健康，配偶及子女均身体健康。家族中无类似病人。

体格检查

一般情况 体温 36.4℃，脉搏 80 次/分，呼吸 16 次/分，血压 110/70 mmHg，身高 172 cm，体重 68 kg，发育正常，营养中等，自动体位，神志清楚，应答切题，查体合作。

皮肤 色泽正常，无黄染，弹性好。无水肿、皮疹、出血、肝掌、血管蜘蛛痣及皮下结节。

淋巴结 全身浅表淋巴结不肿大。

头部

头颅 无畸形，发黑有光泽，无脱发。

眼部 眉毛无脱落，眼睑无水肿及下垂，眼球无突出及震颤，运动自如，睑结膜不充血，巩膜无黄染，两侧瞳孔等大等圆，对光反射正常，视力粗测正常。

耳部 耳廓无畸形，外耳道无分泌物，无牵拉痛，乳突无压痛，听力粗测正常。

鼻部 无畸形，鼻唇沟对称，无鼻翼扇动，鼻前庭无异常分泌物，通气良好，鼻旁窦无压痛。

口腔 无特殊气味，口唇无发绀，口腔黏膜无溃疡及出血，$\underline{1|1}$义齿，齿龈色泽正常，无出血、肿胀及溢脓，伸舌居中，双侧扁桃体不大，咽部不充血，声音无嘶哑。

颈部 对称，颈无抵抗，颈静脉无怒张，气管轻度左移，甲状腺不大，未触及结节及细震颤。

胸部 见胸部外科情况。

腹部 视诊：腹部平坦，无腹壁静脉曲张，未见肠型及蠕动波，腹式呼吸存在。

触诊：腹壁软，无压痛及反跳痛，肝、脾肋缘下未触及，全腹未触及包块。

叩诊：肝肺浊音界位于右锁骨中线第 5 肋间，无移动性浊音，两季肋部及肾区无叩击痛。

听诊：肠鸣音正常，胃区无振水音，肝、脾区未闻及血管杂音。

外阴及肛门 发育及外形正常，肛门无痔、瘘。

脊柱及四肢 脊柱无畸形、压痛及叩击痛，活动自如。四肢无畸形，双下肢无凹陷性水肿，无静脉曲张，关节无红肿及运动障碍，无杵状指(趾)，肌张力及肌力正常。

神经系统 四肢运动及感觉良好，生理反射双侧对称，巴宾斯基征及凯尔尼格征未引出。

胸科情况

胸廓 无畸形，双侧对称，肋间平坦，肋弓角约90°，胸壁无肿块，未见手术瘢痕及胸壁静脉曲张，双乳房、对称，未触及结节，胸廓挤压试验阴性。

肺脏 视诊：呼吸节律无明显异常，左侧呼吸运动弱于对侧。

触诊：左下肺语颤增强，无摩擦感。

叩诊：左下肺叩诊呈浊音变，肺下界位于肩胛下角线第9肋间，呼吸移动度2.0 cm。

听诊：左下肺呼吸音消失，语音传导增强，无胸膜摩擦音，双肺未闻及干、湿啰音及哮鸣音。

心脏 视诊：心尖搏动位于左锁骨中线第5肋间外2 cm，不弥散，心前区无隆起。

触诊：心尖搏动同视诊，心前区未触及震颤，无抬举性搏动。

叩诊：心脏浊音界见右表。

听诊：心音有力，心率80次/分，节律规整，各瓣膜听诊区无病理性杂音。

右(cm)	肋间	左(cm)
1.0	Ⅱ	2.5
1.5	Ⅲ	4.0
2.0	Ⅳ	7.5
	Ⅴ	12.0

锁骨中线距前正中线10 cm

辅助检查

血常规：Hb 150 g/L、WBC 8.2×10^9/L、N69%、L27%、M1%、E3%。胸腔积液找癌细胞及抗酸杆菌1次阴性。

X线胸部正侧位（2016年2月21日）：左下肺背段近肺门处见一大小约10 cm×9.0 cm×8.0 cm块影，边界清楚，左下肺膨胀不全，胸内无积液。

胸部CT（2016年2月21日）：左下肺背段巨大块影，左下肺膨胀不全，左肺门、隆突下见数枚淋巴结肿大，最大者直径1.5 cm，左下叶支气管开口狭窄，胸内无积液。

小结 病人于2个月前无任何诱因出现咳嗽，咳少量白色黏痰，伴消瘦，加重1个月，并出现气促、胸闷。发病以来体重减轻约7.5 kg。在当地医院摄X线胸片及胸部CT发现左下肺巨大块影大小约10 cm×9.0 cm×8.0 cm，伴左下肺膨胀不全，查体：气管轻度左移。胸廓无畸形，左侧呼吸运动弱于对侧，左下肺语颤增强，叩诊呈浊音，呼吸音消失，双肺未闻及干、湿啰音及哮鸣音。

最后诊断

支气管肺癌，原发性，左下叶

$T_2N_0M_0$ Ⅰ期

李××

2016年3月3日

初步诊断

支气管肺癌，原发性，左下叶

$T_2N_2M_0$ Ⅲa期

李××

2016年2月23日

首次病程记录

2016年2月23日11:30

姓名:郭××　　　　　　　性别:男性

年龄:57岁　　　　　　　单位职业:山西省大同市××区××乡农民

因无任何诱因出现咳嗽,咳少量白色黏痰,伴消瘦2个月,加重1个月,于今日入院。

综合病例特点:

1. 一般特点　中年男性。

2. 病史要点　病人于2个月前出现咳嗽,咳少量白色黏痰,伴消瘦,加重1个月。并出现气促、胸闷。在当地医院摄X线胸片及胸部CT发现左下肺巨大块影伴左下肺膨胀不全,疑"支气管肺癌",为进一步诊治来我院。病程中无发热、咯血、胸痛及呼吸困难,无夜间盗汗、声音嘶哑及阵发性呼吸困难等症状。发病以来体重减轻约7.5 kg。今日经门诊收入院。

3. 既往史　无药物过敏史。

4. 体格检查　体温36.4℃,脉搏80次/分,呼吸20次/分,血压110/70 mmHg。一般情况好,皮肤、巩膜无黄染,锁骨上淋巴结不肿大,颈静脉无怒张,气管轻度左移。胸廓无畸形,左侧呼吸运动弱于对侧,左下肺语颤增强,叩诊呈浊音,呼吸音消失,双肺未闻及干、湿啰音。心率80次/分,律齐,各瓣膜听诊区无病理性杂音。腹壁软,无压痛,未触及肿物。

5. 辅助检查　血常规:Hb 150 g/L、WBC 8.2×10^9/L、N69%、L27%、M1%、E3%。胸水找癌细胞及抗酸杆菌1次阴性。

X线胸部正侧位(2016年2月21日):左下肺背段近肺门处见一大小约10 cm×9.0 cm×8.0 cm块影,边界清楚,左下肺膨胀不全,胸内无积液。

胸部CT(2016年2月21日):左下肺背段巨大块影,左下肺膨胀不全,左肺门、隆突下见数枚淋巴结肿大,最大者直径1.5 cm,左下叶支气管开口狭窄,胸内无积液。

诊断讨论:病人属中老年,有长期吸烟史,咳嗽、气促、胸闷伴明显消瘦,曾在当地医院摄胸片及CT发现左下肺巨大块影,大小约10 cm×9.0 cm×8.0 cm,伴左下肺膨胀不全,考虑诊断以左下支气管肺癌可能性大,但目前尚缺乏组织学证据。

初步诊断:支气管肺癌,原发性,左下叶;$T_2N_2M_0$ Ⅲa期。

诊疗计划:① 二级护理,普食;② 申请纤维支气管镜检查、心电图、肺功能、腹部B超、核素全身骨扫描等检查,完善相关检查;③ 根据检查情况决定后续治疗方案。

李××

2016 年 2 月 28 日 **臧××主任查房**

入院以来病人病情无明显变化。纤维支气管镜检查见左下叶支气管开口被息肉样肿物不完全阻塞，左上叶支气管开口轻度外压性狭窄，活检病理报告为鳞癌，目前左下中心型支气管肺癌诊断明确。上午臧××主任查看了病人并阅胸片及 CT 片，同意目前诊断，认为手术能切除病肺，手术方式可考虑行左全肺切除术。目前，病人一般情况好，病人家属了解病情后已签字同意手术，拟下周一手术治疗。

李××

术 前 讨 论

2016 年 3 月 1 日

地点：胸外科医师办公室

参加人员：臧××主任，王××副主任，李××、武×、张×等医师

主持人：臧××主任

讨论记录（李××）：报告病史及辅助检查结果（略）。术前诊断为原发性左下中心型肺癌，现有检查未发现远隔转移，病人一般情况好，心肺功能可耐受手术，无手术禁忌证。根据 CT 检查所见，肿瘤与纵隔无明显界限，纤维支气管镜检查见肿瘤已达左下叶支气管开口处，左上叶支气管开口亦有轻度外压性狭窄，术式选择以左全肺切除可能性大。病人本人及其家属同意手术并已签字。

武×：根据病史、X 线胸片和 CT 表现、纤维支气管镜检查结果，左下肺癌诊断成立，中心型，有手术指征，同意行左全肺切除。

王副主任：左下中心型肺癌诊断明确，根据检查看应选择左全肺切除才能临床根治。

臧主任：该病人诊断为左下中心型肺癌，从胸片、CT、纤维支气管镜检查结果分析，表现有左下肺膨胀不良，左肺门淋巴结肿大，肿瘤体积大，与心包无界限，提示肺血管的处理较困难，尤其是下肺静脉，估计单纯左肺下叶切除难以达到根治，要向病人家属讲清楚，左全肺切除的可能性很大。术中处理下肺静脉困难时，考虑经心包内处理，彻底清扫淋巴结。

记录：李××

术 前 小 结

2016 年 3 月 2 日

郭××，男性，57 岁，山西省大同市××区××乡农民。

术前诊断：原发性左下中心型肺癌。

诊断依据：① 咳嗽，咳少量白色黏痰伴消瘦2个月，加重伴气短、胸闷1个月。② X线胸部正侧位片及胸部CT：左下肺背段近肺门处见一大小约10 cm×9.0 cm×8.0 cm巨大块影，边界清楚，左下肺膨胀不全，左肺门、隆突下见数枚淋巴结肿大，最大者直径1.5 cm，左下叶支气管开口狭窄，胸内无积液。③ 纤维支气管镜检查见左下叶支气管开口被息肉样肿物不完全阻塞，左上叶支气管开口轻度外压性狭窄，活检病理报告为鳞癌。

拟行手术：左开胸探查、左全肺切除术。

手术适应证及禁忌证：诊断明确，现有检查未发现远隔转移，病人一般情况好，心、肺功能可耐受手术，无手术禁忌证。

麻醉方式：静脉、吸入复合全身麻醉，气管插管。

术前准备：完善相关辅助检查，备皮、配血及肠道准备，毒麻药物及抗生素皮试，向病人说明基本手术情况及术后配合事项，科内讨论一致同意诊断及手术，病人本人及其家属同意手术并已签字。

术中、术后注意事项：术中仔细操作，注意血管、支气管残端的结扎、缝合牢固可靠，在保障病人安全的前提下，力争手术根治。术后注意鼓励并协助病人咳嗽、咳痰，防止肺部并发症，注意观察并保持胸腔引流管通畅。

李××

手术记录

手术日期：2016年3月3日开始9:00结束11:15

术前诊断：左下叶支气管肺癌，$T_2N_2M_0$ Ⅲa期

术后诊断：支气管肺癌，原发性，鳞状细胞癌，左下叶，$T_2N_0M_0$ Ⅰ期

手术名称：左全肺切除术　　　　手术者：李××王××张×

麻醉：静脉、吸入复合麻醉＋气管插管　　　　麻醉者：孙××

手术经过：病人右侧卧位90°，垫枕抬高胸部，按常规以聚维酮碘、乙醇消毒皮肤，铺无菌巾、单。选取左胸后外侧标准切口，切开皮肤、皮下组织，电刀切开胸壁各层肌肉，经第6肋间入胸。胸内见少量淡黄色胸液，吸净后测量约100 ml。探查发现：胸膜光滑，无结节；左肺与纵隔紧密粘连，左下肺实变，斜裂粘连，肿瘤位于左下肺背段近肺门处，约10 cm×8.0 cm×8.0 cm大小，质硬；左肺门、隆突下及主动脉窗见数枚淋巴结肿大，大者直径1.5 cm，但质软。决定按计划行左全肺切除术。

钝性加锐性分离纵隔与左肺之粘连，切断肺下韧带，因瘤体大，下肺静脉显露困难，为力求达到根治目的，故在膈神经后方切开心包，于心包内找到下肺静脉，予以结扎、切断、缝扎。锐性切除主动脉窗、肺门淋巴结，游离、显露左肺动脉，临时阻断见心率、血压无明显变化后，先后结扎、切断及缝扎。游离、显露上

肺静脉，予以结扎、切断、缝扎。清除隆突下淋巴结，游离左主支气管，距根部约0.5 cm处采用粗丝线结扎，距结扎线约1.0 cm切断支气管，将左肺移出胸腔，用40编织线连续“8”字缝合支气管残端。止血，冲洗胸腔，胸内留置青霉素400万U，逐层关胸。切除左肺送病理科检查。

李××

术后病程记录

2016年3月3日

今日上午在静脉、吸入复合麻醉+气管内插管下行左全肺切除术，左胸后外侧标准切口，经第6肋间入胸。术中发现胸内少量淡黄色积液，约100 ml，胸膜光滑，无结节，左下肺实变，肿瘤位于左下肺背段，约10 cm×8.0 cm×8.0 cm大小，质硬，左肺门、隆突下及主动脉窗见数枚淋巴结肿大，但质软。术中经过顺利，渗血较多，约600 ml。术中、术后病人情况稳定，安返病房。术后注意监测生命体征，根据气管、纵隔有否移位，随时调整左胸压力，防止肺部并发症，大剂量抗生素防治感染。

李××

2016年3月6日

左全肺切除术后第3天，病人一般情况好，体温正常，呼吸平稳，无明显气促及呼吸困难，咳嗽轻，咳少量白色黏痰。气管轻度左移，健肺呼吸音清晰。床边胸片示纵隔轻度左移，左胸内液平面位于第3前肋间，右肺未见异常。术后病理报告为左下肺巨块型低分化鳞癌、支气管残端未见癌、淋巴结未见癌转移。继续观察及预防性抗感染治疗。

李××

出院小结

2016年3月17日

姓名：郭××　　　　性别：男性

年龄：57岁　　　　单位职业：山西省大同市××区××乡农民

入院日期：2016年2月23日，出院日期：2016年3月17日，共住院22天。

入院时情况：咳嗽、咳痰伴消瘦2个月余，加重伴气促、胸闷1个月余，在当地医院摄X线胸片及胸部CT发现左下肺巨大肿块影伴左下肺膨胀不全。发病以来体重减轻约7.5 kg。入院时一般情况好，锁骨上淋巴结不大，气管轻度左移，胸廓对称，左下肺语颤增强，叩诊呈浊音，呼吸音消失，双肺未闻及干、湿啰音及哮鸣音，其他部位检查未见异常。

入院诊断：支气管肺癌，原发性，左下叶 $T_2N_2M_0$ Ⅲa 期。

诊疗经过：病人入院后经纤维支气管镜检查，确诊为左下中心型支气管肺癌，腹部超声、心电图、肺功能、全身骨扫描及相关化验检查未见明显异常，经术前准备后，于 2016 年 3 月 3 日在静脉、吸入复合麻醉＋气管插管下行左全肺切除术。术后恢复顺利，切口一期愈合。术后病理报告为左下肺巨块型低分化鳞癌、支气管残端未见癌、淋巴结未见癌转移。

出院时情况：目前病人一般情况良好，精神佳，食欲好，无特殊不适主诉。复查血常规在正常范围，胸部正位片示气管、纵隔无明显移位，左胸腔液平面位于第 2 前肋间，右肺未见异常。病人家属要求回当地医院化疗。

出院诊断：支气管肺癌，原发性，鳞状细胞癌，左下叶，$T_2N_0M_0$ Ⅰ期。

出院医嘱：① 术后化疗（附参考化疗方案）；② 化疗期间，每周查血常规 1 次，白细胞计数小于 4×10^9/L，可暂时停药；③ 3 个月后返院或在当地医院复查。

李××

第二十一节　心血管外科病历

一、心血管外科病历内容及书写要求

一般记录要求与普通胸外科相同，尚要注意以下事项：

（一）病史

1. 先天性心脏病　要注意有无发绀、咯血、蹲踞史、活动量受限情况，发绀出现的时间，有无反复呼吸道感染、心力衰竭、缺氧发作和发育障碍。

2. 风湿性心脏病　注意有无风湿性疾病病史、心悸、气促、咯血、呼吸困难、夜间不能平卧、端坐呼吸、腹胀、下肢水肿、尿少、工作能力及其治疗经过。

3. 冠心病　注意心绞痛常有胸闷、压榨感，应询问发作的时间、部位、性质、放射部位、诱因、持续时间、发作频率、缓解方法、药物疗效等。

4. 治疗经过　询问以往检查及治疗经过，药物剂量及效果，手术治疗情况。

（二）体格检查

在一般体格检查的基础上，重点注意发育、营养情况，有无发绀、颈静脉怒张、杵状指（趾），并注意胸部畸形情况，心前区隆起程度，有无震颤及部位，杂音位置、性质、强度、时间及传导方向；注意检查上下肢血压以检出主动脉缩窄；注意全身情况，如马方（Marfan）综合征除心脏有杂音外，常伴有眼球晶体脱位、高度近视、手指过长等体征。

（三）辅助检查

1. 实验室检查　手术病例做一般血常规、尿常规、血型、凝血酶原时间、纤维蛋白原、肝肾功能、血钾、钠、氯、乙肝五项、丙肝抗体、艾滋病抗体、梅毒抗体外，

还应检查动脉血气分析，必要时应查吸氧前后动脉血气分析。

2. 其他 心电图，心脏远距正侧吞钡摄片，超声心动图检查，必要时做左右心导管、心脏、冠状动脉、其他血管造影，心脏 MRI，超高速 CT，心脏 SPECT，PET 等检查。

（四）重大手术

应有术前讨论记录、手术预案、手术知情同意书、医院领导手术批示报告。医院领导手术批示报告内容包括：一般项目，诊断及诊断依据，手术指征及预后分析，术前准备，手术日期，拟手术名称，术者及助手，拟用麻醉，体外循环，经治医师及科主任签名，院领导意见，日期等。

（五）病程记录

手术记录、麻醉记录书写要求同国家卫生和计划生育委员会《病历书写基本规范》。

二、心血管外科病历示例

入 院 记 录

姓名：贾× 性别：男

年龄：2 岁 婚否：未婚

籍贯：内蒙古 民族：汉族

家庭地址：内蒙古兴安盟×××地区××街 58 号

单位职业：内蒙古兴安盟×××地区××街 58 号学龄前儿童

入院日期：2016 年 9 月 12 日 9：00

病情陈述者及可靠程度：病人母亲，可靠

主诉 体检发现心脏杂音 2 年。

现病史 生后 3 个月因“感冒”在当地医院就诊时发现有心脏杂音，1 岁开始出现活动后口唇发绀、心悸、气促，易疲劳，活动后喜取蹲踞体位，经常患呼吸道感染，不伴晕厥、咯血、下肢水肿，无缺氧发作史。当地医院检查心电图、胸部 X 线片考虑“先天性心脏病”，未给予明确的诊断和治疗，现要求手术而来院，门诊以“先天性心脏病，法洛四联症”收入院。患病以来饮食正常，大小便无异常。

既往史 否认肝炎、结核病等传染病史，按计划预防接种。

系统回顾

五官：无眼痛、视力障碍，无耳流脓、耳痛，无经常鼻阻塞，流脓涕，无牙痛史。

呼吸系统：无胸痛、咯血史。

循环系统：除前述病史外，无夜间阵发性呼吸困难、端坐呼吸史。

消化系统：无慢性腹痛、腹泻、泛酸、嗳气、呕血及黑便史。

泌尿生殖系统：无尿急、尿频、尿痛、血尿及排尿困难史。

内分泌及代谢系统：无多饮、多食、多尿和消瘦史。无心悸、多汗史。

血液系统：无鼻出血、牙龈出血、皮肤瘀斑史。

神经精神系统：无头痛、耳鸣、晕厥、抽搐、意识障碍及精神错乱史。

运动系统：无运动障碍、脱位、骨折史。

外伤及手术史：无手术及外伤史。

中毒及药物过敏史：无中毒及药物过敏史。

个人史　其母孕期无感冒病史及特殊用药史，生长发育落后于同龄正常儿童。无疫水接触史。

家族史　父母亲身体健康，非近亲婚配。否认家族中有类似病史。

体格检查

一般情况　体温36.5℃，脉搏78次/分，呼吸22次/分，血压110/60 mmHg，体重13.5 kg，身高90 cm，发育正常，营养中等，自动体位，神志清楚，查体合作。

皮肤　无明显黄染，无皮疹、出血点、血管痣及肝掌。

淋巴结　未触及明显肿大的浅表淋巴结。

头部

头颅　无畸形、无压痛，无外伤及瘢痕，头发色泽正常，无秃发。

眼部　眉毛无脱落，睫毛无倒生。双眼睑无水肿，眼球活动正常。结膜轻度充血，无水肿。巩膜无黄染，角膜透明。两侧瞳孔等大等圆，对光反射良好。

耳部　耳廓无畸形，外耳道无溢脓，乳突无压痛，听力粗测正常。

鼻部　无鼻翼扇动，气畅，鼻孔未见血痂，鼻中隔无弯曲，嗅觉无异常，鼻窦区无压痛。

口腔　口唇发绀，无疱疹，牙龈无肿胀、出血及溢脓。舌质红，口腔黏膜无溃疡、出血点及色素沉着，正常发育乳齿，无缺齿、残根、假牙，齿龈颜色正常，无出血、肿胀及溢脓，舌苔白腻，舌无震颤，伸舌居中。扁桃体不肿大，无分泌物，咽部无充血，咽后壁无滤泡增生，咽反射存在，声音无嘶哑，腭垂居中。

颈部　双侧对称，运动自如，颈无抵抗，未见颈动脉搏动及颈静脉怒张。甲状腺不大，未触及结节及震颤，无血管杂音，气管居中。

胸部　见专科情况。

腹部　视诊：腹部对称平坦，呈腹式呼吸，无静脉曲张，未见肠型及蠕动波。

触诊：腹壁柔软，无压痛及反跳痛，未触及包块，无异常搏动及波动，肝、脾未触及，莫菲征阴性，双肾均未触及。

叩诊：肝浊音上界在右锁骨中线第5肋间，上下全长7 cm，肝、脾区均无叩击痛，无过度反响及移动性浊音。

听诊：肠蠕动音活跃，未闻及气过水声，胃区无振水音，肝、脾区无摩擦音，未闻及血管杂音。

外阴及肛门　外生殖器发育正常，无包茎，尿道口无分泌物，睾丸在阴囊内，无肿大，质柔韧，无压痛；附睾正常，精索无增粗、压痛、结节及静脉曲张。阴囊无脱屑，无皲裂及肿胀，肛门周围皮肤正常，无痔核、瘘口，无肛裂。指诊未查。

脊柱及四肢　脊柱无畸形、压痛及叩击痛；肾区无压痛和叩击痛，四肢无畸形，可见杵状(指)趾，无水肿、外伤、瘢痕、静脉曲张；肌肉张力与肌力正常，未见萎缩；关节无红肿、畸形及运动障碍；甲床无微血管搏动；股动脉及肱动脉无枪击音，桡动脉搏动正常，血管硬度无异常。

神经系统　四肢运动及感觉良好；膝腱反射、跟腱反射、肱二头肌腱反射、肱三头肌腱反射、腹壁反射均正常，两侧对称；巴宾斯基征及凯尔尼格征阴性。

专科情况

胸廓　无畸形，心前区无典型异常隆起，两侧对称，肋间平坦，运动正常，肋弓角大于90°。胸壁无肿块及扩张血管；双乳对称，未见异常。

肺脏　视诊：呼吸节律及深浅无明显异常，呼吸运动两侧对称。

触诊：右上肺语颤略增强，无摩擦感。

叩诊：呈清音，反响正常，肺下界在肩胛下角线第9肋间，呼吸移动度0.3 cm。

听诊：双肺无干、湿啰音。

心脏　视诊：未见心尖搏动，心前区无隆起。

触诊：心尖搏动在左第5肋间锁骨中线内侧1 cm最强，无抬举性冲动及摩擦感，胸骨左缘2～4肋间可触及收缩期细震颤。

叩诊：左右心界正常。如右表。

右(cm)	肋间	左(cm)
1.5	Ⅱ	1.5
1.5	Ⅲ	2.5
2.0	Ⅳ	4.0
1.0	Ⅴ	5.0

锁骨中线距前正中线6 cm

听诊：心率78次/分，节律规整，肺动脉瓣第二心音弱，其余各瓣膜区心音正常，胸骨左缘2～4肋间可闻及Ⅲ/6级收缩期喷射性杂音。

辅助检查　暂缺。

小结　患儿男性，2岁，生后3个月因“感冒”在当地医院就诊时发现有心脏杂音，1岁开始出现活动后口唇发绀、心悸、气促，易疲劳，活动后喜取蹲踞体位，经常患呼吸道感染，无缺氧发作史。胸廓无畸形，呼吸运动自如，两肺叩诊清音，呼吸音清，无干、湿啰音。心尖搏动在左锁骨中线第5肋间，胸骨左缘2～4肋间可触及收缩期细震颤，心脏浊音界不大，心率78次/分，节律规整，肺动脉瓣第二心音弱，胸骨左缘2～4肋间可闻及Ⅲ/6级收缩期喷射性杂音。辅助检查暂缺。

最后诊断

先天性心脏病

法洛四联症

心功能 2 级

徐××

2016 年 9 月 12 日

初步诊断

先天性心脏病

法洛四联症

心功能 2 级

徐××

2016 年 9 月 12 日 11:20

首次病程记录

2016 年 9 月 12 日 12:30

姓名:贾×　　性别:男

年龄:2 岁　　工作职业:内蒙古兴安盟×××地区××街 58 号学龄前儿童

主诉　因“体检发现心脏杂音 2 年”,于 2016 年 9 月 12 日 9:00 入院。

综合病例特点:

1. 一般情况　男性,儿童。

2. 病史要点　生后 3 个月因“感冒”在当地医院就诊时发现有心脏杂音,1 岁开始出现活动后口唇发绀、心悸、气促,易疲劳,活动后喜取蹲踞体位,经常患呼吸道感染,不伴晕厥、咯血、下肢水肿,无缺氧发作史。

3. 既往史　否认肝炎、结核病等传染病史。无外伤手术史,否认药物过敏史,按计划预防接种。

4. 体格检查　体温 36.5℃,脉搏 78 次/分,呼吸 22 次/分,血压 110/60 mmHg,体重 13.5 kg,身高 90 cm。胸廓两侧对称,无畸形,呼吸运动自如,双侧语颤正常,两肺叩诊清音,呼吸音清,无干、湿啰音。心尖搏动在左锁骨中线第 5 肋间,胸骨左缘 2～4 肋间可触及收缩期细震颤,心脏浊音界不大,心率 78 次/分,节律规整,肺动脉第二心音弱,胸骨左缘 2～4 肋间可闻及Ⅲ/6 级收缩期喷射性杂音。腹部平软,无压痛及反跳痛,肝脾肋下未触及。双下肢无凹陷性水肿,有杵状指(趾)。

5. 辅助检查　暂缺。

拟诊讨论:1 岁后开始出现晚发性发绀,活动后发绀加重,并心悸、气促,易疲劳,活动后喜取蹲踞体位,无缺氧发作史。胸骨左缘 2～4 肋间可触及收缩期细震颤,肺动脉第二心音弱,胸骨左缘 2～4 肋间可闻及Ⅲ/6 级收缩期喷射性杂音,初步诊断考虑为法洛四联症。鉴别诊断病种有法洛三联症、右室双出口及大动脉转位均可合并有肺动脉瓣狭窄,有类似的发绀和杂音,但一般无蹲踞史,心电图、胸片及超声心动图可以鉴别,必要时做右心导管和右心室造影检查明确诊断,还可了解肺动脉及左心室发育情况。

初步诊断:先天性心脏病,法洛四联症,心功能 2 级。

诊疗计划:① 护理:二级护理;② 饮食:普食;③ 实验室检查:常规检查加动脉血气分析;④ 其他检查:超声心动图、胸片、心电图,必要时右心室造影检查;⑤ 治疗方案:择期手术治疗。

徐××

2016 年 9 月 15 日

病人无不适,查心电图:右心室肥厚;胸片:两肺血管减少,肺门血管阴影缩小,心影呈靴形,以右室大为主。两膈未见病变;超声心动图:肺动脉发自右心室,主干 10 mm,右支 7 mm,左支 7 mm,右心室流出道 9 mm,主动脉前移,并骑跨于室间隔之上,干下型室间隔缺损 16 mm,骑跨率为 55%,肺动脉瓣环狭窄,内径 5 mm,压力阶差 94 mmHg (12.5 kPa)。动脉血气分析:氧分压 66 mmHg (8.8 kPa)。其他术前常规未见异常。诊断明确:先天性心脏病,法洛四联症,肺动脉发育较差。按超声测得值计算肺动脉指数(PAI)为 140 mm^2/m^2,肺动脉发育略差,但有手术指征,根治手术可能性大。

徐××

2016 年 9 月 20 日 **万××主任查房记录**

病人无不适,精神饮食好,病情稳定,无缺氧发作。万××主任查房,同意目前诊断:先天性心脏病,法洛四联症,肺动脉发育略差,左心室发育也偏差,但仍符合根治术条件,可不做造影检查,术中注意再探查,直接手术,做术前准备。

徐××

术 前 讨 论

2016 年 9 月 24 日

参加人员:万××、王××、仲×、秦×、陈××、徐××、张××医师,体外循环李××、李××等医师

主持人:万××主任医师

讨论记录:徐××汇报病历,体检发现心脏杂音 2 年,为晚发性发绀,有蹲踞史,心电图示右心室肥厚。胸片示两肺血管减少,肺门血管阴影缩小,心影呈靴形,呈中度增大,以右心室大为主。超声心动图:肺动脉发自右心室,主干 10 mm,右支8 mm,左支 7 mm,流出道 9 mm,主动脉前移,并骑跨于室间隔之上,干下型室缺16 mm,骑跨率为 55%,肺动脉瓣环狭窄,内径 5 mm,压力阶差 94 mmHg。动脉血气分析:氧分压 66 mmHg (8.8 kPa)。诊断明确:先天性心脏病,法洛四联症,肺动脉发育较差。按超声测得值计算肺动脉指数(PAI)为 151 mm^2/m^2,有手术指征。拟行法洛四联症矫治术,如术中发现肺动脉发育更差(PAI<150 mm^2/m^2),或左心室明显发育不良则可仅做姑息性右心室流出道加宽补片。术中、术后可能出现:麻醉意外、体外循环意外、大出血、严重心律失

常(三度房室传导阻滞)、栓塞、低心排血量综合征、感染、败血症等。术中应注意操作细心、确切,防止副损伤,尽量用自体心包,备带瓣牛心包片。术后注意防治低心排综合征。

于××:诊断先天性心脏病,法洛四联症,可行根治手术,术中测量肺动脉口径及左心室大小,如发育差则行姑息手术。右心室切口疏通流出道,修补室间隔缺损,注意室间隔缺损右下角缝合不要过深,防止传导阻滞,两个转移针要缝合严密,防止残余漏。术后呼吸机管理为重点。

张××:注意自体心包处理,必要时可以用戊二醛浸泡处理。

陈××:诊断先天性心脏病,法洛四联症。同意行根治术。

王××主任医师:心电图、胸片、超声均符合法洛四联症,注意肺动脉发育情况不是很好,但不影响手术,术中探查若发育不良则行姑息性右心室流出道加宽补片,室间隔缺损开放。不排除右弓、右降可能。

李××:选用进口膜肺加强肺保护,用深低温低流量转流技术,必要时超滤。

万××主任医师:诊断先天性心脏病,法洛四联症。注意肺动脉及左心室发育情况不是很好,但不影响手术,术中探查做根治术可能大,若发育极差或残余右心室高压时,室间隔缺损开放,仅姑息性右心室流出道加宽补片。注意要有合适的补片宽度,术后注意液体及呼吸道管理,呼吸机支持平稳。

其余医师无不同意见。

徐××

术前小结

2016年9月25日

姓名:贾×,性别:男,年龄:2岁,家庭住址:内蒙古兴安盟×××地区××街58号。

诊断:先天性心脏病,法洛四联症。

综合病例特点:1岁开始出现活动后口唇发绀、心悸、气促,易疲劳,活动后喜取蹲踞体位,经常患呼吸道感染,无缺氧发作史。胸骨左缘2～4肋间可触及收缩期细震颤,肺动脉第二心音弱,胸骨左缘2～4肋间可闻及Ⅲ/6级收缩期喷射性杂音。心电图:右心室肥厚。胸片:两肺血管减少,肺门血管阴影缩小,心影呈靴形,中度增大,以右室大为主。超声心动图:肺动脉发自右室,主干10 mm,右支8 mm,左支7 mm,流出道9 mm,主动脉前移,并骑跨于室间隔之上,干下型室缺16 mm,骑跨率为55%,肺动脉瓣环狭窄,内径5 mm,压力阶差94 mmHg(12.5 kPa)。动脉血气分析:氧分压66 mmHg(8.8 kPa)。

术前准备:① 血、尿常规、血液生化全套、出凝血机制检查,心电图、胸部X线正侧位、超声心动图检查;② 配血400 ml;③ 科内讨论同意手术。

有手术指征，拟在体外循环下行法洛四联症根治术。

拟用麻醉方法：全身麻醉气管插管。

手术预案及术后监护预案：全身麻醉气管插管，深低温低流量体外循环防止血液回流过多和血球破坏，开胸后测量肺动脉主干、肺动脉分支直径，看左心室大小，探查有无合并畸形。据术中测量值计算肺动脉指数，大于 150 mm^2/m^2 时，做根治手术可能性大，小于 150 mm^2/m^2 时尽量做右心室流出道加宽补片，室间隔缺损开放，右心室流出道切口，切除肥厚的隔壁束，间断加连续缝合修补室间隔缺损，防止残余漏和传导阻滞，右心室流出道到肺动脉加宽补片的可能性大，准备带瓣牛心包补片，流出道应加宽后能通过 14 号探子。Prolene 线缝合右心房切口，自动复跳后，用多巴胺每分钟 5 μg/(kg) 支持心功能。停体外循环后测量跨肺动脉瓣压力，右心室残余压，如很高或不能停体外循环者，应当再次转流开放室缺。回监护室后，用呼吸机辅助呼吸，心电监护，补充胶体增加容量，红细胞比积超过 0.35 时补充血浆和白蛋白，多巴胺支持心功能，必要时加用多巴酚丁胺和肾上腺素辅助支持，静脉压维持较高水平 12～18 mmHg (1.6～2.4 kPa) 以提高心前负荷，增加排血量。呼吸机支持到第二天循环稳定考虑脱离，术后注意观察胸腔积液和腹水情况。

术中、术后可能出现：麻醉意外、体外循环意外、大出血、严重心律失常（三度房室传导阻滞）、栓塞、低心排血量综合征、感染、败血症等。术中应注意操作细心、确切，防止损伤房室结。术后注意低心排血量综合征预防和处理。

病人或家属已签字同意手术。

徐××

手 术 报 告

姓名：贾×，性别：男，年龄：2 岁，家庭住址：内蒙古兴安盟×××地区××街 58 号。

诊断：先天性心脏病，法洛四联症，心功能 2 级。

诊断依据：1 岁开始出现活动后口唇发绀、心悸、气促，易疲劳，活动后喜取蹲踞体位，经常患呼吸道感染，无缺氧发作史。胸骨左缘 2～4 肋间可触及收缩期细震颤，肺动脉第二心音弱，胸骨左缘 2～4 肋间可闻及Ⅲ/6 级收缩期喷射性杂音。心电图：右心室肥厚。胸片：两肺血管减少，肺门血管阴影缩小，心影呈靴形，呈中度增大，以右心室大为主。超声心动图：肺动脉发自右心室，主干 10 mm，右支 8 mm，左支 7 mm，流出道 9 mm，主动脉前移，并骑跨于室间隔之上，干下型室缺 16 mm，骑跨率为 55%，肺动脉瓣环狭窄，内径 5 mm，压力阶差 94 mmHg(12.5 kPa)。动脉血气氧分压 66 mmHg (8.8 kPa)。

术前准备：① 血、尿常规、血液生化全套、出凝血机制检查，心电图、胸部 X 线正侧位、超声心动图检查；② 配血 400 ml；③ 全科讨论同意手术。

术中、术后可能出现：麻醉意外、体外循环意外、大出血、严重心律失常（三度房室传导阻滞）、栓塞、低心排血量综合征、感染、败血症等并发症均有生命危险；如术中术后经过顺利，则预后良好。

手术日期：2016 年 9 月 27 日

拟手术名称：法洛四联症根治术或姑息手术

术者及助手：徐××、万××、张××

拟用麻醉方法：全身麻醉气管插管　　其他：体外循环

经治医师：徐××　　科主任：万××

院长意见：同意手术　×××

2016 年 9 月 26 日

手 术 记 录

手术日期：2016 年 9 月 27 日　　手术名称：法洛四联症根治术

术前诊断：法洛四联症

术后诊断：法洛四联症，左心室发育不良，冠状动脉单支畸形

手术者：徐××　　助手：万××、张××、于××

麻醉方法：全身麻醉　　麻醉者：杨××

灌注师：李××、李××　　护士：刘×、陈×

转流时间：183 分钟　　主动脉阻断时间：85 分钟

术中所见：胸骨后无粘连，胸膜未破。心包内无积液，升主动脉直径 2.0 cm，主肺动脉直径 1.0 cm，主动脉与肺动脉的关系正常，上、下腔静脉位置正常，右心室显著扩大并构成心尖，左心室发育差，从正面见不到左心室。冠状动脉畸形，右冠状动脉明显怒张、增粗并迂曲广泛分布在右心室流出道表面，与左冠状动脉前降支约相距 1 cm，属于右优势冠状动脉。左冠状动脉细小。肺动脉瓣环处触及收缩期震颤。隔束、调节束、壁束、室上嵴、右心室腔明显扩大且室壁明显肥厚，肌小梁明显增粗。有中等大小的第三心室和漏斗纤维口，开口约 0.3 cm。室缺为嵴下型，直径 2.5 cm。主动脉向右心室横跨 60%左右，主动脉瓣无关闭不全。肺动脉瓣为两叶瓣，瓣口0.6 cm，瓣叶无增厚，瓣环 0.8 cm，左、右肺动脉开口无狭窄，直径各 0.8 cm。根据解剖条件议定仍争取施行根治术。

手术经过：取仰卧位，麻醉，建立动静脉测压及输液管道后，常规消毒铺单，取正中胸骨切口，切开皮肤、皮下，劈开胸骨，游离胸腺，切开并悬吊心包，主动脉荷包插管，右心房荷包上、下腔插管。经主动脉根部灌注冷晶体心脏保护液，心外放冰屑，经右上肺静脉安放左心引流管，避开冠状动脉做右心室流出道直切

口，跨肺动脉瓣环(经左右瓣交界切开)上近达左、右肺动脉开口，将切开的肺动脉瓣固定在肺动脉壁上，切除右心室流出道肥厚肌束。用大于室间隔缺损的补片修复室间隔缺损，除前上缘单针平行主动脉瓣环褥式缝合 3 针外，其余均为双头针带垫片褥式缝合(10 针)，穿过补片打结。加压鼓肺，补片周围无漏血。用带瓣牛心包片做跨环补片加宽重建右心室流出道，40 Prolene 线双层连续缝合。重建后的右心室流出道肺动脉瓣环可通过 1.4 cm 直径探条。连续缝合右心房切口。复温，经主动脉、右心房排气，开放主动脉，心脏自动复跳，窦性心律，心率 110 次/分。并行体外循环，逐渐恢复血容量，平均动脉压 66 mmHg(8.8 kPa)时，试停体外循环，左、右心房压均为 23 mmHg(3.07 kPa)。动脉压逐渐有下降趋势。重新辅助循环 10 分钟后改左心转流，辅助 50 分钟，给予血管活性药物多巴胺每分钟 10 μg/kg，左心房压及右心房压渐渐下降至 15 mmHg (2.0 kPa)，血压、心率稳定，渐停辅助循环。窦性心律，心率 120 次/分。左心房压 12 mmHg (1.6 kPa)。中心静脉压 11 mmHg (1.47kPa)，动脉压 90/60 mmHg。静脉注射鱼精蛋白，仔细止血。纵隔和心包内各放一引流管，逐层关胸。

术终测压：桡动脉压 91/59 mmHg，右心室压 41/39 mmHg。

记录者：徐××

2016 年 9 月 27 日 13:30

术后病程记录

2016 年 9 月 27 日 14:30

病人今日上午 8:30 在全身麻醉体外循环下行法洛四联症根治术，术中见：胸骨后无粘连，胸膜未破。心包内无积液，升主动脉直径 2.0 cm，主肺动脉直径 1.0 cm，主动脉与肺动脉的关系正常，上、下腔静脉位置正常，右心室显著扩大并构成心尖，左心室发育差，从正面见不到左心。冠状动脉畸形，右冠状动脉明显怒张、增粗并迂曲分布在右心室流出道表面，距左冠状动脉前降支约 1 cm，属于右优势冠状动脉。左冠状动脉细小。肺动脉瓣环处触及收缩期震颤。隔束、调节束、壁束、室上嵴、右心室壁明显肥厚，肌小梁明显增粗。有中等大小的第三心室和漏斗纤维口，开口约 0.3 cm。室缺为嵴下型，直径 3.0 cm。主动脉向右心室横跨 60%左右，主动脉瓣无关闭不全。肺动脉瓣为两叶瓣，瓣口 0.6 cm，瓣叶无增厚，瓣环 0.8 cm，左、右肺动脉开口无狭窄，直径约 0.8 cm。右心室流出道直切口，跨肺动脉瓣环(经左右瓣交界切开)上近达左、右肺动脉开口，切除右室流出道肥厚肌束。用大于室缺的补片修复室间隔缺损。用带瓣牛心包片做跨环补片加宽重建右心室流出道，40 Prolene 线双层连续缝合。重建后的右心室流出道肺动脉瓣环可通过 1.4 cm 直径探条。心脏自动复跳，窦性心律，心率 110 次/分。第一次试停体外循环，左、右心房压均为23 mmHg (3.07 kPa)。动脉压有下降趋势。重新辅助循环，10 分钟后改左心转流，辅助 50 分钟，并给予血管活性药物多巴胺每分钟 10 μg/kg，左心房压及右心房压渐渐下降至 15 mmHg (2.0 kPa)，血压、心率稳定，渐渐停辅助循环。窦性心律，心率120 次/分。左心房压 12 mmHg (1.6 kPa)。中心静脉压 11 mmHg (1.47 kPa)，动脉压 90/60 mmHg。回监护室，注意观察血压、心率及心包纵隔引流量。

徐××

2016 年 9 月 28 日 16:30

法洛四联症根治术后第 1 天，病人病情危重，神志清楚，体温 39℃，血压 85/55 mmHg，中心静脉压 18～21 mmHg (2.4/2.8 kPa)，心率：120～130 次/分，窦性心律、律齐，两肺呼吸音清，胸骨左缘 3 肋间闻及Ⅱ/6 级双期杂音，肝右肋下 2 cm，四肢末梢暖。呼吸机辅助呼吸，R：16 次/分，TV：400 ml，PEEP：0.78 kPa (8 cmH_2O)，FiO_2：60%。术后入量 1 070 ml，尿 860 ml，心包纵隔引流280 ml。目前病人存在重度低心排量综合征，心前区杂音为右心室流出道不光滑导致的收缩期杂音和肺动脉瓣关闭不全导致的舒张期杂音。治疗以强心支持心功能为主：多巴胺、多巴酚丁胺每分钟各 14 μg/kg，肾上腺素每分钟0.08 μg/kg，上午输入血白蛋白10 g，无不良反应。密切观察病情变化。

李××

2016 年 9 月 29 日 16:30

术后第 2 天，病人神志清晰，病情危重，血压 90/60 mmHg，中心静脉压：18～20 mmHg (2.4/2.67 kPa)，心率：120～130 次/分，窦性心律、律齐，胸骨左缘 3 肋间闻及Ⅱ/6 级双期杂音，两肺呼吸音清晰，肝右肋下 2 cm，四肢末梢暖。呼吸机辅助呼吸，容控＋叹气，R：16 次/分，TV：380 ml，PEEP：6 cmH_2O，FiO_2：40%。病人今日凌晨 4:10 心率突然减慢至 100 次/分，血压 66/42 mmHg，加大血管活性药物用量，多巴胺、多巴酚丁胺每分钟各 30 μg/kg，肾上腺素每分钟 0.1 μg/kg，血压无明显提高，给予异丙基肾上腺素每分钟 0.03 μg/kg 后，心率恢复为 125～140 次/分，血压逐渐上升到 85/50 mmHg，多巴胺、多巴酚丁胺渐渐减量，现多巴胺、多巴酚丁胺每分钟各 13.0 μg/kg，肾上腺素每分钟0.03 μg/kg，异丙基肾上腺素停用，血压维持 90/60 mmHg左右，上午输入血白蛋白 20 g 无不良反应。密切观察病情变化。

李××

2016 年 9 月 30 日

术后第 3 天，神志清晰，病人病情仍较危重，血压：92/60 mmHg，中心静脉压：18～21 mmHg(2.4/2.67 kPa)，心率：112～130 次/分，窦性心律、律齐，胸骨左缘 3 肋间闻及Ⅱ/6 级双期杂音，两肺呼吸音清，肝右肋下2 cm，质中无触痛，脾肋缘下未触及，四肢末梢暖。呼吸机辅助呼吸，R：16 次/分，TV：380 ml，PEEP：0.39 kPa(4 cmH_2O)，FiO_2：40%。动脉血气分析：PO_2：189.6 mmHg，

PCO_2：47 mmHg，BE：12.2 mmol/L，K^+：3.9 mmol/L，Na^+：155 mmol/L，血WBC：12.5×10^9/L，Hb：131 g/L，PLT：28×10^9/L。目前存在的问题：① 低心排血量综合征在好转中；② 血小板低。暂时不能脱离呼吸机，多巴胺、多巴酚丁胺渐渐减量，现多巴胺、多巴酚丁胺每分钟各 8.0 μg/kg，肾上腺素每分钟 0.03 μg/kg，血压维持在 90/60 mmHg 左右，立即申请血小板 1 U 备用，密切观察病情变化。病人今日后半夜心包纵隔引流突然增多，2 小时引流 160 ml，暗黑色血性液，给浓缩血小板 200 ml 及止血剂。王××主任指示如引流仍不减少，可心包纵隔引流管内直接注入凝血酶和肾上腺素。

李××

2016 年 10 月 27 日

术后第 13 天，精神饮食好，活动量增加，查一般情况好，心率 86 次/分，律齐，两肺呼吸音清，未闻及啰音，肝脏肋缘下 2.0 cm，质中无触痛，双下肢无水肿。复查胸片两肺未见渗出，肋膈角锐利，血常规正常。近日可出院。

徐××

出院小结

2016 年 10 月 29 日

姓名：贾×，年龄：2 岁，性别：男性，家庭住址：内蒙古兴安盟×××地区××街 58 号。

入院日期：2016 年 9 月 12 日，出院日期：2016 年 10 月 29 日，共住院 47 天。

入院情况：因“发现自幼易感冒、发现心脏杂音伴口唇发绀、喜蹲踞 2 年”入院，查体：口唇发绀，杵状指(趾)明显，胸骨左缘 2～4 肋间闻及Ⅲ/6 级收缩期喷射性杂音。

入院诊断：先天性心脏病，法洛四联症，心功能 2 级。

诊疗经过：经查体、胸片、超声等检查，诊断为先天性心脏病，法洛四联症，经过术前准备，2016 年 9 月 27 日在全身麻醉体外循环下行法洛四联症并肺动脉瓣缺如根治术，手术过程顺利，术后有低心排血量综合征、血小板低、右侧胸腔积液等，均已纠正，伤口一期愈合。

出院时情况：精神饮食好，双肺呼吸音清，未闻及啰音，心率 88 次/分，律齐，胸骨左缘 3 肋间闻及Ⅱ/6 级双期杂音，肝右肋下 2 cm，可以出院。

出院诊断：先天性心脏病，法洛四联症，左心室发育不良，冠状动脉单支畸形。

出院医嘱：预防感冒，3 个月内避免剧烈活动，半年后门诊复查。

徐××

第二十二节　泌尿外科病历

一、泌尿外科病历内容及书写要求

一般记录要求与普通外科相同，尚应注意以下几点。

(一) 病史

泌尿外科疾病主要表现有下述几类症状，应在病史中详细记录各自特点，为正确诊断提供重要依据。

1. 排尿异常　① 尿次增加：注意发病时间，应分别记录日夜排尿次数，以分数式记录。日间排尿次数记为分子，夜间排尿次数记为分母。② 排尿困难：注意其程度，表现为开始排尿迟延，无力，尿线变细，尿流中断，尿潴留。③ 排尿疼痛：注意疼痛的部位、时间，与排尿的关系。④ 尿急、尿失禁：注意发生的时间、程度、与排尿困难、尿痛、血尿及其他症状之间的相互关系，尿失禁者有无正常排尿。

2. 详细记录　病程中每一时期的每小时尿量或 24 小时尿量，尿量改变与其他症状的关系及对各种治疗的反应。疑有肾浓缩、稀释功能异常者，须以分数式记录日、夜尿量。

3. 尿成分异常

(1) 血尿：注意诱发因素及持续时间；血尿程度，为眼观血尿或镜观血尿；血尿在尿程中出现的时间，为尿初、全程或终末；血尿颜色鲜或暗，均匀程度如何；如有血凝块，则应询问其形态，有无腐烂组织，以及血尿与其他泌尿系统症状及全身症状之间的相互关系，如出血倾向、过敏反应、长期服用镇痛药、心血管疾病及高血压等病史。

(2) 尿混浊：注意混浊出现时间及持续时间，是否伴有泌尿系统其他症状，尿液久置后其混浊有何变化，是否分层，有无沉淀物及絮状物。曾否发现脓尿、结晶尿、乳糜尿。

(3) 尿石：注意结石排出的时间、次数，结石的形态、大小。

4. 疼痛　注意部位、程度、性质，发作次数及持续时间，有无牵涉痛及放射痛，牵涉或放射区域，追询疼痛诱发因素与其他症状之间的关系。

5. 肿物　发现的时间、部位、性质，生长速度，形态、大小改变，活动范围与疼痛、血尿、排尿的关系。

6. 肾功能不全征象　如尿少、尿闭、水肿、嗜睡、厌食、贫血、昏迷等。

7. 生育及性功能异常　有关婚姻、生育及性生活情况，注意遗精、早泄、勃起功能障碍(阳痿)与神经系统症状的关系，有无性欲亢进、性交疼痛及不能射精或血精等症状。

8. 高血压　高血压发生的时间、进展情况、对药物治疗的反应，有无高血压家族史，其他并发的泌尿系统症状及其他特殊症状。

9. 肾上腺皮质功能亢进症　异常表现包括皮肤、毛发、体型的异常改变，性征异常，电解质代谢异常、发展变化的情况。

10. 其他　畸形、创伤、手术史、难产史，以及生活地区、职业等，也与各种泌尿外科疾病有密切关系，应详细询问与记录。

（二）体格检查

在做好全身体格检查的基础上，应对泌尿生殖系统进行专科检查。

1. 肾区检查

(1) 视诊：是否膨隆，有无肿物，用图表明其大小、形态。脊柱是否弯曲，弯向何侧，有无腰大肌刺激现象。

(2) 触诊：有无压痛，肾脏能否触及，注意其随体位及呼吸的活动情况，表面光滑否，有无结节。如有肿物，应注意其硬度、活动度，有无波动感。

(3) 叩诊：肋脊角有无叩击痛。

(4) 听诊：剑突下有无血管杂音，注意杂音部位、特性及其传导方向。

2. 输尿管区检查　沿输尿管区有无肿物、压痛。

3. 膀胱区检查

(1) 视诊：下腹部有无肿物，注意其大小、形态、部位及其与排尿的关系。

(2) 触诊：耻骨上区有无压痛。如有肿物，应注意其界限、大小、性质，压迫时有无尿外溢，必要时于排尿或导尿后重新检查，或做双合诊检查。

(3) 叩诊：是否为实音。

4. 外生殖器检查

(1) 阴毛：分布情况，与实际年龄、性别是否相符合。

(2) 阴茎：大小与年龄是否相称，有无包茎或包皮过长，尿道外口有无口径部位异常、肿物、炎症、狭窄，有无脓性分泌物溢出，阴茎海绵体有无压痛、硬结、肿物，沿尿道有无压痛、变硬、瘘管，阴茎勃起时有无弯曲。

(3) 女性病人：尿道口有无炎症、憩室、肿物、分泌物，有无阴蒂肥大、处女膜伞等异常。

(4) 阴囊内容物检查：注意两侧阴囊的大小、形态是否对称，皮肤有无炎症、增厚，与睾丸有无粘连或形成瘘管；阴囊肿大者平卧后是否消失，肿物的大小、硬度及其与睾丸、附睾、精索的关系如何，表面是否光滑，有无弹性、透光，可否还纳；睾丸大小、位置、硬度、形状、重量、感觉有无异常，附睾有无肿大、结节、压痛，精索及输精管是否变粗，有无结节及压痛；皮下环是否较正常大，有无精索静脉曲张，腹股沟有无肿物，会阴部感觉有无异常。

5. 前列腺及精囊检查　检查前排空尿液，以膝胸卧位做直肠指诊，不宜取膝胸卧位者，可取仰卧位或侧卧位。注意前列腺大小、硬度，有无压痛、结节或肿块，中央沟是否存在，活动度如何，有无固定感。精囊是否触及，注意其硬度及有无压痛。如有异常发现,绘图标明其大小及部位。检查老年病人时,须防发生虚脱。

6. 肾上腺疾病及高血压病人的有关特殊体征检查 亦应包括在泌尿外科的检查项内。

(1) 观察是否呈向心性肥胖,皮肤有无紫纹、痤疮、脱发或须毛增多,有无骨骼肌萎缩及精神与情绪异常等改变。

(2) 有无女性假两性畸形或男性女性化的各种表现。

(3) 检查肌肉萎缩及抽搐、麻痹情况,高血压及其波动幅度,以及各科有关的神经反射。

(4) 检查腹部及盆腔有无肿块,注意甲状腺有无结节或肿块。

(5) 疑为肾血管性高血压者,须测四肢血压,上腹部听诊有无血管杂音。

二、泌尿外科病历示例

入 院 记 录

姓名:邹×× 性别:男
年龄:67 岁 婚否:已婚
籍贯:河北省邯郸市 民族:汉族
家庭地址:北京市万寿路××胡同×××号
单位职业:中国××银行投资咨询公司退休干部
入院日期:2016 年 09 月 28 日 9:00
病情陈述者及可靠程度:本人,可靠

主诉 排尿费力 5 年,排尿困难、发热、血尿 2 天。

现病史 病人 5 年前始感排尿费力伴疼痛,尿线变细,排尿后淋漓不尽,尿量减少,夜尿 3～4 次。无肉眼血尿,无腰痛,不发热。在当地医院 B 超检查诊断为“膀胱结石,前列腺增生”。未做任何治疗,4 天前着凉后排尿困难,外院行留置导尿。昨天起发热,血尿,下腹部阵发性疼痛,在我院急诊科就诊,查尿常规红白细胞满视野,14F 尿管由尿道外口引出,尿管引流通畅。给环丙沙星静脉滴注,更换 18F 尿管。发病以来,精神食欲良好,睡眠差,大便正常,体重无显著变化。

既往史 否认肝炎、结核病、伤寒等传染病史。预防接种史不详。

系统回顾

五官:无畏光、长期流泪和视物模糊史。耳无流脓、耳鸣及听力障碍史。无鼻流脓涕、出血和嗅觉障碍史。无牙痛、齿龈红肿、出血史。

呼吸系统:无慢性咳嗽、气喘、呼吸困难、咳痰及咯血史。

循环系统:无心悸、气促、发绀、下肢水肿、夜间阵发性呼吸困难、心前区疼痛及高血压病史。

消化系统：无泛酸、嗳气、呕吐、呕血、吞咽困难、腹痛、腹泻和黑便史。

血液系统：皮肤及口鼻黏膜无反复出血、瘀点、瘀斑史。

内分泌及代谢系统：无多饮、多食、多尿和消瘦史。无心悸、多汗史。

泌尿生殖系统：见现病史。

神经精神系统：无头痛、眩晕、昏厥、抽搐、意识丧失和精神错乱史。

运动系统：无游走性关节疼痛、运动障碍、关节脱位、骨折史。

外伤及手术史：无。

中毒及药物过敏史：无。

个人史 文化程度初小毕业。无烟酒嗜好，无吸毒及输血史，无冶游史，无化学及放射毒物接触史。于1969年结婚。

家族史 配偶及子女均体健。家族中无类似病人及遗传病史。

体格检查

一般情况 体温36.8℃，脉搏80次/分，呼吸18次/分，血压140/80 mmHg，发育正常，营养中等，自动体位，神志清楚，语言流利，查体合作。

皮肤 全身皮肤无黄染，弹性差，无水肿、紫癜。

淋巴结 全身未扪及肿大淋巴结。

头部

头颅 无外伤、畸形，发黑，有光泽，分布均匀，无秃发及疮。

眼部 双眼睑及球结膜无水肿。眼球无突出，运动自如。巩膜无黄染，角膜透明。双侧瞳孔等大等圆，对光反射灵敏。粗测视力正常。

耳部 双侧耳部无畸形，外耳道无溢脓，乳突部无压痛，听力粗测正常。

鼻部 无畸形，鼻翼无扇动。鼻前庭无异常分泌物，通气良好，鼻窦区无压痛。

口腔 无口臭，口唇淡红，无疱疹及破裂。牙齿正常。口腔黏膜无溃疡，无出血及色素沉着，舌质淡红，舌苔白腻。伸舌居中，无震颤。扁桃体不大。咽部无充血。

颈部 对称，运动自如，颈无抵抗，无异常搏动及颈静脉怒张，气管居中，甲状腺不大，无震颤及血管杂音。未触及肿块。

胸部

胸廓 形态正常，双侧对称。肋间平坦，运动正常，肋弓角90°，胸壁无肿块及扩张血管。双侧乳房对称，未见异常。

肺脏 视诊：呈腹式呼吸，节律及深浅正常，呼吸运动双侧对称。

触诊：语音震颤两侧相等，无胸膜摩擦感。

叩诊：反响正常，肺下界在肩胛下角线第10肋间，呼吸移动度4.5 cm。

听诊：呼吸音正常，语音传导双侧对称，无干、湿啰音及胸膜摩擦音。

心脏　视诊：心尖搏动在左第5肋间锁骨中线内，心前区无隆起。

触诊：心尖搏动位置同上，无抬举性搏动、震颤及摩擦感。

叩诊：心脏略向左下扩大，如右表。

右(cm)	肋间	左(cm)
2.0	Ⅱ	2.5
3.0	Ⅲ	4.5
4.0	Ⅳ	7.5
	Ⅴ	9.5

锁骨中线距前中线 9 cm

听诊：心率80次/分，心律齐，各瓣膜听诊区心音无异常，未闻及杂音。无心包摩擦音。

腹部　视诊：腹壁对称，平坦，无静脉曲张及蠕动波。脐部下凹。

触诊：腹壁柔软，无压痛及反跳痛。未扪及肿块、异常搏动及波动。肝、胆囊、脾、肾均未触及。

叩诊：肝浊音上界位于右锁骨中线第5肋间，上下全长10 cm。脾浊音界位于第9～11肋间，宽5.5 cm，肝、脾区无叩击痛。无过度回响及移动性浊音。

听诊：肠鸣音弱，0～1/分，胃区无振水音，肝脾区无摩擦音，未闻及血管杂音。

外阴及肛门　外生殖器见泌尿外科情况，未见肛裂、瘘管、外痔及皮疹。直肠指诊见泌尿外科情况。

脊柱及四肢　脊柱无畸形、压痛及叩击痛。四肢无畸形、水肿，双下肢无静脉曲张，各关节无红肿、触痛及功能障碍。股动脉及肱动脉搏动正常，无枪击音。桡动脉搏动正常。

神经系统　四肢运动及感觉良好。肱二头肌腱反射、肱三头肌腱反射、腹壁反射、提睾反射、膝腱及跟腱反射均存在。巴宾斯基征及凯尔尼格征阴性。

泌尿外科情况　双侧腰曲线对称，双肾区无叩击痛。双侧输尿管走行区无压痛，膀胱区未扪及包块，外生殖器未见异常。直肠指诊，前列腺6.0 cm×5.0 cm大小，质地均匀，中央沟变浅，未触及结节。肛门括约肌张力可，直肠内未触及肿物。

辅助检查　腹部B超(2016年9月27日，本院门诊)：前列腺左右径约6.2 cm，前后径4.6 cm，上下径5.2 cm，回声分布不均匀；双肾、输尿管未见异常。印象：前列腺增生。

小结　病人感排尿费力伴疼痛5年，尿线变细，排尿后淋漓不尽，夜尿3～4次。近4天着凉后排尿不下，外院行留置导尿。昨天起发热，血尿，下腹部阵发性疼痛，在我院急诊科，查尿常规红白细胞满视野，14F尿管由尿道外口引出，尿管引流通畅。给环丙沙星静脉滴注，更换18F尿管。腹部无压痛，双肾区无叩压痛，直肠指诊，前列腺6.0 cm×5.0 cm大小，质地均匀，中央沟变浅，未触及结节。

腹部 B 超示:前列腺增生。

最后诊断

1. 前列腺增生
2. 急性尿潴留
3. 泌尿系统感染

穆××

2016 年 9 月 29 日

初步诊断

1. 前列腺增生
2. 急性尿潴留
3. 泌尿系统感染

穆××

2016 年 9 月 28 日 10:30

首次病程记录

2016 年 9 月 28 日 10:30

姓名:邹×× 性别:男

年龄:67 岁 单位职业:中国××银行投资咨询公司退休干部

因“排尿费力、尿淋漓不尽 5 年,排尿不下 4 天,发热、血尿 2 天”,于 2016 年 9 月 28 日 9:00 入院。

综合病例特点:

1. 一般情况 男性,67 岁。

2. 病史要点 病人 5 年前始感排尿费力伴疼痛,尿线变细,排尿后淋漓不尽,尿量减少,夜尿 3～4 次。无肉眼血尿,无腰痛,不发热。在当地医院 B 超检查诊断为“膀胱结石,前列腺增生”。未做任何治疗,4 天前着凉后排尿不下,外院行留置导尿。昨天起发热,血尿,下腹部阵发性疼痛,在我院急诊科就诊,查尿常规红白细胞满视野,14F 尿管由尿道外口引出,尿管引流通畅。给环丙沙星静脉滴注,更换 18F 尿管。发病以来,精神食欲良好,睡眠差,大便正常,体重无显著变化。

3. 既往史 无高血压、脑血栓和脑出血病史。无药物过敏史,无外伤史。

4. 体格检查

(1) 一般检查:脉搏 80 次/分,血压 130/80 mmHg,皮肤巩膜无黄染,浅表淋巴结不大。咽部无充血,双侧扁桃体不大。胸廓两侧对称,呼吸运动自如,两肺叩诊呈清音,双肺未闻及干、湿啰音。心脏浊音界不扩大,心率 80 次/分,节律规整,各瓣膜听诊区无病理性杂音。腹部平软,无压痛及反跳痛,肝脾肋下未触及,未触及包块。无移动性浊音,肠鸣音正常。

(2) 专科检查:双侧腰曲线对称,双肾区无包块,无叩击痛。双侧输尿管走行区无压痛,膀胱区未扪及包块,外生殖器未见异常。直肠指诊,前列腺 6.0 cm×5.0 cm 大小,质地均匀,中央沟变浅,未触及结节。肛门括约肌张力可,直肠内未触及肿物。

5. 辅助检查 腹部 B 超:前列腺左右径约 6.2 cm,前后径 4.6 cm,上下径

5.2 cm，内回声分布不均匀；双肾、输尿管未见异常。印象：前列腺增生。

拟诊讨论：据上述症状、体征及超声、尿常规检查，考虑诊断为：前列腺增生，急性尿潴留、泌尿系统感染。病人前列腺增生诊断明确，现就其鉴别诊断讨论如下：

1. 神经源性膀胱　可引起排尿困难，尿潴留或泌尿系统感染等与前列腺增生相似的症状。但神经源性膀胱病人常有神经系统损害的病史和体征，如下肢感觉和运动障碍，便秘，大便失禁，会阴部感觉减退，肛门括约肌松弛，收缩能力减弱或消失。直肠指诊前列腺并不大。

2. 膀胱颈硬化　亦有膀胱颈梗阻之症状，但发病多见于青少年，直肠指诊前列腺不增大，膀胱镜检查时可见膀胱颈后唇明显硬化，形成“正中嵴”，向膀胱内突出，尿道内口变形。

3. 前列腺癌　前列腺增大并可出现与增生相似症状，直肠指诊前列腺部位有质地坚硬，无弹性结节，血清酸性磷酸酶、碱性磷酸酶可增高，血清前列腺特异性抗原 PSA 也增高，前列腺活组织检查可以发现癌细胞，B 超检查前列腺增大，包膜反射不连续，界限不清。

此病人查体及 B 超检查支持前列腺增生诊断。

诊断：前列腺增生，急性尿潴留，泌尿系统感染。

诊疗计划：① 二级护理；② 普食；③ 血、尿、便常规、血液生化全套、出凝血机制检查；④ 心电图、胸部 X 线正位，腹平片＋静脉肾盂造影；⑤ 留置导尿、抗感染治疗。

穆××

2016 年 9 月 29 日 10:30　**郭××副主任查房**

病人仍主诉下腹部阵发性疼痛。精神、进食可，体温正常，尿管通畅，尿量 2000 ml。心肺查体未见异常。腹平软，无压痛、反跳痛。双肾区叩痛阴性，膀胱区压痛阴性。病人目前仍然以抗感染为主，留置导尿，给酒石酸托特罗定(舍尼亭)解痉。完善各项检查。郭××副主任查房听取了病史汇报，详细体格检查，阅读有关检查报告后指出：病人前列腺增生诊断明确，抓紧行术前检查准备，以便尽早手术。

穆××

2016 年 9 月 30 日 9:40　**汪××主任查房**

病人主诉下腹部疼痛减轻。体温正常，尿色清亮。心肺查体未见异常。尿常规白细胞已转阴、红细胞满视野。血常规、生化、凝血三项、手术感染八项基本正常。心电图、胸片未见异常。肝、胆、胰脾 B 超未见异常。前列腺左右径约 6.2 cm，前后径 4.6 cm，上下径 5.2 cm，内回声分布不均匀；双肾、输尿管未见异常。汪××主任查房同意目前诊断及处理。

穆××

2016 年 10 月 3 日 11:10

病人精神饮食好，无发热，尿管通畅，尿清亮。心肺查体未见异常。腹平软，无压痛、反跳痛。双肾区叩痛阴性，膀胱区压痛阴性。今停止输液、拔除尿管，排尿通畅，继续观察。

穆××

术 前 讨 论

2016 年 10 月 10 日 8:20

地点：泌尿外科医生办公室

参加人员：汪×、郭××、洪×、冯××、张××、石×、石××、周××、孙×、穆××及实习学员

主持人：汪××

穆××报告病历（略）

郭××：病人主要表现为排尿费力、尿淋漓不尽，病史已达 5 年。直肠指诊前列腺 6.0 cm×5.0 cm 大小，质地均匀未触及结节；尿流动力学检查提示膀胱出口梗阻。IPSS：28；生活指数：5；最大尿流率 7.8 ml/s，最大膀胱逼尿肌压力 110 cmH_2O（10.78 kPa），剩余尿量 500 ml，膀胱出口梗阻。血清 PSA 4.0 ng/ml。腹部 B 超：前列腺左右径约 6.2 cm，前后径 4.6 cm，上下径 5.2 cm。前列腺增生明确，手术适应证明确。目前全身情况好，心、肺、肝、肾功能及凝血机制检查均在正常范围，病人要求手术治疗，无手术禁忌证。定于明日在硬膜外麻醉下行经尿道前列腺气化＋电切术。病人为老年，术中术后注意心电监护，需加强抗生素应用，鼓励病人咳嗽、咳痰，及早离床活动。同时也要避免压疮及静脉血栓发生。术后根据情况输入营养液。术前肠道准备，避免术中麻醉后肛门括约肌松弛大便流出污染切口和术后腹胀。总之，病人年龄大，手术危险大，上述情况已向家属交代清楚。

汪××：同意郭××副主任的意见。病人两次检查血小板正常低限，注意电切止血彻底，手术适应证符合，无手术禁忌证同意手术。

余无不同意见。

穆××

术 前 小 结

2016 年 10 月 10 日 9:30

姓名：邹××，性别：男，年龄：67 岁，单位职业：中国××银行投资咨询公司退休干部。

术前诊断:前列腺增生。

诊断依据:① 排尿费力、尿淋漓不尽 5 年。② 直肠指诊;前列腺 6.0 cm×5.0 cm大小,质地均匀未触及结节;③ 尿流动力学检查提示膀胱出口梗阻。IPSS:28;生活指数:5 分,最大尿流率 7.8 ml/s,最大膀胱逼尿肌压力110 cm H_2O(10.78 kPa),剩余尿量 500 ml,膀胱出口梗阻;④ 血 PSA 4.0 ng/ml,尿培养阴性。

拟硬膜外麻醉下行经尿道前列腺电切+气化术,术中及术后可能出现:① 麻醉意外,心肺并发症;② 手术中及手术后出血、TURP 综合征、前列腺包膜穿透;③ 手术中出现无法控制的损伤或前列腺切除困难需改开放手术;④ 手术后尿道狭窄,须再次或多次手术;⑤ 手术后尿失禁,部分不可恢复;⑥ 手术后膀胱痉挛,附睾炎;⑦ 老年病人围手术期的高危险并发症,脑血管病,应激性溃疡,心脏猝死,静脉血栓等;⑧ 长期梗阻致膀胱功能减退,恢复时间长,部分不可恢复;⑨ 手术后病理报告若为前列腺癌,须行相应治疗。以上并发症如发生严重时可危及生命,或致再次手术。术前详细检查明确手术指征,手术前备血,手术前详细讨论制订手术方案,手术中仔细操作,手术后预防并发症发生。

术前准备:① 术前常规及生化检测;② 心电图,B 超,静脉肾盂造影;③ 尿动力学检查;④ 手术前备血 600 ml;⑤ 手术前讨论;⑥ 家属谈话。家属表示明确以上谈话内容,同意手术并签字。

穆××

手 术 报 告

姓名:邹××,性别:男,年龄:67 岁,单位职业:中国××银行投资咨询公司退休干部。

诊断:前列腺增生。

诊断依据:① 排尿费力、尿淋漓不尽 5 年,排尿不下 4 天,发热、血尿 2 天。② 直肠指诊;前列腺 6.0 cm×5.0 cm 大小,质地均匀未触及结节;③ B 超提示前列腺增生;④ 尿流动力学检查提示膀胱出口梗阻。

手术指征及预后:诊断明确,反复尿潴留,前列腺大小约 77 g。拟行经尿道前列腺气化+电切术,术中及术后可能出现:① 麻醉意外,麻醉药过敏,心肺并发症;② 手术中及手术后出血;③ 手术中损伤周围脏器,直肠致肠瘘;④ 手术后尿道狭窄,须再次或多次手术;⑤ 手术后尿失禁,部分不可恢复;⑥ 手术后膀胱痉挛,附睾炎;⑦ 病人围手术期的高危险并发症,脑血管病,应激性溃疡,心脏猝死,静脉血栓,肺栓塞等;⑧ 长期梗阻致膀胱功能减退,恢复时间长,部分不可恢复;⑨ 手术后病理报告若为前列腺癌,须行相应治疗。

术前准备:① 术前常规及生化检查;② 心电图,B 超,静脉肾盂造影;③ 尿动力学检查;④ 手术前备血 600 ml;⑤ 手术前讨论及家属谈话。

手术日期:2016 年 10 月 11 日　　拟手术名称:经尿道前列腺气化+电切术
术者及助手:郭××,穆××　　拟用麻醉:连续硬膜外麻醉
经治医师:穆××　　科主任:汪××
院长意见:同意手术

李××

2016 年 10 月 10 日

手 术 记 录

手术日期:2016 年 10 月 11 日
手术名称:经尿道前列腺气化(TUVP)+电切术(TURP)
术前诊断:前列腺增生　　术后诊断:前列腺增生
手术者:郭××　　助手:穆××
麻醉方法:硬膜外　　麻醉者:孙××
灌注师:无　　护士:路×

术中所见:前列腺两侧叶均显著性增生,挤压尿道,膀胱颈后唇轻度抬高,膀胱可见小梁形成,切除前列腺约 50 g。标本送病理检查。

手术经过:麻醉生效后,取截石位,常规消毒铺单,监视器下,插入 24 号前列腺电切镜观察前列腺部尿道情况,发现病理情况同上。行耻骨上膀胱穿刺造瘘,做低压膀胱冲洗准备。先用扁平环状气化电极,气化能量 260 W,电凝能量 60 W,分别于 6 点及 12 点处各挖切一条沟,深达前列腺包膜,以此为标志分别切除右、左侧叶,直达包膜,彻底止血。更换电切环,能量调低到 160 W,修整前列腺尖部及膀胱后唇,并彻底止血。切除后用膀胱冲洗器冲洗膀胱,将前列腺组织冲净,重量约 50 g。再次检查前列腺部尿道,无活动性出血,由尿道外口置 22 号 Foleys 尿管,尿管水囊内注水 30 ml 后并稍加牵引压迫止血,由耻骨上膀胱穿刺造瘘孔置入 16 号 Foleys 尿管行膀胱造瘘。手术顺利,术中出血约 50 ml,手术历时 1 小时。术后病人安返病房。切除前列腺组织送病理检查。

记录者: 郭××

2016 年 10 月 11 日 11:30

术后病程记录

2016 年 10 月 11 日 11:30

病人于今日上午 9:00 在硬膜外麻醉下 TUVP+TURP 术,术中见前列腺两侧叶增生明显,切除前列腺组织约 50 g,手术中出血少,历时 1 小时。手术后病人安返病房,术后行持续膀胱冲洗。

术后处理：① 一级护理，禁食 2～3 天，肛门排气后可进食。② 氨苄西林(3.0 g，静脉滴注，2 次/日)预防感染，待体温、血常规正常后停药。雾化吸入，15 分钟/次，2 次/日，预防肺部感染。③ 术后持续膀胱冲洗，直至冲洗液清亮为止。④ 注意观察，心、肺、血压、肝肾功能、电解质情况，及时对症处理。

穆××

2016 年 10 月 12 日 10:20

术后第 1 天，未诉特殊不适，病情平稳，无发热，持续膀胱冲洗通畅，冲洗液微红，尿道外口无渗血，尿量 2500 ml，查体：血压 120/80 mmHg，呼吸 18 次/分，两肺呼吸音清，未闻及干、湿啰音，心率 78 次/分，律齐。穿刺造瘘处换药，余处理同前。已排气，进流食。

穆××

2016 年 10 月 13 日 9:40　**郭××副主任查房**

术后第 2 天，未诉特殊不适，病情平稳，无发热，持续膀胱冲洗通畅，冲洗液清，尿道外口无渗血，尿量 2200 ml，肛门排气。查体：血压 120/80 mmHg，呼吸 18 次/分，两肺呼吸音清晰，心率 80 次/分，律齐。郭××副主任查房指示，病人可以进饮食，加用麻仁润肠丸，防止大便干燥。今日上午间断膀胱冲洗，下午视情停止膀胱冲洗。已遵执行。

穆××

2016 年 10 月 14 日 9:50

术后第 3 天，未诉特殊不适，体温正常，持续膀胱冲洗通畅，冲洗液淡黄，尿量 2000 ml。查体：生命体征平稳。两肺呼吸音清，未闻及干、湿啰音。今日拔除耻骨上膀胱穿刺造瘘管。病理结果前列腺结节增生。

穆××

2016 年 10 月 17 日 10:40　**郭××副主任查房**

术后第 6 天，病人无不适主诉，生命指征平稳，无发热，今日上午 8 时拔除尿管后，观察 3 次排尿均通畅，每次尿量约 150 ml，排尿后伴后尿道灼痛，尿后无滴血。轻度尿急，无尿失禁。郭××副主任查房指示，由于创面未完全恢复，为减轻尿液刺激，可以口服碳酸氢钠碱化尿液，检测尿流率后，可以安排出院。已遵照执行。

穆××

出 院 小 结

2016 年 10 月 19 日 9:20

姓名：邹××，性别：男，年龄：67 岁，单位职业：中国××银行投资咨询公司退休干部。

入院日期:2016 年 9 月 28 日,出院日期:2016 年 10 月 19 日,共住院 21 天。

入院情况:病人 5 年前始感排尿费力伴疼痛,尿线变细,排尿后淋漓不尽,尿量减少,夜尿 3～4 次。在当地医院 B 超检查诊断为"膀胱结石,前列腺增生"。未做任何治疗,入院前 4 天着凉后排尿不下,外院行留置导尿。在我院急诊科就诊,给环丙沙星静脉滴注,更换 18F 尿管后收入院。专科查体:双侧腰曲线对称,双肾区无包块,无叩击痛。双侧输尿管走行区无压痛,膀胱区未扪及包块,外生殖器未见异常。直肠指诊:前列腺 6.0 cm×5.0 cm 大小,质地均匀,中央沟变浅,未触及结节。肛门括约肌张力可,直肠内未触及肿物。

入院诊断:前列腺增生。

诊疗经过:入院后完成各项术前检查,心肺、肝、肾功能及凝血机制检查均在正常范围,病人要求手术治疗,有手术适应证,无手术禁忌证。于 2016 年 10 月 11 日行 TUVP+TURP 术,术程顺利。术后给予一级护理,持续膀胱冲洗,吸氧、补液、预防感染、对症、支持治疗。术后第六日拔除尿管,排尿通畅,最大尿流率 40 毫升/秒。

出院时情况:全身情况好,血压、体温、血常规正常。心肺听诊无异常。进食好,大小便通畅。在住院期间未发生医院内感染及并发症。

出院诊断:前列腺增生。

出院医嘱:① 注意休息,加强营养;② 定期门诊复查。

穆××

第二十三节　肾移植病历

一、肾移植病历内容及书写要求

见普通外科病历。

二、肾移植病历示例

入 院 记 录

姓名:刘××　　　　性别:男

年龄:27 岁　　　　婚否:未婚

籍贯:北京市　　　　民族:汉族

家庭地址:北京海淀区×××路甲 9 号

单位职业:中国××××网络系统公司职员

入院日期:2016 年 5 月 14 日 9:30

病情陈述者及可靠程度：本人，可靠。

主诉 反复发作性水肿、蛋白尿9年，加重伴尿少6个月。

现病史 病人自幼经常感冒，每月最少发病1次，每次均伴有咽痛及发热，2007年3月咽痛发热，伴肉眼血尿，有颜面水肿，腰部酸胀，尿量少约800 ml/d。在当地医院检查：尿常规蛋白阳性。红细胞(＋＋)，白细胞(＋)、颗粒管型(＋)。血压正常。诊断为"急性肾炎"。给予"青霉素、链霉素、泼尼松"及"利尿剂"等治疗，1周后眼观血尿消失，1个月后水肿消退，尿蛋白(＋＋～＋＋＋)。有少量红、白细胞。加用环磷酰胺效果不显。改用中西医结合治疗3个月，尿蛋白微量，随之出院。2016年6月起颜面及双下肢水肿，食欲明显下降，乏力，消瘦。面色蜡黄，时有不自主的四肢末梢肌肉抽搐，行走时心悸不适，尿量逐渐减少，600 ml/日。无皮下出血、鼻出血及病理性骨折。外院查血压160/90 mmHg，血红蛋白65 g/L，血Cr628.2 μmol/L，血BUN28.9 mmol/L。二氧化碳结合力14.4 mmol/L，曾用"双嘧达莫(潘生丁)、丙酸睾酮、螺内酯、甘露醇"等治疗。因疗效差，于2016年9月10日行左前臂静脉内瘘术。9月25日开始血透，每2周5次。病情稳定，拟行同种异体肾移植术入我院。

既往史 平素身体虚弱。幼年常患"感冒""扁桃体炎"。否认肝炎、结核病、痢疾、伤寒等传染病史，按时行预防接种。

系统回顾

五官：无畏光、长期流泪和视物模糊史。病人自幼经常感冒，每月最少发病1次，每次均伴有咽痛及发热。耳无流脓、耳鸣及听力障碍史。无鼻流脓涕、出血和嗅觉障碍史。无牙痛、齿龈红肿、出血史。

呼吸系统：无慢性咳嗽、气喘、呼吸困难、咳痰及咯血史。

循环系统：无心悸、气促、发绀、下肢水肿、夜间阵发性呼吸困难、心前区疼痛史，血压有时偏高。

消化系统：无泛酸、嗳气、呕吐、呕血、吞咽困难、腹痛、腹泻和黑便史。

血液系统：皮肤及口鼻黏膜无反复出血、瘀点、瘀斑史。

内分泌及代谢系统：无多饮、多食、多尿和消瘦史。

泌尿生殖系统：见现病史。

神经精神系统：无头痛、眩晕、昏厥、抽搐、意识丧失和精神错乱史。

运动系统：无游走性关节疼痛、运动障碍、关节脱位、骨折史。

外伤及手术史：2008年5月行扁桃体摘除术。无外伤史。

中毒及药物过敏史：无。

个人史 出生于北京市，未到过外地。无烟酒嗜好，无吸毒史，无冶游史，无化学及放射毒物接触史。未婚。

家族史 父母亲身体健康，家族中无类似病人及遗传病史。

体格检查

一般情况　体温 36.8℃，脉搏 90 次/分，呼吸 18 次/分，血压 160/90 mmHg，发育正常，营养中等，自动体位，神志清楚，语言流利，查体合作。贫血貌。

皮肤　全身皮肤无黄染，弹性差，无水肿、紫癜。

淋巴结　全身未扪及肿大淋巴结。

头部

头颅　无外伤、畸形，发黑，有光泽，分布均匀，无秃发及疮。

眼部　双眼睑及球结膜轻度水肿。眼球无突出，运动自如。巩膜无黄染，角膜透明。双侧瞳孔等大等圆，对光反射灵敏。粗测视力正常。睑结膜稍显苍白。

耳部　双侧耳部无畸形，外耳道无溢脓，乳突部无压痛，听力粗测正常。

鼻部　无畸形，鼻翼无扇动。鼻前庭无异常分泌物，通气良好，鼻窦区无压痛。

口腔　口臭轻，口唇浅红，无疱疹及皲裂。牙齿正常。口腔黏膜无溃疡，无出血及色素沉着，舌质淡红，舌苔白腻。伸舌居中，无震颤。扁桃体窝无扁桃体。咽部无充血。

颈部　对称，运动自如，颈无抵抗，无异常搏动及颈静脉怒张，气管居中，甲状腺不大，无震颤及血管杂音。未触及肿块。

胸部

胸廓　形态正常，双侧对称。肋间平坦，运动正常，肋弓角 90°。胸壁无肿块及扩张血管。双侧乳房对称，未见异常。

肺脏　视诊：呈腹式呼吸，节律及深浅正常，呼吸运动双侧对称。

触诊：语音震颤两侧相等，无胸膜摩擦感。

叩诊：反响正常，肺下界在肩胛下角线第 10 肋间，呼吸移动度 4.5 cm。

听诊：呼吸音正常，语音传导双侧对称，无干、湿啰音及胸膜擦音。

心脏　视诊：心尖搏动在左第 5 肋间锁骨中线内，心前区无隆起。

触诊：心尖搏动位置同上，无抬举性搏动、震颤及摩擦感。

叩诊：心脏略向左下扩大，如右表。

听诊：心率 90 次/分，心律齐，各瓣膜听诊区心音正常，未闻及杂音、心包摩擦音。

右(cm)	肋间	左(cm)
2.0	Ⅱ	2.5
3.0	Ⅲ	4.5
4.0	Ⅳ	7.5
	Ⅴ	9.5

锁骨中线距前中线 9 cm

腹部　视诊：腹壁对称，平坦，无静脉曲张及蠕动波。脐部下凹。

触诊：腹壁柔软，无压痛及反跳痛。未扪及肿块、异常搏动及波动。肝、胆囊、脾、肾均未触及。

叩诊：肝浊音上界位于右锁骨中线第 5 肋间，上下全长 10 cm。脾浊音界位于第 9～11 肋间，宽 5.5 cm，肝、脾区无叩击痛。无过度回响及移动性浊音。

听诊：肠鸣音弱，0～1 次/分，胃区无振水音，肝脾区无摩擦音，未闻血管杂音。

外阴及肛门　外生殖器见泌尿外科情况，未见肛裂、瘘管、外痔及皮疹。直肠指诊见泌尿外科情况。

脊柱及四肢　脊柱无畸形、压痛及叩击痛。四肢无畸形、水肿，双下肢无静脉曲张，各关节无红肿、触痛及功能障碍。股动脉及肱动脉搏动正常。无枪击音。桡动脉搏动正常。

神经系统　四肢运动及感觉良好。肱二头肌腱反射、肱三头肌腱反射、腹壁反射、提睾反射、膝腱及跟腱反射均存在。巴宾斯基征及凯尔尼格征阴性。

泌尿外科情况　双侧肋脊角对称，无压痛及叩击痛，肾脏未扪及，沿双侧输尿管走行方向无压痛，无肿块。耻骨上膀胱区无局限性隆起，无压痛。阴毛呈三角形分布，阴茎成年型，尿道外口无红肿及分泌物，沿阴茎根向尿道口方向挤压无分泌物溢出。双侧精索无静脉曲张。阴囊正常，睾丸在阴囊内，不肿大，质地中等，无触痛，双侧附睾正常。双侧输精管光滑、不增粗。直肠指诊：前列腺 3.0 cm×2.5 cm，中央沟存在，表面光滑，无压痛及硬结。

辅助检查　血常规：Hb 56 g/L，RBC 1.7×10^{12}/L，WBC 3.7×10^{9}/L，N 86%，L 14%。血 Cr 919.4 μmol/L，BUN 28.6 mmol/L，血钙 2.25 mmol/L，血磷 0.294 mmol/L。免疫球蛋白：IgG 9.25 g/L，IgA 1.88 g/L，IgM 0.6 g/L。淋巴细胞转化率 65%，玫瑰花结试验 20%。类风湿因子阴性，抗核抗体阴性，狼疮细胞阴性，血补体 C3 100 mg/L。血胆固醇 3.2 mmol/L。血浆渗透压 368 mmol/L。HBsAg 阴性。

尿常规：蛋白(＋＋)，RBC 10～25/HP，WBC 10～15/HP，尿比重 1.010。

小结　病人自幼经常感冒，每月最少发病 1 次，每次均伴有咽痛及发热。2007 年 3 月咽痛发热，当时尿化验有蛋白及红白细胞，诊断为“急性肾炎”，经抗炎、利尿、中药等治疗病情稳定。2015 年 6 月起颜面及双下肢水肿，诊断为肾功能不全(尿毒症期)。于 2015 年 9 月 10 日在外院行左前臂静脉内瘘术，9 月 25 日开始血透，每 2 周 5 次。入院后查体：血压 160/90 mmHg，心肺听诊未见异常。双肾区无压痛及叩击痛。辅助检查：Hb 56 g/L，RBC 1.7×10^{12}/L，血 Cr 919.4 μmol/L，BUN 28.6 mmol/L。

最后诊断

1. 慢性肾炎，尿毒症
2. 肾性贫血

刘××

2016年5月15日

初步诊断

1. 慢性肾炎，尿毒症
2. 肾性贫血

刘××

2016年5月14日 10:30

首次病程记录

2016年5月14日 10:30

姓名：刘×× 性别：男

年龄：27岁 单位职业：中国××××网络系统公司职员

因"反复发作性水肿、蛋白尿9年，加重伴尿少6个月"，于今日9:30入院。

综合病例特点

1. 一般情况 男性，27岁。

2. 病史要点 病人自幼经常感冒，每月最少发病1次，每次均伴有咽痛及发热。2007年3月咽痛发热，伴肉眼血尿，有颜面水肿，腰部酸胀，尿量少，约800 ml/d。在当地医院检查：尿蛋白阳性，红细胞(＋＋)，白细胞(＋)、颗粒管型(＋)。血压正常。诊断为急性肾炎。给予"青霉素、链霉素、泼尼松及利尿剂"等治疗，1周后眼观血尿消失，1个月后水肿消退，但尿蛋白(＋＋～＋＋＋)。有少量红细胞、白细胞。加用环磷酰胺效果不显。改用中西医结合治疗3个月，尿蛋白微量，随之出院。2015年6月起颜面及双下肢水肿，食欲明显下降，乏力，消瘦。面色蜡黄，时有不自主地四肢末梢肌肉抽搐，行走时心悸不适，尿量逐渐减少，约600 ml/d。无皮下出血、鼻出血及病理性骨折。外院查血压160/90 mmHg，血红蛋白65 g/L，血Cr 628.2 μmol/L，血BUN 28.9 mmol/L。二氧化碳结合力14.4 mmol/L，曾用"双嘧达莫(潘生丁)、丙酸睾酮、螺内酯、甘露醇"等治疗。因疗效差，于2015年9月10日行左前臂静脉内瘘术。9月25日开始血透，每2周5次。拟行同种异体肾移植术，入我院。

3. 既往史 平素身体虚弱。幼年常患"感冒"、"扁桃体炎"。2007年5月行扁桃体摘除术。无高血压、脑血栓和脑出血病史。无药物过敏史，无外伤史。

4. 体格检查

(1) 一般检查：脉搏90次/分，血压160/90 mmHg，胸廓两侧对称，无畸形，呼吸运动自如，双侧语颤正常，两肺叩诊呈清音，呼吸音清，双肺未闻及干、湿啰音及哮鸣音。心脏浊音界不扩大，心率90次/分，节律规整，各瓣膜听诊区无病理性杂音。腹部平软，无压痛及反跳痛，肝脾肋下未触及，未触及包块。无移动性浊音，肠鸣音正常。

(2) 专科情况：双侧肋脊角对称，无压痛及叩击痛，肾脏未叩及，沿双侧输尿管走行方向无压痛，无肿块。耻骨上膀胱区无局限性隆起，无压痛。阴毛呈三角形分布，阴茎成年型，尿道外口无红肿及分泌物，沿阴茎根向尿道口方向挤压无分泌物溢出。双侧精索无静脉曲张。阴囊正常。睾丸在阴囊内，不肿大，质地中等，无触痛。双侧附睾正常。双侧输精管光滑、不增粗。直肠指诊：前列腺 3.0 cm×2.5 cm，中央沟存在，表面光滑，无压痛及硬结。

5. 辅助检查　血常规：Hb 56 g/L，RBC 1.7×10^{12}/L，WBC 3.7×10^{9}/L，N 86%，L 14%。血 Cr 919.4 μmol/L，BUN 28.6 mmol/L，血钙 2.25 mmol/L，血磷0.294 mmol/L。免疫球蛋白：IgG 9.25 g/L，IgA 1.88 g/L，IgM 0.6 g/L。淋巴细胞转化率 65%，玫瑰花结试验 20%。类风湿因子阴性，抗核抗体阴性，狼疮细胞阴性，血补体 C3 100 mg/L。血胆固醇 3.2 mmol/L。血浆渗透压 368 mmol/L。HBsAg 阴性。尿常规：蛋白(++)，RBC 10～25/HP，WBC 10～15/HP，尿比重 1.010。

拟诊讨论：病人男性，27 岁，根据病史及各种检查分析，诊断可确定。

诊断：慢性肾炎，尿毒症。

诊疗计划：① 二级护理，低盐高蛋白普食。② 淋巴细胞毒交叉试验，HLA 组织配型。③ 治疗常规术前准备后行同种异体肾移植术。此次为行同种肾移植手术入院。以下仅就其治疗方法进行讨论：a. 腹膜透析是利用腹膜的半透膜特性，将透析液注入腹腔内经过弥散和滤过等作用，将体内毒性物质及多余的水分和电解质转移至透析液。此方法简便易行，无需特殊设备，但并发症较多。b. 血液透析是目前治疗终末期肾病的保守疗法中最有效的。此方法是利用人工透析机清除血液中的毒性物质和代谢废物，维持水电解质平衡，需要复杂的设备和专业人员操作管理，费用昂贵，也可有一系列并发症出现。c. 同种异体肾移植术是目前治疗终末期肾脏疾患最有效的治疗方法，此手术已开展多年，技术上日趋完善和成熟，随着免疫抑制方法的不断进展，术后各种排斥反应的发生率已大大降低，存活率不断提高，肾移植成功后，病人的生活质量可有显著改善。该病人适宜行同种异体肾移植术治疗。

刘××

术前讨论

2016 年 5 月 17 日 16:00

地点：泌尿外科医生办公室

参加者：汪××，郭××，洪×，冯×，石×，周××，穆××，刘××及实习学员

经治医师刘××：汇报病史及手术前准备情况(略)

郭××副主任：病人慢性肾功能衰竭，尿毒症期诊断明确，已行血液透析 8

个月，术前常规检查无手术绝对禁忌证，淋巴细胞毒交叉试验阴性（<10%），HLA配型三个位点匹配，结果较满意，适宜行同种异体肾移植术。手术拟取右下腹弧形切口，显露并游离右侧髂血管，将供肾静脉与髂外静脉端侧吻合，供肾动脉与髂内动脉端端吻合，行输尿管膀胱吻合。术区置血浆引流管。术后应用免疫抑制剂治疗，注意病情变化。

汪××主任：同意上述意见。术中应注意仔细操作，防止血管吻合口漏血及狭窄；术后注意各引流管道通畅；密切注意病情变化，定期复查各项重要指标，做好抗排斥反应及抗感染治疗，及时调整治疗方案。

刘××

术前小结

2016年5月18日17:50

姓名：刘××，性别：男，年龄：27岁，单位职业：中国××网络系统公司职员。

因尿毒症于2016年5月14日9:30入院。

专科情况：反复发作性水肿、蛋白尿9年，加重伴尿少6个月。双侧腰曲线对称，双肾区无包块，无明显叩痛，双侧输尿管走行区无压痛。肛门指诊前列腺未见异常。术前诊断：慢性肾炎，尿毒症。诊断依据：尿毒症行血透10个月；肾功能指标升高，BUN 29.2 mmol/L，Cr 1029 μmol/L；手术适应证明确，手术是唯一彻底有效的治疗方案。目前一般情况好，术前检查无手术禁忌证，有明确手术指征。

拟在连续硬膜外麻醉下同种异体肾移植术，术中及术后可能出现：① 麻醉及心血管意外。② 术中、术后急性排异反应，可能需要切除移植肾。③ 手术后免疫抑制剂应用致不可控制的肺部、泌尿系统及切口感染。④ 手术后免疫抑制剂应用致消化道出血。⑤ 手术后免疫抑制剂应用致肝、肾损害。⑥ 手术后免疫抑制剂应用致其他副作用。⑦ 术后急性肾小管坏死，需再透析，移植肾可能无法恢复，被迫切除移植肾。⑧ 手术后切口出血，漏尿，需再手术。⑨ 移植肾血管并发症：如血栓形成，血管破裂等需再次手术。⑩ 感染并发症：细菌感染，如肺炎、切口感染等、病毒感染等，严重者可能出现败血症，危及生命。慢性排异反应，移植肾失去功能。上述情况严重时均可危及生命，必要时需抢救及再手术。

术前准备：① 术前常规及生化检测。② 心电图，胸片。③ 术前配血600 ml备用。④ 术前备皮及预防性应用抗生素；青霉素、普鲁卡因皮试均为阴性；给予口服硫唑嘌呤200 mg，硫糖铝4片；输全血200 ml。麻醉前用药：东莨菪碱0.3 mg及地西泮10 mg，术前30分钟肌内注射。⑤ 与家属谈话，向家属交代术中、术后可能出现之问题及并发症，家属表示理解，同意手术并签字。手术计划：定于2016年5月19日在连续硬膜外麻醉下行同种异体肾移植术。手术注意事项:① 严格无菌操作。② 操作轻柔、仔细、彻底止血,仔细缝合。③ 避免损伤临近血管、脏器。术后处理:① 一级护理、禁食 3～4 天。② 术后监测环孢素浓度及肾功能恢复情况。③ 术后监测血压,尿量,电解质酸碱平衡等情况。④ 补液、预防感染、抗排异、营养支持、对症处理。⑤ 严密观察病情,防治并发症。

刘××

手术志愿书

×××医院泌尿外科病人刘××,于 2016 年 5 月 14 日入院后,经检查诊断为:慢性肾炎,尿毒症。拟在连续硬膜外麻醉下行同种异体肾移植术手术。术中、术后可能出现以下情况:

1. 椎管内麻醉可能引起麻醉意外、麻醉药过敏、心脑血管意外、心搏骤停,腰背痛、椎管内感染、神经损伤、截瘫、全脊髓麻醉等,严重者难以逆转,甚至危及生命。

2. 术中、术后超急性排斥、急性排异反应,可能需要切除移植肾。

3. 免疫抑制剂应用使免疫功能减退,导致与免疫功能下降有关的并发症。

4. 免疫抑制剂应用导致消化道出血,失血性休克。

5. 免疫抑制剂应用导致肝,肾功能损害。

6. 免疫抑制剂应用致其他副作用,如齿龈增生,震颤,多毛症等。

7. 手术后急性肾小管坏死,部分病人肾功能无法恢复,需维持血液透析。

8. 手术后切口出血,漏尿,可能再次手术修复。

9. 移植肾血管并发症如血栓形成,血管破裂,导致移植肾切除或危及生命。

10. 感染并发症细菌感染,如肺炎、尿路感染、切口感染等,病毒感染,如巨细胞病毒感染等,严重者可能出现败血症,危及生命。

11. 慢性排异反应不可逆转,移植肾失去功能。

12. 上述情况严重时,均可导致移植术失败,需抢救或再次手术,甚至危及生命。

病人本人及家属(单位),对上述情况已经明确,如果发生以上问题,应充分理解,不得与医生,医院纠缠,并立据为证。

病人或家属意见:同意手术

病人签字:×××

家属签字:×××

医师:刘××

2016 年 5 月 18

手术记录

手术日期:2016 年 5 月 19 日　　手术名称:同种异体肾移植术
术前诊断:慢性肾炎,尿毒症　　术后诊断:慢性肾炎,尿毒症
手术者:汪××　　助手:洪×,孙×,刘××
麻醉方法:连续硬膜外麻醉　　麻醉者:张××
护士:刘×　　受者血型:A
供者血型:A　　供肾:左 右√
切口:左 右√　　下腹弧形切口,长约 15 cm
暴露髂血管:髂外静脉√ 髂总静脉 腔静脉 髂内动脉√ 髂外动脉髂总动脉
血管吻合:肾静脉与髂外静脉√ 腔静脉端侧吻合
肾动脉与髂内动脉主干√ 髂内动脉分支 对端吻合√
肾动脉与髂总动脉 腹主动脉 端侧吻合
肾动脉片与髂外动脉 髂总动脉 腹主动脉吻合
肾静脉分支 1 支√ 2 支 3 支
肾动脉分支 1 支√ 2 支 3 支
血管缝合针线
静脉缝合(5－0√ 7－0)
动脉缝合(5－0√ 7－0)
血管缝合时间
静脉缝合(10 min 0s)
动脉缝合(15 min 0s)
肾血流恢复后明显排尿时间 2 min 0s
输尿管支架管:有 无√ 天拔除,膀胱导尿管:有√ 无 3 天拔除
血浆引流管:1 根 2 根√
手术总时间:3 h 20 min 0 s
术中用药:琥珀氢化可的松 25 mg,甲泼尼龙 1000 mg
呋塞米(速尿)100 mg, 20%甘露醇 250 ml
供者:刘××,性别:男,年龄:22 岁,供肾来自河北省××市
切肾日期:2016 年 5 月 19 日,切肾者:洪×,穆××,刘××
供肾现场灌洗:保存液供肾断血时间:5 月 19 日 10:00
灌洗液温度:2℃ 压力 9.8 kPa(1 m H_2O) 用量:左 ml 右 350 ml
灌洗时间:左 min s 右 3 min 40 s
供肾放入冰箱时间:2016 年 5 月 19 日 10:17

第二次灌洗修剪：室温 28℃灌洗液温度 2℃压力 9.8 kPa(1 mH_2O)

用量：左 0 ml　右 800 ml

时间：左 0 min　0 s　右 45 min　共计时间　0 h　45 min　0 s

供肾热缺血时间：9 min　30 s　温缺血 7 min　30 s　冷缺血 12 h　40 min　0 s

总缺血时间：12 h　57 min　0 s

配型情况：淋巴毒性试验 3%。

手术经过：麻醉成功后，仰卧位，右臀部垫高，常规消毒铺巾，取右下腹部弧形切口，长约 15 cm，逐层切开，进入腹膜后间隙，游离髂总静脉及髂内动脉，结扎其周围淋巴管，心耳钳阻断髂总静脉并切开长约 2 cm，肝素水冲洗血管腔备用，血管夹在髂内动脉起始处阻断髂内动脉并在其远端分叉处将其切断，远端 7 号及 4 号丝线双重结扎，放血后肝素水冲洗备用，将供肾静脉和动脉分别与病人髂总静脉和髂内动脉做端侧和端端吻合(5－0 无损伤缝线连续和间断缝合)，开放血运前血压：150/90 mmHg开放循环后 2 分钟出尿。供肾输尿管与膀胱吻合(4－0 可吸收线间断缝合)。查创面无出血，清点器械纱布无误，将移植肾放置于右髂窝，置血浆管引流 1 根，逐层缝合切口，术毕。手术顺利，出血不多，手术历时 3 小时 20 分，病人安返病房。

记录者：刘××

2016 年 5 月 20 日 00:30

术后病程记录

2016 年 5 月 20 日 00:30

今日凌晨在连续硬膜外麻醉下行同种异体肾移植术，麻醉成功后，取仰卧位，臀部垫高，常规消毒铺巾，取右下腹弧形切口长约 15 cm，逐层切开，显露并游离右侧髂血管。用 5－0 无损伤缝线将供肾静脉与右髂外静脉端侧吻合，供肾动脉与右髂内动脉端端吻合，试验吻合口无漏血后开放动静脉，肾脏充盈好，颜色红润。采用膀胱外输尿管膀胱黏膜直接吻合法进行输尿管移植。髂窝内置 1 根血浆引流管。彻底清洗创口，清点器械纱布无误，将移植肾置于右髂窝内，逐层缝合切口，术毕。麻醉满意，术中顺利，出血不多，手术历时 3 小时 20 分钟，病人安全返回病房。

术后处理：予对症、支持、抗感染治疗，应用免疫抑制剂抗排斥反应治疗。保持各引流管道通畅，注意病情变化，监测各项指标，及时调整治疗方案。

术后近期注意事项：① 注意血压、脉搏变化，防止术后继发性出血。② 注意引流液量及色泽变化。③ 确保导尿管通畅，注意每小时尿量及比重变化。④ 术后前 3 天每日测定血清电解质，及时调整输液方案。

刘××

2016 年 5 月 20 日 20:00

术后第 1 天，病人主诉伤口稍有疼痛，余无不适主诉。全天入液量为 5200 ml，导尿管尿量 4180 ml，尿色初为淡红色，日间渐转为淡黄，髂窝引流管通畅，共引流出 250 ml 红色血性液体，下午 15:00 后无引流液流出，于今晚 19:00 换药时将引流管拔除。夜间解黄色稀便 1 次，约 100 ml。全天体温不高，血压波动在 180/90 mmHg，双肺叩诊呈清音，听诊呼吸音稍粗，无啰音，心率 78 次/分，律齐，无杂音，局部切口外观有少量渗血。抽血查生化示血糖19.3 mmol/L，BUN 21.2 mmol/L，Cr 705 μmol/L，血常规：WBC 4.3×10^9/L，Hb 83 g/L，PLT 47×10^9/L，考虑病人血糖较高今在葡萄糖液体中加用胰岛素，晚上复查生化示血糖 14.2 mmol/L，BUN 27.1 mmol/L，Cr 434 μmol/L，血常规：WBC 9.2×10^9/L，Hb 95 g/L，PLT 107×10^9/L。汪主任查房指示：给予口服硫唑嘌呤 100 mg，静脉滴注甲泼尼龙 500 mg。术后免疫抑制剂及有关药物使用如附表。明日拟改进半流食。

刘××

2016 年 5 月 21 日 16:00

术后第 2 天。一般情况好，体温 36.8℃。切口引流约 30 ml。24 小时尿量 6200 ml。今日再给静脉滴注甲泼尼龙 500 mg。肾功能检查：血 Cr 249.5 μmol/L，BUN 18.57 mmol/L，血电解质正常。

刘××

2016 年 5 月 22 日

术后第 3 天。体温 37℃，一般情况良好。改进半流食。24 小时尿量 4800 ml。导尿管已拔除。引流约 10 ml，今日拔除引流管。肾功能结果：血 Cr 150.3 μmol/L，BUN 11.4 mmol/L。今起静脉滴注抗淋巴细胞球蛋白(ATG) 5 ml，加用地塞米松5 mg，无不良反应。使用 10 天。

刘××

2016 年 6 月 21 日 10:00

术后第 30 天。今晨病人体温 38.8℃，移植肾区胀痛。24 小时尿量为1200 ml。检查见移植肾体积增大，质硬。考虑为急性排异反应。给予 50%葡萄糖液40 ml加入环磷酰胺 200 mg 静脉注射，甲泼尼龙 500 mg 静脉滴注，再用丹参 20 支，加入 5%葡萄糖液 500 ml 静脉滴注，呋塞米 40 mg 静脉注射。密切观察病情变化。

刘××

2016 年 6 月 22 日

术后 31 天。体温 37.6℃。昨日给予甲泼尼龙 500 mg 静脉滴注。今日第 3 次冲击量仍为 500 mg。移植肾区体积明显缩小，质地变软。肾功能检测：血 Cr 184 μmol/L，BUN 15.2 mmol/L。

刘××

出院小结

2016年6月30日

姓名:刘××,性别:男,年龄:27岁,单位职业:中国××××网络系统公司职员。

入院日期:2016年5月14日,出院日期:2016年6月30日,共住院47天。

入院情况:病人自幼经常感冒,每月最少发病1次,每次均伴有咽痛及发热,2007年3月咽痛发热,伴肉眼血尿,颜面水肿,腰部酸胀,尿量少,约800 ml/d。在当地医院检查:尿常规蛋白阳性、红细胞(++)、白细胞(+)、颗粒管型(+)。血压正常。诊断为急性肾炎。给予“青霉素、链霉素、泼尼松”及“利尿剂”等治疗,1周后眼观血尿消失,1个月后水肿消退,但尿蛋白(++~+++)。有少量红、白细胞。加用环磷酰胺效果不显。改用中西医结合治疗3个月,尿蛋白微量,随之出院。2015年6月起颜面及双下肢水肿,食欲明显下降,乏力,消瘦。面色蜡黄,时有不自主地四肢末梢肌肉抽搐,行走时心悸不适,尿量逐渐减少,约600 ml/日。无皮下出血、鼻出血及病理性骨折。外院查血压160/90 mmHg,血红蛋白65 g/L,血Cr 628.2 μmol/L,血BUN 28.9 mmol/L,二氧化碳结合力14.4 mmol/L,曾用“双嘧达莫(潘生丁)、丙酸睾酮、螺内酯、甘露醇”等治疗。因疗效差,于2015年9月10日行左前臂静脉内瘘术。9月25日开始血透,每2周5次。目前病情稳定,拟行同种异体肾移植术,入我院。查体,一般情况可,心肺腹无异常,双侧腰曲线对称,双肾区无包块,无叩击痛,双侧输尿管走行区无压痛,膀胱区未扪及包块。

入院诊断:① 慢性肾炎,尿毒症;② 肾性贫血。

诊疗经过:入院后继续透析治疗,于5月19日在连续硬膜外麻醉下行同种异体肾移植术,手术顺利,术后予对症、支持、抗感染、抗排异等治疗。术后第30天发生急性排异,经甲泼尼龙冲击治疗后病情好转。病人恢复较好。

出院时情况:目前病人生命体征平稳,无不适主诉,饮食、睡眠可,每日尿量在2300 ml左右。复查血生化示BUN 7.2 mmol/L,Cr 70 μmol/L,肝功能、血糖及电解质无异常。查体,一般情况可,心肺腹均无异常,伤口愈合良好,无红肿、渗出,已全部拆线。汪主任查房指示可以出院。

出院诊断:① 慢性肾炎,尿毒症;② 肾性贫血。

出院医嘱:继续按医嘱口服:环孢素A胶囊200 mg,2次/日;泼尼松20 mg,1次/日;吗替麦考酚脂(骁悉)胶囊1 g,2次/日。

出院后注意事项:① 遵医嘱服药,切勿擅自停药或自行更改用药剂量;② 对自己病情做简单记录,如体温、饮食、体重、血压、移植肾局部、每天尿量等,以便提供医生参考;③ 于就近医院化验检查尿常规每月一次,血常规每月一次,血BUN、Cr每月一次,肝功能每月一次;④ 遇有突然头痛、体温升高、腹胀难受、移植肾区胀痛、尿量突然减少等异常情况，须尽快就医检查及处理；⑤ 每月第一周星期三下午来本院泌尿外科门诊复查。

刘××

第二十四节 烧伤外科病历

一、烧伤外科病历内容及书写要求

一般书写同普通外科，但需注意询问下列各项：

（一）病史

1. 询问烧伤的时间、原因、经过、受伤时环境、衣着、灭火方法，有无其他外伤及中毒，确定有无休克、吸入性损伤，了解转送工具与路途、时间等，电烧伤病人注意询问电压、电流接触部位，现场抢救情况及当时有无昏迷等。

2. 注意来院前及到达急诊室期间的病史及其处理，包括输液、用药、创面处理、全身情况与尿量等。

3. 对意外事件，自杀或被杀经过详情与病情有关者，应如实记载，不加主观评论与揣测。

（二）体格检查

1. 一般检查　同普通外科。

2. 烧伤外科情况　着重描写烧伤部位、面积、深度（注意烧伤部位的颜色、水疱的大小、创面基底的颜色及伴同的表面）。烧伤面积的估计，应依创面所占全身体表面积的百分率计算，是否有环状焦痂，肢（指、趾）端循环情况，创面渗出及伴有的症状，如呼吸道烧伤。如来院时创面已感染，应记录创面感染情况。如系电烧伤，应记录电流出、入口。

（三）辅助检查

除常规检查外，应根据烧伤轻重，酌情检查红细胞比积、血小板计数、血液生化、电解质、尿素氮及创面细菌培养等。对外院转入的病人，应加血培养，酌情施行心电图及X线检查。

鉴于烧伤事故发生时，入院伤员较多，故入院记录大多采用表格式。

二、烧伤外科病历示例

入 院 记 录

姓名：张××　　籍贯：北京市
性别：男　　单位：河北邯郸钢厂
年龄：37岁　　入院日期：2016年7月9日 01:30

婚否:已婚　　　　　　　　病史采取日期:2016 年 7 月 9 日 01:30
民族:汉族　　　　　　　　病史记录日期:2016 年 7 月 9 日 02:00
职别:工人　　　　　　　　病史陈述者:病人兄弟,可靠

主诉　面颈、躯干、四肢火焰烧伤后 16 小时余。

现病史　病人于 2016 年 7 月 8 日 8:00 左右工作时不慎被钢水引燃衣物,致面颈、躯干、四肢火焰烧伤,90 分钟后被送往当地职工医院,予以补液抗休克、抗感染及对症支持治疗;创面外涂“磺胺嘧啶银”,右上肢予以切开减张术。为进一步治疗,病人家属及单位领导要求转院,遂经救护车转运至我院,我科急诊予以简单清创后收住院。

既往史　平素体健。否认肝炎、结核病、伤寒等传染病病史。预防接种史不详。

系统回顾

五官:无眼痛、视力障碍、耳流脓、重听、流鼻血、牙痛等史。

呼吸系统:无慢性咳嗽、咳痰、胸痛史。

循环系统:无心悸、心前区痛、呼吸困难及高血压史。

消化系统:无呕血、黑便及黄疸史。

血液系统:无头昏、鼻出血、牙龈出血及皮肤瘀斑史。

内分泌及代谢系统:无怕冷、怕热、多汗、多食、显著消瘦或肥胖史。

泌尿生殖系统:无尿频、尿急、尿痛及血尿史。

神经精神系统:无眩晕、抽搐及精神错乱史。

运动系统:无游走性关节肿痛、关节脱位及骨折史。

外伤及手术史:无。

中毒及药物过敏史:无。

个人史　生于北京,7 岁上学,无长期外地居住史,无挑食及烟酒嗜好。生有 1 子。

家族史　父母体健,配偶及其子体健,两妹健在。否认家族遗传病史。

体格检查

一般情况　体温 37.1℃,脉搏 116 次/分,呼吸 22 次/分,血压 145/90 mmHg,体重 60 kg,发育正常,营养中等,神志清楚,稍烦躁,语音无嘶哑,查体欠合作。

皮肤　面颈、躯干、四肢部分皮肤烧伤,余部位皮肤正常,无黄染、水肿、皮疹、蜘蛛痣及皮下结节。

淋巴结　全身表浅淋巴结未触及肿大及压痛。

头部

头颅　对称,无畸形,无压痛,头皮未烧伤。

眼部　眉毛存在,两眼睑水肿,眼球运动灵活,结膜轻度充血、水肿,巩膜不黄染,角膜光滑、透明,双瞳等大等圆,对光反射灵敏。

耳部　耳廓无畸形，外耳道无溢脓，乳突无压痛，听力粗侧正常。

鼻部　鼻部皮肤潮红，通气畅通，鼻中隔无偏曲，嗅觉正常，鼻窦区无压痛。

口腔　口周皮肤黏膜水肿，上有散在大小不等水疱，齿无异常，牙龈无出血，舌质淡红，苔薄白滑，口腔黏膜无肿胀及出血，咽后壁充血，扁桃体不肿大，发音不嘶哑。

颈部　气管居中，甲状腺不大。

胸部

胸廓　形态正常，两侧对称。

肺脏　视诊：呼吸运动两侧对称，节律正常。

触诊：呼吸运动两侧相等。

叩诊：双肺叩诊清音。

听诊：呼吸音及语音传导两侧对称，未闻及干、湿啰音及胸膜摩擦音。

心脏　视诊：心前区无隆起，心尖搏动明显。

触诊：心尖搏动在左侧第 5 肋间锁骨中线内 1 cm，心前区无抬举性搏动、震颤及摩擦感。

叩诊：心浊音界如右表。

右(cm)	肋间	左(cm)
2.0	Ⅱ	2.5
2.0	Ⅲ	4.0
3.0	Ⅳ	6.0
	Ⅴ	8.5

锁骨中线距前正中线 9.5 cm

听诊：心率 100 次/分，各瓣膜听诊区心音正常，未闻杂音，P2＞A2，无心包摩擦音。

腹部　视诊：腹式呼吸存在，无胃肠蠕动波。

触诊：腹平软，无压痛及反跳痛，未触及包块，肝、脾不大。

叩诊：呈轻度浊音，肝浊音界上界在锁骨中线第 5 肋间。

听诊：肠鸣音不亢进，3～5 次/分。胃区无振水音，肝、脾区无摩擦音，未闻及血管杂音。

外阴及肛门　阴毛呈男性分布特征，阴茎、阴囊发育正常。肛门无外痔、肛裂及瘘管。

脊柱及四肢　脊柱、四肢无畸形，无杵状指(趾)。四肢因皮肤烧伤活动受限。指(趾)甲床无微血管搏动，股动脉无枪击音。

神经系统　膝关节、踝关节运动良好。小腿、足部感觉良好。膝腱反射、跟腱反射、腹壁反射均正常，巴宾斯基征及凯尔尼格征阴性。

烧伤外科情况　全身多处(含面颈、躯干、四肢)可见烧伤创面，面积约 40%，创面外涂磺胺嘧啶银粉、为灰白色痂皮覆盖，创面基底苍白，小部分红白相间，渗出少，局部稍肿胀，触痛弱，右上肢已行环行焦痂切开减张术，四肢末梢循环尚可。鼻毛烧焦，口腔黏膜散在大小不等水疱，咽后壁充血明显，无声音嘶哑，无呼吸困难。

辅助检查

血常规示：WBC 4.0×10^{9}/L，RBC 4.17×10^{12}/L，Hb 141 g/L，PLT 53×10^{9}/L。

肝肾功能及电解质示：ALT 46U/L，GLU 9.2 mmol/L，TP 49 g/L，GLO 23 g/L，ALB 26 g/L，K^{+} 3.6 mmol/L，Na^{+} 158.1 mmol/L，Cl^{-} 128.4 mmol/L。

尿、便常规未见异常。

胸部X线片未见异常。心电图正常。

小结　张××，男性，37岁，既往体健，因面颈、躯干、四肢火焰烧伤后16小时余入院。伤后被送往当地职工医院，予以补液抗休克、抗感染及对症支持治疗，入院时病人神志尚清楚，稍烦躁，体温37.1℃，脉搏136次/分，呼吸22次/分，血压145/90 mmHg，全身多处（含面颈、躯干、四肢）可见烧伤创面，面积约40%，创面外涂磺胺嘧啶银粉，为灰白色痂皮覆盖，创面基底苍白，小部分红白相间，渗出少，局部稍肿胀，触痛弱，右上肢已行环行焦痂切开减张术，四肢末梢循环尚可。鼻毛烧焦，口腔黏膜散在大小不等水疱，咽后壁充血明显，无声音嘶哑，无呼吸困难。血常规示：WBC 4.0×10^{9}/L，RBC 4.17×10^{12}/L，Hb 141 g/L，PLT 53×10^{9}/L；肝肾功能及电解质示：ALT 46 U/L，GLU 9.2 mmol/L，TP 49 g /L，GLO 23 g/L，ALB 26 g/L，K^{+} 3.6 mmol/L，Na^{+} 158.1 mmol/L，Cl^{-} 128.4 mmol/L。尿、便常规未见异常。胸部X线片未见异常。心电图正常。

最后诊断：

同右

毛××

2016年7月9日

初步诊断：

1. 烧伤40%，深Ⅱ度10%、Ⅲ度30%，面颈、躯干、四肢
2. 吸入性损伤（轻度）

毛××

2016年7月9日

首次病程记录

2016年7月9日 2:00

姓名：张××　　性别：男

年龄：37岁　　部职别：河北邯郸钢厂工人

因“面颈、躯干、四肢火焰烧伤后16小时余”，于今日凌晨01:30入院。

综合病例特点：

1. 一般情况　男性，37岁。

2. 病史要点 病人于2016年7月8日8:00左右工作时不慎被钢水引燃衣物，致面颈、躯干、四肢烧伤，90分钟后被送往当地职工医院，予以补液抗休克、抗感染及对症支持治疗，创面外涂“磺胺嘧啶银”，右上肢予以切开减张术。为进一步治疗，病人家属及单位领导要求转院，遂经救护车转运至我院，我科急诊予以简单清创后收住院。

3. 既往史 平素体健。否认药物过敏史。

4. 体格检查 体温37.1℃，脉搏136次/分，呼吸22次/分，血压145/90 mmHg，神志尚清楚，稍烦躁，心率136次/分，律齐，各瓣膜听诊区未闻及病理性杂音，双肺呼吸音粗，未闻及干、湿啰音。腹平软，肝脾肋下未触及。肠鸣音正常。

5. 专科检查 全身多处(含面颈、躯干、四肢)可见烧伤创面，面积约40%，创面外涂磺胺嘧啶银粉、为灰白色痂皮覆盖，创面基底苍白，小部分红、白相间，渗出少，局部稍肿胀，触痛弱，右上肢已行环行焦痂切开减张术，四肢末梢循环尚可。鼻毛烧焦，口腔黏膜散在大小不等水疱，咽后壁充血明显，无声音嘶哑，无呼吸困难。

6. 辅助检查血 常规示：WBC 4.0×10^{9}/L，RBC 4.17×10^{12}/L，Hb 141 g/L，PLT 53×10^{9}/L；肝肾功能及电解质示：ALT 46U/L，GLU 9.2 mmol/L，TP 49 g/L，GLO 23 g/L，ALB 26 g/L，K^{+} 3.6 mmol/L，Na^{+} 158.1 mmol/L，Cl^{-} 128.4 mmol/L。尿、便常规未见异常。胸部X线片未见异常。心电图正常。

拟诊讨论：病史清楚，体征直观，诊断明确。

诊断：① 烧伤40%，深Ⅱ度10%、Ⅲ度30%，面颈、躯干、四肢；② 吸入性损伤(轻度)。

诊疗计划：① 报病重，记重病护理记录；一级护理，半流食；② 半卧位，持续低流量吸氧，雾化吸入；③ 创面暴露，外涂聚维酮碘(安多福)；④ 继续补液抗感染，根据检查结果予以处理；⑤ 血、尿、便常规，肝功能，肾功能，血电解质，乙肝五项，术前四项，血凝四项。胸部平片，心电图；⑥ 待上级医师查房后确定进一步治疗方案。

毛××

2016年7月9日4:00 **王××主任(主任医师)查房记录**

王××主任查房，听取病史汇报并查体后指出：病人伤后18小时，精神尚可、神志清，呼吸22次/分，心率92次/分，体温36.9℃；病人诊断明确，伤后早期在外院抗休克治疗，后转运至我院，根据入院时检查结果，可见休克期补液时晶、胶体比例欠妥当，抗休克措施不规范。目前，病人病情危重，主要表现在：病人烦躁，心率快，高钠、高氯；其中，病人烦躁、心率快考虑与血容量不足及高钠血症有关，鉴于目前病情，予以西咪替丁静脉滴注，限制钠盐摄入，补液以葡萄糖为主，并予以适量利尿，可在充分补足水分的前提下，予以呋塞米20 mg静脉滴注；适量补充血浆、白蛋白及球蛋白；适量给复力乳；同时加强抗感染及脏器功能保护等综合治疗；目前创面仍予以暴露，外涂聚维酮碘（安多福）及1%碘酒治疗；待病情平稳、水电解质平衡紊乱纠正后，尽快安排手术治疗。

毛××

术前小结

2016年7月12日

简要病情：张××，男，37岁，因面颈、躯干、四肢火焰烧伤后16小时余入院。病人于2016年7月8日8:00左右工作时不慎被钢水引燃衣物，致面颈、躯干、四肢烧伤，90分钟后被送往当地职工医院，予以补液抗休克、抗感染及对症支持治疗，创面外涂磺胺嘧啶银，右上肢予以切开减张术，为进一步治疗，病人家属及单位领导要求转院，遂经救护车转运至我院，我科急诊予以简单清创后收住院。入院时病人神志尚清楚，稍烦躁。入院后予以补液，持续吸氧，心电监测，留置导尿，创面暴露，外涂聚维酮碘（安多福）等治疗。经治疗后病人病情相对平稳，可以耐受手术治疗。

术前诊断：① 烧伤40%，深Ⅱ度10%、Ⅲ度30%，面颈、躯干、四肢；② 吸入性损伤（轻度）。

手术适应证和禁忌证：四肢创面深，非手术难以愈合。术前检查无明显手术禁忌证。

拟施手术：四肢削痂，自体微粒＋大张异体皮移植，头部、双下肢取皮术。

拟施麻醉方式：全身麻醉。

注意事项：术中可能出现麻醉意外，出血，呼吸、心搏骤停；术后可能发生移植皮片排斥、血肿、感染、坏死，遗留瘢痕及挛缩；供皮区感染延迟愈合；术后外形及功能不理想。故术中应注意生命体征监测，保持呼吸道通畅，仔细操作，充分止血，术后给予抗感染和观察生命体征等治疗。

毛××

手术记录

手术日期：2016年7月13日

术前诊断：1. 烧伤40%，深Ⅱ度10%、Ⅲ度30%，面颈、躯干、四肢
　　　　　2. 吸入性损伤（轻度）

术后诊断：1. 烧伤40%，深Ⅱ度10%、Ⅲ度30%，面颈、躯干、四肢
　　　　　2. 吸入性损伤（轻度）

手术名称：四肢削痂，自体微粒＋大张异体皮移植，头部、双下肢取皮术

手术医师：王××、李××、赵××、丁××、毛××、罗××

麻醉医师：刘××

麻醉方法：全身麻醉

手术经过：麻醉成功后，病人取仰卧位，双上肢外展，术区皮肤常规消毒、铺无菌单。

下肢取皮组：用电动取皮刀在双下肢正常皮肤处切取刃厚皮片约5%，剪成微粒备用。

头部取皮、削痂组：用1∶100万的肾上腺素生理盐水500 ml在头部帽状腱膜层行浸润注射，用滚轴刀在头皮处切取刃厚皮片约2.5%，剪成微粒备用；用油纱和多层干敷料覆盖头部，加压包扎固定。

右上肢削痂植皮组：右上臂上止血带，用圆刀在右上肢创面边缘划分界线，用滚轴刀削除创面坏死组织，部分创面深达脂肪层。用过氧化氢、生理盐水、含庆大霉素盐水依次冲洗，电凝止血，用自体微粒＋大张异体皮覆盖，用钉皮机固定于创面，含庆大霉素盐水纱布覆盖，多层干敷料加压包扎固定，松止血带。

左下肢削痂植皮组：左大腿上止血带，用圆刀在左下肢创面边缘划出分界线，用滚轴刀削除创面坏死组织，部分深达脂肪层。过氧化氢、生理盐水、含庆大霉素盐水依次冲洗，电凝彻底止血，用自体微粒＋大张异体皮覆盖，用钉皮机固定于创面；含庆大霉素盐水纱布覆盖，多层干敷料包扎固定，松止血带。

左上肢削痂植皮组：方法同右上肢组；右下肢削痂植皮组：方法同左下肢组。

术中麻醉满意，术程顺利，术中出血约400 ml；术中总入量4300 ml，其中血浆1000 ml、悬浮红细胞750 ml；尿量400 ml，术后安返病房。

毛××

2016年7月13日　术后病程记录

今日上午在全身麻醉下行四肢削痂，自体微粒＋大张异体皮移植，头部、双下肢取皮术。麻醉成功后，病人取仰卧位，双上肢外展，术区皮肤常规消毒铺无菌单。下肢取皮组：用电动取皮刀在双下肢正常皮肤处切取刃厚皮片约5%，剪成微粒备用。头部取皮、削痂组：用1∶100万的肾上腺素生理盐水500 ml在头部帽状腱膜层行浸润注射，用滚轴刀在头皮处切取刃厚皮片约2.5%，剪成微粒备用；用油纱和多层干敷料覆盖头部，加压包扎固定。右上肢削痂植皮组：右上臂上止血带，用圆刀在右上肢创面边缘划出分界线，用滚轴刀削除创面坏死组织，部分创面深达脂肪层。用过氧化氢、生理盐水、含庆大霉素盐水依次冲洗，电凝彻底止血，用自体微粒＋大张异体皮覆盖，用钉皮机固定于创面，含庆大霉素盐水纱布覆盖，多层干敷料加压包扎固定，松止血带。左下肢削痂植皮组：左大腿上止血带，用圆刀在左下肢创面边缘划出分界线，用滚轴刀削除创面坏死组

织，部分深达脂肪层。过氧化氢、生理盐水、含庆大霉素盐水依次冲洗，电凝彻底止血，用自体微粒＋大张异体皮覆盖，用钉皮机固定于创面；庆大霉素盐水纱布覆盖，多层干敷料包扎固定，松止血带。左上肢削痂植皮组：方法同右上肢组。右下肢削痂植皮组：方法同左下肢组。术中麻醉满意，术程顺利，术中出血约 400 ml；术中总入量 4300 ml，其中血浆 1000 ml、悬浮红细胞 750 ml；尿量400 ml，术后安返病房。予以抗感染、止血及营养支持治疗。

毛××

病程记录：略。

出院小结

2016 年 8 月 1 日

姓名：张××，性别：男，年龄：37 岁，部职别：河北邯郸钢厂工人。

入院日期：2016 年 7 月 9 日，出院日期：2016 年 8 月 2 日，共住院：24 天。

入院情况：因面颈、躯干、四肢被火焰烧伤后 16 小时余。神志尚清楚，稍烦躁，心率 136 次/分，律齐，各瓣膜听诊区未闻及病理性杂音，双肺呼吸音粗，未闻及干、湿啰音，腹平软，肠鸣音正常。全身多处（含面颈、躯干、四肢）可见烧伤创面，面积约 40%，创面外涂磺胺嘧啶银粉，为灰白色痂皮覆盖，创面基底苍白，小部分红、白相间，渗出少，局部稍肿胀，触痛弱，右上肢已行环行焦痂切开减张术，四肢末梢循环尚可。鼻毛烧焦，口腔黏膜散在大小不等水疱，咽后壁充血明显，无声音嘶哑，无呼吸困难。

入院诊断：① 烧伤 40%，深Ⅱ度 10%、Ⅲ度 30%，面颈、躯干、四肢；② 吸入性损伤（轻度）。

诊治经过：病人入院时血钠、血氯水平升高，多项化验指标异常，入院后经补液，限制钠盐摄入，补充水分及利尿，以及抗感染、纠正水电解质紊乱、保护脏器功能及营养支持等综合治疗，高钠血症得到控制，于 2016 年 7 月 13 日在全身麻醉下行四肢削痂，自体微粒＋大张异体皮移植，头部、双下肢取皮术。术后病人植皮存活良好，术后 2 周四肢术区创面表面异体皮溶脱，异体皮下自体微粒皮爬行良好，创面已愈合，头面颈部、躯干部创面已愈合。

目前情况：病人一般情况好，创面已愈合。

出院诊断：① 烧伤 40%，深Ⅱ度 10%、Ⅲ度 30%，面颈、躯干、四肢　② 吸入性损伤（轻度）

出院医嘱：① 定期门诊复查；② 加强功能锻炼；③ 预防瘢痕生长，伤处戴弹力套；④ 防阳光暴晒，面部行皮肤护理。

毛××

第二十五节 整形外科病历

一、整形外科病历内容及书写要求

一般书写同普通外科，尚应注意询问下列各项：

（一）病史

1. 新鲜创伤　受伤原因、时间，急救处理及治疗经过等。

2. 后天畸形　依其原因可分为：① 烧伤后畸形：烧伤原因、日期、深度、面积、部位、早期治疗，Ⅱ度烧伤植皮时间，创面与供皮区愈合情况，出院时功能恢复程度。② 创伤后畸形：负伤原因，早期处理经过，有无感染，创口愈合时间及愈合情况。③ 感染后畸形：感染原因、时间、治疗经过及愈合情况。④ 肿瘤：发病年龄，职业，发病时间及经过。

3. 先天畸形　家族中有无类似畸形，母亲在怀孕期及围生期有无异常（如风疹病毒感染）。

4. 局部病变　对功能与外貌的影响，及其对劳动与生活的关系。

5. 既往病史　以往若施行过手术，应询问手术前病变，手术次数、时间、经过、麻醉，手术后创面愈合及效果（包括有无并发症）。

6. 其他　询问病人对功能、外貌要求恢复到何种程度。

（二）体格检查

除与普通外科检查相同外，应特别注意下列各项：

1. 一般检查　① 注意全身皮肤的质与量：质的方面如皮肤色泽、毛发分布、皮下组织多寡、有无皮肤病等，量的方面如健康皮肤面积等。② 注意全身各处瘢痕的分布、面积大小，有无增生与形成瘢痕疙瘩倾向，以及可供利用的供皮区等。③ 先天性畸形，应特别注意有无内脏及其他部位畸形。

2. 局部检查　① 局部畸形的范围与其性质（如组织移位、增生或缺损等）。② 局部病变对周围组织功能与形态的影响。各种运动姿态下详细检查（包括尺量、测量角度、两侧对比等）关节、肌肉、神经功能障碍程度。③ 有无感染病灶。局部情况绘图说明，如有条件应照相。

（三）辅助检查

除常规检查及测定出血、血凝时间外，凡须在全身麻醉下进行长时间手术者，广泛肉芽创面的皮肤移植病人，年老体弱需行较大手术者，以及长期住院曾施行多次手术者，均应查肝、肾功能。必要时做心电图、肌电图、X线等检查。

（四）记录要求

1. 病历记录、病程记录及手术记录同普通外科常规。但手术记录中，除包括简述病史与本次手术目的，并附简图说明外，尚须注明各项测量的数据，例如病变的大小与深度，病变切除或瘢痕松解后的创面大小及肢体活动程度，切取皮片的部位、面积与厚度。任意皮瓣之瓣长、蒂宽、方向、转移的角度及血运情况。吻合血管的游离皮瓣血管蒂长度、口径、血管吻合方法等。

2. 手术前、分期手术过程中及手术后局部情况，应绘简图和照相。照相的体位，必须能完全表达畸形的主要部位与功能活动时的障碍。每次照相的体位、角度应相同，以便对比。

3. 病程记录应包括：肢体固定方法与时间、供皮区愈合天数及有无感染，植皮存活率[（存活面积/植皮面积）×100]、功能锻炼时间、理疗情况，出院时功能恢复及瘢痕改变。

二、整形外科病历示例

入 院 记 录

姓名：黄××　　籍贯：湖北省大悟县
性别：男　　单位职业：无
年龄：5 岁　　入院日期：2016 年 3 月 28 日 10：00
婚否：未婚　　病史采取日期：2016 年 3 月 28 日 10：00
民族：汉族　　病史记录日期：2016 年 3 月 28 日 10：30
病史陈述者：患儿母亲，可靠

主诉　烫伤后颈部瘢痕 3 年余，影响头部上抬及外观。

现病史　患儿于 3 年前由于家长照顾不周，不慎被热水烫伤颈部，家长未予以重视，未及时到医院就诊，自行在家涂抹牙膏。10 天后创面仍未愈合，并有中量脓性分泌物，后在当地医院就诊，诊断烫伤 1%，深Ⅱ度，颈前部；当时考虑自行愈合困难，行颈部清创植皮、右大腿取皮术，术后 10 天创面愈合，约 1 个月后颈前部出现大片状瘢痕组织生长，最初瘢痕对颈部活动影响不大，约 2 个月后瘢痕继续增生，逐渐出现头部上抬受限，后仰位下唇外翻，同时遗留明显瘢痕，影响头颈部功能及外观，现要求入院手术治疗，解决颈部功能及外形。近来患儿精神、饮食、睡眠良好，无发热、咳嗽，大、小便无异常。

既往史　平素体健，否认肝炎、结核病等传染病史，按期接种疫苗，种类不详。

系统回顾

五官：无畏光、流泪、红眼、流脓涕、耳流脓、咽痛、牙痛病史。
呼吸系统：无咳嗽、气喘、胸痛、咳痰、咯血、午后潮热等病史。
循环系统：无心悸、气促、水肿、发绀、胸痛等症状。
消化系统：无泛酸、嗳气、腹痛、腹胀、便血、黄疸、呕血等病史。

血液系统：无瘀斑、紫癜。

内分泌及代谢系统：无多饮、多食、多尿和消瘦史。无心悸、多汗史。

泌尿生殖系统：无腰痛、少尿、血尿、尿频、尿急等症状。

运动系统：无关节红肿、脱位、运动障碍史。

神经精神系统：无头痛、头晕、失眠、昏迷、惊厥、瘫痪、感觉障碍及精神异常病史。

外伤及手术史：于3年前不慎被热水烫伤颈部，当时行颈部清创植皮、右大腿取皮术。

中毒及过敏史：2011年2月发现青霉素皮肤试验阳性。无中毒史。

个人史 生于北京，足月顺产，母乳喂养；无外地长期居住史，否认疫区、疫水接触史。

家族史 父母体健，否认家族性遗传病史。

体格检查

一般情况 体温36.8℃，脉搏94次/分，呼吸20次/分，血压未测，体重18 kg，发育正常，营养中等，神志清楚，表情自然，体位自如，语言清晰，应答切题，查体合作。

皮肤 色泽正常，温、湿度适宜，富有弹性，无黄染、水肿、皮疹、出血点、蜘蛛痣、溃疡，瘢痕（颈部瘢痕详见专科情况）无皮下结节。

淋巴结 全身浅表淋巴结未触及肿大及压痛。

头部

头颅 大小形态正常，无红肿及异常运动，毛发浓黑、有光泽、分布均匀。无头癣、疮疖及瘢痕。

眼部 两眼裂等大，上睑无下垂，眼睑无闭合不全及水肿。眼球运动灵活，无斜视、突出、凹陷及震颤，球结膜透明、湿润，无充血、水肿、颗粒及瘢痕。巩膜无黄染，角膜光滑、透明，未见新生血管、溃疡及斑翳。双侧瞳孔等大等圆，对光反射、调节反射正常。

耳部 耳廓无畸形，外耳道无炎症、出血、溢脓及分泌物。乳突无压痛。两耳听力良好。

鼻部 无畸形，未见鼻翼扇动，鼻道通畅，无分泌物。鼻中隔无偏曲。鼻窦区无压痛。

口腔 唇色红润，无疱疹、糜烂及畸形。齿洁白整齐，无龋齿，牙龈无充血。舌质红，苔薄白润洁，舌运动自如，无歪斜、震颤及形态异常。口腔黏膜正常，未见出血斑及色素沉着。咽部无充血、水肿，扁桃体无肿大，咽反射正常，软腭运动无异常。腮腺无肿大、压痛，腮腺管开口无红肿。呼吸无明显臭味。

颈部 详见整形外科情况。

胸部

胸廓　形态正常，两侧对称，肋间平坦，运动正常，胸壁无扩张血管，无破溃或瘢痕，无肿块及压痛，乳头形态正常，无乳汁分泌。

肺脏　视诊：呼吸均匀，节律整齐，深度一致，呼吸运动自如，两侧对称，呈胸、腹式呼吸。

触诊：胸部无压痛，语音震颤对称，无皮下捻发感及胸膜摩擦感。

叩诊：两肺反响正常，肺下界位于肩胛下角线第10肋间，移动度1 cm。

听诊：呼吸音及语音传导双侧对称，无增强及减低现象，未闻及干湿啰音、摩擦音及捻发音。

心脏　视诊：心前区无隆起、心尖搏动不明显。

触诊：心尖搏动在左侧第5肋间，锁骨中线内侧1 cm处最强，无抬举性冲动、震颤及摩擦感。

叩诊：心浊音界正常，如右表。

右(cm)	肋间	左(cm)
1.0	Ⅱ	1.5
2.0	Ⅲ	3.0
2.5	Ⅳ	4.5
	Ⅴ	6.5

锁骨中线距前正中线7 cm

听诊：心率94次/分，节律规整，各瓣膜听诊区心音正常，未闻及杂音，P2＞A2，无心包摩擦音。

腹部　视诊：腹部平坦，呼吸运动正常，无腹壁静脉曲张及蠕动波。脐形态正常，肾区无饱满、隆起。

触诊：腹软，无压痛及反跳痛，未触及包块，无波动感。肝、脾未触及，无压痛。

叩诊：呈轻度鼓音，无移动性浊音及叩击痛，肝浊音上界右第五肋间，脾浊音界无异常。

听诊：肠鸣音3～5次/分，胃区无振水音，肝、脾区无摩擦音，未闻及血管杂音。

外阴及肛门　外生殖器发育正常，可触及睾丸组织，尿道口无分泌物，尿道口无肿胀、发红及压痛，肛周无隆起及脓性分泌物，肛门无皮赘及前哨痔，无瘘管及皮疹。

脊柱及四肢　脊柱呈生理弯曲，无压痛及叩击痛，肋脊角无压痛及叩击痛，四肢对称，运动不受限，各关节无红肿、发热及触痛，肌肉丰满，肌力正常，下肢无水肿及静脉曲张，甲床无微血管搏动，股动脉及肱动脉无枪击音，血管弹性无异常，动脉搏动良好，未见杵状指(趾)及匙状指(趾)，双手功能良好，对指握拳功能自如。

神经系统　四肢运动及感觉良好，肱二头肌腱反射、肱三头肌腱反射、腹壁反射、膝腱反射及跟腱反射正常，两侧对称，巴宾斯基征及凯尔尼格征阴性。

整形外科情况

视诊：颈前部可见片状倒三角形瘢痕，上自下颌缘，下达胸骨柄，两侧沿至锁骨中内 1/3 水平，大小约 15 cm×10 cm，瘢痕轻度突出皮肤，表面凹凸不平，无充血、水肿、破溃及皲裂，黑褐色。

触诊：瘢痕中央部略硬，周边稍软，基底可移动，局部无压痛。

运动：头部处于中立位时，轻度前倾，周围皮肤组织无明显牵拉移位，左、右转动时对侧皮肤即呈紧张，活动受限；头后伸角度 30°，口裂闭合不全，下唇出现轻度外翻。

辅助检查 血常规：WBC 4.7×10^9/L，N40%，L55%，E 1%，M 3%，Hb 130 g/L，出血时间 1 分钟，凝血时间 2 分钟，PLT 224×10^9/L。尿常规阴性，粪黄软、成形、虫卵阴性。

肝功能：总胆红素 10.3 μmol/L，总蛋白 72 g/L，球蛋白 30 g/L；丙氨酸氨基转移酶 14 U/L。

肾功能：BUN 3.5 mmol/L，Cr88.4 μmol/L，CO_2 CP 25.1 mmol/L（56 vol%）。

小结 黄××，男，5 岁，因烫伤后颈部瘢痕 3 年余，影响功能及外观入院。患儿于 3 年前不慎被热水烫伤颈部，10 天后创面仍未愈合，在当地医院就诊，诊断烫伤 1%，深Ⅱ度，颈前部；曾行颈部清创植皮、右大腿取皮术，术后 10 天创面愈合，约 1 个月后颈前部出现大片状瘢痕组织生长，约 2 个月后逐渐出现头部上抬受限，后仰位下唇外翻，同时遗留明显瘢痕，影响头、颈部功能及外观，现要求入院手术治疗，解决颈部功能及外形。体检：颈前部可见片状倒三角形瘢痕，大小约 15 cm×10 cm，瘢痕轻度突出皮肤，表面凹凸不平，无继续增生现象，表面无破溃，中央较硬，头部上抬轻度受限，后仰下唇发生轻度外翻。

最后诊断	**初步诊断**
同右	颈部瘢痕挛缩，烫伤后
李××	李××
2016 年 3 月 28 日	2016 年 3 月 28 日

首次病程记录

2016 年 3 月 28 日 10:30

姓名：黄×× 性别：男性 年龄：5 岁

因“烫伤后颈部瘢痕 3 年余”，于今日 10:00 入院。

综合病例特点：

1. 一般情况 患儿，男，5 岁。

2. 病史要点 患儿于 3 年前不慎被热水烫伤颈部，10 天后创面仍未愈合，在当地医院就诊，诊断烫伤 1%，深Ⅱ度，颈前部；曾行颈部清创植皮、右大腿取皮术，术后 10 天创面愈合，约 1 个月后颈前部出现大片状瘢痕组织生长，约 2 个月后逐渐出现头部上抬受限，后仰位下唇外翻，同时遗留明显瘢痕，影响头、颈部功能及外观，现要求手术治疗，解决颈部功能及外形问题。近来患儿饮食、睡眠好，无发热、咳嗽，大、小便正常。

3. 既往史　平素健康，2011 年 2 月发现青霉素皮肤试验阳性。

4. 体格检查

(1) 一般检查：体温 36.8℃，脉搏 94 次/分，呼吸 20 次/分，血压未测，体重 18 kg，一般情况好，皮肤巩膜无黄染，浅表淋巴结不大。咽部无充血，双侧扁桃体不大。双肺未闻及干、湿啰音。心率 94 次/分，律齐，各瓣膜听诊区未闻及病理性杂音。腹软，无压痛，肝脾肋下未触及。双下肢无水肿。

(2) 专科检查：颈前部可见片状倒三角形瘢痕，上自下颌缘，下达胸骨柄，两侧沿至锁骨中、内 1/3 水平，大小约 15 cm×10 cm，瘢痕轻度突出皮肤，表面凹凸不平，表面无充血、水肿、破溃及皲裂，黑褐色，瘢痕中央部略硬，周边较软。瘢痕挛缩致头部上抬轻度受限。下颌、口角、下唇轻微向下牵扯畸形。

5. 辅助检查　血常规：WBC 4.7×10^9/L，N 40%，L 55%，E 1%，M 3%，Hb 130 g/L，出血时间 1 分钟，血凝时间 2 分钟，PLT 224×10^9/L。尿常规阴性，粪黄软，成形，虫卵阴性。肝功能：总胆红素 10.3 μmol/L，总蛋白 72 g/L，球蛋白 30 g/L；ALT 14 U/L。肾功能：BUN 3.5 mmol/L，Cr 88.4 μmol/L，CO_2 CP25.1 mmol/L。

拟诊讨论：病史清楚，体征直观，诊断明确。

诊断：颈部瘢痕挛缩，烫伤后。

诊疗计划：① 二级护理，普食；② 请上级医师查房，决定治疗方案，择期手术；③ 查血、尿、便常规，肝功能，肾功能，电解质，术前四项，血凝四项。胸部平片，心电图。

李××

2016 年 3 月 30 日　**柴××主任查房记录**

柴××主任检查患儿后指示：① 依据患儿病史、症状、体征，诊断明确；② 同意目前诊断，针对患儿采用皮肤组织扩张术治疗可以减少供区再出现新的瘢痕，有利于减轻患儿发育过程中的心理负担，可以选择胸前区埋置两个扩展器，大小根据局部情况进行测量，同时考虑二期手术设计；③ 因为患儿年龄小，术中注意止血彻底；术后注意局部引流，防止血肿形成；扩张器不要外露，观察局部扩张皮瓣血运，交代患儿家属保护扩张器；④ 向患儿家属交待治疗过程需要两次手术。

李××

第一次手术记录

手术时间:2016 年 4 月 3 日　　手术名称:胸部扩张器植入术

术前诊断:颈部瘢痕挛缩,烫伤后　　术后诊断:颈部瘢痕挛缩,烫伤后

手术医师:吴××、李××、孙××、王×、文×

麻醉医师:赵××　　麻醉方法:全身麻醉

手术经过:麻醉成功后,术区常规聚维酮碘、乙醇消毒,铺无菌巾。患儿取仰卧位。先根据扩张器大小,用亚甲蓝画出手术剥离范围。沿颈部左侧瘢痕缘距正常皮肤约 0.5 cm 处取切口、长约 8 cm,切开皮肤各层直达深筋膜浅层,用乳房剥离器钝性分离颈部腔隙达预定范围,形成适合 180 ml 扩张器置入的腔隙,生理盐水纱布充填腔隙压迫止血,明确无活动性出血后,将扩张器置入预定腔隙,并注入生理盐水30 ml,扩张器下放置橡皮片引流条,严密缝合切口缘皮下组织与基底组织数针封闭腔隙,皮肤间断缝合,注射壶外置固定。同样方法,在颈部右侧深筋膜浅层分离腔隙,置入 100 ml 扩张器,扩张器内注水 30 ml。以油纱布、乙醇纱布及多层干敷料覆盖,加压包扎。术中麻醉满意,手术顺利,出血约 40 ml,术后患儿安返病房。

李××

2016 年 4 月 3 日　**第一次术后病程记录**

今日上午 8:30 在全身麻醉下行胸部扩张器植入术。患儿取仰卧位,根据扩张器大小,用亚甲蓝画出手术剥离范围。沿胸部左侧瘢痕缘距正常皮肤约 0.5 cm 处取切口、长约 8 cm,切开皮肤各层直达深筋膜浅层,钝性分离胸部腔隙达预定范围,形成适合 180 ml、100 ml 扩张器置入的腔隙,将扩张器置入预定腔隙,并注入生理盐水 30 ml,扩张器下放置橡皮片引流条各一根,注射壶外置固定,术中麻醉满意,出血约 40 ml。术后给予半卧位促进引流、抗生素预防感染、止血药防止出血,持续吸氧、心电监测,严密观察病情变化。

李××

2016 年 4 月 5 日　**柴××主任查房记录**

柴××主任查房记录:患儿术后第二天,诉切口疼痛明显缓解;观察面色红润,唇无发绀。生命体征平稳,一般状况尚可。术区敷料包扎固定好,无脱落、无渗出。换药时见胸部扩张器植入区皮肤颜色红润,切口对合良好,胸部创面引流条引流通畅,左侧引流条引出约 2 ml 陈旧性血液;右侧引流条引出陈旧性血液 15 ml。患儿颈部左侧引流量较少可拔除;右侧引流量较多,注意观察,及时更换敷料,待引流量减少后可拔除。加强创面换药。观察病情变化。

李××

交班记录

2016年5月25日

姓名：黄××　　　　性别：男　　　　年龄：5岁

入院日期：2016年3月28日，已住院58天。

入院时情况：3年前不慎被热水烫伤颈部，烫伤总面积约1%，颈部创面感染，行颈部清创植皮、右大腿取皮术，术后10天创面愈合，约1个月后颈前部出现大片状瘢痕组织生长，以后瘢痕继续增生，逐渐出现头部上抬受限，后仰位下唇外翻，同时遗留明显瘢痕，影响头颈部功能及外观，要求手术治疗。

入院时查体：心肺无异常，颈前部可见片状倒三角形瘢痕，上自下颌缘，下达胸骨柄，两侧沿至锁骨中、内1/3水平，大小约15 cm×10 cm，瘢痕轻度突出皮肤，表面凹凸不平，表面无充血、水肿、破溃及皲裂，黑褐色，瘢痕中央部略硬，周边较软。瘢痕挛缩牵扯致头部上抬轻度受限。下颌、口角、下唇轻微向下牵扯畸形。

诊断：颈部瘢痕挛缩，烫伤后。

入院后诊疗经过：经常规检查及辅助检查未发现异常，于2016年4月3日上午在全身麻醉下行胸部扩张器植入术。术中植入180 ml、100 ml扩张器各一个，扩张壶外置，手术顺利。术后经过平稳。现为第58天，累计注水左侧419 ml，右侧288 ml。

交班注意事项：继续扩张器注水，等待第二次手术，余无特殊。

李××

接班记录

2016年5月26日

姓名：黄××　　　　性别：男　　　　年龄：5岁

入院日期：2016年3月28日，已住院59天。

入院时情况：3年前不慎被热水烫伤颈部，烫伤总面积约1%，颈部创面感染，行颈部清创植皮、右大腿取皮术，术后10天创面愈合，约1个月后颈前部出现大片状瘢痕组织生长，以后瘢痕继续增生，逐渐出现头部上抬受限，后仰位下唇外翻，同时遗留明显瘢痕，影响头颈部功能及外观，要求手术治疗。入院时查体：心肺无异常，颈前部可见片状倒三角形瘢痕，上自下颌缘，下达胸骨柄，两侧沿至锁骨中、内1/3水平，大小约15 cm×10 cm，瘢痕轻度突出皮肤，表面凹凸不平，表面无充血、水肿、破溃及皲裂，黑褐色，瘢痕中央部略硬，周边较软。瘢痕挛缩牵扯致头部上抬轻度受限。下颌、口角、下唇轻微向下牵扯畸形。

诊断：颈部瘢痕挛缩，烫伤后。

入院后诊疗经过：经常规检查及辅助检查未发现异常，于2016年4月3日上午在全身麻醉下行胸部扩张器植入术。术中植入180 ml、100 ml扩张器各一个，扩张壶外置，手术顺利。术后经过平稳。现为第59天，现累计注水左侧419 ml，右侧288 ml。

接班诊疗计划：继续扩张器注水，等待第二次手术。

孙××

第二次手术记录

手术日期：2016年6月4日

术前诊断：① 颈部瘢痕挛缩，烫伤后；② 胸部扩张器植入术后

术后诊断：① 颈部瘢痕挛缩，烫伤后；② 胸部扩张器植入术后

手术名称：胸部扩张器取出，瘢痕切除，扩张皮瓣转移术

手术医师：吴××、陈××、贾×、常×、孙××

麻醉医师：赵×× 麻醉方法：全身麻醉

手术经过：麻醉成功后，术区常规消毒，铺无菌巾。患儿取仰卧位。沿颈部瘢痕边缘切开瘢痕组织至颈阔肌，沿颈阔肌浅层分离切除瘢痕约12 cm×8 cm，使颈部可充分后倾，创面皮肤缺损约140 cm^2，电凝止血；按扩张器植入原切口切开皮肤，沿切口分离两侧扩张囊，取出扩张器。于两侧扩张皮肤分别设计蒂为颈横动脉颈段皮支和胸廓内动脉逆向轴性扩张皮瓣，大小分别为左侧13 cm×7 cm，右侧13 cm×6 cm，沿扩张皮瓣远端及两侧按设计画线切开皮肤，电刀分离形成皮瓣，将皮瓣内侧面囊壁间断用电刀切开表面浆膜层，充分舒展扩张皮瓣；将双侧皮瓣向上、向内侧旋转，覆盖颈部创面，间断缝合固定皮瓣，供区边缘皮下分离后直接缝合封闭皮瓣旋转后暴露创面。于两侧皮瓣低位放置负压引流条一根，两皮瓣远端留置打包线，凡士林纱布、松软干纱布填塞，打包加压。

术中麻醉满意，手术顺利，出血约100 ml，术后患儿安返病房。

孙××

2016年6月4日 **第二次术后病程记录**

今日上午在全身麻醉下行胸部扩张器取出，颈部瘢痕切除，局部皮瓣转移术。麻醉成功后，常规消毒，铺无菌巾。患儿取仰卧位。切除颈部瘢痕，止血；取出胸部扩张器。两侧分别设计蒂为颈横动脉颈段皮支和胸廓内动脉逆向轴性扩张皮瓣，将皮瓣内侧面囊壁间断用电刀切开表面浆膜层；将双侧皮瓣向上、向内侧旋转，覆盖颈部创面，缝合固定皮瓣，供区直接缝合封闭暴露创面。于两侧皮瓣低位放置引流条一根，打包加压。术中麻醉满意，手术顺利，出血约100 ml，患儿安返病房。术后给予抗感染及对症治疗，观察病情变化随时处理。

孙××

2016 年 6 月 5 日　**陈××副主任查房**

陈××副主任代执行主治医师查房检查患儿：术后第 1 天，患儿一般情况尚可，生命体征平稳。颈部术区打包固定良好，无渗出及异味。负压引流引出少量血性液体。指示：患儿病情平稳，可给予低分子右旋糖酐 250 ml 每日一次，给予地塞米松 5 mg，防止皮瓣血运障碍，余无特殊处置，注意观察病情变化，及时处理。

孙××

2016 年 6 月 6 日　**柴××主任查房记录**

柴××主任查房检查患儿：术后第 2 天，患儿一般情况尚可，生命体征平稳，颈部术区打包固定良好，无渗出及异味，今日打开颈部术区见皮瓣血运良好，拔除负压引流。指示：患儿术后第 2 天，注意观察皮瓣血运，皮瓣远端可继续打包包扎，有助于静脉回流，停用低分子右旋糖酐，余治疗同前。

孙××

出 院 小 结

2016 年 6 月 16 日

姓名：黄××，性别：男，年龄：5 岁。

入院日期：2016 年 3 月 28 日，出院日期：2016 年 6 月 16 日共住院：80 天。

入院情况：患儿于 3 年前不慎被热水烫伤颈部，伤后曾在当地医院治疗，创面愈合，但遗留明显瘢痕，影响头颈部功能及外观。全身一般情况可，颈前部可见片状倒三角形瘢痕，上自下颌缘，下达胸骨柄，两侧沿至锁骨中、内 1/3 水平，大小约 15 cm×10 cm，瘢痕轻度突出皮肤，表面凹凸不平，表面无充血、水肿、破溃及皲裂，黑褐色，瘢痕中央部略硬，周边较软。瘢痕挛缩牵扯致头部上抬轻度受限，下颌、口角、下唇轻微向下牵扯畸形，咀嚼及呼吸运动无影响。

入院诊断：颈部瘢痕挛缩，烫伤后。

诊疗经过：患儿入院后完善术前检查，于 2016 年 4 月 3 日在全身麻醉下行胸部扩张器植入术，术后定期注水扩张。扩张满意后，于 2016 年 6 月 4 日在全身麻醉下行胸部扩张器取出，颈部瘢痕切除，扩张皮瓣转移术。

出院时情况：术后患儿病情平稳，术区愈合良好，外观、功能改善满意，按期拆线。

出院诊断：颈部瘢痕挛缩，烫伤后。

出院医嘱：① 加强颈部功能锻炼；② 患处弹力套加压；③ 外用防止瘢痕生长药物；④ 定期门诊复查，有变化随诊。

孙××

第二十六节　骨科病历

一、骨科病历内容及书写要求

骨科病历基本内容与普通外科病历相同，尚须特别注意下列各项：

（一）病史

1. 起病　起病时日、缓急，有何诱因及其经过情况。

2. 外伤史　受伤时间、原因、场所及详细经过，特别注意受伤时姿势、位置、身体着地或受暴力的方向，有无伤口。对交通事故，尚应了解何种车辆及其载重、车速及伤后救治经过。对战伤应了解当时情况及致伤武器。

3. 症状　如疼痛（包括起因、部位、程度、持续时间及影响因素等）、跛行、肿块、畸形、关节僵硬（或挛缩）、无力和功能障碍、全身表现等。

4. 既往史　应包括外伤史、结核病史及其他感染性疾病史，以及有无长期接受药物治疗（尤其是激素类药物）史、药物反应、过敏、出血倾向等。

5. 个人史　如职业、经历、劳力及工作情况等。

6. 家族史　询明家族成员有无结核病、肿瘤、血友病、痛风、先天性畸形及遗传异常病史。

（二）体格检查

专科检查应注意下列各项。

1. 视诊　患肢所呈姿势、步态，有无跛行，是否扶拐等。患部有无皮下静脉怒张、肿胀、瘀斑、瘢痕、色素沉着、窦道、分泌物及其性质等。头、颈、躯干、四肢是否对称，脊柱生理弯度有何改变，肢体有无旋转、成角，各关节有无屈曲、内收、外展、内翻、外翻等畸形。并注意有无肿块及肌肉有无萎缩（或肥大）、震颤及肢体末端血运情况。

2. 触诊　检查压痛部位、程度、范围，患部有无异常活动或异常感觉，如骨摩擦感、捻发感、肌腱弹跳等（新鲜骨折不宜做此检查）。肌肉张力如何。有无肿块，并注意其大小、硬度、移动度、波动感、界限、局部皮肤温度等，骨突点的标志是否正常。

3. 叩诊　有无纵轴叩击痛（传导痛）。

4. 听诊　关节活动时有无异常响声、骨传导音异常。

5. 测量

（1）肢体长度测量：将双侧肢体放在对称位置以便对比。① 上肢长度：自肩峰至桡骨茎突尖端（或中指尖端）。其中自肩峰至肱骨外上髁为上臂长度，外上髁至桡骨茎突为前臂长度。② 下肢长度：自髂前上棘至内踝顶点为下肢真性长度，自脐至胫骨内踝顶点为相对长度。如测大腿和小腿长度，则以膝关节内侧间隙为起止点。

（2）肢体周径测量：选择肌肉萎缩或肿胀明显之平面，测量其周径，并量健侧对称部位的周径，分别记录，以资对比。

（3）肢体轴线测量：① 肘外翻：上肢伸直、前臂外旋后，测量前侧上臂中线与前臂中线在肘部所形成向桡侧偏斜的角度。② 肘内翻：上肢伸直，前臂外旋后，测量肘部向尺侧偏斜的角度。③ 膝内翻：下肢直立时，两踝并拢，测量两膝间距离。④ 膝外翻：下肢直立时，两膝并拢，测量两侧胫骨内踝间距离。

（4）关节活动度测量：观测（目测或量角器测量），并记录被检关节向各个方向的主动与被动运动的范围与程度。每个关节从中立位到各方向运动所达之角度，并与健侧对比，同时记录。如关节在非功能位时，则应测量在该位置的活动幅度。

6. 各关节特殊检查

（1）脊柱检查：

颈椎及腰椎活动的检查：前后伸屈活动、左右侧屈活动及左右旋转活动的范围，有无疼痛（部位）。

拾物试验：病人拾取地上物件时，仅屈膝、屈髋，而腰挺直不能弯曲者为阳性（检查脊柱有无弯曲运动障碍）。

床边试验（Gaenslen 征）：病人仰卧靠床边，健侧髋与膝完全屈曲，并用两前臂抱紧固定；检查侧下肢悬于床边外下方，当患侧髋关节后伸时，引起该侧骶髂关节部疼痛者为阳性（检查骶髂关节疾病）。

骨盆挤压分离试验：病人仰卧，检查时将两手按压病人骨盆髂前上棘处，向内挤压或向外分离，如引起骨盆部或骶髂关节部疼痛者为阳性（检查骨盆骨折与骶髂关节疾患，严重新鲜骨盆骨折伤员，忌用力试验）。

直腿抬高试验（Lasègue 征）：病人仰卧，两下肢伸直，检查者一手扶压髌前，以保持膝关节于伸直位，另一手握住踝部将患肢逐渐抬高，在未达 70°以前引起腰部及坐骨神经径路疼痛者为阳性（检查坐骨神经痛）。记录引起疼痛时的角度。

（2）髋关节检查：

Thomas 征：病人仰卧，病侧下肢放平时腰前凸增加；将健侧髋与膝尽量屈曲，使腰部平贴在检查台上，患肢不能伸直平放于床面者为阳性（检查髋关节屈曲畸形）。记录患肢髋关节屈曲于检查台所形成的角度。

“4”字试验（Feber 征）：仰卧位，检查侧髋膝关节呈屈曲状，并使髋关节外展外旋，小腿内收状，将足外踝置于对侧膝上部，双下肢呈“4”字或反“4”字。此时如果检查者一手固定骨盆，另一手在屈曲之膝关节内侧向下加压，使其放平。如诱发骶髂关节疼痛，则为阳性。操作过程中，如膝部不能放平，则表示髋关节有疾病。

站立提腿试验（Trendelenburg 试验）：病人站立，患侧下肢负重，另腿提起，髋膝屈曲，观察健侧臀皱襞，如健侧皱襞随之下垂，躯干向健侧倾斜为阳性（多表示髋关节脱位或臀中肌功能障碍），反之则为阴性。

Nelaton 线：病人仰卧，由髂前上棘至坐骨结节划一线，正常者此线恰通过股骨大粗隆顶点。如大粗隆上移而位于此线之上方，表示股骨头或颈缩短、上移。记录大粗隆移位的距离（与健侧比较）。

（3）膝关节检查：

浮髌试验：平卧位患膝伸直，放松股四头肌，检查者一手放在髌骨上方下压，另一手的手指按压髌骨，感到骨碰击或压力放松时手指感觉髌骨自然浮起者为阳性（表示膝关节内有积液）。

侧方加压试验：将膝关节伸直，检查者一手掌部抵住膝关节外侧，另一手握住踝部；并使膝关节被动向外侧方向运动，如有内侧副韧带牵拉疼痛或过渡向外侧方向运动者为阳性，表示内侧副韧带有损伤或松动。反之，一手掌部抵住膝关节内侧，另一手握住踝部，使膝关节被动向内侧方向运动，如外侧副韧带有牵拉痛或有过度向内侧运动者亦为阳性，表示外侧副韧带有损伤或松动。

抽屉试验：病人坐于床边，两小腿下垂。检查者握住小腿上部，由膝关节部将小腿向前向后推动，有过分向前移动，即表示前十字韧带断裂。反之，如有过分向后移动，即表示后十字韧带断裂。

麦氏（McMurray）征：病人仰卧，检查者一手握小腿踝部，另一手扶住膝部将髋与膝屈曲，使小腿外展外旋，然后逐渐将膝关节伸直。如引起内侧疼痛或响声即为阳性，表示内侧半月板损伤；如将小腿内收内旋，并将膝关节伸直，引起外侧疼痛或响声者，亦为阳性，表示外侧半月板损伤。

（4）肩关节检查：

Dugas 征：病人手摸到对侧的肩部时，而肘关节不能贴于胸前壁者为阳性，常见于肩关节脱位。

（5）肘关节检查：

Mill 征：肘关节伸直，前臂旋前位，将腕关节掌屈，引起肱骨外上髁处疼痛者为阳性。见于肱骨外上髁炎。

肘后三角与 Hueter 线：肘关节伸直时，正常者肱骨内、外上髁及尺骨鹰嘴突三骨点在一直线上（Hueter 线）。当肘关节完全屈曲时，三个骨突形成一等腰三角形。如肘关节后脱位，则三点关系改变；但肱骨髁上骨折时，则三者关系不变。

二、骨科病历示例

入 院 记 录

姓名:程××	单位职业:江西省乐平市农民
性别:女	家庭地址:江西省乐平市
年龄:62 岁	入院日期:2016 年 9 月 19 日 11:00
婚否:已婚	病史采取日期:2016 年 9 月 19 日 11:00
籍贯:江西省	病史记录日期:2016 年 9 月 19 日 11:30
民族:汉族	病情陈述者:本人,可靠

主诉　腰痛伴左下肢痛半年余,逐渐加重。

现病史　病人腰部疼痛伴左下肢痛半年余,逐渐加重,左大腿外侧疼痛、麻木,右下肢也有麻木、疼痛,双下肢明显乏力,步行后双下肢疼痛加重,近日睡眠时双上肢小指出现麻木致醒,行理疗、按摩等治疗后,症状无缓解,为求进一步诊治来我院,门诊以"腰椎退行性侧弯并腰椎管狭窄症"收入院。神志清,精神好,无发热,饮食睡眠好,大小便正常。

既往史　无肝炎及结核病病史,否认血吸虫病及其他传染病史。3 岁时曾患麻疹并发肺炎,发病后 5 周痊愈。4 岁曾患白喉并发咽肌麻痹,发病后 1 个月痊愈。9 岁患菌痢、便脓血,服中药治愈。幼年曾接种牛痘苗。前年春曾接种五联制剂 3 针,以后每年 5 月注射三联菌苗 1 针。

系统回顾

五官:头部无疮疖及外伤史。双眼视力好。无耳痛、流脓。无慢性鼻阻塞及流脓性分泌物史。无牙痛。前年曾有咽痛,诊断急性扁桃体炎,用青霉素、链霉素治愈。

呼吸系统:无气喘、胸痛、咳嗽、咳痰、咯血史。

循环系统:无心悸、气促 、发绀、呼吸困难。无心前区疼痛史。有高血压病史。

消化系统:2005 年以来,饮食不当时有中上腹胀不适,无泛酸、嗳气、呕吐,服复方氢氧化铝(胃舒平)治疗后症状消失。无腹泻及黑便史。

血液系统:皮肤、黏膜无反复出血、瘀点、瘀斑及贫血等病史。

泌尿生殖系:无尿频、尿急、尿痛、排尿异常、无颜面水肿、腰痛史。

内分泌及代谢系统:无多饮、多食、消瘦史。无多汗、易激动史。

神经精神系统:无头痛、眩晕、抽搐、意识障碍、精神错乱史。

运动系统：曾于1980年左上臂肱骨骨折。见专科情况。

外伤及手术史：无。

中毒及药物过敏史：无。

个人史 生于江西，未去过外地，无烟酒嗜好，无食生肉史。参加工作已30年，从事医疗工作。否认毒物、放射性物质接触史。月经16 $\frac{5\sim7}{28\sim30}$ 52。1978年结婚，1986年生1女。

家族史 父80岁，健康。母78岁，有慢性咳嗽，无咯血。有兄妹各1人，配偶及其女均健康。

体格检查

一般状况 体温36.2℃，脉搏78次/分，呼吸18次/分，血压130/80 mmHg。发育正常，营养欠佳。慢性痛苦病容，神志清，应答切题，查体合作。

皮肤 全身皮肤无黄染，弹性差，无水肿，无瘀点、瘀斑、皮下出血及紫癜。无肝掌及蜘蛛痣。

淋巴结 颌下、锁骨下、腋下及腹股沟浅表淋巴结未触及。

头部

头颅 无外伤、畸形，发黑，有光泽。无脱发及疮疖。

眼部 眼睑无下垂及倒睫，结膜无充血水肿。巩膜无黄染。角膜透明，双侧瞳孔等大等圆，运动自如，对光反射灵敏，调节反应正常。视力正常。

耳部 外耳道无分泌物，耳廓无牵拉痛，乳突部无压痛。听力粗侧正常。

鼻部 无畸形，鼻翼无扇动。鼻前庭无异常分泌物，通气良好，鼻窦无压痛。

口腔 无特殊气味，口唇、口角正常，口腔黏膜无溃疡，无出血点及色素沉着。牙齿正常，舌质红，苔黄腻，扁桃体不大。悬雍垂居中，咽部无充血，咽反射存在，声音无嘶哑。

颈部 对称，运动自如，颈无抵抗，未见颈静脉怒张。甲状腺不大，未触及结节及震颤，无血管杂音，气管居中。

胸部

胸廓 形状正常，双侧对称，肋间平坦，运动自如，胸壁无肿块及扩张血管。双侧乳房对称，无异常。

肺脏 视诊：呈胸式呼吸，节律及深浅正常，呼吸运动双侧对称。

触诊：语音震颤两侧相等，无摩擦感。

叩诊：反响正常，肺下界在肩胛下角线第10肋间，呼吸移动度3 cm。

听诊：呼吸音及语音传导双侧对称，无胸膜摩擦音及干、湿啰音。

心脏　视诊：心尖搏动不明显，心前区无隆起。

触诊：心尖搏动在左第 5 肋间、锁骨中线内侧 1 cm 处最强，无抬举性搏动、震颤及摩擦感。

叩诊：左、右心界正常。如右表。

右(cm)	肋间	左(cm)
0.0	Ⅱ	4.0
0.0	Ⅲ	6.0
1.0	Ⅳ	8.0
	Ⅴ	9.0

锁骨中线距前正中线 10 cm

听诊：心率 90 次/分，律齐，各瓣膜听诊区心音正常，未闻及杂音。无心包摩擦音。

腹部　视诊：腹部稍隆起，腹式呼吸存在。未见腹壁浅静脉曲张。未见肠型及蠕动波。

触诊：全腹柔软，肝、脾未触及。右上腹有深压痛，无反跳痛。莫菲征阴性。

叩诊：肝浊音上界右锁中线第 5 肋间，肝区无叩击痛阳性，无移动性浊音。

听诊：肠鸣音正常。未闻及血管杂音。

外阴及肛门　发育正常，无皮疹、溃疡、结节，无外痔及瘘管。

脊柱及四肢　见骨科情况。

神经系统　肢体感觉、运动正常，膝腱及跟腱反射正常，巴宾斯基征及凯尔尼格征阴性。

骨科情况　脊柱生理弯曲存在，腰 3、4 棘突间触痛(＋)，左侧腰椎旁叩痛(＋)。四肢无畸形，活动自如，关节无红肿，左下肢肌力Ⅳ级、肌张力正常，左下肢外侧皮肤痛、温觉减退。双下肢无凹陷性水肿，无杵状指(趾)。双侧膝反射活跃，未引出病理反射。

辅助检查　血常规：WBC 6×10^{9}/L，N 73%，L 27%，RBC 4×10^{12}/L，Hb 125 g/L。腰椎 X 线片示：腰 2、3 椎间横向错位，腰椎侧弯。腰椎 MRI 片示：腰 2、3 及腰 3、4 椎左侧神经根受压明显，腰椎管狭窄。颈椎 X 线片示：颈椎退行性变。

小结　程××，女性，62 岁，腰部疼痛伴左下肢痛半年余，逐渐加重，左大腿外侧疼痛、麻木，右下肢也有麻木、疼痛，双下肢明显乏力，步行后双下肢疼痛加重，入院后临床检查，脊柱生理弯曲存在，腰 3、4 棘突间触痛(＋)，左侧腰椎旁叩痛(＋)。四肢无畸形，活动自如，关节无红肿，左下肢肌力Ⅳ级、肌张力正常，左下肢外侧皮肤痛、温觉减退。腰椎 X 线片示：腰 2、3 椎间横向错位，腰椎侧弯。腰椎 MRI 示：腰 2、3 及腰 3、4 椎左侧神经根受压明显，腰椎管狭窄。颈椎 X 线片示：颈椎退行性变。

最后诊断

1. 腰椎退行性侧弯并腰椎管狭窄症
2. 高血压
3. 颈椎病

陈××

2016年9月19日

初步诊断

1. 腰椎退行性侧弯并腰椎管狭窄症
2. 高血压
3. 颈椎病

陈××

2016年9月19日

首次病程记录

2016年9月19日 12:00

姓名:程×× 性别:女

年龄:62岁 学位职业:江西省乐平市农民

因"腰痛伴左下肢痛半年余,逐渐加重",于2016年9月19日11:00分入院。

综合病例特点:

1. 一般情况 老年女性。

2. 病史要点 病人腰部疼痛伴左下肢痛半年余,逐渐加重,左大腿外侧疼痛、麻木,右下肢也有麻木、疼痛,双下肢明显乏力,步行后疼痛加重,睡眠时双上肢小指出现麻木致醒,行理疗、按摩等治疗后,症状无缓解,为求进一步诊治来我院,门诊以"腰椎退行性侧弯并腰椎管狭窄症"收入院。发病以来神志清,精神好,无发热,饮食睡眠好,大小便正常。

3. 既往史 曾于1980年因左上臂肱骨骨折入院治疗,有高血压病史,无肝炎及结核病史,无明确药物过敏史。

4. 体格检查 体温36.2℃,脉搏78次/分,呼吸18次/分,血压130/80 mmHg。神志清楚,瞳孔等大等圆,甲状腺不大。双肺呼吸音清晰,未闻及干、湿啰音及哮鸣音。心率78次/分,律齐,各瓣膜听诊区未闻及病理性杂音。腹软无压痛,未触及包块,肝脾肋下未触及。脊柱生理弯曲存在,腰3、4棘突间触痛(+),左下肢肌力Ⅳ级、肌张力正常,左下肢外侧皮肤痛、温觉减退,双侧膝反射活跃,未引出病理反射。

5. 辅助检查 腰椎X线片:腰2、3椎间横向错位,腰椎侧弯。腰椎MRI示:腰2、3及腰3、4椎左侧神经根受压明显,腰椎管狭窄。颈椎X线片:颈椎退行性变。

诊断:① 腰椎退行性侧弯并腰椎管狭窄症;② 高血压;③ 颈椎病。

诊疗计划:① 护理:二级护理;② 饮食:普食;③ 实验室检查:血尿常规、血型、生化全套、手术感染八项;④ 治疗方案:完善术前检查,近期手术。

陈××

术 前 讨 论

2016 年 9 月 25 日 16:30

姓名:程××,性别:女,年龄:62 岁,单位职业:江西省乐平市农民

参加人:伍×主任、陈××和董××副主任医师、陈××、王×、贾×、进修生等

主持人:伍×主任

地点:骨科医师办公室

贾××:汇报病史(略)

伍×主任:同意“腰椎管狭窄”诊断。诊断依据:① 双下肢无力 10 余年,加重半年。② 查体:T_{12} 以下痛觉减退,双上肢肌腱反射(+),双膝腱反射(++++),右侧病理反射(+)。③ 另颈椎 MRI 提示:颈 5～6 椎间隙变窄,颈 4、5、6 椎体相对缘骨质增生,脊髓受压,颈 5 椎体轻度后移,颈椎管狭窄。但病人主观症状重,而体征较轻,尤其上肢无阳性体征,考虑手术后效果不佳。因此,我科认为不适合手术治疗。但病人强烈要求手术,请示高副院长、医疗科杜科长,请多位院外专家会诊后,均认为病人椎管狭窄程度轻,手术效果不理想。因病人强烈要求手术治疗,院外专家认为可行前路椎管减压、CAGE 植骨融合术。鉴于病人的态度,完善术前检查、手术及术后的护理。向病人及家属详细交代病情。

陈××副主任医师:同意伍主任意见,病人颈椎管狭窄及脊髓压迫改变轻,与临床表现不符。虽然病人右下肢腱反射亢进,病理征阳性,但病人自述上述体征是在脑梗死后出现的。因此,无明确的手术指征,而且手术后效果较差。上述情况已向病人交代。因病人强烈要求手术,并且外院专家会诊后同意手术,我们将积极配合外院专家做好围手术期间的处理。

董××副主任医师:同意伍主任意见,病人腰椎管狭窄及脊髓压迫改变轻,与临床表现不符。虽然病人右下肢腱反射亢进,病理征阳性,病人自述上述体征是在脑梗死后出现的。因此,无明确手术指征,手术效果较差。上述情况已向病人交代。病人要求手术,同意手术。

陈××

术 前 小 结

2016 年 9 月 27 日 17:10

姓名:程××,年龄:62 岁,性别:女,单位职业:江西省乐平市农民。

术前诊断:① 腰椎退行性侧弯并腰椎管狭窄;② 高血压;③ 颈椎病。

诊断依据:① 病人腰痛伴左下肢痛半年余逐渐加重,病人左大腿外侧疼痛麻木,右下肢也有麻木,双下肢明显乏力,步行后双下肢疼痛加重;② 入院查体:腰

3、4棘突间触痛(+),左下肢肌力Ⅳ级、肌张力正常,左下肢外侧皮肤痛、温觉减退,双侧膝反射活跃;③ 腰椎X线片:腰2、3椎间横向错位,腰椎侧弯;腰椎MRI示:腰2、3及腰3、4椎左侧神经根受压明显,腰椎管狭窄。颈椎X线片:颈椎退行性变。颈椎MRI示:颈5~6椎间隙变窄,颈4、5、6椎体相对缘骨质增生,脊髓受压,颈5椎体轻度后移,颈椎管狭窄。

拟行手术:腰椎管减压术、脊柱通用固定系统(USS)内固定术、横突间植骨融合术。

手术适应证及禁忌证:诊断明确,有手术适应证,无明确的手术禁忌证。

术中可能遇到的问题及其预防措施:① 麻醉意外;② 术后症状改善不明显甚至有可能加重;③ 脊髓损伤及神经根损伤;④ 大血管损伤,失血性休克。

术前准备:① 备皮;② 备血400 ml;③ 全面检查,请心血管内科协助治疗;④ 常规手术准备。拟用麻醉方法:全身麻醉。

术后可能发生的问题及处理办法:① 切口感染,不愈合或延迟愈合;② 深部感染,椎间隙感染,化脓性脊柱炎;③ 椎管内感染、脑脊液漏;④ 术后腰椎失稳;⑤ 术后因长期卧床发生下肢静脉血栓、坠积性肺炎、压疮等。

病人或家属对手术的态度:同病人及家属谈话,详细交代病情及拟采取的治疗手术方式,病人及家属表示理解,同意手术并签字。

陈××

手术记录

手术日期:2016年9月28日

手术名称:腰椎管减压术、脊柱通用固定系统(USS)内固定术

术前诊断:① 腰椎退行性侧弯并腰椎管狭窄;② 高血压;③ 颈椎病

术后诊断:① 腰椎退行性侧弯并腰椎管狭窄;② 高血压;③ 颈椎病

手术者:陈××助手:伍×、赵××、黄××

麻醉方法:连续硬膜外麻醉+全身麻醉　　麻醉者:宋××

灌注师:王××　　护士:孙××

术中所见:病人腰2、3、4椎体以腰2为中心向左凸,Cobb角约18°,腰2、3、4椎管狭窄,黄韧带增厚,侧隐窝狭窄。

手术经过:连续硬膜外麻醉成功后,病人取俯卧位,术区常规消毒,铺无菌巾单。以腰3椎体为中心,取后正中切口长约12 cm,切开皮肤,皮下,深筋膜,推开椎旁肌,暴露腰2、3、4椎体棘突,椎板,上、下关节突,横突。术中见腰2、3、4椎体以腰2为中心向左凸,Cobb角约18°,腰2、3、4椎管狭窄,黄韧带增厚,侧隐窝狭窄。切除腰2、3、4椎体棘突、全椎板及黄韧带,扩大侧隐窝,充分椎管减压。随即安放脊柱通用固定系统(USS),先分别于腰2、3、4椎体打入椎弓根钉(共6枚),再安放2根矫形棒,做侧弯矫形。术中C形臂透视下见,脊柱侧弯明显矫

正。做横突间植骨融合。清点纱布、器械无误后，置引流管，逐层关闭切口。术毕。

手术顺利，术中麻醉平稳，输血 200 ml，安返病房。

记录者：陈××

2016 年 9 月 28 日

术后病程记录

2016 年 9 月 28 日 15:40

病人今日上午 9 时于连续硬膜外麻醉行全椎板切除、腰椎管减压术，USS 内固定，横突间植骨融合术，术中发现：病人腰 2、3、4 椎体以腰 2 为中心向左凸，Cobb 角约 18°，腰 2、3、4 椎管狭窄，黄韧带增厚，侧隐窝狭窄。术中 C 形臂透视下见，脊柱侧弯明显矫正。脊柱 USS 固定系统安放正确。置引流管。术中麻醉平稳，手术顺利，输血 200 ml，安返病房。

陈××

2016 年 9 月 29 日

术后第 1 天，病人伤口疼痛，病情平稳，体温正常，一般情况可。今日上午、下午恶心、呕吐各 1 次，给予西咪替丁滴注 0.4 g、山莨菪碱 10 mg 滴注后缓解，引流管共引出 30 ml 血性液体，抬腿无受限，足趾活动好。继续抗感染治疗，密切观察病情变化。

陈××

2016 年 9 月 30 日

病人术后第 2 天，切口稍疼痛，一般情况好，今日上午仍有恶心，给予山莨菪碱 10 mg 肌内注射后缓解，今日切口换药，切口愈合良好，无红肿，无渗出。今日拔掉引流管，继续抗感染治疗。

陈××

2016 年 10 月 1 日

术后第 3 天，病人一般情况好，今日切口换药，切口愈合良好，无红肿，无渗出，血常规检查结果：WBC 6.0×10^{9}/L，L 0.18，RBC 2.86×10^{12}/L，Hb 86 g/L，停留置导尿接引流袋，复查血常规，继续抗感染治疗。

陈××

出 院 小 结

2016 年 10 月 10 日

姓名：程××，年龄：62 岁，性别：女，单位职业：江西省乐平市农民。

入院日期：2016 年 9 月 19 日，出院日期：2016 年 10 月 10 日，共住院 21 天。

入院情况：病人腰痛伴左下肢痛半年余逐渐加重，病人左大腿外侧疼痛/右下肢麻木，双下肢明显乏力，步行后双下肢疼痛加重。

入院查体：腰 3、4 棘突间触痛(＋)，左下肢肌力Ⅳ级、肌张力正常，左下肢外侧皮肤痛、温觉减退，双侧膝反射活跃；腰椎 X 线片：腰 2、3 椎间横向错位，腰椎侧弯；腰椎 MRI 示：腰 2、3 及腰 3、4 椎左侧神经根受压明显，腰椎管狭窄。颈椎 X 线片：颈椎退行性变；颈椎 MRI 示：颈 5～6 椎间隙变窄，颈 4、5、6 椎体相对缘骨质增生，脊髓受压，颈 5 椎体轻度后移，颈椎管狭窄。

入院诊断：① 腰椎退行性侧弯并腰椎管狭窄症；② 高血压；③ 颈椎病。

诊疗经过：入院后，各项化验结果提示：血、尿、便常规正常，凝血三项及电解质正常，三酰甘油 3.1 mmol/L，感染八项抗 HBe 阳性，抗 HBc 阳性，余均正常。心电图提示：大致正常心电图。经术前准备，于 2016 年 9 月 28 日在全身麻醉下行腰 2、3 椎全椎板减压术，USS(通用脊柱固定系统)内固定，横突间植骨融合术，术后双下肢疼痛症状缓解，腰椎拍片示，USS 内固定物位置良好，侧弯矫正满意。术后给予抗生素预防感染，术后 10 天切口拆线，切口愈合良好。现双下肢活动良好，体温正常，决定今日出院。

出院时情况：切口愈合良好，双下肢活动良好，体温正常。

出院诊断：① 腰椎退行性变并腰椎管狭窄症；② 高血压；③ 颈椎病。

出院医嘱：① 加强双下肢功能锻炼；② 门诊定期复查。

陈××

第二十七节　微创外科病历

一、微创外科病历内容及书写要求

同普通外科和骨科病历书写要求。

二、微创外科病历示例

入院记录(简约式)

姓名：王××　　籍贯：北京市朝阳区

性别：男性　　单位：××技术检验公司

年龄：56 岁　　入院日期：2016 年 3 月 31 日 9:30

婚否：已婚　　病史采取日期：2016 年 3 月 31 日 9:30

民族：汉族　　病史记录日期：2016 年 3 月 31 日 10:30

职别：职工　　　　　　　　病史陈述者：本人，可靠

主诉　颈肩痛 2 年，加重伴右上肢放射痛 8 个月。

现病史

1. 发病原因　长期伏案工作。

2. 颈痛　2014 年颈肩痛，伴头晕、恶心，经保守治疗后好转，1 年后复发，近半年出现右上肢放射痛。

3. 曾行保守治疗　(理疗√)(牵引)(按摩推拿√)(小针刀)(口服药物√)(骶管疗法)。

个人史　青霉素过敏史(有　无√)。

既往史　高血压病史(有 无√)及血液病史(有　无√)，精神及神经病史(有无√)。

家族史　否认家族遗传病史。

体格检查　1. 一般情况　体温 36.8℃，呼吸 20 次/分，脉搏 76 次/分，血压125/85 mmHg。

2. 步态正常。

3. 压痛部位及放射痛　C_3、C_4；C_6、C_7 棘间压痛阳性。

4. 神经根牵拉试验左(－)√　　　　右 (＋)√

5. 神经系统检查

(1) 痛觉减退区右 C4、C7 皮节区针刺觉减退。

(2) 肌力减退区双上肢无明显肌力减退区。

(3) 反射肱二头肌反射：左(＋＋)　右(＋＋)

肱三头肌反射：　左(＋＋)　右(＋＋)

霍夫曼征：　　　左(－)√　右(－)√

6. MRI 检查　C_3、C_4；C_6、C_7 椎间盘突出，C_3、C_4 脊髓信号不均匀。

诊断：颈椎间盘突出症(C_3、C_4；C_6、C_7)。

王××

首次病程记录

2016 年 3 月 31 日 10:30

姓名：王××　　　　　　　　性别：男

年龄：56 岁　　　　　　　　单位职业：××技术检验公司职工

因“颈肩痛 2 年，加重伴右上肢放射痛 8 个月”，于今日 9:30 门诊入院。

综合病例特点：

1. 一般特点　中年男性，慢性病程。

2. 病史要点　病人于 2 年前无明显诱因出现颈肩部疼痛，伴头晕、恶心，经

保守治疗后好转，1 年后复发，并出现右上肢放射痛，再次保守治疗无效。MRI 检查：C_3、C_4；C_6、C_7 椎间盘突出，今日到院就诊，以“颈椎间盘突出症”收住我科。发病以来，饮食睡眠可，大小便正常。

3. 既往史　否认药物过敏史。

4. 体格检查

(1) 一般检查：体温 36.8℃，呼吸 20 次/分，脉搏 76 次/分，血压 125/85 mmHg。一般情况好，皮肤、巩膜无黄染，浅表淋巴结不大。双肺未闻及干、湿啰音。心率 80 次/分，律齐，各瓣膜听诊区未闻及病理性杂音。腹软，无压痛，肝脾肋下未触及。双下肢无水肿。

(2) 专科查体：脊柱无明显畸形，颈椎活动(度)：屈 30°、伸 0°、侧屈 20°、旋转 20°。C_3、C_4；C_6、C_7 棘间压痛阳性，右上肢 C_4、C_7 皮节针刺觉减退，肌力正常，肱二头肌反射、肱三头肌反射存在，霍夫曼征阴性。双下肢感觉、肌力正常(髂腰肌、股四头肌、胫前肌、足伸 长肌、小腿三头肌)，膝反射、跟腱反射对称存在，巴宾斯基征阴性。

5 .辅助检查　MRI 示：C_3、C_4；C_6、C_7 椎间盘突出。

拟诊讨论：中年病人，颈肩痛慢性病程，继发右上肢放射痛，查体 C_3、C_4；C_6、C_7 棘间压痛阳性，右上肢 C_4、C_7 皮节针刺觉减退，MRI 示：C_3、C_4；C_6、C_7 椎间盘突出。根据病史、体征及影像学检查，诊断明确。

诊断：颈椎间盘突出症(C_3、C_4；C_6、C_7)。

诊疗计划：① 三级护理，普食；② 拟查项目血常规，术前输血四项、血凝四项，心电图；③ 治疗拟行颈椎髓核成形术。

王××

2016 年 4 月 1 日　**孙××主治医师查房记录**

孙××执行主治医师看过病人，同意目前诊断，指示完善术前化验后，指导病人行推气管训练及控制吞咽动作，以利术中穿刺针顺利刺入，择期行髓核成形术。

王××

2016 年 4 月 2 日　**吴××主任医师查房记录**

今日上午，吴××主任医师查房，听取病史汇报、查体阅片后，考虑病人颈椎伸直明显受限，将会影响术中透视和椎体前缘间隙高度的张开，导致操作失败。目前行髓核成形术风险及难度较大，暂行枕颌吊带牵引，行脱水消炎治疗。

王××

2016 年 4 月 3 日

今日查房，病人处于枕颌吊带牵引中，颈椎伸直活动较前明显改善，向吴××主任医师汇报后指示：近期可行髓核成形术，做手术准备。

王××

术前小结

2016年4月3日

简要病情：颈肩痛2年，加重伴右上肢放射痛8个月。查体：C_3、C_4；C_6、C_7 棘间压痛阳性，右侧神经根牵拉试验阳性，右上肢 C_4、C_7 皮节针刺觉减退。MRI检查：C_3、C_4；C_6、C_7 椎间盘突出，C_3、C_4 脊髓信号不均匀。

术前诊断：颈椎间盘突出症（C_3、C_4；C_6、C_7）。

手术适应证和禁忌证：病人为中年男性，病情严重影响日常工作生活，保守治疗半年无效，病人本人对开放手术无法接受，微创手术适应证存在。入院查体，血常规及凝血四项均正常、HBsAg、HIV均阴性，病变椎间隙高度下降不大于50%，无明显手术禁忌证存在。

拟施手术：颈椎髓核成形术。

拟施麻醉方式：局部麻醉。

注意事项：术前已向病人及家属交待病情，病人及家属同意手术，对术中可能发生的危险和术后并发症表示理解，同意手术并在手术志愿书上签字。

王××

手术记录

手术日期：2016年4月4日　　术前诊断：颈椎间盘突出症（C_3、C_4；C_6、C_7）

术后诊断：颈椎间盘突出症（C_3、C_4；C_6、C_7）

手术医师：吴××（指导）、王××　手术名称：颈3、4；6、7髓核成形术

麻醉医师：王××　　麻醉方法：局部麻醉

手术经过：病人仰卧位，肩部垫高，颈部轻度后伸，在C形臂X线机定位下，标记出颈3、4和颈6、7椎间隙进针点。皮肤常规消毒、铺无菌单巾。“进针点”注射1%利多卡因0.5 ml后，在C形臂X线机全程引导下，牵开内脏鞘和血管鞘，插入空心穿刺针，顺利达到颈3、4椎间盘（椎间隙）中点，拔除针芯，置入射频探头，探头超出穿刺针尖约3 mm。将射频强度设定为2。电凝测试无异常反应，持续旋转消融10秒，原路退回2 mm，依法再消融一次，拔除射频头及穿刺针，同法行颈6、7间隙消融。术闭，无菌敷料包扎。

手术顺利，术后病人未诉不适，带围领安返病房。

王××

2016年4月4日 14:00　**术后病程记录**

病人于今日下午在局部麻醉下行颈3、4；6、7髓核成形术。手术顺利，术后病人症状即刻缓解，VAS评分：术前7.14，术后1.25，缓解率达84%，给予抗生素

预防感染及脱水治疗。

王××

2016 年 4 月 5 日　**孙××主治医师查房记录**

孙××主治医师查看病人：术后第 1 天，病人已带围领下地活动。自觉颈肩部明显轻松感，右上肢疼痛消失。更换敷料，穿针处无渗血。孙××主治医师查看病人后指示：可停用抗生素及脱水药物，3 日内仍应多平卧休息。

王××

2016 年 4 月 6 日　**吴××主任医师查房记录**

吴××主任查看病人：术后第 2 天，病人病情平稳，体温不高，穿刺处无疼痛，已看不到穿刺针眼，吴××主任医师看过病人后指示：病人手术效果良好，为巩固疗效，颈部围领制动 2 周，可院外休养。

王××

出 院 记 录

2016 年 4 月 6 日

姓名：王××，性别：男性，年龄：56 岁，单位职业：××技术检验公司职工。

入院日期：2016 年 3 月 31 日，出院日期：2016 年 4 月 7 日，共住院：7 天。

入院时情况：颈肩痛 2 年，加重伴右上肢放射痛 8 个月。查体：C_3、C_4；C_6、C_7 棘间压痛阳性，右侧神经根牵拉试验阳性，右上肢 C_4、C_7 皮节针刺觉减退。MRI 检查：C_3、C_4；C_6、C_7 椎间盘突出，C_3、C_4 脊髓信号不均匀。

入院诊断：颈椎间盘突出症（C_3、C_4；C_6、C_7）

诊疗经过：病人于 2016 年 4 月 4 日在局部麻醉下行颈椎间盘髓核成形术。手术过程顺利，术后给予预防感染、对症治疗。

目前情况：病人一般情况好，已带围领下地活动。自觉颈肩部明显轻松感，右上肢疼痛消失。手术效果满意。

出院诊断：颈椎间盘突出症（C_3、C_4；C_6、C_7）。

出院医嘱：① 带围领休息 2 周；② 去除围领后 1 个月内避免颈部过度屈伸扭转。

王××

第二十八节　眼科病历

一、眼科病历内容及书写要求

病历书写按第一章要求书写，必要时也可用图表式病历，尚须特别注意下列各项：

(一)病史

1. 主诉 应注明眼别。

2. 现病史 详细记录眼病发病过程；如曾在他院治疗，应记录其诊断及治疗经过；并附记以往视力、视力疲劳及戴镜史等。

3. 既往史 详细记录眼病史和与眼病有关的全身病史。

4. 个人史 记明可能与眼病有关的特殊嗜好、生活习惯及周围环境。

5. 家族史 记明有无与遗传有关的眼病及近亲结婚史。

(二)体格检查

眼部检查部分列入眼科情况项内(必要时绘图表示)。如用表格病历，应按表格内容填写，可将眼部病变绘于有关图内，加以必要的文字说明。

眼科情况 下列各项分右眼、左眼两栏分别书写。

1. 视力 包括远视力、小孔视力、近视力、戴镜远近视力、镜片度数。

2. 眼睑 ① 皮肤：色泽，有无松弛、水肿、瘀斑、红肿、脓肿、溃疡、瘢痕及肿物等。② 形态：睑裂大小，是否对称，有无缺损、内翻、外翻、下垂、闭合不全。③ 睑缘：有无红肿、溃疡、结痂、肥厚、鳞屑、分泌物。④ 睫毛：方向、分布疏密、有无变色、双行睫。⑤ 眉毛：有无脱落、变色。

3. 泪器 ① 泪腺：有无皮肤红肿、压痛、肿块。② 泪点：大小、位置，是否闭塞。③ 泪小管：有无狭窄、阻塞。④ 泪囊：有无皮肤红肿、压痛、波动、瘘管、瘢痕，有无挤出物及其性状。⑤ 鼻泪管：有无狭窄、阻塞。

4. 眼球 ① 是否存在，缺失者注明是先天性、手术性或外伤性无眼球。② 大小，形状，位置(突出，内陷或偏斜)，搏动。③ 有无运动障碍或震颤。

5. 结膜

(1) 睑结膜：① 贫血或充血(弥漫性或局限性)。② 光滑，透明，粗糙，肥厚，血管是否模糊，睑板腺可见否。③ 乳头肥大，滤泡及瘢痕(颜色、形态、大小、位置、排列)。④ 出血，溃疡，坏死，异物，结石，新生物，睑球粘连。⑤ 有无分泌物，性状及量多少。

(2) 球结膜：① 充血范围及程度，注意系睫状充血、结膜充血或混合充血，出血(颜色、范围、位置)，水肿。② 光滑，透明，湿润，干燥，比托(Bitot)斑色素沉着。③ 疱疹，溃疡，损伤，异物。④ 睑裂斑，翼状胬肉，血管瘤，痣及新生物等。

6. 角膜 ① 形状，大小，厚薄，弯曲度。② 表面光滑、粗糙、凹凸不平。③ 透明度，混浊(瘢痕性或浸润性)大小、形态、位置、深浅、染色情况。④ 新生血管(深浅、位置、范围、形状)，新生物，损伤，角膜后沉着物，有无水肿，后弹力层皱褶等。⑤ 知觉。

7. 巩膜 颜色、色素、充血、隆起、结节、压痛、新生物、损伤。

8. 前房 ① 深度：双眼比较、CT 值。② 房水：房水闪光，浮游颗粒，渗出物、血、脓(色、形、量、位置)。

9. 瞳孔　大小、形状、位置、对称、闭锁、膜闭,对光反射(直接及间接),调节反应,辐辏反应。

10. 虹膜　① 颜色、色素多少及分布情况。② 纹理。③ 充血、肿胀、萎缩。④ 缺损、粘连(前、后)、膨隆、震颤、穿孔、断离、瘢痕。⑤ 新生血管、结节、新生物、异物。⑥ 睫状体部压痛。

11. 晶体　是否存在,位置,透明或混浊(大小、部位、形状、颜色、有无虹膜阴影)。有无异物、脱位、色素沉着。

12. 玻璃体　有无混浊、出血(形状、颜色、位置、大小、程度、活动度)、纤维增殖、新生血管等。

13. 眼底(绘图)

(1) 视盘:颜色,边界,形状,隆起(以屈光度表示),生理凹陷(杯盘比),筛板小点,血管状况。

(2) 黄斑部中心凹:反射及附近情况,有无水肿、渗出物、出血、色素、裂孔或囊样变性。

(3) 视网膜:血管有无屈曲、怒张、闭塞或搏动,动脉壁反光度、管腔大小、是否规则;动脉与静脉之比例及交叉处情况。

(4) 一般情况:① 颜色、脉络膜情况。② 水肿、渗出物、出血、色素、增殖、萎缩、瘢痕(以上各点须写明形状、范围、部位)。

(5) 视网膜脱离:部位、范围、高起屈光度数、裂孔(绘图)。

(6) 其他:新生物、寄生虫、异物、新生血管。

14. 其他检查　① 裂隙灯活体显微镜检查(须绘图)。② 前房角镜检查(须绘图)。③ 眼压检查(注明测量方法、时间,是否用过散瞳、缩瞳及其他降眼压药物)。④ 视野检查(包括平面视野及周边视野两种检查,所用视标至少要有白、红两色)。⑤ 色觉检查。

二、眼科病历示例

入 院 记 录

姓名:伍××　　　　性别:男
年龄:55 岁　　　　婚否:已婚
籍贯:黑龙江省齐齐哈尔市　　　　民族:汉族
家庭地址:×××院 29 号家属楼
单位职业:北京×××院皮肤科医师
入院日期:2016 年 5 月 12 日 10:30

病情陈述者及可靠程度:本人,可靠

主诉 左眼渐进性视物不清6个月。

现病史 病人于半年前开始无明显诱因经常发现左眼看远时视物不清,开始时休息后可暂时缓解,无明显虹视、雾视、眼痛、头痛等伴随症状。曾经在我院眼科行系统检查,诊断为"左眼白内障",未经任何药物治疗,之后自觉左眼视物模糊逐渐加重,且明显影响日常工作。为进一步治疗来诊。我院眼科门诊以"左眼白内障"收入院手术治疗。发病以来,精神好,饮食、睡眠和大小便均正常。

既往史 否认结核病、肝炎等传染病史;曾行免疫预防接种。

系统回顾:

五官:无听力减退史,无鼻及双耳流脓史,无牙龈和咽喉疼痛史。眼科见现病史。

呼吸系统:无咳嗽、咳痰、咯血、胸痛史。

循环系统:患"高血压"4年,最高时血压为150/96 mmHg,曾间断口服"复方降压片"治疗,目前血压基本正常;无心悸、气促、发绀,无夜间阵发性呼吸困难和心前区疼痛史。

消化系统:无黄疸、腹痛、腹泻、呕血、黑便史。

血液系统:皮肤黏膜无瘀斑史,无骨骼疼痛、淋巴结肿大史。

泌尿生殖系统:无尿频、尿急、尿痛和血尿史,无阴囊水肿,无皮损。

内分泌及代谢系统:无多饮、多食、多尿和消瘦史。无心悸、多汗史。

神经精神系统:无头痛,眩晕、抽搐、瘫痪、意识障碍和精神错乱史。

运动系统:无关节疼痛、肌肉萎缩、震颤和运动受限史。

创伤及手术史:无手术及外伤史。

中毒及药物等过敏史:无。

个人史 生于原籍,无明确疫区、疫水接触史;吸烟每日20支;有时少量饮酒;29岁结婚,生育1女。

家族史 配偶及女儿均健康。否认家族性遗传病史。

体格检查

一般情况 体温36.6℃,脉搏80次/分,呼吸20次/分,血压130/80 mmHg;发育正常,营养中等,自动体位,神志清楚,语言流利,查体合作。

皮肤 无苍白,弹性好,无黄染、无皮疹、无瘀斑及出血点。无皮下结节、溃疡、瘢痕。

淋巴结 浅表淋巴结均未触及。

头部

头颅 无畸形,发黑、有光泽,无秃发、疮疖、瘢痕。

眼部 见眼科专科查体。

耳部 耳廓无畸形。无牵涉痛,外耳道无分泌物,乳突无压痛,粗测听力正常。

鼻部　无畸形，鼻前庭无异常分泌物，通气良好，鼻中隔无弯曲，鼻窦无压痛。

口腔　无特殊气味，唇无发绀、疱疹，口角无糜烂。口腔黏膜无溃疡、出血、色素沉着，无龋齿、缺齿，齿龈无淤血、溢脓，双侧扁桃体不肿大，未见分泌物，腭垂居中。

颈部　对称，运动自如，无抵抗，未见颈动脉搏动及颈静脉怒张，气管居中。甲状腺不大，无结节、震颤、压痛，无血管杂音。

胸部

胸廓　形态正常，两侧对称，肋间平坦，运动自如，肋弓角约90°，胸壁无肿块及扩张血管，两侧乳房对称，未见异常。

肺脏　视诊：呈胸式呼吸，呼吸运动两侧对称，节律规整。

触诊：语颤两侧对称，无胸膜摩擦音，无皮下气肿、握雪感。

叩诊：反响正常，双侧肺下界于肩胛下角线第10肋间，呼吸移动度5 cm。

听诊：呼吸音及语音传导两侧对称。无增强及减低，无干、湿啰音，无胸膜摩擦音。

心脏　视诊：心尖搏动在左侧第5肋间锁骨中线上，心尖区无隆起。

触诊：心尖搏动与视诊同，无抬举样冲动，心前区无细震颤及心包摩擦感。

叩诊：心浊音界正常，如右表。

右(cm)	肋间	左(cm)
2.0	Ⅱ	2.5
3.0	Ⅲ	4.0
3.5	Ⅳ	6.5
	Ⅴ	8.5

锁骨中线距前正中线9 cm

听诊：心率80次/分，律齐，P2＞A2，各瓣膜听诊区心音正常，未闻及杂音，无心包摩擦音。

腹部　视诊：腹部平坦对称，无静脉曲张及胃肠蠕动波。脐部下陷。

触诊：腹部柔软，无压痛及反跳痛，未触及包块，无异常搏动，肝、脾、肾及胆囊未触及。莫菲征阴性。

叩诊：肝浊音上界于右锁骨中线第5肋间，肝脾区均无叩击痛。无移动性浊音。

听诊：肠鸣音正常，胃区无振水音。肝脾区无摩擦音，无血管杂音。

外阴及肛门　阴囊无水肿，无皮损，肛门未见异常。

脊柱及四肢　脊柱无畸形、压痛及叩击痛。肋脊角无压痛及叩击痛。两下肢无水肿，无畸形、静脉曲张及杵状指(趾)，肌张力及肌力正常，无肌萎缩，关节无畸形、红肿、运动障碍。

神经系统　四肢运动及感觉良好，膝腱反射、跟腱反射、肱二头肌腱反射、肱三头肌腱反射、腹壁反射均正常，两侧对称。巴宾斯基征及凯尔尼格征阴性。

专科检查　视力：右眼 0.5，−1.25DS 联合 −2.75DC×90°=1.2；左眼 0.1，矫正视力不提高；光定位和色觉正常；眼压：右眼 16.5 mmHg、左眼 19.6 mmHg。双眼：外眼未见明显异常，泪小点位置和大小正常，泪囊区无红肿，扪压泪囊区未见异常分泌物反流，泪道冲洗通畅，睑球结膜无明显充血。角膜清；周边前房深度>1/2CK，中轴部深度约 3.5CK；KP(−)，房闪(−)，虹膜纹理清，瞳孔圆形，直径约 2.5 mm，直接和间接对光反射存在。左眼晶状体皮质均匀一致性灰白色混浊，后节窥不见。右眼晶状体周边部皮质轻度楔形混浊，玻璃体未见明显混浊。眼底：视乳头边界清，色正常，C/D<0.3，视网膜血管比例和走行基本正常。后极部视网膜未见明显出血、渗出和水肿。黄斑中心凹反光存在。

辅助检查　血尿粪常规、生化全套、手术感染八项、凝血三项、视觉诱发电位、胸部 X 线片、心电图均未见明显异常。

小结　半年前发现左眼看远时视物不清，开始时休息后可暂时缓解，无明显虹视、雾视、眼痛、头痛等伴随症状；曾经我院眼科系统检查，诊断为"左眼白内障"，未经任何药物治疗。既往患"高血压"4 年，最高时血压为 150/96 mmHg，曾间断口服"复方降压片"治疗。专科检查：视力：右眼 0.5，−1.25DS 联合 −2.75DC×90°=1.2；左眼 0.1，矫正视力不提高，光定位和色觉正常。眼压：右眼 16.5 mmHg；左眼 19.6 mmHg。左眼晶状体皮质均匀一致性灰白色混浊，后节窥不见。右眼晶状体周边部皮质轻度楔形混浊，玻璃体未见明显混浊，眼底未见明显异常。

最后诊断：

1. 双眼白内障
(右眼初发期，左眼成熟期)
2. 右眼屈光不正
3. 高血压

补充诊断：甲状腺腺瘤

田×

2016 年 5 月 12 日

初步诊断：

1. 双眼白内障
(右眼初发期，左眼成熟期)
2. 右眼屈光不正
3. 高血压

田×

2016 年 5 月 12 日 15:10

首次病程记录

2016 年 5 月 12 日 16:00

姓名：伍××　　性　别：男

年龄：55 岁　　单位职业：×××院皮肤科医师

因"左眼渐进性视力下降 6 个月"，于今日 10:30 入院。

综合病例特点：

1. 一般情况　中年男性，慢性病程。

2. 病史要点　病人于半年前开始无明显诱因经常发现左眼看远时视物不清，开始时休息后可暂时缓解，无明显虹视、雾视、眼痛、头痛等伴随症状；曾经我院眼科系统检查，诊断为“左眼白内障”，未经任何药物治疗；之后自觉左眼视物模糊逐渐加重，且明显影响日常工作。为进一步治疗来诊。我院眼科门诊以“左眼白内障”收入院手术治疗。

3. 既往史　患“高血压”4 年，最高时血压为 150/96 mmHg，曾间断口服“复方降压片”治疗，目前血压基本正常；否认外伤、手术和药物过敏史；曾行免疫预防接种。

4. 体格检查

(1) 一般检查：体温 36.6℃，脉搏 80 次/分，呼吸 20 次/分，血压 130/80 mmHg，心肺腹检查未见明显异常。

(2) 专科检查：视力：右眼 0.5，－1.25DS 联合－2.75DC×90°＝1.2；左眼 0.1，矫正视力不提高。光定位和色觉正常；眼压：右眼 16.5 mmHg，左眼19.6 mmHg。双眼：外眼未见明显异常，泪小点位置和大小正常，泪囊区无红肿，扪压泪囊区未见异常分泌物反流，泪道冲洗通畅。睑球结膜无明显充血。角膜清；周边前房深度＞1/2CK，中轴部深度约 3.5CK；KP(－)，房闪(－)，虹膜纹理清，瞳孔圆形，直径约2.5 mm，直接和间接对光反射存在。左眼晶状体皮质均匀一致性灰白色混浊，后节窥不见，右眼晶状体周边部皮质轻度楔形混浊，玻璃体未见明显混浊；眼底：视盘边界清，色正常，C/D＜0.3，视网膜血管比例和走行基本正常，后极部视网膜未见明显出血、渗出和水肿；黄斑中心凹反光存在。

5. 辅助检查　血、尿、便常规、生化全套、手术感染八项、凝血三项、视觉诱发电位、胸部 X 线片、心电图均未见明显异常。

拟诊讨论：结合既往病史，根据病人无外伤和眼病史，左眼渐进性视力下降，无其他伴随症状；检查：左眼视力0.1，矫正不提高，右眼矫正视力正常，双眼晶状体混浊，左眼较完全，可明确诊断。

诊断：① 双眼白内障（右眼初发期，左眼成熟期）；② 右眼屈光不正；③ 高血压。

诊疗计划：① 护理：二级护理；② 饮食：普食；③ 实验室检查：已完成，各项结果均正常；④ 其他检查：眼 A、B 型超声检查、角膜曲率；⑤ 治疗方案：清洁点眼，完善各项检查后择期行左眼白内障囊外摘除＋后房型人工晶体植入术；术后局部、全身抗炎对症治疗。

田×

术 前 小 结

2016 年 5 月 13 日

姓名:伍××,性别:男,年龄:55 岁,工作职业:×××院皮肤科医师。

术前诊断:① 双眼白内障;② 右眼屈光不正;③ 高血压。

诊断依据:依据左眼渐进性视力下降,无其他伴随症状。检查:左眼视力 0.1,矫正不提高;晶体皮质均匀混浊,后节窥不见等即可诊断。

拟行手术:左眼白内障囊外摘除术+后房型人工晶体植入术。

手术适应证及禁忌证:病人左眼视物高度障碍,明显影响日常工作,本人要求手术治疗,为手术适应证。常规术前检查未见明显异常和手术禁忌证。

术中可能遇到的问题及其预防措施:眼压高、玻璃体脱出等。拟术前球后阻滞麻醉后有效按压眼球,缓慢降低眼压,必要时快速静脉注射甘露醇脱水降压。术中仔细操作,减少不必要的组织损伤;如发生玻璃体脱出必要时行前部玻璃体切割。

术前准备:完善常规术前检查。根据眼 B 型超声检查、角膜曲率检查结果,推算拟植入人工晶体的度数为+19.0D;交待术中、术后可能发生的并发症及其预后,请病人或家属签字。按内眼术前常规准备。拟用麻醉方法:局部麻醉。

病人或家属对手术的态度:同意手术。

田×

手 术 报 告

姓名:伍××,性别:男,年龄:55 岁,单位职业:×××院皮肤科医师。

诊断:左眼白内障(成熟期)。依据:左眼渐进性视力下降,无其他伴随症状;左眼视力 0.1,矫正不提高;晶体皮质均匀混浊,后节窥不见。

手术指征:左眼视物高度障碍,明显影响日常工作,常规检查未见明显异常;预后:如无术中、术后严重并发症出现,一般术后视力会有一定程度的提高。

术前准备:① 完善各项术前常规检查;② 根据角膜曲率和眼 B 超检查结果,推算植入人工晶体度数;③ 向病人和家属详细交待病情和预后并签字;④ 按内眼术前常规准备。

手术日期:2016 年 5 月 14 日

拟手术名称:左眼白内障囊外摘除术+后房型人工晶体植入术

术者及助手:李×、田×

拟用麻醉:局部麻醉　　　　　　其他:术中心电监护

经治医师:田×　　　　　　　　　　科主任:王××

院长意见:

2016 年 5 月 13 日

手术记录

手术日期:2016 年 5 月 14 日

手术名称:左眼白内障囊外摘除+后房型人工晶体植入术

术前诊断:左眼白内障　　　　　　术后诊断:左眼白内障

手术者:李×,助手:田×

麻醉方法:局部麻醉　　　　　　　麻醉者:术者

灌注师:无　　　　　　　　　　　护士:赵××

麻醉方法:局部麻醉(球后;表面;眼轮匝肌)后,间断按压眼球约 10 分钟

麻醉药物:2%利多卡因+0.75%丁哌卡因;等量混合计约 5 ml

手术经过:

1. 开睑器开睑,上直肌固定缝线,沿上方角膜缘 102 点位环状剪开球结膜和筋膜,钝性分离后暴露角巩膜缘,轻微烧灼止血。

2. 沿角膜缘后界 102 点板层切开巩膜,深约 1/2 巩膜厚,潜行水平向前分离至透明角膜缘附近;12 点位角巩膜切开后,注入适量进口黏弹剂,充填前房。

3. 开罐式截囊,直径 5.5~6.0 mm。

4. 扩大角巩膜切口达 102 点位,顺利娩出晶体核。

5. 间断对位缝合角巩膜切口 5 针,注吸冲洗前房内残留的晶体皮质。

6. 拆除部分缝线后,前房内注入适量黏弹剂,囊袋内植入+19.0D 后房型人工晶体,其直径 6.0 mm、全长 13.5 mm,调整后观察人工晶体位置正常,襻位于 10:30 和 7:30 方位,光学区居中。

7. 恢复虹膜后,间断补充缝合角巩膜切口 3 针;前房冲洗置换出眼内黏弹剂;观察前房形成,瞳孔圆形,人工晶体位置正常,后囊完整。

8. 对位缝合球结膜 1 针,结膜下注射:庆大霉素 1 万 U+地塞米松 2.5 mg;纱布遮盖。推送病人安返病房。

记录者:田×

2016 年 5 月 14 日

术后病程记录

2016 年 5 月 14 日

病人今日上午在局部麻醉下行左眼白内障囊外摘除+后房型人工晶体植入术;术中病人生命体征平稳;完成上方角巩膜切口,开罐式截囊后,顺利娩出晶体

核和部分皮质，注吸清除残留皮质后，植入＋19.0D后房型人工晶体。术毕观察前房形成，瞳孔圆形，人工晶体位置正常，后囊完整。术后每日清洁换药，局部、全身抗炎对症治疗。

田×

2016年5月15日 10:10　**王××主任查房记录**

病人自诉左眼胀感，视物有些模糊，无明显疼痛。查体：视力右眼0.5，左眼0.4＋2。眼压：右眼14.0 mmHg (1.87 kPa)，左眼40.1 mmHg (5.33 kPa)左眼角膜轻度水肿，KP(＋)，尘埃状。房闪(＋＋)，前房可见少量血细胞游离；瞳孔圆形，直径5.5 mm大，对光反射迟钝；人工晶体在位，后囊完整，轻微不均匀混浊。王××主任查房看过病人，认为目前眼压偏高与术后虹膜炎性反应和眼内残留部分黏弹剂有关。意见：予甘露醇静脉滴注，脱水降低眼压；乙酰唑胺口服，减少房水分泌；结膜下常规注射庆大霉素和地塞米松，活动性散瞳。已执行。

入院后查尿、便常规均正常。

田×

2016年5月20日

病人自述无明显不适。查体：视力：右眼0.5；左眼 远视力1.0；眼压：右眼13.6 mmHg (1.84 kPa)，左眼13.4 mmHg (1.82/10.3 kPa)。左眼上方球结膜轻度充血，角膜清，前房深，KP(－)、房闪(＋)，瞳孔圆形，直径3.5 mm大，直接对光反射存在，人工晶体在位，后囊轻微混浊：玻璃体和眼底未见明显异常。今日拆除左眼球结膜缝线，愈合好。泼尼松(百力特)眼液点眼次数减为4次/日。

田×

2016年5月22日　**王××主任查房记录**

病人自述无明显不适。查体：视力右眼0.5；左眼视力1.0，孔镜1.5；眼压：右眼16.6 mmHg (2.27 kPa)，左眼112.8 mmHg. (73 kPa)；左眼角膜清，前房深，KP(－)、房闪(＋)，瞳孔圆形，直径3.5 mm大，对光反射存在，人工晶体在位，后囊轻微混浊：玻璃体和眼底未见明显异常。王××主任查房意见：散瞳后检查人工晶体位置和后囊状况，增加酮咯酸氨丁三醇(安贺拉)滴眼液点眼辅助治疗。立即散瞳检查：见人工晶体完整位于囊袋内，襻在1:00和7:00点，后囊轻度混浊。

田×

出院小结

2016年5月23日

姓名：伍××，年龄：55岁，性别：男，单位职业：×××院皮肤科医师。

入院日期：2016年5月12日，出院日期：2016年5月23日，共住院11天。

入院情况：病人“因左眼渐进性视力下降6个月”入院。查体：体温36.6℃，脉搏 80 次/分，呼吸 20 次/分，血压 130/80 mmHg，心肺腹未见明显异常；专科检查：视力：右眼 0.5，−1.25DS 联合−2.75DC×90°=1.2；左眼 0.1，矫正不提高。眼压：右眼 11 mmHg (1.47 kPa)，左眼 12 mmHg (1.60 kPa)；左眼晶体皮质均匀一致性灰白混浊，后节窥不见。右眼晶体皮质轻度楔形混浊。玻璃体未见明显混浊。眼底未见明显异常。

入院诊断：① 双眼白内障；② 双眼屈光不正；③ 高血压。

诊疗经过：完善各项术前检查后，于 2016 年 5 月 14 日在局部麻醉下行左眼白内障囊外摘除+后房型人工晶体植入术；手中顺利；术后常规局部、全身抗炎对症治疗。

出院时情况：自述无明显不适。查体：视力：右眼 0.5；左眼 1.0，孔镜 1.5；眼压：右眼 15.8 mmHg (2.11 kPa)，左眼 15.2 mmHg (2.0 kPa)；左眼角膜清，前房深，KP(−)；房闪(−)，瞳孔圆形，直径 3.5 mm 大，直接对光反射存在，人工晶体在位，后囊轻微混浊：玻璃体和眼底未见明显异常。

出院诊断：① 双眼白内障；② 双眼屈光不正；③ 高血压；④ 甲状腺腺瘤。

出院医嘱：① 妥布霉素地塞米松(典必殊)(滴)眼液滴眼，3 次/日、酮咯酸氨丁三醇(安贺拉)滴眼液，3 次/日，逐渐减量，1～2 周停用。② 每周 2 次眼科门诊查视力、眼压和眼底。③ 接受甲状腺腺瘤治疗。④ 有变化随诊。

田×

第二十九节 耳鼻咽喉科病历

一、耳鼻咽喉科病历内容及书写要求

病历书写按第一章要求，在病史和体格检查等方面尚须注意以下一些内容。

(一) 病史

病史各项要求同一般病历，但在现病史中应按各种症状出现时间的先后，详述发病时间、可能的致病诱因、病情发展过程，有无急性发作史，所经治疗及其效果。本病应有的症状而尚未出现者，亦应说明。

1. 有无鼻阻塞、鼻分泌物过多、喷嚏、鼻痒、鼻出血、鼻干燥感、鼻臭、嗅觉障碍、口呼吸、鼻音、头昏、头痛等症状，并详记上述症状的特性。

2. 有无咽喉痛、张口困难、吞咽困难、吞咽疼痛、知觉障碍、异物感、言语障碍、声音嘶哑或失音等症状，并应详细记录上述症状的性质、出现时间、与其他因素的关系。

3. 有无听力障碍、耳鸣、耳漏、耳痛、耳出血，有无恶心、呕吐、眩晕、站立不稳、步态异常等症状，注意有无耳内胀痛或搏动感，有无面部麻木或疼痛，并详记症状的性质。

4. 有无呼吸困难(吸气性或呼气性)、气喘、咳嗽、咳痰、咯血、喘鸣，详记上述

症状的性质和出现时间。有无异物吸入及呛咳史，有无异物及腐蚀剂吞入史，有无过敏体质或接触过敏物史。

（二）体格检查

全身检查同内科病历要求，但须特别注意有无心血管系统及血液系统疾病、胸腺肥大（幼童），必要时应行X线检查。专科检查要求如下：

1. 鼻部检查

（1）功能检查：注意两侧鼻腔通气程度、嗅觉情况，说话有无鼻音。

（2）外鼻部：有无畸形，注意皮肤的颜色、触诊鼻骨的位置及鼻翼处有无发硬、压痛，鼻窦部位有无肿胀、压痛。

（3）鼻前庭：皮肤有无红肿、压痛、溃疡、皲裂、干痂，鼻毛是否脱落、互相黏着。

（4）鼻腔：用前鼻镜检查，注意鼻中隔有无偏曲、嵴、棘突（距状突）、血肿、血管扩张、出血、糜烂、溃疡、穿孔、脓痂及新生物，注意下鼻甲黏膜的色泽，有无肿胀、肥厚、萎缩、溃疡，对麻黄碱收缩反应如何，中鼻甲的黏膜色泽、有无肥厚、息肉样变性，注意各鼻道的宽窄（以中鼻道及嗅沟为重点），有无息肉或肿瘤，有无分泌物并观察量、性质、颜色、位置。

（5）后鼻：孔通常与鼻咽部检查同时进行。检查鼻中隔后缘及两侧后鼻孔，注意各鼻甲后端黏膜色泽及肥厚、萎缩，后鼻孔有无分泌物积留，注意其所在位置，观察鼻咽顶部及后壁黏膜，有无增殖体肥大及肿瘤，有无溃疡面。检查侧壁时应注意咽鼓管及咽隐窝有无淋巴组织增生及肿物。最后检查软腭背面及腭垂后面。

（6）鼻窦：① 观察鼻窦区有无肿胀、压痛；② 上颌窦穿刺检查；③ 鼻窦X线摄片检查；④ 鼻部内镜检查。

2. 咽喉部检查

（1）口腔：注意黏膜、牙齿、牙龈、颊部、舌及口底的一般情况。

（2）口咽部：注意硬腭、软腭、腭垂有无畸形，运动如何，黏膜有无白斑或溃疡、血肿、疱疹，舌腭弓及咽腭弓有无充血、肿胀；观察扁桃体突出程度，表面有无分泌物、假膜、溃疡、异物、肿块，挤压扁桃体时隐窝有无分泌物溢出；注意咽后壁及咽侧壁黏膜有无充血、瘢痕、萎缩、干痂附着、淋巴颗粒增生肥大，咽侧壁有无脓肿、肿瘤或溃疡。

（3）鼻咽部：同后鼻孔检查。

（4）喉咽部及喉部：用间接喉镜检查。详查舌根有无淋巴组织增生；注意会厌谷、会厌、梨状窝、杓状隆突，杓状软骨间区、室带、声门裂、声带，前连合及声门下区等部的形状及黏膜色泽，有无红肿、水肿、溃疡、分泌物、假膜及肿块等，并注意声带在呼吸与发音时的运动情况。必要时行直接喉镜，纤维喉镜检查。

(5) 喉外部:注意各软骨的外形,有无增厚、触痛,注意平静呼吸、深呼吸、发音、吞咽时喉部的移动情况;注意颈部所属淋巴结有无肿大、压痛,能否活动;用手指左右移动喉部时,有无摩擦音;必要时行颈部X线摄片检查。

3. 耳部检查

(1) 耳廓:有无畸形、瘘管、皮疹、糜烂、红肿、血肿、脓肿,耳屏有无压痛,耳廓有无压痛及牵引痛,耳周淋巴结有无肿大及压痛。

(2) 外耳道:有无畸形、耵聍、分泌物、肿胀、狭窄、异物、肿瘤。如有分泌物,应详记其量、色、性质、臭味及是否混有血液。

(3) 鼓膜:有无充血、肿胀、膨出、内陷、瘢痕及钙质沉着等。如有穿孔,注意其大小、形状、位置,有无搏动性溢液。若为大穿孔,可观察鼓室黏膜色泽,注意有无水肿、肉芽、息肉、上皮化和硬化灶。

(4) 乳突部:有无红肿、压痛、瘢痕、瘘管。必要时,应进行X线摄片检查。

(5) 听力检查:有听力障碍病人,应施行耳语及口语试验、音叉试验及电测听检查,有条件者可做言语测听、声导抗测听检查及脑干诱发电位检查。

(6) 前庭功能检查:包括自发性症状检查及诱发性症状检查。进行眼震电图检查。

(7) 咽鼓管功能检查。

(三) X线、CT、MRT检查

1. 鼻部检查 ① 鼻窦鼻颏位:即瓦特(Water)位,适于观察上颌窦、额窦及后组筛窦的病变。② 鼻窦鼻额位:即柯威(Caldwell)位,适于观察额窦、前组筛窦和眼眶病变。③ 侧位:可显示各鼻窦的侧位形态,但因两侧鼻窦互相重叠,故常用于观察鼻骨有无骨折、额窦前后壁及蝶窦情况。④ 上颌窦造影。⑤ 鼻及鼻窦CT或MRI检查。

2. 乳突部检查 ① 颞骨25°侧斜位:即许勒(Schuller)位;观察上鼓室、鼓窦及乳突气房的发育、气房的分布、乙状窦、静脉导血管、下颌关节及弓状隆突。② 颞骨侧位:即劳氏(Law)位;观察内容同许勒位。③ 颞骨轴位即梅耶(Mayer)位:适于观察颞颌关节、外耳道、鼓窦、乳突气房、内听道、颈动脉管及岩尖等。④ 颞骨侧斜(35°)位:即伦氏(Runstrom)Ⅱ位:观察内容同梅耶位,但对鼓窦、鼓窦入口、上鼓室隐部显示更为清楚。⑤ 颞骨后前斜(45°)位:即斯汀文(stenver)位:适于观察颞骨岩部、半规管、内听道及乳突尖。⑥ 颞骨额枕位:即汤氏(Towne)位;适于观察乳突尖、岩骨体部及半规管,特别对内听道变化有意义。⑦ 颞骨CT或MRI检查。

3. 咽部检查 ① 侧位平片:包括颅底至第7颈椎。适于观察鼻咽部肿物,鼻咽、口咽、喉咽部后壁的软组织厚度,以及气道有无阻塞和变形。② 鼻咽部造影。

4. 喉部检查

(1) 侧位平片:此位显示喉咽腔,声门上区似三角形,喉室呈梭形,声门下区呈四边形透明区。观察有无声门下区狭窄及环后区异常。

(2) 正位体层摄片:① 鼓气摄片:捏鼻鼓气时摄片,声门下区充盈更好,梨状窝相应扩大,室带及声带位置与发"咿"音相同。② 吸气摄片:喉前庭显示良好,室带明显张开,声带完全外展,喉室闭合。③ 发"咿……咿"摄片:喉前庭下部变窄,喉部抬高,声带闭合,室带两侧对称性向内突出,声带在正中位,声门下区呈锐利的直角。④ 喉部造影。⑤ 喉部 CT 或 MRI 检查。

(四) 检验和其他检查

除一般常规检验外,局部有炎性病变者,应取分泌物或脓液涂片检查、细菌培养及药物敏感度测定。喉部、鼻部较大手术,如喉截除术、上颌骨截除术或颞骨截除术等,或须用全身麻醉的病人,应检查肝、肾功能,酌情测定血糖。酌情施行脑血流图、心电图及超声波等检查。

二、耳鼻咽喉科病历示例

入 院 记 录

姓名:王××	出生地:河北省香河县
性别:男性	单位职业:河北省香河县×××屯农民
年龄:58 岁	入院日期:2016 年 7 月 8 日 14:50
民族:汉族	记录日期:2016 年 7 月 8 日 16:50
婚否:已婚	病史陈述者:本人,可靠

主诉 声音嘶哑 1 年,呼吸困难 1 个月。

现病史 病人于 2015 年 7 月 6 日无明显诱因开始出现声音嘶哑,当时无其他不适,未予重视。此后,声嘶症状进行性加重,并伴有咳嗽、咽喉部堵塞感。于 2016 年 1 月初在河北香河县医院就诊,诊断为"咽喉炎",口服"喉症丸"、"黄氏响声丸"未见缓解。2016 年 6 月,病人咳嗽加重,痰中带血,并出现呼吸困难,在香河县医院行喉镜检查,发现声带肿物并取活检。病人为进一步诊治收住我科。病程中病人无发热、盗汗,无呛咳、吞咽困难,未发现颈部肿块。精神食欲一般,睡眠尚可,大小便量、色正常,体重患病以来下降约 7 kg。

既往史 平素身体健康,否认肝炎、结核病、伤寒等传染病病史,按时预防接种,无输血史。

系统回顾

五官:双眼视力正常,无眼痛、溢泪史。无鼻阻、流脓涕、鼻出血。无耳鸣、耳痛、耳流脓、听力下降、眩晕史。无反复牙痛及张口困难史。喉部见现病史。

呼吸系统：无慢性咳嗽、咳痰、咯血及胸痛史。

循环系统：有“高血压”病史5年，口服“北京降压0号”治疗，血压控制平稳。无心悸、气促、发绀、阵发性呼吸困难及下肢水肿史。

消化系统：无腹痛、腹泻、呕血、黑便史。

血液系统：无乏力、牙龈出血、皮下瘀斑及骨骼疼痛史。

泌尿生殖系统：无尿频、尿急、尿痛、血尿及排尿困难史。

内分泌及代谢系统：无畏寒、怕热、多饮、多食、多尿史。

神经精神系统：无头痛、头晕、晕厥、抽搐、意识丧失及精神错乱史。

运动系统：无肌无力、肢体瘫痪及关节肿痛、四肢运动受限。

手术外伤史：无。

中毒及药物过敏史：无。

个人史 生于河北省香河县，否认疫区居住史、疫水接触史。长期吸烟，平均15支/天，达30余年，近1个月停吸。有饮酒史，每日100 ml，达30年。24岁结婚，否认冶游史。

家族史 1子1女体健。否认家族遗传病及其他特殊疾病病史。

体格检查

一般情况 体温36.5℃，脉搏80次/分，呼吸20次/分，血压150/90 mmHg。发育正常，营养中等，自动体位，神志清楚，语言流利，查体合作。

皮肤 色泽正常，无水肿、紫癜、皮疹、色素沉着、溃疡及结节。

淋巴结 全身浅表淋巴结均未触及肿大。

头部

头颅 无畸形，大小正常，毛发浓黑、分布均匀，无疮疖、瘢痕。

眼部 眼裂两侧对称，无上睑下垂，眼球运动自如，结膜无充血，巩膜无黄染，角膜透明，瞳孔等大等圆，对光反射良好。视力无明显异常。

耳鼻咽喉 见专科情况。

口腔 口唇无发绀及疱疹，牙列无异常，牙龈无肿胀出血，伸舌无偏位及震颤。口腔黏膜无溃疡及假膜。

颈部 软，颈静脉无怒张，气管居中，颈部淋巴结未触及肿大。

胸部 胸廓无畸形，两侧对称。胸壁无静脉曲张。

肺脏 视诊：呼吸运动对称，节律均匀。

触诊：语颤两侧相等，无增强及减弱，胸壁无摩擦感。

叩诊：两肺叩诊呈清音，肺下界在肩胛下角线第10肋间，呼吸移动度4 cm。

听诊：两肺呼吸音清，未闻及干、湿啰音及胸膜摩擦音，语音传导两侧相等。

心脏 视诊：心尖搏动未见。

触诊:心尖搏动在左第 5 肋间锁骨中线内侧 2 cm 处触及,未触及震颤及摩擦感。

叩诊:心脏浊音界大小正常,如右表。

右(cm)	肋间	左(cm)
2.0	Ⅱ	3.0
2.0	Ⅲ	4.5
3.0	Ⅳ	6.5
	Ⅴ	8.0

锁骨中线距前正中线 10 cm

听诊:心率 80 次/分,律齐,A2 >P2,各瓣膜听诊区未闻及病理性杂音,无心包摩擦音。

腹部　视诊:两侧对称,无静脉曲张及瘢痕,胸式呼吸存在,未见胃肠蠕动及异常搏动。

触诊:腹壁柔软,无压痛,无肌紧张及反跳痛。肝脾肋下未触及,未及腹部包块。

叩诊:呈鼓音,无移动性浊音,肝肺浊音界位于右锁骨中线第 5 肋间,上下长 10 cm。

听诊:肠鸣音正常。未闻及血管性杂音。

外阴及肛门　外生殖器发育正常。阴茎、包皮、阴囊、精索、附睾及睾丸检查无特殊发现。尿道口未见分泌物溢出。肛门无外痔、肛裂、肛瘘及湿疣。

脊柱及四肢　脊柱无畸形及压痛,活动自如。肋脊角无叩击痛。四肢无畸形或杵状指(趾),无静脉曲张,肌张力与肌力正常。关节运动正常。下肢无水肿及溃疡。

神经系统　四肢运动及感觉正常,肱二头肌腱反射、肱三头肌腱反射、膝腱反射、跟腱反射正常,巴宾斯基征、凯尔尼格征阴性。

耳鼻咽喉科情况

鼻部检查

外鼻　无畸形,皮肤无红肿,鼻梁无偏斜、压痛,两侧上颌窦、筛窦及额窦底壁无压痛。

鼻前庭　皮肤无红肿、压痛、皲裂、溃疡及干痂、鼻毛脱落。

鼻腔　鼻腔黏膜呈暗红色。双侧下鼻甲充血肿胀,中鼻道、嗅沟及总鼻道未见脓性分泌物存留。鼻中隔黏膜无肥厚、血管扩张、出血、糜烂及穿孔,无明显偏曲。

咽喉部检查

口咽部　腭垂无畸形,软腭运动正常,咽峡黏膜稍红。双侧扁桃体Ⅰ度,未见红肿、溃疡,无脓性分泌物,未发现异常新生物。

鼻咽部　间接鼻咽镜下见鼻咽顶黏膜呈暗红色充血,但光滑,无新生物,咽鼓管咽口、咽鼓管隆突两侧对称,无溃疡、出血,两侧咽隐窝对称。

喉部　光导纤维喉镜下见会厌舌面、喉面光滑,左侧室带黏膜肿胀,喉室消失。左侧声带表面隆起,呈菜花状,质软,钳取肿物时手感较脆,易出血。肿物隆起范围越过中线，前联合受侵，左侧声带固定，喉旁间隙消失。右侧声带表面光滑，活动可，双侧梨状窝正常，勺会厌襞正常，声门下区未窥及。

耳部检查

耳廓 两侧无畸形、皮疹、红肿、压痛及牵拉痛，耳屏无压痛。

外耳道 两侧外耳道无狭窄、红肿、压痛、异物及分泌物。

鼓膜 双侧鼓膜结构完整，解剖标志清晰，无充血、穿孔。

乳突部 两乳突无红肿、瘢痕、瘘管及压痛。

音叉试验：

C512	右	左
WT(骨导偏向试验)	=	=
RT(林尼试验)	+	+
ST(希瓦巴赫试验)	±	±

听力检查见下表。

纯音测听

	250 Hz	500 Hz	1000 Hz	2000 Hz	4000 Hz	8000 Hz
左耳气导 dBHL	10	15	15	15	15	10
右耳气导 dBHL	20	15	10	10	15	15

辅助检查 2016 年 6 月 6 日河北香河县医院病理检查结果为(声门)鳞状上皮非典型增生及炎细胞浸润。

小结 病人男性，58 岁，于 2015 年 7 月 6 日开始出现声音嘶哑，此后，声嘶症状进行性加重，并伴有咳嗽、咽喉部堵塞感。2016 年 6 月，病人咳嗽加重，痰中带血，并出现呼吸困难，在香河县医院行喉镜检查，发现左侧声带肿物取活检后诊断为“喉癌”。我院检查发现左侧室带黏膜肿胀，喉室消失。左侧声带表面隆起，呈菜花状，质软，易出血。肿物隆起范围越过中线，前联合受侵，左侧声带固定，喉旁间隙消失。其他未见异常。

最后诊断

1. 喉癌(左侧声门型 $T_3N_0M_0$)
2. 高血压(Ⅱ级)

陈×

2016 年 7 月 10 日

初步诊断

1. 喉癌(左侧声门型 $T_3N_0M_0$)
2. 高血压(Ⅱ级)

陈×

2016 年 7 月 8 日

首次病程记录

2016 年 7 月 8 日 15:10

姓名：王×× 性别：男

年龄：58 岁 单位职业：河北省香河县×××屯农民

因“声音嘶哑 1 年，呼吸困难 1 个月”，于今日 14:50 入院。

综合病例特点：

1. 一般情况 中年男性。

2. 病史要点 病人于2015年7月6日无明显诱因出现声音嘶哑。此后，声嘶症状进行性加重，并伴有咳嗽、咽喉部堵塞感。2016年6月，病人咳嗽加重，痰中带血，并出现呼吸困难，在香河县医院行喉镜检查，发现声带肿物并取活检。病人为进一步诊治收住我科。

3. 既往史 平素身体健康，无药物过敏史。

4. 体格检查 一般情况良好，呼吸急促，心肺腹检查未发现异常。喉：光导纤维喉镜下见会厌舌面、喉面光滑，左侧室带黏膜肿胀，喉室消失。左侧声带表面隆起，呈菜花状，质软，钳取肿物时手感较脆，易出血。肿胀隆起范围越过中线，前联合受侵，左侧声带固定，喉旁间隙消失。右侧声带表面光滑，活动可，双侧梨状窝正常，勺会厌襞正常，声门下区未窥及。颈部：未触及明显肿大淋巴结。其他无异常。

5. 辅助检查 2016年6月6日河北香河县医院病理检查结果为(声门)可见鳞状上皮非典型增生及炎细胞浸润。

拟诊讨论：

1. 病史 病人声音嘶哑1年，进行性加重，一般治疗无效。近1个月咳嗽加重，痰中带血伴呼吸困难。

2. 光导纤维喉镜 见左侧声带表面隆起，呈菜花状，质软，易出血。肿胀隆起范围越过中线，前联合受侵，左侧声带固定，喉旁间隙消失。

3. 其他 病人为中年男性，有长期吸烟、饮酒史。

鉴别诊断：① 喉结核：主要症状为声嘶和喉痛，病变多位于喉的后部，喉黏膜苍白、水肿、伴多个浅表溃疡。伴有发热、盗汗、乏力等结核中毒症状。② 喉乳头状瘤：与喉恶性肿瘤症状相似，一般不伴声带固定，须活检鉴别。③喉淀粉样瘤：肿块表面光滑、质地较硬。

诊断：① 喉癌(左侧声门型 $T_3N_0M_0$)；② 高血压(Ⅱ级)。

诊疗计划：① 护理：二级护理；② 饮食：普食；③ 实验室检查：血、尿、粪常规、生化全套、血型、凝血三项、手术感染八项；④ 其他检查：心电图、胸片、电子喉镜检查、频闪喉镜检查、喉部螺旋CT、纤维喉镜下声带肿物活检；⑤ 治疗方案：尽快取活检明确肿物性质，同时给予间断吸氧、抗炎治疗，改善呼吸困难症状。密切注意病情变化，必要时行气管切开术。

陈×

2016年7月9日 **龚××副主任查房记录**

病人呼吸平稳，今日龚××副主任查房，行纤维喉镜下声带肿物活检术，术中见左侧声带表面隆起，呈菜花状，质软，触之易出血。肿胀隆起范围越过中线，前联合受侵,左侧声带固定,喉旁间隙消失。钳取左侧声带局部隆起组织送病理。术后予抗炎、止血治疗。

陈×

2016 年 7 月 11 日

病人各项术前检查结果均已回报,便常规、手术感染八项未见异常。血型为 A 型,尿常规:尿蛋白半定量 0.025 g/L,尿胆红素试验 17.1 mmol/L(mg/dl),生化全套:血尿素氮 9.7 mmol/L,余项正常。颈部 B 超为双侧甲状腺实性占位性病变,双侧颈部多发性淋巴结肿大。喉部螺旋 CT 示:左侧声带见一局限性增厚,呈一不规则突起,增强扫描有强化,前联合增厚,喉旁间隙模糊不清,对侧声带光滑,甲状软骨板、杓状软骨、环状软骨未见明显骨质破坏;会厌、梨状窝显示清晰,未见异常,所扫范围内颈部见多个结节影,较小,最大略 1.5 cm×1.2 cm,居左锁骨上窝。CT 结果提示喉癌(声门型,肿瘤位于左侧声带,前联合受累及),颈部淋巴结肿大。

陈×

2016 年 7 月 12 日 **王××主任查房记录**

病人一般状态良好,活检病理回报为(左侧声带)高分化鳞状细胞癌。王××主任查房后指示,病人诊断明确,无手术禁忌证,做好术前准备,拟行左侧垂直半喉切除术。术前给病人备自体血400 ml,待术中使用,以上指示已执行。

陈×

术 前 讨 论

2016 年 7 月 14 日 10:00

地点:耳鼻喉科副主任办公室

参加人员:郭××副院长,王××主任,龚××副主任,张××副主任医师,陈×,叶×医师,进修、实习医师

主持人:王××主任

讨论记录:陈×医师汇报病史,并提请全科讨论下一步治疗方案。病人以声嘶入院,无呼吸困难及吞咽困难。纤维喉镜下可见:左侧声带有一肿物,前联合由于肿物遮盖看不清;颈部查体未见淋巴结肿大,但超声及 CT 均可见淋巴结肿大,甲状腺实质性占位考虑为甲状腺肿,根据病变范围及淋巴结情况、全身情况可确诊为:左侧声门型喉癌($T_3N_0M_0$),术前输液、备血及请心内科会诊。手术方式:左垂直半喉切除术、右侧探查,颈部淋巴结探查术。

张××副主任医师:同意陈×医生意见,诊断明确,有手术适应证,准备术中冰冻病理检查,明确颈部淋巴结性质,以决定是否行颈部淋巴结清扫。

龚××副主任：同意张医生、陈医生意见，凝血三项结果异常需复查，以防万一。同病人谈话时交待，肿瘤与局部淋巴结关系随诊观察。

郭××副院长：此病属声门型喉癌，超声虽报有淋巴结，但从病人病变部位在声带，淋巴结转移锁骨上窝及颌下少见，术中可以取可疑淋巴结送冰冻，术式应为：左侧垂直部分喉切除，颈部淋巴结探查术。

陈×

术前小结

2016 年 7 月 16 日

姓名：王××，年龄：58 岁，性别：男，单位职业：河北省香河县×××屯农民。

术前诊断：喉癌（左侧声门型　$T_3N_0M_0$）。

诊断依据：

1. 病史　病人声音嘶哑 1 年，进行性加重，一般治疗无效。近 1 个月咳嗽加重，痰中带血伴呼吸困难。

2. 物理检查　纤维喉镜下见左侧声带表面隆起，呈菜花状，质软，易出血。肿胀隆起范围越过中线，前联合受侵，左侧声带固定，喉旁间隙消失。颈部：未触及明显肿大淋巴结。

3. 影像学检查　喉 CT：喉癌（声门型，肿瘤位左侧声带，前联合受累），颈部淋巴结肿大。

4. 活检病理　左侧声带高分化鳞状细胞癌。

拟行手术：气管切开术，左侧垂直部分喉切除术，双侧颈淋巴结探查术，发音重建术。

手术适应证：① 喉癌诊断明确。② 各项常规检查未发现手术禁忌。③ 家属及本人要求手术治疗。

术中可能遇到的问题及其预防措施：① 麻醉意外，心脏、呼吸骤停，导致死亡。② 术中损伤大血管导致大出血死亡。损伤周围其他重要组织导致功能障碍。③ 术后一段时间内需鼻饲饮食。④ 术后失音。⑤ 术后呛咳。⑥ 术后咽瘘，需长时间换药。⑦ 术后喉腔狭窄，导致呼吸困难，需永久带管。⑧ 术后耸肩困难。⑨ 术后肿瘤复发。术后放疗。术后感染，切口不愈合。

术前准备：① 完善各项术前检查。② 术前抗炎治疗。③ 向家属及病人本人交代手术可能发生的并发症及意外情况，征得其理解，同意手术并签字。④ 申请术中冰冻。⑤ 全科讨论通过手术方案。拟用麻醉方法：全身麻醉。

病人或家属对手术的态度：病人及家属完全理解手术带来的风险，可能产生的后果及并发症，签字同意手术治疗。

陈×

手 术 记 录

手术日期:2016 年 7 月 18 日　　　　手术名称:左侧垂直部分喉切除术

术前诊断:喉癌(左侧声门型 $T_3N_0M_0$)

术后诊断:喉癌(左侧声门型 $T_3N_0M_0$)

手术者:王××　　　　助手:陈×、龚××

麻醉方法:全身麻醉　　　　麻醉者:张××

灌注师:无　　　　护士:刘×

术中所见:双侧颈深上区、颈深中区、颈深下区和颌下区、颏下区、甲状腺旁淋巴结均未见肿大和可疑转移淋巴结。肿瘤位于左侧声带,侵及前联合、左侧杓状软骨、左侧喉室。

手术经过:局部麻醉下先行气管切开术,再行静脉复合全身麻醉。病人仰卧于手术台,常规以聚维酮碘、乙醇消毒术野,铺无菌巾。以 1‰盐酸肾上腺素 10 滴加入 5%利多卡因 20 ml,再将混合液注射于 100 ml 生理盐水中,用该肾上腺素盐水溶液切口周围皮下浸润注射。

切口:自舌骨至环状软骨下缘做颈前正中切口,下端与气管切开术切口贯通。上端向左侧做一横切口至左胸锁乳突肌前缘。切开皮肤、皮下组织和颈阔肌,向左侧翻开皮瓣。喉裂开:沿白线纵行分离颈前带状肌,先行喉裂开,见肿瘤位于左侧声带,侵及前联合、左侧杓状软骨、左侧喉室。切除部分左侧声带、前联合及部分右侧声带组织送冰冻切片,报告为"左侧声带及前联合高分化鳞癌,右侧声带复层鳞状上皮轻度增生"。遂决定行左侧垂直部分喉切除术。

淋巴结探查:在喉裂开过程中,发现颈前正中有一黄豆粒大小淋巴结,送术中冰冻切片。报告为"颈前正中淋巴结慢性炎"。沿左侧胸锁乳突肌前缘切开肌筋膜,钝性分离并向外侧拉开胸锁乳突肌,分别探查颈侧淋巴结,包括颈深上区、颈深中区、颈深下区和颏下区、甲状腺旁均未见肿大和可疑转移淋巴结,左侧颌下区可见一黄豆粒大小淋巴结,予以切除。切除病变组织:切断左侧舌骨上肌群,于中线和左外侧舌骨大角分别剪断舌骨,将游离舌骨体连同胸骨舌骨肌向下翻转。离断附着在左侧甲状软骨板上的颈前带状肌。于左侧甲状软骨上角内侧 1 cm 处分离出左侧喉上动脉并结扎之。剥开患侧甲状软骨外侧软骨膜,游离患侧甲状软骨。将喉腔后壁软组织沿杓状软骨间切迹的中线切开并分离,沿甲状软骨板后缘平行剪开软组织。用软骨剪自喉裂开处剪开左侧甲状软骨,上缘达左侧喉前庭平面,下缘达左侧声带下 5 mm,后缘达左侧杓状软骨后缘。至此,患侧部分喉包括患侧部分甲状软骨板、患侧声带、杓状软骨已被切除。

缝合:仔细止血,冲洗术腔。缺损区用游离胸骨舌骨肌和带小块舌骨的胸骨舌骨肌肌瓣向内缝合构成声带和杓状软骨。以游离的甲状软骨外侧软骨膜修复喉腔内表面。颈前带状肌加固术腔外侧。中线间断缝合颈前带状肌。缝合皮下组织及皮肤。纱布覆盖伤口，胶布固定，绷带加压。病人清醒后安返病房。手术切除标本送病理。

记录者：陈×
2016 年 7 月 18 日

术后病程记录

2016 年 7 月 18 日 12:30

病人今日在局部麻醉下行气管切开术，全身麻醉下行左侧垂直部分喉切除术，双侧颈淋巴结探查术，发音重建术。手术顺利，术中出血 300 ml，输血 400 ml，输液 1 500 ml。病人术后清醒，无特殊不良反应。术后禁食，行全身麻醉术后护理，气管切开术后护理，持续吸氧，保留导尿，伤口负压吸引，给予抗炎、补液、止血等支持治疗。

陈×

2016 年 7 月 19 日

病人术后第 1 天，测血压 190/95 mmHg，急请心内科会诊，建议乌拉地尔注射液 25 mg+5%葡萄糖注射液 500 ml 静脉滴注，同时监测血压。已执行。

陈×

2016 年 7 月 20 日 9:00

病人手术后第 2 天，病情平稳，无头痛头晕，无呼吸困难等特殊不适主诉。伤口敷料干燥，少许渗血。伤口负压引流 50 ml。小便良好，故今日拔除导尿管，继续以往治疗。

陈×

2016 年 7 月 21 日　**龚××副主任查房记录**

病人手术后第 3 天，病人一般状态尚可，经心内科会诊后建议卡托普利片 25 mg鼻饲，并建议随时监测血压，龚××副主任查看病人，指示注意保持血压平稳，继续抗炎、止血治疗。

陈×

2016 年 8 月 6 日

病人一般状态良好，已正常进食，呼吸无不适。今日王××主任查房，查看病人，询问目前情况后指示：目前病人恢复良好，伤口愈合及进食、呼吸、发音均无问题。病人要求回当地放疗，近日可以出院。定期返院复查。

陈×

出 院 小 结

2016 年 8 月 7 日

姓名：王××，性别：男，年龄：58 岁，单位职业：河北省香河县××屯农民。

入院日期：2016 年 7 月 8 日，出院日期：2016 年 8 月 7 日，共住院 30 天。

入院情况：病人于 2015 年 7 月 6 日无明显诱因开始出现声音嘶哑。此后，声嘶症状进行性加重，并伴有咳嗽、咽喉部堵塞感。2016 年 6 月，病人咳嗽加重，痰中带血，并出现呼吸困难，在香河县医院行喉镜检查，发现声带肿物并取活检。入院后查体：一般情况良好，呼吸急促，心、肺、腹检查未发现异常。喉：光导纤维喉镜下见会厌舌面、喉面光滑，左侧室带黏膜肿胀，喉室消失。左侧声带表面隆起，呈菜花状，质软，钳取肿物时手感较脆，易出血。肿胀隆起范围越过中线，前联合受侵，左侧声带固定，喉旁间隙消失。右侧声带表面光滑，活动可，双侧梨状窝正常，勺会厌襞正常，声门下区未窥及。颈部：未触及明显肿大淋巴结。

入院诊断：喉癌（左侧声门型 $T_3N_0M_0$）。

诊疗经过：血尿粪常规、生化全套、血型、凝血三项、手术感染三项，心电图、胸片、电子喉镜检查、频闪喉录像、喉部螺旋 CT、纤维喉镜下活检等检查，诊断为喉癌（左侧声门型 $T_3N_0M_0$）。2016 年 7 月 18 日局部麻醉下行气管切开术，全身麻醉下行左侧垂直部分喉切除术、双侧颈淋巴结探查术、发音重建术。手术顺利，术后恢复良好。拔除胃管及气管套管。

出院时情况：目前病人恢复良好，伤口已愈合。进食、呼吸、发音均正常。

出院诊断：喉癌（左侧声门型 $T_3N_0M_0$）。

出院医嘱：① 回当地医院放疗，2 周后开始放疗，计量控制在 40 Gy 左右；② 1 个月后返院复查；③ 病情变化随诊。

陈×

第三十节 口腔科病历

口腔内科病历

一、口腔内科病历内容及书写要求

病历按第一章和参照普通外科病历书写，尚须注意以下各项：

（一）病史

1. 儿童时期的营养状况及有关不良习惯。

2. 口腔卫生情况、疾病史、手术史及治疗经过。

3. 家族史询问病人直系亲属中是否有人患过癌、糖尿病、结核病、先天性畸形等疾病。

(二)体格检查

应详述专科检查，即口腔及颌面部情况，应分述：

1. 牙齿

(1) 牙齿部位：记录符号以十字形线条将上下左右四区的牙齿，依照牙位排列顺序，自前至后，用数字代表，分别记录于各区内。恒牙用阿拉伯数字代表，乳牙用罗马数字代表。

(2) 形态、数目、色泽及位置：注意牙齿形态、大小，有无畸形，有无缺牙及多生牙，色泽是否正常；有无拥挤、稀疏、错位、倾斜、阻生等情况。

(3) 松动度：正常生理性松动度不计度数，大于生理性松动度而不超过 1 mm 者为Ⅰ度，松动 1～2 mm 者为Ⅱ度，松动大于 2 mm 者为Ⅲ度，异常松动至上下浮动为Ⅳ度。

(4) 牙体缺损及病变：记录病变名称、牙位、范围及程度等，必要时进行温度、电活力或局部麻醉试验，以查明病变部位及性质。

(5) 修复情况：有无充填物、人造冠、固定桥及托牙等，注意其密合度，有无继发病变。

(6) 咬合关系：记录正常反、锁(跨)、超、深复、对刃、开及低间隙等。

(7) 缺牙情况：缺牙数目及位置，拔牙创口愈合情况。

2. 牙龈

(1) 形态、色泽及坚韧度：注意有无炎症、溃烂、肿胀、坏死、增生、萎缩、瘘管，色泽是否正常，是否易出血。

(2) 盲袋情况：盲袋分为龈袋及牙周袋(骨上袋、骨下袋)两种，记录其部位及范围，并测量其深度，以毫米计算，盲袋内有无分泌物。

(3) 牙石：分为龈上及龈下两类，注意其部位及程度，龈上牙石可分为少量(＋)，中等量(＋＋)，大量(＋＋＋)(牙石多或牙齿表面亦附有者)。

3. 唇及黏膜　注意有无色泽、形态异常，有无疱疹、皲裂、脱屑、角化、充血、出血、溃疡、糜烂、结痂、硬结、畸形等，记录其部位、大小及范围。

4. 舌　注意舌体大小、颜色，有无硬结、溃疡、肿块、印迹，是否松软、肿胀，有无舌苔及其颜色、厚薄，舌背有无裂纹、角化，乳头有无异常，舌的运动及感觉功能有无障碍，舌系带是否过短。

5. 腭　注意有无瘘管、充血、角化、糜烂、溃疡、肿块、畸形等，软腭运动有无障碍。

6. 涎腺及其导管　有否肿胀、压痛、阻塞、充血、溢脓、外瘘等。

7. 淋巴结　注意耳前、耳后、颊、颏下、颌下及颈部各组淋巴结的数目、大小、硬度、活动度、压痛等。

8. 面部　观察表情、外形是否对称，有无畸形、缺损、肿胀、瘢痕、瘘管、颜色改变，查明痛区及麻木区(可拍照片或绘简图说明)。

9. 颌骨 分别检查上、下颌骨的外形，两侧是否对称，有无畸形、肿大、压痛、缺损及不连接等，注意咬合及开口情况。

10. 颞下颌关节 注意形态及运动情况，有无压痛、弹响，并以两侧做对比。张口受限时，其程度以张口时上下切牙切缘间相距的厘米数表明。

(三) 检验

除一般常规检验规定者外，尚应注意下列事项：

1. 住院病人

(1) 肺结核病人于手术前，或口腔溃疡久不愈合时，应留痰检查抗酸杆菌。心血管病人于手术前做心电图检查，必要时做心向量图、超声心动图等检查。

(2) 颌面部植皮或植骨手术的病人，手术前应测定血红蛋白。

(3) 颌面部凡需在全身麻醉下手术者，如需要多次手术的病人(如整形、肿瘤等)，下颌骨植骨，上颌骨或下颌骨截除等手术病人，术前均须做肝、肾功能检查。

(4) 凡可疑有口腔结核及口腔恶性肿瘤者，应测定红细胞沉降率及碱性磷酸酶。

(5) 外伤或拔牙手术后出血不止及有长时间出血史的病人，除检测出血时间、凝血时间及血常规外，尚应测定凝血酶原时间及血小板计数等。

(6) 口腔恶性肿瘤在化疗或放疗期内，每周至少检查白细胞计数 1～2 次及胸透。

2. 门诊病人

(1) 凡颌面急性炎症病人，应测体温、脉搏，并做白细胞计数及分类计数。

(2) 门诊须行手术的病人，根据既往史及全身情况，测定出血时间、血凝时间及白细胞计数。如有需要，术前应测体温、脉搏、血压等。

(3) 疑有血液病的病人，应做出血、血凝时间及血常规检查。

(4) 口腔颌面部：慢性溃疡、肿物、角化、糜烂等，可做活检或涂片检查。

(四) X线及其他检查

口腔颌面部 X 线检查，对口腔颌面部疾病的诊断有重要作用。

1. 口内 X 线摄片及透视

(1) 牙体、牙周及尖周病变的检查、诊断、治疗效果，采用口内标准片(约 3 cm×4 cm)，儿童则采用儿童片(约 2 cm×3 cm)，病变范围较大时，可采用咬合片(6 cm×8 cm)。

(2) 摄片时，应注意 X 线中心射线的投射角度，务使所摄牙齿的大小、长度适合，牙体及牙根周围的骨质，均清晰可辨。

2. 口外 X 线摄片

(1) 颌骨、涎腺、颞下颌关节等病变，以及颌面部异物定位，均须用口外 X 线摄片。

（2）口外X线摄片方法较多，如侧位、前后位、鼻颏位、颅顶位等，应根据检查目的不同，选择不同的摄片方法。

（3）必要时可采用全口体层摄片，用以观察上下颌骨及牙齿、上颌窦、颞下颌关节等处病变的部位、范围与周围组织的相互关系。

3. X线造影　慢性涎腺炎症、涎瘘、结石（应先做平片检查）及涎腺肿瘤等，必要时可行涎腺造影。急性炎症期禁忌造影。

4. CT及MRI检查　对于翼腭凹、咽旁、上颌窦等深部肿瘤、异物的诊断与骨折的定位等，具有应用价值。

二、口腔内科病历示例

入 院 记 录

姓名：陈××	单位职业：安徽省无为县××乡上庄农民
性别：男性	入院日期：2016年4月21日10:30
年龄：58岁	病史采取日期：2016年4月21日10:45
婚否：已婚	病史记录日期：2016年4月21日10:45
民族：汉族	病史陈述者及可靠性：本人，可靠

主诉　右耳下区无痛性肿物渐进性肿大23年，疼痛2个月。

现病史　病人23年前偶然发现右侧耳下区有一枣核大小肿物，无不适。肿物缓慢增大，现有核桃大，未行任何诊治。2个月前感到肿物处疼痛，并伴右耳后放射状疼痛，自检肿物略增大，遂来我院就诊，我科门诊检查后以“右腮腺恶性肿瘤”收入院，拟手术治疗。发病来病人无发热、盗汗，无鼻塞、涕中带血，无呛咳、吞咽困难。精神食欲一般，睡眠尚可，大小便量、色、次正常。

既往史　平素身体健康，儿童时期营养状况一般，口腔卫生较好，否认肝炎，结核病，伤寒等传染病病史，无皮肤病史。无输血史。

系统回顾

五官：双眼视力正常，无畏光、流泪、眼痛、眼红史。无鼻阻、溢脓涕、鼻出血及鼻干史。无耳鸣、耳痛、耳流脓、听力下降、眩晕史。无牙痛及缺牙。口腔余见现病史。

呼吸系统：平时无咳嗽、咳痰、咯血、气喘及胸痛史。

循环系统：无心悸、气促、发绀、阵发性呼吸困难及下肢水肿史。

消化系统：无慢性腹痛、腹泻、呕吐、呕血及黑便史。

血液系统：无反复皮下或黏膜下出血、瘀点及瘀斑史。

泌尿生殖系统：无尿频、尿急、尿痛、血尿及排尿困难史。

内分泌及代谢系统：无畏寒、怕热、多饮、多食、多尿史。

神经精神系统：无头痛、头晕、晕厥、抽搐、意识丧失及精神错乱史。

运动系统：无游走性关节疼痛，运动障碍、关节脱位及骨折史。

外伤及手术史：2 年前在外院行前列腺增生切除术、疝气修补术，无外伤史。

中毒及药物过敏史：无中毒史，无普鲁卡因及其他药物过敏史。

个人史 生于安徽省无为县，长期在当地居住，否认疫区居住史、疫水接触史。吸烟 30 年，15 支/天，近 1 个月戒烟，饮白酒 30 年，100 ml/d。24 岁结婚，否认冶游史。

家族史 父母已逝，死因不详，配偶身体健康。有 1 子，体健。否认家族中有癌症、糖尿病、结核病、肝炎及先天性畸形病史。

体格检查

一般状况 体温 35.9℃，脉搏 74 次/分，呼吸 18 次/分，血压 140/70 mmHg，发育正常，营养中等，自动体位，面色晦暗，表情自然，神志清楚，语言流利，查体合作。

皮肤 色泽及弹性正常，无黄染、水肿、多汗、紫癜、血管痣、皮疹、色素沉着、溃疡、瘢痕及结节。

淋巴结 耳前、耳后、颌下、颈浅、颈深、锁骨上、腋窝、肘及腹股沟淋巴结均未及肿大。

头部

头颅 无畸形，大小正常，毛发浓黑、分布均匀，无疮疖、癣、瘢痕、肿块。

眼部 眼裂大小正常，两侧对称，无上睑下垂，眼球运动自如，结膜无充血，巩膜无黄染，角膜透明，瞳孔等大等圆，对光反射良好，视力良好。粗测正常。

耳 耳廓无畸形，外耳道无分泌物，乳头无压痛，听力粗测正常。

鼻 无畸形，无阻塞及分泌物，鼻中隔无偏曲，嗅觉正常，鼻窦区无压痛。

口咽 扁桃体不大，无充血、水肿及分泌物；咽部无充血、分泌物，咽部反射正常，软腭运动正常，悬雍垂居中，吞咽正常。口腔情况见专科检查。

颈部 对称，柔软，运动正常，无颈项强直、压痛，颈静脉无怒张，未见异常动脉搏动，气管居中，甲状腺不大、结节、震颤、触压痛，未闻及血管性杂音。

胸部

胸廓 无畸形，两侧对称，肋间平坦，运动正常，胸壁无水肿、皮下气肿、肿块、静脉曲张。肋骨及肋软骨无压痛、凹陷。

肺脏 视诊：呈腹式呼吸，呼吸运动两侧对称，节律深浅正常。

触诊：语颤两侧相等，无增强及减弱，无摩擦感。

叩诊：两肺叩诊呈清音，肺下界在肩胛下角线第 10 肋间，呼吸移动度 4 cm。

听诊：两肺呼吸音清，无增强或减弱，未闻及干、湿啰音、哮鸣音及胸膜摩擦音，语音传导两侧相等。

心脏　视诊：未见心尖搏动，心前区无膨隆。

触诊：心尖搏动最强部位在左第5肋间锁骨中线内侧2 cm处触及，无抬举样冲动，未触及细震颤及摩擦感。

叩诊：心脏浊音界大小正常。如右表。

右(cm)	肋间	左(cm)
2.0	Ⅱ	3.0
2.0	Ⅲ	4.5
3.0	Ⅳ	6.5
	Ⅴ	8.0

左锁骨中线距前正中线10 cm

听诊：心率74次/分，律齐，A2＞P2，各瓣膜听诊区未闻及病理性杂音，无心音分裂，未闻及第三心音、第四心音，无心包摩擦音。

腹部　视诊：腹壁对称，无凹陷、局限性膨隆，无静脉曲张、瘢痕，未见异常蠕动波及其他异常搏动，脐部下凹。

触诊：腹壁柔软，无压痛、反跳痛及肌紧张。肝、脾、胆囊肋下未触及，双肾未触及，未触及肿块、异常搏动及波动。

叩诊：呈鼓音，肝肺浊音界位于右锁骨中线第5肋间，上下长10 cm，肝、脾区均无叩击痛，无过度回响，无移动性浊音。

听诊：肠鸣音正常，胃区无振水音，肝、脾区均无摩擦音，未闻及血管性杂音。

外阴及肛门　外生殖器发育正常，无包茎，尿道无分泌物，睾丸在阴囊内，无肿大、压痛，附睾无结节及压痛。精索不增粗。阴囊肤色正常，无脱屑、皲裂及水肿。肛门无外痔、肛裂、肛瘘及湿疣。

脊柱及四肢　脊柱无畸形，活动自如，无压痛及叩击痛，脊柱两侧肌肉无紧张、压痛，肋脊角无压痛及叩击痛。四肢无畸形，无杵状指(趾)、水肿、外伤、骨折、静脉曲张，肌张力与肌力正常，无萎缩。关节无红肿、畸形、运动障碍，甲床无微血管搏动，股动脉及肱动脉无枪击音，桡动脉可触及，搏动有力。下肢无水肿及溃疡。

神经系统　四肢运动及感觉良好，肱二头肌腱反射、肱三头肌腱反射、膝腱反射、跟腱反射、腹壁反射、提睾反射均可引出，两侧对称。巴宾斯基征、凯尔尼格征阴性。

口腔颌面外科情况

牙齿　牙齿形态、大小正常，无畸形；色泽、位置正常，无多生牙，无拥挤、稀疏、错位、倾斜、阻生，$\overline{876|}$松动度Ⅱ～Ⅲ度，无叩击痛，无充填物、人造冠、固定桥、托牙，咬合关系正常，无反、锁、超、深复、对刃、开及低间隙。

牙龈　牙龈色泽略为发红，轻度增生、肿胀，触之易出血，无盲袋、溃疡、坏死、瘘管，龈上中等量牙石，下牙牙龈部分萎缩，部分牙颈部暴露。

唇及黏膜　口唇及黏膜颜色正常，无发绀、疱疹、皲裂、脱屑、角化、充血、溃疡、糜乱、结痂、硬结、畸形。

舌　舌体大小、颜色、形态正常，无疱疹、皲裂、溃疡、硬结、畸形、肿块、印迹，舌苔薄白，舌背无裂纹、角化，乳头无异常，舌运动正常，伸舌无偏位及震颤，感觉功能无障碍，舌系带正常，居中。无疱疹、皲裂、脱屑、角化、充血、溃疡、糜烂、结痂、硬结、畸形。

腭无瘘管、充血、角化、溃疡、糜烂、肿块、畸形，软腭运动无障碍。

涎腺及其导管　颌下腺、舌下腺及其导管未见肿胀、压痛、阻塞、充血、溢脓、外瘘。腮腺见专科检查。

淋巴结　耳前、耳后、颊、颏下、颌下、颈部未触及肿大淋巴结。

面部表情　自然，面部两侧不对称，无畸形、缺损、瘢痕、瘘管，右侧耳垂略下后方明显肿大，可及一约 4.0 cm×3.0 cm×3.0 cm 肿物，质中、活动、界清、轻压痛，与皮肤、皮下无粘连，皮肤颜色无变化，感觉无障碍。

颌骨　下颌骨外形无变化，两侧对称，无畸形、肿大、压痛、缺损及不连接，咬合及开口正常。

颞下颌关节　颞下颌关节形态及运动正常，无压痛、弹响，两侧对称，张口度正常。

辅助检查　暂缺。

小结　病人男性，58 岁，发现右侧耳下区有一约枣核大小肿物 23 年，无不适。肿物缓慢增大，现有核桃大，未诊治。右侧耳垂略下后方明显肿大，可及一约 4.0 cm×3.0 cm×3.0 cm 肿物，质中、活动、界清、轻压痛，与皮肤、皮下无粘连，皮肤颜色无变化，感觉无障碍，嘴无偏斜，咬合关系正常，张闭口运动无异常。右侧咽侧壁未见隆起，软腭无偏斜、运动无受限。挤压腮腺，导管口可流出清亮液体，$\dfrac{\quad|}{876|}$松动度Ⅱ～Ⅲ度，无移位及叩击痛。

最后诊断

1. 右腮腺多形性腺瘤
2. $\dfrac{\quad|}{876|}$牙周病

郑×

2016 年 4 月 24 日 15:30

初步诊断

1. 右腮腺肿瘤
2. $\dfrac{\quad|}{876|}$牙周病

汪××

2016 年 4 月 21 日 14:10

首次病程记录

2016 年 4 月 21 日 11:10

姓名：陈××，性别：男，年龄：58 岁，单位职业：安徽省无为县××乡上庄农民。因“右耳下区无痛性肿物渐进性肿大 23 年，疼痛 2 个月”，于今日 10 时 30 分入院。

综合病例特点：

1. 一般情况　中年男性。

2. 病史要点

(1) 右耳下区无痛性肿物渐进性肿大 23 年。肿物初有枣核大小，现已达核桃大小。

(2) 2 个月前感肿物略肿大伴疼痛，且右耳后放射状疼痛。

(3) 发病来病人无发热、盗汗，无鼻塞、涕中带血，无呛咳、吞咽困难。

(4) 未治疗。

3. 既往史　2 年前行疝气修补术、前列腺增生切除术，其他无特殊。

4. 体格检查

(1) 一般检查：体温 35.9℃，脉搏 74 次/分，呼吸 18 次/分，血压 140/70 mmHg。神志清楚，瞳孔等大等圆，咽部无充血，扁桃体不大，口唇无发绀。颈软，甲状腺不大，气管居中。胸廓对称，叩诊呈清音，双肺呼吸音清，未闻及干、湿啰音及哮鸣音。心浊音界不扩大，心率 74 次/分，律齐，心音有力，各瓣膜听诊区未闻及病理性杂音。腹软，无压痛，未触及包块，肝脾肋下未触及，无移动性浊音。双下肢无凹陷性水肿 。腱反射正常，未引出病理反射。

(2) 专科检查：面部两侧不对称，张口度正常，未见面瘫表现。右耳垂略下后方明显肿大，可及一约 4.0 cm×3.0 cm×3.0 cm 肿物，质中、活动、界清、轻压痛，与皮肤、皮下无粘连。右侧咽侧壁未见隆起，软腭无偏斜、运动无受限。挤压腮腺，导管口可流出清亮液体。颈部淋巴结未及肿大。$\begin{array}{r|}\\ \hline 876\end{array}$松动度Ⅱ～Ⅲ度，无移位及叩击痛。

5. 辅助检查　暂缺。

拟诊讨论：根据病史，初步诊断：① 右腮腺肿瘤；② $\begin{array}{r|}\\ \hline 876\end{array}$牙周病。

诊疗计划：① 护理：三级护理；② 饮食：普食；③ 辅助检查：凝血三项、血常规、生化全套、颈部淋巴结彩超。腮腺超声及 CT 检查，胸透；④ 治疗方案完善术前检查，目前抗炎治疗，尽快安排手术治疗。

汪××

2016 年 4 月 22 日 11:10　**郑×主治医师查房记录**

病人生命体征平稳。入院后各项检查回报：血常规：血小板 80×10^9/L，余项正常。查凝血三项：活化部分凝血活酶时间 40.0 秒、APTT 比率 1.29、PT 比率：0.872、国际标准化比值 0.826。尿常规：未见异常。生化全套：血尿素氮 7.7 mmol/L、三酰甘油 1.91 mmol/L，余项正常。心电图(ECG)：未见异常。胸部 X 线片(CXR)：侧位见前中纵隔高密度影。

腮腺超声：于右侧下颌角腮腺内可探及一异常回声区，大小约 2.6 cm×

2.8 cm×3.0 cm，边界清，形态稍规则，内呈低回声，分布不均匀，可见多个小的不规则液性暗区；彩色多普勒显示异常区血流较丰富，左侧腮腺区探查未见明显占位性回声，内回声分布较均匀。彩色多普勒未见明显异常血流。印象为右侧腮腺占位性病变，多为混合瘤。

颈部淋巴结彩超：双侧颈部未探及明显肿大淋巴结回声。彩色多普勒未见明显异常血流信号。印象为双侧颈部未见明显肿大淋巴结。

郑×主治医师查房，指示：可安排手术。执行。

汪××

术前小结

2016年4月23日 10:10

姓名：陈××，性别：男，年龄：58岁，单位职业：安徽省无为县××乡上庄农民。

术前诊断：右腮腺多形性腺瘤。

诊断依据：

1. 右耳下无痛性肿物渐进性肿大23年余。肿物初有枣核大小，现核桃大小，未治疗。

2. 2个月前感肿物略肿大伴疼痛，且右耳后放射状疼痛。

3. 发病来病人无发热、盗汗，无鼻塞、涕中带血，无呛咳、吞咽困难。

4. 查体未见面瘫表现。右耳垂略下后方明显肿大，可及一约4.0 cm×3.0 cm×3.0 cm肿物，质中度硬、活动、界清、轻压痛，与皮肤、皮下无粘连。张口度正常，右侧咽侧壁未见隆起，软腭无偏斜、运动无受限。挤压腮腺，导管口流出清亮液体。颈部淋巴结未及肿大。

5. 右腮腺区肿物超声右腮腺内可见一异常区，形态稍规则，边界尚清晰，内回声分布不均匀，以低回声为主，可见多个小的不规则液性暗区。CDFI见异常区内血流丰富。诊断为右侧腮腺实性占位性病变。

6. 腮腺静脉增强CT扫描右侧腮腺内（大部分位于浅叶，小部分突入深叶）可见一类圆形高密度影，大小约3.0 cm×3.2 cm，其内密度较均匀，周围可见环形钙化，与周围分界清楚。增强扫描可见轻度不均匀强化。颈部未见明显肿大淋巴结。印象为右侧腮腺占位性病变，考虑为多形性腺瘤。

7. 颈部淋巴结彩超双侧颈部未见明显肿大淋巴结。

拟行手术：右腮腺肿物及浅叶大部切除术。

手术适应证及禁忌证：① 诊断较明确；② 本病非手术不能治愈；③ 无手术禁忌证。

术前准备：耳周 5 cm 备皮。

拟用麻醉方法：全身麻醉。

病人或家属对手术的态度：同意。

汪××

手 术 记 录

手术日期：2016 年 4 月 24 日　　手术名称：右腮腺肿物及浅叶大部切除术

术前诊断：右腮腺多形性腺瘤　　术后诊断：同左

手术者：郑×　　助手：汪××、张×

麻醉方法：全身麻醉　　麻醉者：范×

灌注师：无　　护士：马××

术中所见：肿物约 3.5 cm×3 cm×3 cm，位于腮腺浅叶。肿瘤在面神经总干浅面，并推压总干向深方。瘤体深部邻近寰椎横突、茎突、外耳道软骨及颞骨骨板。术后剖开后标本肉眼观见瘤体呈灰白色，未见明显囊腔。

手术经过：病人取仰卧位，全身麻醉并经口腔气管插管成功后，垫高肩部，头后仰并偏向左侧，设置导尿。用 2%聚维酮碘及 75%乙醇消毒右侧颌面颈部，铺无菌巾、单。于术区注射 0.5%利多卡因和少量肾上腺素的混合液。从右耳屏前皮肤皱褶向下绕耳垂至乳突前下方并沿升支后缘绕下颌角至颌下区下颌角前 1 cm 且平行下颌骨下缘处标记画线，按设计切口线逐层切开皮肤、皮下、腮腺包膜及颈阔肌，于颈外静脉外侧寻得耳大神经，保留其耳垂支，切断腮腺支。于腮腺表面向前电刀锐分离翻起面颊瓣至腺体上、前、下缘，先后觅得面神经颈支、下颊支、下颌缘支、上颊支、颧支及腮腺导管。结扎、切断腮腺导管，逆行解剖面神经各分支至颈面干、颞面干，并暴露至面神经总干。钳夹、切断、结扎面后静脉，沿胸锁乳突肌上份前缘、乳突前缘、二腹肌后腹及外耳道软骨分离腺体后缘，于二腹肌后腹上缘分离、钳夹、切断并结扎耳后动脉，完整切除瘤体及腮腺浅叶之大部，结扎腺体浅叶断端。标本送冰冻病检，40 分钟后病理报告：右腮腺多形性腺瘤。查无活泼性出血点后，冲洗术腔。检查面神经总干及其各分支、耳大神经耳垂支均未切断后，放置橡皮引流管后，逐层关闭创口。术毕。

待病人完全清醒后，吸净口咽腔分泌物，安全拔出气管插管。留置尿管。

手术顺利，用时约 2.5 小时，失血约 100 ml，术中未损伤重要血管及神经，术中、术后病人各生命体征平稳。术后安返病房。标本送病理检查。

记录者：汪××

2016 年 4 月 24 日

术后病程记录

2016 年 4 月 24 日 15:00

病人于 8:30 行“右腮腺肿物及浅叶大部切除术”。仰卧位，全身麻醉经气管插管成功后，垫肩、头后仰并左偏，设置导尿。常规消毒铺巾、单。注射 0.5%利可卡因和少量肾上腺素的混合液后行腮腺常规“S”形切口，从腺体表面翻瓣，于腺体前、下缘寻得面神经分支，逆行解剖之至分叉部，分离腺体后缘，暴露面神经总干，完整切除瘤体及腮腺浅叶之大部。冰冻病检报告为右腮腺多形性腺瘤。冲洗，置引流管，缝合。清醒后顺利拔管。

手术顺利，失血少，术中未损伤重要血管及神经，术中生命体征平稳，于 11:30安返病房。标本送病理检查。术后给予吸痰、吸氧、抗炎、消肿、持续负压引流及补液治疗。

汪××

2016 年 4 月 25 日 10:16

今日为术后第 1 天，体温 36.2℃，脉搏 68 次/分，呼吸 18 次/分。主诉伤口疼痛。右侧腮腺区肿胀，创口有少许渗血，引流管在位，缝线无脱落。右下唇偏斜。

郑×主治医师查房，指示：右下唇偏斜原因为术中分离及拉钩牵拉保护面神经下颌缘支所致，一般 3～5 个月可自行恢复。可给予营养神经药物治疗。已执行。

汪××

2016 年 4 月 26 日 14:30 **柯×主任查房记录**

今日为术后第 2 天。主诉伤口仍疼痛，影响进食。右侧腮腺区仍肿胀，创口无渗血。引流管在位。指示：继续加强抗炎治疗，持续负压引流，预防感染。执行。

汪××

2016 年 4 月 27 日 10:00

今日是术后第 3 天，病人一般情况良好。伤口疼痛明显减轻，可缓慢进食。右侧腮腺区肿胀减轻，引流管在位。病理回报为右腮腺多形性腺瘤。

郑×主治医师查房，指示：继续加强抗炎治疗，预防感染。执行。

郑×

2016 年 4 月 30 日 9:00

病人一般情况良好。伤口疼痛明显减轻。右侧腮腺区肿胀减轻，切口无渗出。腮腺术区引流管在位，负压吸引持续、有效。柯×主任查房，指示：撤除持续负压引流，继续加强抗炎治疗，预防感染。已执行指示。

汪××

出 院 小 结

2016 年 5 月 7 日

姓名:陈××,性别:男,年龄:58 岁,单位职业:安徽省无为县××乡上庄农民。

入院日期:2016 年 4 月 21 日,出院日期:2016 年 5 月 7 日,共住院 16 天。

入院情况:右耳下区无痛性肿物渐进性肿大 23 年。肿物初有枣核大小,现已达核桃大小。2 个月前感到肿物略增大伴疼痛,且右耳后放射状疼痛。未治疗。入院查体:未见面瘫表现。右耳垂略下后方明显肿大,可触及一约 4.0 cm×3.0 cm×3.0 cm 肿物,质中度硬、活动、界清、轻压痛,与皮肤、皮下无粘连。张口度正常,右侧咽侧壁未见隆起,软腭无偏斜、运动无受限。挤压腮腺,导管口可流出清亮液体。颈部淋巴结未及肿大。

入院诊断:右腮腺多形性腺瘤。

诊疗经过:于 2016 年 4 月 24 日在全身麻醉下行"右腮腺肿瘤及浅叶大部切除术"。病理检查:右腮腺多形性腺瘤。术后给予持续负压引流及抗炎治疗。

出院时情况:颌面部切口愈合好,已拆线。

出院诊断:右腮腺多形性腺瘤。

出院医嘱:① 保持创口清洁干燥,3 天内勿洗澡;② 定期复查。

汪××

口腔外科病历

一、口腔外科病历内容及书写要求

(一) 病史

采集除按第一章和口腔内科病历书写要求外,尚需注意以下情况:

1. 儿童时期的营养状态及有关不良习惯。有先天性疾病时应记录患儿母亲怀孕史,怀孕早期患病及药物治疗史、有毒物品接触史。

2. 口腔卫生情况、疾病史、手术史及治疗经过。

3. 病人直系亲属中是否有人患过癌症、糖尿病、结核病、先天性疾病等。

(二) 体格检查

包括全身一般情况的检查,注意详述口腔及颌面部专科检查。

1. 牙齿部位　记录方法是从面部正中线以十字形线条分为 4 区(从病人的右侧上方开始以 A、B、C、D 区记录),从正中线自前至后顺序排列,恒牙用阿拉伯数字,乳牙用罗马数字表示。

2. 牙齿　牙齿形态、数目、色泽、排列位置、松动度;牙体缺损的部位、范围程度。

3. 牙龈　牙龈形态、色泽及坚韧度的检查。牙周袋检查是否存在骨上袋、骨下袋，用牙周探针测量深度，以毫米计算。牙石的部位及程度。

4. 口腔黏膜　唇、颊、腭部黏膜色泽、形态、功能，病变范围及程度。

5. 舌　舌体大小、颜色、舌苔情况，舌的运动和感觉，舌系带是否过短。

6. 三对唾液腺及其导管　双侧腮腺、颌下腺、舌下腺区域是否有肿胀、隆起；导管口是否有红肿、溢脓等情况。

7. 淋巴结　耳前、耳后、颊、颏下、颌下及颈部各组淋巴结的数目、大小、质地、活动度、压痛等情况。

8. 颌骨及颞颌关节　上下颌骨的外形是否对称，有无畸形、肿大，咬合关系，张口度、颞颌关节活动情况，有无压痛及弹响。

9. 面部情况　五官外形及表情是否对称，有无畸形、肿胀、瘢痕等情况。

（三）辅助检查

1. 按外科术前常规检查血、尿、便常规，肝、肾功能，凝血酶原时间。

2. 颌面部肿瘤病人应查红细胞沉降率、碱性磷酸酶。

3. 婴幼儿唇腭裂患儿术前应检查血钙、磷，以便纠正低钙血症。

4. 对牙体、牙周及尖周病变进行口内X线牙片检查，简便快捷。

5. 在颌骨、颞颌关节、颌面部异物等病变，需进行口外X线摄片检查。

6. 目前数字化曲面断层、CT、MRI等成像技术设备在临床广泛的应用，根据病情和现有的设备选择应用，有助于提高诊断水平。

7. 在慢性涎腺炎、涎瘘、导管结石、涎腺肿瘤的诊断时，可采用涎腺造影技术和摄片，但急性炎症期禁用。

二、口腔外科病历示例

入院记录(简约式)

姓名：杨×	单位职业：河北曲阳县×××村儿童
性别:男	通讯地址:河北曲阳县×××村
年龄:10月龄	入院日期:2016年5月5日16:10
婚否:未	记录日期:2016年5月5日16:30
籍贯:河北省曲阳县	病史陈述者:患儿父母
民族:汉	可靠程度:患儿母亲　可靠

主诉　左侧唇腭部裂开10个月。

现病史　患儿出生时发现患儿左侧上唇及鼻孔、上腭部裂开，面容异常，不能吸吮，人工喂养，患儿现已10个月，未曾进行治疗，当前家长要求治疗，今日门诊以“左侧完全性唇、腭裂”收入科内治疗。病后患儿精神、食欲以及大小便正常，睡眠尚好。

既往史 平素身体健康，否认肝炎、结核病等传染病史。曾行预防接种，具体不详。全身各系统无慢性疾病史；否认外伤史，手术史。无药物过敏史。

个人史 生于原籍，无疫区居住史。第2胎第2产，足月顺产，母亲在怀孕第2个月时患“感冒”，服“阿莫西林”治疗。无特殊不良嗜好。无有毒物质及放射性物质接触史。

家族史 父母身体健康。一姐身体健康，否认家族中有遗传性疾病史。

体格检查 体温36.5℃，脉搏90次/分，呼吸24次/分，发育正常，营养中等，表情安静，神志清楚，皮肤、巩膜未见黄染，表浅淋巴结无肿大，头颅，耳无畸形，两侧瞳孔等大等圆，对光反射灵敏。耳、鼻无分泌物，乳突及鼻旁窦无压痛，唇红，咽无红肿，双侧扁桃体无肿大。颈部对称，颈软无抵抗。气管居中，甲状腺不大。胸廓对称无畸形，呼吸动度两侧相等，两肺双侧语颤一致，叩之清音，未闻及干、湿啰音。心前区无隆起，心界无扩大，心率90次/分，律齐，各瓣膜听诊区心音正常，未闻及病理性杂音。腹平坦，柔软，无压痛及包块，肝、脾肋下未触及，叩诊无移动性浊音，听诊肠鸣音正常。肛门及外生殖器未查。脊柱、四肢无畸形及功能障碍，神经系统检查：肱二头肌腱及膝反射正常存在，巴宾斯基征及霍夫曼征阴性。

专科情况 左侧上唇自唇红裂至鼻底，人中窝偏向右侧，鼻部不对称，左侧鼻翼塌陷，鼻底裂开，左侧牙槽嵴至腭垂裂开，口鼻腔相通。

辅助检查 X线：心肺未见异常。

最后诊断（2016年5月5日）

1. 左侧完全性唇裂
2. 左侧完全性腭裂

李××

2016年5月5日

初步诊断

1. 左侧完全性唇裂
2. 左侧完全性腭裂

李××

2016年5月5日

首次病程记录

2016年5月5日 16:50

姓名：杨× 年龄：10月龄

性别：男 单位职业：河北曲阳县×××村儿童

因“左侧唇、腭部裂开10个月”，于今日16:10入院

综合病例特点：

1. 一般情况 男性，10月龄，先天性疾病。

2. 病史要点 患儿出生时发现其左侧上唇及腭部裂开，未曾进行治疗，现全身情况良好，家长要求治疗。

3. 既往史　平素身体健康，全身各系统无慢性疾病史；否认外伤史，手术史。无药物过敏史。

4. 体格检查　全身一般情况尚好，心肺腹部未见异常。专科情况：左侧上唇自唇红裂至鼻底，人中窝偏向右侧，鼻部不对称，左侧鼻翼塌陷，鼻底裂开，左侧牙槽嵴至腭垂裂开，口鼻腔相通。

5. 辅助检查　胸透心肺未见异常。

拟诊讨论：患儿出生后即被发现其左侧唇腭部裂开，面部畸形，口鼻腔相通，现已 10 个月，根据患儿症状及体征诊断明确，为先天性疾病，无其他鉴别诊断。

初步诊断：① 左侧完全性唇裂；② 左侧完全性腭裂。

诊疗计划：① 三级护理，半流食；② 血、尿、便常规。肝功能，乙肝表面抗原，凝血酶原时间。心电图，胸透；③ 治疗计划择期手术治疗。治疗原则：进行术前准备，必要的青霉素皮试，防止感冒及腹泻影响手术的按期进行，手术在全身麻醉下进行唇鼻整形术。术后应用青霉素，手术切口给予清洁换药，防止伤口感染，达到手术切口一期愈合。

李××

2016 年 5 月 7 日

患儿入院后全身情况良好，体温正常，各项检查回报均正常，家长同意手术安排，做好患儿术前准备等工作，择期手术治疗。

李××

术 前 小 结

2016 年 5 月 8 日　9:00

患儿杨×，男，10 月龄，未婚，汉族，河北籍，因“左侧唇腭部裂开 10 个月”入院。

病情摘要：患儿出生后被发现左侧唇腭部裂开，面部畸形，口鼻腔相通，现已 10 个月，影响面容，家长要求手术整形，入院治疗。

术前诊断：① 左侧完全性唇裂；② 左侧完全性腭裂。

诊断依据：左侧上唇自唇红裂至鼻底，人中窝偏向右侧，鼻部不对称，左侧鼻翼塌陷，鼻底裂开，左侧牙槽嵴至腭垂裂开，口鼻腔相通。

拟行手术：唇鼻整形术。

手术适应证和禁忌证：患儿目前全身情况良好，体温正常，常规检查回报均正常，无主要脏器功能障碍，无手术禁忌证。

手术计划：全身麻醉下行唇鼻整形术，采用 Millard 式旋转推方法，标记出移位的人中窝，在其左侧上部设计三角形皮瓣，全层切开上唇肌层，分离左侧塌陷的鼻翼软骨，进行缝合悬吊，达到两侧鼻孔对称，利用上三角皮瓣修复左侧鼻小柱，端正人中窝，修复患侧唇峰，唇珠。

术中注意事项：术中注意妥善止血，采用电烧止血，仔细缝合，注意恢复鼻部外形。

术后并发症及处理：全身麻醉术后做好术后监护，防止窒息，应用抗生素防止切口感染裂开。

术前准备：术日晨禁食水，术前用抗生素，青霉素皮试阴性。向家长交代必要的饮食及护理，告知手术时间及具体手术方式、全麻及手术的并发症，病人家属同意手术，已签字。

术后注意事项：给以软食，口服阿莫西林干糖浆，每日手术切口清洁换药。

李××

术 前 讨 论

时间：2016 年 5 月 8 日 9：30

地点：口腔科医师办公室

参加人员：李××副主任医师、方××副主任医师、包×主治医师、师××医师

李××副主任医师：患儿为先天性单侧唇腭裂畸形，目前已 10 个月，左侧上唇自唇红裂至鼻底，人中窝偏向右侧，鼻部不对称，左侧鼻翼塌陷，鼻底裂开，左侧牙槽嵴至腭垂裂开，口鼻腔相通，诊断明确，手术目的是修复左侧唇鼻畸形，手术在全麻下进行，术中及术后应进行监护，防止发生窒息，加强术后护理，防止手术切口感染及裂开，家长同意手术安排，已在手术申请书上签字。

师××医师：患儿术前检查及准备已完成，手术由李××副主任医师主刀，我们密切配合，术后加强护理，防止切口感染，影响手术效果。

方××副主任医师：患儿手术需在全身麻醉下进行，做好各项准备，防止术中及术后的并发症发生，确保手术的顺利进行。

李××

手 术 记 录

姓名：杨×，性别：男，年龄：10 月龄，日期：2016 年 5 月 9 日，开始 9：30，结束 11：00

术前诊断：① 左侧完全性唇裂；② 左侧完全性腭裂

术后诊断：① 左侧完全性唇裂；② 左侧完全性腭裂

手术名称：唇鼻整形术　　手术者：李××　　麻醉者：任×

麻醉方法：全身麻醉　　器械护士：张×

手术经过：患儿实施全身麻醉后给予平卧位，四肢固定，术野常规消毒，铺无菌巾。术式采用 Millard 式旋转推方法，测量唇部解剖标志，标记出移位的人中窝，在人中窝左侧上部设计三角形的皮瓣，全层切开上唇肌层，分离左侧塌陷的鼻翼软骨，进行缝合悬吊，达到两侧鼻孔对称，利用上三角皮瓣修复左侧鼻小柱，端正人中窝，逐层缝合唇部肌层、黏膜、皮肤，修复患侧唇峰、唇珠。

术后效果满意。术中经过顺利，出血约 5 ml，无副损伤，术后送患儿安返病房。

李××

术后病程记录

2016 年 5 月 9 日

今日上午在全身麻醉下行唇鼻整形术，于 11:20 安返病房，全身麻醉术后患儿已苏醒，生命体征平稳，术中全身麻醉平稳，出血约 5 ml，术式采用 Millard 式旋转推方法，在人中窝左侧上部设计三角形的皮瓣，分离左侧塌陷的鼻翼软骨，进行缝合悬吊，达到两侧鼻孔对称，利用上三角皮瓣修复左侧鼻小柱，端正人中窝，修复患侧唇峰、唇珠。术后效果满意。术后诊断：① 左侧完全性唇裂；② 左侧完全性腭裂。全身麻醉术后常规护理，一级护理，流食，5%葡萄糖 250 ml，青霉素 320 万 U 静脉滴注。

李××

2016 年 5 月 10 日

患儿术后第 1 天，全身麻醉术后恢复良好，精神及食欲恢复，给予停一级护理，改三级护理，阿莫西林干糖浆 125 mg，3 次/日，口服，手术切口有少量渗出，给以清洁换药。

李××

2016 年 5 月 11 日 **施××主任查房记录**

患儿术后第 2 天，一般情况良好，体温正常，精神及食欲良好，活动自如，加强护理，避免患儿哭闹，防止手术切口裂开。施××主任查房看望患儿，目前患儿术后全身情况较好，手术部位干燥，施主任同意当前处理方案，指示加强护理指导，达到术后良好的康复。

李××

2016 年 5 月 12 日

患儿术后第 3 天，全身情况良好，体温正常，手术切口部位无渗出，局部无红肿，继续加强护理，手术切口换药，促进手术切口愈合。

李××

2016 年 5 月 15 日

患儿术后第 6 天，患儿术后恢复良好，精神及食欲较好，手术切口愈合良好无红肿，给予拆线，可以出院休养。

李××

出院小结

2016 年 5 月 16 日

姓名：杨×，性别：男，年龄：10 月龄。

入院日期：2016 年 5 月 5 日，出院日期：2016 年 5 月 16 日，共住院 11 天。

入院时情况：因左侧唇腭部裂开 10 个月。查体：全身一般情况尚好，心肺腹部未见异常。专科情况：左侧上唇自唇红裂至鼻底，人中窝偏向右侧，鼻部不对称，左侧鼻翼塌陷，鼻底裂开，左侧牙槽嵴至腭垂裂开，口鼻腔相通。

入院诊断：① 左侧完全性唇裂；② 左侧完全性腭裂。

诊疗经过：于 5 月 9 日在全身麻醉下行唇鼻整形术，术式采用 Millard 式旋转推方法，在人中窝左侧上部设计三角形的皮瓣，分离左侧塌陷的鼻翼软骨，进行缝合悬吊，达到两侧鼻孔对称，利用上三角皮瓣修复左侧鼻小柱，端正人中窝，修复患侧唇峰、唇珠。手术效果满意。术后应用抗生素，切口一期愈合。

出院时情况：全身情况良好，手术切口愈合良好，缝线已拆除。

出院诊断：① 左侧完全性唇裂；② 左侧完全性腭裂。

出院医嘱：避免碰撞唇鼻部，防止手术切口裂开，半年后复查，择期行腭裂修复术。

李××

第三十一节　产科病历

一、产科病历内容及书写要求

产妇入院后，应及时正确逐项填写产科入院记录表格。如有异常情况，则应按一般病历的要求书写病历或入院记录，一般项目中应添加丈夫姓名、工作单位及职务，其主要内容包括下列各项：

（一）病史

1.孕次、产次、末次月经开始日期、预产期。

2. 临产症状、开始时间及性状。

3. 早孕反应与胎动开始日期。

4. 孕早期有无病毒感染如流感、风疹、肝炎等，有无长期服用镇静药、激素、避孕药，有无接触大量放射线或其他有害物质，有无烟酒嗜好。

5. 孕期有无先兆流产、先兆早产，或采录其他病史，记录起止时间、病情及治疗经过。

6. 过去有无心、肺、肝、肾疾患，及高血压等疾病；有无出血倾向、过敏、手术史。

7. 月经史、婚姻史，包括是否近亲结婚，详询计划生育史。

8. 妊娠及分娩史，逐次妊娠、分娩或流产、早产史，产褥期情况，有无畸形儿、产伤儿、溶血症新生儿及子女存亡。家族遗传病史。

（二）体格检查

注意高血压、水肿和心、肺、肝、甲状腺、乳房异常，身高、体态等。

1. 腹部检查　腹形、宫底高度、脐平面腹围、胎方位、胎心音最响部位、胎心率。

2. 骨盆测量　髂棘间径（平均 24 cm）、髂嵴间径（平均 26 cm）、骶耻外径（平均 19 cm）、坐骨结节间径（平均 9 cm，＜8 cm 时加测量骨盆出口后矢状径）。

3. 直肠指诊　估测坐骨棘间径、先露位置（以坐骨棘水平为 0，其上方 1 cm 为－1、其下 1 cm 为＋1、余类推）；宫颈管消失度（%），宫口开大厘米数，同时了解骶骨弯度、坐骨切迹宽度、尾骨活动度，注意胎膜破否。

（三）辅助检查

转抄孕期检验结果，如血型、血红蛋白、尿蛋白、HBsAg 等。共存病所需的检验，孕期未查者应补查。

（四）入院诊断

按下列次序排列：① 妊娠周数（周数后加天数如 39 周、37 周$^{+3}$）、孕次、产次、胎方位、临产否；② 产科异常情况；③ 其他科共存病。

（五）记录填写

按要求填写待产记录、产时（临产）记录及产后记录等表格。高危妊娠除填写表格外，要写入院记录和入院病历。

二、产科病历示例

入院记录（简约式）

姓名：李×　　　　性别：女

年龄：29 岁　　　　婚否：已婚

籍贯：北京市　　　　民族：汉族

家庭地址:北京海淀区翠微南里 单位职业:×××大厦职员
入院日期:2016 年 3 月 6 日 10:30 配偶姓名:刘××
部职别:中国银行职员
病情陈述者及可靠程度:本人,可靠

主诉 停经 38^{+6}周,下肢水肿 3 个月余,加重 3 周。

现病史 病人平素月经规律,$10\frac{7}{23\sim37}$,末次月经为 2015 年 6 月 7 日,停经 40 余天查尿妊娠试验呈阳性,孕早期无明显恶心、呕吐,孕 2 个月时曾患感冒,不发热,口服过中药治疗感冒(具体药物、剂量不详),停经 4 个月开始自觉胎动,活跃至今,定期在我院行产前检查均正常。3 个月前病人出现双下肢水肿,休息后可缓解,当时测血压正常,尿蛋白阴性,3 周前双下肢水肿加重,休息后仍未消退,昨日产前检查时测血压为 150/90 mmHg,查尿蛋白 58 g/L(500 mg/dl),故以"中度妊娠高血压综合征"收入院。发病以来,病人无头晕、头痛、眼花等症,无腹痛及阴道流血,食欲好,睡眠欠佳,大小便正常。

既往史 否认肝炎、结核病传染病史,否认高血压、肾炎、糖尿病病史,20 岁时行副乳切除术,无外伤史,否认药物过敏史,按时预防接种。

个人史 生于北京市,无久居疫区史,无烟酒嗜好。$10\frac{7}{23\sim37}$,末次月经为 2015 年 6 月 7 日,经量适中,无痛经。23 岁结婚,G_2P_0,2010 年 11 月行人工流产一次。

家族史 否认家族性遗传病史。父母体健。配偶健康。

体格检查 体温 36.4℃,脉搏 88 次/分,呼吸 17 次/分,血压 150/90 mmHg,发育正常,营养中等,自动体位,神志清楚,语言流利,查体合作。皮肤无黄染及出血点,浅表淋巴结不大。头颅无畸形,五官端正,眼睑无水肿,巩膜无黄染,瞳孔等大等圆,对光反射正常。鼻唇沟对称,无鼻翼扇动,外耳道无脓性分泌物,口唇无发绀,咽部不充血,双侧扁桃体不大。颈软,颈浅静脉无怒张,气管居中,甲状腺不大。胸廓两侧对称,无畸形。

乳房发育可,乳头凸。呼吸运动自如,双侧语颤正常,两肺叩诊呈清音,呼吸音清,双肺未闻及干、湿啰音及哮鸣音。心尖搏动位于左锁骨中线第 5 肋间,心前区未触及细震颤,心脏浊音界不扩大,心率 88 次/分,节律规整,各瓣膜听诊区无病理性杂音。下腹部膨隆,呈孕足月腹型,下腹部触及凹陷性水肿,上腹部无压痛及反跳痛,肝脾肋下未触及,未触及包块,无移动性浊音,肠鸣音正常,双肾区无叩击痛。脊柱及四肢无畸形,活动自如,关节无红肿,下肢水肿(+++)。双侧膝反射正常,未引出病理反射。

产科检查 宫高 35 cm,腹围 102 cm,胎心 140 次/分,无宫缩,胎头浮,LOA(左枕前位),骨盆测量:IS(髂棘间径)24 cm,IC(髂嵴间线)28 cm,EC(骶耻外径)

21 cm，TO(出口横径)9 cm，肛诊：宫颈消失50%、质中，位置中位，宫口未开，S-2，胎膜未破。骶骨形态中弧形，骶骨岬趋势不突，骶尾关节不突，尾骨活动两侧坐骨棘不突，坐骨切迹可容两指。

辅助检查 (2016年3月5日)尿常规：尿蛋白500 mg/dl。宫颈评分5分。

最后诊断

1. 宫内孕39^{+3}周 2/1 LOA 已生
2. 妊娠高血压综合征(中度)

侯××

2016年3月10日

初步诊断

1. 宫内孕38^{+6}周 2/0 LOA 待产
2. 妊娠高血压综合征(中度)

侯××

2016年3月7日 8:30

首次病程记录

2016年3月6日 11:00

姓名：李×，性别：女，年龄：29岁，单位职业：×××大厦职员

因“停经38^{+6}周，下肢水肿3个月余，加重3周”，于2016年3月6日10:30入院。

综合病例特点：

1. 一般情况 青年初产妇。

2. 病史要点 病人平素月经规律，$10\frac{7}{23\sim37}$，末次月经为2015年6月7日，停经40余天查尿妊娠试验呈阳性，孕早期无明显早孕反应，孕2个月时曾口服过中药感冒药(具体不详)，约停经4个月开始自觉胎动，并活跃至今，定期在我院行产前检查均正常。3个月前病人出现双下肢水肿，休息后可缓解，当时测血压正常，尿蛋白阴性，3周前双下肢水肿加重，休息后仍未消退，昨日产前检查测血压150/90 mmHg，门诊查尿蛋白58 g/L(500 mg/dl)，故以“妊娠高血压综合征”收入院。

3. 既往史 否认肝炎、结核病等传染病史，否认高血压、肾炎病史，20岁时行副乳切除术。$10\frac{7}{23\sim37}$，末次月经为2015年6月7日，23岁结婚，G_2P_0。否认药物过敏史。

4. 体格检查 体温36.4℃，脉搏88次/分，呼吸17次/分，血压150/90 mmHg。神志清楚，瞳孔等大等圆，咽部无充血，扁桃体不大，口唇无发绀。颈软。胸廓对称，乳房发育可，乳头凸，叩诊呈清音，双肺未闻及干、湿啰音及哮鸣音。心浊音界不扩大，心率88次/分，律齐，各瓣膜听诊区未闻及病理性杂音。腹部膨隆，呈孕足月腹型，下腹部触及凹陷性水肿，上腹部无压痛及反跳痛，肝脾肋下未触及，无移动性浊音，肠鸣音存在。双肾区无叩击痛，双下肢水肿(+++)。

腱反射正常，未引出病理反射。产科检查：宫高 35 cm，腹围 102 cm，胎心音 140 次/分，无宫缩，胎头浮，LOA，骨盆测量：IS 24 cm，IC 28 cm，EC 21 cm，TO 9 cm，肛诊：宫颈消失 50%、质中，宫口未开，S－2，胎膜未破。

5. 辅助检查　(3 月 5 日)尿蛋白 500 mg/dl。

拟诊分析：病人因“停经 38^{+6}周，下肢水肿 3 个月余，加重 3 周”入院。入院后查体：血压 150/90 mmHg，腹壁及双下肢水肿，产科检查：宫高35 cm，腹围 102 cm，胎心音 140 次/分，无宫缩，胎头浮，骨盆内外测量未见明显异常，尿蛋白 500 mg/dl。初步考虑病人为中度妊娠高血压综合征，需严密观察血压情况，进一步完善有关检查。

诊断：① 宫内孕 38^{+6}周 2/0 LOA；② 妊娠高血压综合征(中度)。

诊疗计划：① 护理：一级护理；② 饮食：高蛋白饮食；③ 实验室检查：血常规、凝血三项、肝功能、血尿酸、尿素氮、胆红素、白蛋白等；④ 其他检查：请眼科会诊急查眼底，心电图检查，胎儿脐血流检查；⑤ 治疗方案：左侧卧位休息、严密监测血压，口服硝苯地平(心痛定)10 mg，3 次/日；地西泮 5 mg，1 次/晚，等镇静、降压治疗，请示上级医师检诊指导治疗。

侯××

2016 年 3 月 7 日 8:00

病人今晨自诉双下肢肿胀明显，不伴头晕、眼花及下腹痛。入院后血压一直波动，今晨测血压 140/90 mmHg，胎心 140 次/分，无宫缩，下肢水肿(＋＋＋)。继续口服药物治疗，密切观察血压，积极完善各项检查。

侯××

2016 年 3 月 8 日　**任××副主任查房记录**

入院第 2 天，病人睡眠佳，自诉双下肢肿痛明显，并放射至会阴部。查体：血压 150/100 mmHg，腹壁及双下肢水肿，无宫缩及阴道流血。血红细胞比积：0.377，尿比重：1.022，24 小时尿蛋白定量：1 091 mg/24 h，血清总蛋白 46 g/L、白蛋白：22 g/L、白蛋白∶球蛋白＝0.9，血糖及餐后 2 小时血糖正常；胎心监护 NST 反应型，胎儿脐血流、心电图及眼底检查未见异常。任××副主任查房，听取病情汇报后指出：根据血压及尿蛋白情况，病人可诊断为“中度妊娠高血压综合征”，应给予静脉滴注硫酸镁解痉治疗。且病人低蛋白血症及水肿明显，在解痉基础上，输入白蛋白进行扩容。遵任主任指示，首次给予 25%硫酸镁 20 ml＋10%葡萄糖 100 ml 中缓慢静脉注射，继以 25%硫酸镁 60 ml＋10%葡萄糖 1000 ml 静脉滴注，维持 8 小时，同时输入血白蛋白 10 g。注意观察呼吸、心率、下肢水肿情况及尿量。

侯××

×××医院分娩志愿书

<table>
<tr><td>姓名</td><td>李×</td><td>年龄</td><td>29 岁</td><td>联系人</td><td>刘××</td><td>电话</td><td>××××××</td></tr>
<tr><td colspan="8">病情摘要：停经 38^{+6} 周，下肢水肿 3 个月，加重 3 周　　××××××</td></tr>
<tr><td colspan="8">根据检查结果，按照产科医疗技术操作规程，我们认为，该产妇可以采取如下方式分娩：□阴道分娩　包括① 自然分娩；② 会阴切开助产；③ 产钳助产；④ 吸引器助产，头位异常时需手转胎头；⑤ 臀位助产；⑥ 其他：□剖宫产或剖宫产产钳助产。分娩过程是一个复杂、动态的变化过程，经常会出现正常与异常相互转化、交叉的情况，根据产妇产程进展情况，医生在条件允许情况下将随时与产妇或家属协商更改分娩方式。由于个体差异，任何一种分娩方式均有可能发生如下意外及并发症</td></tr>
<tr><td>医疗意外</td><td colspan="7">□1. 待产过程中，尽管医护人员采取了常规监护胎儿的措施，但仍有极个别产妇会突然出现不明诱因胎动消失、胎心变化、继而胎儿死亡
□2. 根据情况需要，按照产科操作常规，实施各种治疗及使用引产药物后，极个别产妇会出现药物中毒、过敏或高敏反应、抢救无效会危及母、婴生命，甚至导致死亡
□3. 其他：</td></tr>
<tr><td>并发症</td><td colspan="7">□1. 阴道分娩主要常见并发症：□软产道血肿、会阴切口感染，生殖道瘘；□新生儿窒息、颅内血肿、头皮血肿；□臂丛神经损伤、骨折、胸锁乳突肌痉挛或血肿等。□产钳助产、吸引器助产、臀位助产造成肛门括约肌损伤的概率高于其他阴道分娩方式
□2. 剖宫产及剖宫产产钳助产并发症：□可能会发生操作部位难以控制的大出血致子宫切除、毗邻脏器损伤；□易发生宫内感染、腹部及子宫切口感染，因产后晚期大出血致子宫切除；□剖宫产儿未经产道挤压、易发生胎儿宫内窘迫、新生儿窒息及肺炎，新生儿窒息复苏困难致新生儿死亡；□胎头入盆深及胎头浮动者，术中可能需产钳助产，此时兼有剖宫产及产钳助产的并发症；□剖宫产儿先天异常或死亡，需 2 年后才能再次妊娠；□其他：
□3. 妊娠高血压综合征则可能引起妊娠高血压综合征性心脏病、脑卒中、HELLP 综合征、失明、DIC、肾功能不全、胎儿宫内发育迟缓</td></tr>
<tr><td colspan="8">孕产妇住院期间的病情变化，产科医生将随时与家属联系，通报情况。但有一些难以防范的情况，如羊水栓塞、肺栓塞、猝死、产后大出血、DIC 等严重并发症。虽然发生率很低，但死亡率极高。一旦发生将危及母婴生命。在通知家属的同时我们将尽职尽责投入抢救，希望能争取最好结果。当母婴病情发生突然变化时，短时间内又无法与家属取得联系，医院有权根据病情做出处置（包括分娩方式）决定。请产妇及家属给予理解与支持，服从医院处理</td></tr>
</table>

续　表

对我亲属李×目前的情况以及需要采取的分娩方式、分娩过程中可能会发生的医疗意外、并发症等情况，医生已向我详细交代清楚并知情，本人表示理解同意医生根据病情处理

产妇签字　李×

产妇近亲属签字　刘××　　　　与产妇关系：夫妇

医师签字：侯××

2016年3月6日

备注：如胎盘粘连、胎盘小叶残留，需手取胎盘或刮宫时，有子宫穿孔、感染等可能。极少数产妇因胎盘植入引起产后大出血，有时需切除子宫。

对本人及家属坚决要求的无指征剖宫产，其医疗意外及并发症医生已明确告知。一旦发生，责任与院方无关，不应因此而拒付医疗费用。如对上述情况充分理解，请履行签字手续。

胎心记录

日期	时间	胎心(次/分)	宫缩	宫口	记录者
6/3	14:00	142	—	—	李×
	20:00	146	—	—	李×
7/3	2:00	136	—	—	杨××
	7:00	142	—	—	杨××
	8:00	142	—	—	薛××
	14:00	136	—	—	薛××
	20:00	138	—	—	李×
8/3	2:00	136	—	—	李×
	8:00	142	—	—	李×
	14:00	144	—	—	卢××
	20:00	142	—	—	薛××
9/3	2:00	136	—	—	张×
	8:00	140	—	—	杨××
	14:00	142	—	—	杨××
	20:00	148	—	—	卢××

手 术 记 录

手术日期:2016 年 3 月 12 日　　手术名称:子宫下段剖宫产术

术前诊断:① 宫内孕 39^{+3}周 2/0 LOA;② 中度妊娠高血压综合征

术后诊断:① 宫内孕 39^{+3}周 2/1 LOA;② 中度妊娠高血压综合征

手术者:任××　　助手:韩××

麻醉方法:硬膜外麻醉　　麻醉者:宋××、刘××

灌注师:无　　护士:刘×、宋××

手术经过:待麻醉成功后,病人取仰卧位,查胎心好,常规消毒、铺单。取耻骨联合上两横指处做横切口长约 12 cm,切开皮肤,撕开皮下脂肪,妥善止血,剪开腹直肌前鞘,钝性分离腹直肌,剪开腹膜进入腹腔。洗手后探查,未伤及腹腔内容物:子宫位置稍右旋,下段形成佳,先露头,已入盆。于子宫膀胱返折腹膜上做一小横切口,弧形向两侧撕开,在子宫下段肌层做一小横切口,切开肌层入宫腔,刺破羊膜囊,见羊水清亮,量约 300 ml,向两侧弧形钝性延长切口达足够大,见胎头呈 LOA,以枕前位娩出一男活婴,吸净口鼻黏液,自然啼哭,断脐后交台下处理。以卵圆钳、组织钳各两把分别钳夹子宫切口上下缘及两侧,常规子宫壁注射缩宫素 20 U,静脉注射缩宫素 20 U,胎盘自然剥离,完整取出胎盘、胎膜。以聚维酮碘、乙醇、盐水纱布依次擦拭宫腔,子宫收缩良好,以 1/0 可吸收线连续缝合子宫全肌层及膀胱返折腹膜,对合良好。检查双侧附件无异常,清理盆腔,查无活动性出血,清点器械纱布无误后,常规关腹,术毕。

手术顺利,麻醉满意,术中出血量约 350 ml,术中输液 1000 ml,尿色深黄,量约 250 ml。

新生儿为男性,重 3950 g,1 分钟评 10 分,5 分钟评 10 分。

胎盘约 20 cm×18 cm×2 cm 大小,胎盘、胎膜完整,脐带长 65 cm。

记录者:任××

2016 年 3 月 10 日

术后病程记录

2016 年 3 月 10 日

孕妇因孕足月、中度妊娠高血压综合征,于今日上午在硬膜外麻醉下行子宫下段剖宫产术。术中见羊水清亮,胎头呈 LOA,以枕前位顺利娩出一活男婴,1 分钟评 10 分,体重 3950 g。手术经过顺利,麻醉满意,宫缩良好,出血量约 350 ml,术中输液 1000 ml,尿量 250 ml,尿色深黄。术后病人安返病房,测血压

160/90 mmHg，立即含服硝苯地平 10 mg。为确保病人充分休息，每晚睡前肌内注射地西泮，新生儿暂时给予人工喂养，同时给予常规补液、降压、预防感染等治疗，注意观察血压及宫缩情况。

任××

2016 年 3 月 11 日

剖宫产术后第 1 天，产妇诉轻微切口疼痛，未排气。查体：体温 36.9℃，脉搏 84 次/分，血压 140/90 mmHg，双侧乳房不胀，少量乳汁分泌，心肺听诊无异常，腹部柔软，宫底位于脐平，收缩好，腹部切口敷料无渗出，肠鸣音已恢复，恶露量少，色鲜红。复查血常规：除白细胞计数 16.1×10^9/L 外，余项正常。继续补液及静脉滴注“力深”预防感染，今日停止留置导尿，嘱产妇适当下床活动，促进肠蠕动及防止静脉血栓形成。

侯××

2016 年 3 月 12 日

剖宫产术后第 2 天，产妇已排气，自解小便通畅。查体：体温 37.2℃，脉搏 88 次/分，血压 150/90 mmHg，双眼睑及下肢水肿明显，乳房不胀，少量乳汁分泌，心肺听诊无异常，宫底平脐，无压痛，子宫收缩好，切口敷料干燥、固定，阴道出血不多。今日复查血生化回报：白蛋白 17 g/L、总蛋白 40 g/L、白蛋白∶球蛋白为 0.7，尿蛋白 300 mg/dl。经请示任××副主任同意，今日起静脉滴注人血白蛋白 10 g，1 次/日，纠正低蛋白血症，同时继续预防感染治疗。

侯××

2016 年 3 月 13 日

剖宫产术后第 3 天，产妇自诉偶有轻微咳嗽、无痰，排气、排便通畅。查体：体温 36.8℃，脉搏 84 次/分，血压 130/75 mmHg，双乳房不胀，少量乳汁分泌，心肺听诊未闻及异常，宫底位于脐下一横指，无压痛，子宫收缩好，阴道出血不多。腹部切口常规换药，见局部无红肿及渗出。今日给予口服复方甘草片 2 片，3 次/日，继续静脉滴注抗生素治疗。

侯××

2016 年 3 月 16 日 9 时　**任××副主任查房记录**

剖宫产术后第 6 天，病人无不适主诉。查体：体温、脉搏、血压正常，乳房微胀，乳量多，子宫收缩好，无压痛，阴道少许血性分泌物。今日拆除切口拉链，切口Ⅰ类甲级愈合。继续观察，可准其明日出院。

侯××

出 院 小 结

2016 年 3 月 17 日

姓名:李×,年龄:29 岁,性别:女,单位职业:北京市×××大厦职员。

入院日期:2016 年 3 月 6 日,出院日期:2016 年 3 月 17 日,共住院 11 天。

入院情况:病人因"停经 38^{+6}周,下肢水肿 3 个月余,加重 3 周",收入院治疗。入院后查体:血压 150/90 mmHg,腹壁及双下肢水肿,产科检查:宫高 35 cm,腹围 102 cm,胎心音 140 次/分,无宫缩,胎头浮,骨盆内外测量未见明显异常,尿蛋白 500 mg/dl。

入院诊断:① 宫内孕 38^{+6}周 2/0 LOA;② 妊娠高血压综合征(中度)。

诊疗经过:入院后严密监测血压,完善各项检查,诊断为"妊娠高血压综合征(中度)",先后给予镇静、降压、解痉、扩容等对症治疗。于 2016 年 3 月 10 日行剖宫产术,术中顺娩一男活婴,体重 3950 g,1 分钟评 10 分,术中顺利,术后给予常规预防感染等治疗。

出院时情况:病人一般情况好,无不适主诉,体温、血压正常,腹部切口愈合佳,子宫收缩好,阴道恶露量少。

出院诊断:① 宫内孕 39^{+3}周 2/1LOA 已生;② 妊娠高血压综合征(中度)。

出院医嘱:① 休剖宫产假;② 产后 42 天带儿门诊复查;③ 不适请随诊。

侯××

三、产科表格化病历模板

现以海军总医院产科表格化病历为例说明,仅供参考。

中国人民解放军海军总医院

临产记录

姓名________　病室____　床号____　入院日期________　病案号________

临产时初诊												
日期	时间	血压	估计胎儿大小	胎心	胎位	先露	先露部棘平线	检查法	胎膜	宫颈	宫口	检查者

阵缩开始时间：

产程经过													
日期	时间	血压	体温	脉搏	胎心	宫缩		检查法	宫颈	宫口	胎膜	处置	检查者
						强度	时间						

附注	宫缩：○无宫缩、±不规律、+中度、++强、+++极强。棘平线：−2、−1、0、+1、+2

无菌包指示脐带

中国人民解放军海军总医院

分娩记录 病历号______________

姓名 年龄 入院日期 病室 床号

<table>
<tr><td colspan="2">阵缩开始： 年 月 日 时 分</td><td colspan="2">会阴切开： 无 有</td></tr>
<tr><td colspan="2">见 红： 年 月 日 时 分</td><td colspan="2">种类：正中 左、右侧切 麻醉：</td></tr>
<tr><td colspan="2">胎膜破裂： 年 月 日 时 分</td><td>适应证：</td><td rowspan="4"></td></tr>
<tr><td colspan="2">宫口开全： 年 月 日 时 分</td><td></td></tr>
<tr><td colspan="2">胎儿娩出： 年 月 日 时 分</td><td>缝合 皮内</td></tr>
<tr><td colspan="2">自然 产式</td><td>外缝 针</td></tr>
<tr><td colspan="2">手术</td><td colspan="2">手术类别：</td></tr>
<tr><td colspan="2">胎盘娩出： 年 月 日 时 分</td><td colspan="2">手术适应证：</td></tr>
<tr><td>自然 手术 机转</td><td>母面
子面</td><td colspan="2"></td></tr>
<tr><td colspan="2">宫底高度：</td><td colspan="2">手术情况：宫口开大 cm 胎方位</td></tr>
<tr><td colspan="2">会阴：完整 裂伤 度 阴道裂伤：</td><td colspan="2">先露 部 产瘤 cm</td></tr>
<tr><td colspan="2">宫颈：完整 裂伤 度 外阴裂伤：</td><td colspan="2">颅骨重叠 有 无 骨质部先露达 S</td></tr>
<tr><td colspan="2">产时出血量： ml，估计量： ml，总量 ml</td><td colspan="2">手转抬头：左 右 45° 90° 180°</td></tr>
<tr><td colspan="2">用药：</td><td colspan="2">产钳、胎吸位置： 低 中低 中</td></tr>
<tr><td colspan="2"></td><td colspan="2">产钳、胎吸次数 次 产钳交合：易 难</td></tr>
<tr><td colspan="2"></td><td colspan="2">牵拉： 易 难 成功 不成功</td></tr>
<tr><td colspan="2">产程 一程 时 分 二程 时 分</td><td colspan="2">特殊情况及处理：</td></tr>
<tr><td colspan="2">三程 时 分 四程 时 分</td><td colspan="2"></td></tr>
<tr><td colspan="2">婴儿</td><td colspan="2"></td></tr>
<tr><td colspan="2">性别 活产 窒息 死胎 死产</td><td colspan="2"></td></tr>
<tr><td colspan="2">身长 cm 体重 g</td><td colspan="2"></td></tr>
<tr><td colspan="2">脐带绕颈 周，脐带处理法：</td><td colspan="2"></td></tr>
<tr><td colspan="2">眼处理：</td><td colspan="2"></td></tr>
<tr><td colspan="2">儿头变形 产瘤部位 大小 cm</td><td colspan="2"></td></tr>
<tr><td colspan="2">Apgar 评分 1 分钟 分，5 分钟 分，10 分钟 分</td><td colspan="2"></td></tr>
<tr><td colspan="2">异常及并发症</td><td colspan="2">诊断</td></tr>
<tr><td colspan="2">胎盘：异常： 胎盘 完全 胎膜 完全
不完全 不完全</td><td colspan="2"></td></tr>
<tr><td colspan="2">胎膜破裂部位</td><td colspan="2"></td></tr>
<tr><td colspan="2">重量</td><td colspan="2"></td></tr>
<tr><td colspan="2">大小</td><td colspan="2"></td></tr>
<tr><td colspan="2">脐带：长 cm 附着</td><td colspan="2">签名： 台下：</td></tr>
<tr><td colspan="2">羊水：量 性状</td><td colspan="2">年 月 日</td></tr>
</table>

中国人民解放军海军总医院

产程图表

病案号________

姓名______ 年龄____ 孕产次____ 产程开始时间______ 分娩时间______

检查时间	宫口开大(厘米)	先露高低
	10	+5
	9	+4
	8	+3
	7	+2
	6	+1
	5	0
	4	−1
	3	−2
	2	−3
	1	−4
产程(小时)		−5

	1	2	3	4	5	6	7	8	9	10	11	12	13	14	15	16	17	18	19	20	21	22	23	24
宫缩																								
异常胎心																								
处理																								

分娩:顺产、吸头产
方式:产钳、剖宫产
产式:____________
产程:潜伏期______
活跃期______
二　程______
总产程______

婴儿:宫内窘迫:
有、无
Apgar 评分:
1 分________
5 分________
10 分________
体重____________
身长____________
异常____________

产程图异常:
____
____
____
____
____

诊断
____
____
____
____
____

图型:____________

签名:____________

日期____年____月____

注:红○:宫口　兰×:胎头下降　m 一大小囟门及矢状缝

中国人民解放军海军总医院

产后观察记录

姓名＿＿＿＿＿＿ 年龄＿＿＿＿＿ 入院日期＿＿＿＿＿＿＿ 病历号＿＿＿＿＿＿

第四产程观察记录

	产后时间	血压	脉搏	宫底	阴道出血量	膀胱充盈	新生儿情况	签名
第一小时	15 分钟							
	15 分钟							
	15 分钟							
	15 分钟							
第二小时	30 分钟							
	30 分钟							

如有大出血或特殊情况随时记录

产妇乳头情况： 正常 凹陷 过大 扁平 其他

新生儿与母亲皮肤接触于分娩后＿＿分钟，接触＿＿分钟

新生儿觅食反射于出生后＿＿分钟出现 无反射出现

新生儿早吸吮于分娩后＿＿分钟开始，持续＿＿分钟

新生儿吸吮能力： 优 良 差(不会吸吮)

签名＿＿＿＿＿＿＿

中国人民解放军海军总医院

婴儿病历

母亲姓名________　病室________　床号________　病案号婴儿________

母亲单位职业：		父	单位职业：
产妇并发症：	胎/产	妊娠周数	分娩方法：顺产　难产
出生年、月、日时间：			手术
出生时情况：	活　窒息	分钟	Apgar评分
	损伤：无、有	畸形：无、有	
性别	体重　克	身长　厘米	
头径：双顶径	厘米，枕额径	厘米，枕下前囟径	厘米
枕颏径	厘米，枕下前囟周径	厘米，枕额周径	厘米
肩围	厘米，胸围	厘米，签名	
体检：一般情况：强、中等、差			
皮肤　头颅	眼　耳	鼻　喉	咽
胸　心	肺　腹	肝　脾	
脊柱　四肢	生殖器	肛门	
其他			
处理：			
医嘱：			签名
出院记录			
卡介苗：已种　未种	脐带脱　未	体重	哺乳
			签名
一般情况：			
皮肤	头	颈	胸
腹		其他	
治疗小结			
出院诊断			
出院后意见			
			签名

Apgar 评分

右足印

体征	出生 1 分钟	出生 5 分钟	出生 10 分钟

病程记录

第三十二节 妇科病历

一、妇科病历内容及书写要求

按第一章要求书写入院病历，并注意以下各项：

（一）病史

现病史 详询主要症状的发生、发展，起病后检查和治疗变化的全部过程。

1. 主诉阴道流血或月经异常者，须详记初潮年龄，以往月经周期，出血量及出血持续时间，有无血块，痛经程度，出现时间及变化；末次月经情况，有何全身症状，有无鼻出血、皮肤紫癜等。

2. 主诉白带增多者，注意发病时间，白带性状、量、色、臭味，有无伴随症状（如外阴瘙痒、下腹疼痛、泌尿系统症状等），白带排出量与月经、孕产关系等。

3. 主诉腹部包块者，应记发病时间、原发部位、大小、增长速度、活动度、硬度及压痛，月经变化，有无慢性或急性腹痛，有无膀胱、直肠或胸部受压迫症状，注意与妊娠、腹水及尿潴留等鉴别。

4. 主诉腹痛者，详询发作时间、性质、程度、频率、发作诱因或其他症状（如闭经、早孕反应等），腹痛发作部位，有无转移、伴发症状（如发热、呕吐、晕厥、尿频、腹泻等），治疗情况，以及以往有无发作史或手术史。

5. 病人如有其他专科伤病而未痊愈者，均应在现病史中另段扼要记述。

既往史 有无肺结核、阑尾炎、甲状腺肿，有无胃肠、心肾及血液系统疾病及接触有害物质史。如曾行手术，须了解其手术名称、效果及对麻醉药品的反应。

个人史

1. 月经史 初潮年龄，持续日数及周期，经血量，有无血块及痛经史。末次月经及前次月经时间。

2. 婚姻史 结婚年龄或再婚年龄，丈夫健康情况。不孕症者，须了解性生活情况。

3. 孕产史 初孕年龄，孕产次（包括足月产次、早产、流产、人工流产、现有子女数），及每次孕产期有无感染、难产、大出血等异常情况。末次妊娠年月，曾否采用避孕措施，方法、效果如何，有无副作用或并发症。

家族史 有无遗传性或传染性疾病，如畸形、血友病、白化病、高血压、糖尿病、癌症、结核病等。

（二）体格检查

1. 按体检顺序进行，特别注意营养、发育、毛发分布及疏密，甲状腺是否肿大，乳腺发育是否良好，有无硬块。

2. 常规妇科检查，包括下腹部、外阴部及窥阴器检查，双合诊、三合诊或直肠指诊。

（三）辅助检查

1. 血、尿、粪常规及其他有关检验。
2. 白带多或手术前病人，检查阴道滴虫、真菌及清洁度。
3. 30 岁以上已婚妇女，常规做宫颈细胞刮片检查。
4. 按需要进行心电图、超声波、X 线、CT 等检查。

二、妇科病历示例

入 院 记 录

姓名：安××	单位职业：河北××市制锁厂退休工人
性别：女	住址：河北××市工人宿舍××
年龄：58 岁	入院日期：2016 年 3 月 24 日 8：00
婚否：已婚	病史采取日期：2016 年 3 月 24 日 8：30
籍贯：河北××市	病史记录日期：2016 年 3 月 24 日 9：30
民族：汉	病史陈述者：本人，可靠

主诉 阴道内可复性肿物脱出 6 年。

现病史 病人 2010 年于咳嗽、行走、下蹲等导致腹压增加时，有约指头大肿物自阴道口脱出，坐位时可消失，伴腰骶部疼痛、下腹部坠痛。此后脱出物渐增大，平卧后肿物可自行回纳。无尿频、排尿困难，要求手术治疗，今日入我科。病人患病以来精神、饮食、睡眠好。无阴道出血，白带正常，大便正常，未见消瘦。

既往史 平素身体健康，否认其他急、慢性传染病史。

系统回顾

五官：无长期流脓涕、流泪，无眼红、耳痛、外耳道流脓史。

呼吸系统：无咳嗽、咯血、咳痰、气喘及胸痛史。

循环系统：无心悸、发绀、气促、夜间阵发性呼吸困难史。

消化系统：泛酸、嗳气、胃痛已数年，但无呕血史。

血液系统：无反复鼻出血、齿龈出血及瘀斑、瘀点史。

泌尿生殖系统：无尿痛、尿急、尿频、血尿史。无外阴瘙痒，平素白带不多，呈白色、黏液样，无臭味。

内分泌系统：无怕冷、怕热、多饮、多汗、多尿、多食史，身体无显著消瘦和肥胖史，亦无性格异常改变等。

神经精神系统：无昏厥、抽搐、意识丧失及精神错乱史。

运动系统：无游走性关节痛、运动障碍、脱位及骨折史。

外伤手术史：无。

中毒及药物等过敏史：无。

个人史　生于河北××市。无烟酒嗜好。月经史：15 $\frac{5}{28}$48。量中，无痛经。25 岁结婚，婚后足月顺产 2 胎，自然流产 1 次。

家族史　父健在，母亲 10 年前死于子宫颈癌，2 兄 1 妹均健在，配偶及 2 子体健。无遗传病史及其他特殊病史。

体格检查

一般情况　体温 35.5℃，脉搏 84 次/分，呼吸 16 次/分，血压 100/70 mmHg，发育正常，营养中等，自动体位，神志清楚，语言流利，查体合作。

皮肤　全身皮肤无黄染，弹性差，无水肿、紫癜。

淋巴结　全身未扪及肿大淋巴结。

头部

头颅　无外伤、畸形，发黑、有光泽、分布均匀，无秃发。

眼部　双眼睑及球结膜无水肿。眼球无突出，运动自如。巩膜无黄染，角膜透明。双侧瞳孔等大等圆，对光反射灵敏。粗测视力正常。

耳部　双侧耳部无畸形，外耳道无溢脓，乳突部无压痛，听力粗测正常。

鼻部　无畸形，鼻翼无扇动。鼻前庭无异常分泌物，通气良好，鼻窦无压痛。

口腔　无口臭，口唇淡红，无疱疹及皲裂。牙齿正常。口腔黏膜无溃疡，无出血及色素沉着，舌质淡红，舌苔白腻。伸舌居中，无震颤。扁桃体不大。咽部无充血。

颈部　对称，运动自如，颈无抵抗，无异常搏动及颈静脉怒张，气管居中，甲状腺不大，无震颤及血管杂音。未触及肿块。

胸部

胸廓　形态正常，双侧对称。肋间平坦，运动正常，肋弓角 90°。胸壁无肿块及扩张血管。双侧乳房对称，未见异常。

肺脏　视诊：呈腹式呼吸，节律及深浅正常，呼吸运动双侧对称。

触诊：语音震颤两侧相等，无胸膜摩擦感。

叩诊：反响正常，肺下界在肩胛下角线第 10 肋间，呼吸移动度 4.5 cm。

听诊：呼吸音正常，语音传导双侧对称，无干、湿啰音及胸膜摩擦音。

心脏 视诊:心尖搏动在左第5肋间锁骨中线内,心前区无隆起。

触诊:心尖搏动位置同上,无抬举性搏动、震颤及摩擦感。

叩诊:心脏略向左下扩大,如右表。

右(cm)	肋间	左(cm)
2.0	Ⅱ	2.5
3.0	Ⅲ	4.5
5.0	Ⅳ	7.5
	Ⅴ	9.5

锁骨中线距前中线9 cm

听诊:心率84次/分,心律齐,各瓣膜听诊区心音无异常,未闻及杂音、心包摩擦音。

腹部 视诊:腹壁对称、平坦,无静脉曲张及蠕动波。脐部下凹。

触诊:腹壁柔软,无压痛及反跳痛。未扪及肿块、异常搏动及波动。肝、胆囊、脾、肾未触及。

叩诊:肝浊音上界位于右锁骨中线第5肋间,上下全长10 cm。脾浊音界位于第9～11肋间,宽5.5 cm,肝、脾区无叩击痛。无过度回响及移动性浊音。

听诊:肠蠕动音弱,0～1/分,胃区无振水音,肝脾区无摩擦音,未闻血管杂音。

肛门及生殖器 未见肛裂、瘘管、外痔及皮疹。见妇科检查。

脊柱及四肢 脊柱无畸形,压痛及叩击痛。四肢无畸形、水肿,双下肢无静脉曲张,各关节无红肿、触痛及功能障碍。股动脉及肱动脉搏动正常。无枪击音。桡动脉搏动正常。

神经系统 四肢运动及感觉良好。肱二头肌腱反射、肱三头肌腱反射、腹壁反射、提睾反射、膝腱及跟腱反射均存在。巴宾斯基征及凯尔尼格征阴性。

妇科检查 外阴已产型,阴道畅通,阴道前壁膨出,宫颈光滑,子宫脱垂于坐骨棘下,未脱出阴道口。子宫萎缩,活动好,双附件未见异常。

辅助检查 经阴道超声:宫颈处低回声,考虑炎性病变,绝经后子宫改变,心电图正常,生化血常规正常,手术感染八项阴性,胸片正常。

小结 病人因阴道内可复性肿物脱出6年入院。妇科检查:外阴已产型,阴道畅通,阴道前壁膨出,宫颈光滑,子宫脱垂于坐骨棘下,未脱出阴道口。子宫萎缩,活动好,双附件未见异常。可明确诊断。

最后诊断

1. 子宫脱垂Ⅰ度
2. 阴道前壁膨出(轻度)

刘××/于×

2016年3月24日 10:00

初步诊断

1. 子宫脱垂Ⅰ度
2. 阴道前壁膨出(轻度)

刘××/于×

2016年3月24日 10:00

首次病程记录

2016 年 3 月 24 日 8:30

姓名:安×× 性别:女 年龄:58 岁

单位职业:河北××市制锁厂退休工人

因"阴道内可复性肿物脱出 6 年",于 2016 年 3 月 24 日 8:00 入院

综合病例特点:

1. 一般情况 绝经后女性。

2. 病史要点 绝经 10 年,6 年前咳嗽、行走、下蹲等导致腹压增加时,有约指头大肿物自阴道口脱出,坐位时可消失,伴腰骶部疼痛、下腹部坠痛。此后脱出物渐增大,躺下时肿物可自行回纳,无尿频、排尿困难,为行手术治疗今日入我科。患病以来精神、饮食、睡眠好。无阴道出血,白带正常,大便正常,未见消瘦。

3. 既往史 平素体健,无药物过敏史。

4. 体格检查 体温 35.5℃,脉搏 84 次/分,呼吸 16 次/分,血压 100/70 mmHg。神志清楚,瞳孔等大等圆,咽部无充血,扁桃体不大,口唇无发绀。颈软,甲状腺不大,气管居中。胸廓对称,叩诊呈清音,双肺呼吸音清,未闻及干、湿啰音及哮鸣音。心浊音界不扩大,心率 84 次/分,律齐,心音有力,各瓣膜听诊区未闻及病理性杂音。腹软,无压痛,未触及包块,肝脾肋下未触及,无移动性浊音。双下肢无凹陷性水肿。腱反射正常,未引出病理反射。

5. 妇科检查 外阴已产型,阴道畅通,阴道前壁膨出,宫颈光滑,子宫脱垂于坐骨棘下,未脱出阴道口。子宫萎缩,活动好,双附件未见异常。

6. 辅助检查 经阴道超声:宫颈处低回声,考虑炎性病变,绝经后子宫改变。心电图正常,生化血常规正常,手术感染八项阴性,胸片正常。

拟诊讨论:病人发现阴道内可复性肿物脱出 6 年。妇科检查:外阴已产型,阴道畅通,阴道前壁膨出,宫颈光滑,子宫脱垂于坐骨棘下,未脱出阴道口。子宫萎缩,活动好,双附件未见异常。可明确诊断为:① 子宫脱垂Ⅰ度;② 阴道前壁膨出。经阴道超声:宫颈处低回声,考虑为炎性病变。

诊断:① 子宫脱垂Ⅰ度;② 阴道前壁膨出。

诊疗计划:① 护理:二级护理;② 饮食:普食;③ 治疗方案:各项检查门诊已做,今日行子宫分段诊刮术以排除宫颈病变,待病理结果回报后决定手术方案。

刘××

2016 年 3 月 24 日 11:30 分段诊刮术记录

今日上午在静脉麻醉下行分段诊刮术,病人取膀胱截石位,常规外阴消毒铺巾,置阴道窥器,苯扎溴铵消毒阴道后,聚维酮碘、乙醇依次消毒宫颈管,钳夹宫

颈上唇，小刮匀环刮宫颈管，刮出少量组织物，探宫腔深 7 cm，以小刮匀进入宫腔环刮宫壁，感宫内膜薄、壁滑，刮出极少量组织物，以 5 号吸管吸引，最大负压为 400 mmHg (53.3 kPa)，未吸出组织物，术毕探宫腔 7 cm。宫颈管、宫腔刮出物分别送病理。手术顺利，病人清醒后安送病房，给予预防感染治疗。

刘××

2016 年 3 月 25 日 **杨×主任查房记录**

病人因阴道内可复性肿物脱出 6 年入院。查体：外阴已产型，阴道畅通，阴道前壁膨出，宫颈光滑，子宫脱垂于坐骨棘下，未脱出阴道口。子宫萎缩，活动好，双附件未见异常。经阴道超声示：宫颈处低回声，考虑炎性病变，绝经后子宫改变。心脏彩超：符合冠心病心脏改变，心功能正常。24 小时动态心电图：房性期前收缩(偶发)，余未见明显异常；杨×主任查看病人及阅病历后指示：病人目前子宫脱垂Ⅰ度及阴道前壁膨出的诊断明确，阴道超声示：宫颈处低回声，行分段诊刮术病理回报无异常，已排除宫颈病变，拟于周四行阴式全子宫切除术＋阴道前后壁修补术。科内行术前讨论。

刘××

术前讨论

时间：2016 年 3 月 25 日

地点：医师办公室

参加人员：杨×主任、童×副主任、刘××副主任医师、方××副主任医师、李××主治医师、张×进修医师

刘××副主任医师汇报病例：病人因阴道内可复性肿物脱出 6 年入院。查体：外阴已产型，阴道畅通，阴道前壁膨出，宫颈光滑，子宫脱垂于坐骨棘下，未脱出阴道口。子宫萎缩，活动好，双附件未见异常。经阴道超声示：宫颈处低回声，考虑炎性病变，绝经后子宫改变。

诊断：① 子宫脱垂Ⅰ度；② 阴道前壁膨出。

各项术前检查门诊已做，化验项检验结果回报均正常。心电图未见异常；24 小时动态心电图：房性期前收缩(偶发)，余未见明显异常。腹部 B 超检查回报：脂肪肝，胆、胰、脾、肾未见异常。胸部平片回报：两下肺纹理略增多。分段诊刮术病理回报：送检标本均为破碎的宫颈管黏膜上皮；(宫颈)标本中可见少许复层鳞状上皮。心脏彩超：符合冠心病心脏改变，心功能正常，询问病人无心前区疼痛等症状。无手术禁忌证，可在连硬麻下行阴式全子宫切除术＋阴道前后壁修补术。

杨×主任：根据病史、体征、B 超结果，病人子宫脱垂Ⅰ度、阴道前壁膨出诊

断明确，手术指征充分，无手术禁忌证。因病人为绝经后女性，可行阴式全子宫切除术，手术时间可暂定于本周四，拟行麻醉方式：连续硬膜外麻醉。术前向家属详细交代病情，签好手术志愿书；术中仔细操作，注意副损伤，术后使用抗生素抗感染治疗。

刘××

术前小结

2016年3月25日

姓名：安××，性别：女，年龄：58岁，单位职业：河北××市制锁厂退休工人。

术前诊断：① 子宫脱垂Ⅰ度；② 阴道前壁膨出。

诊断依据：① 绝经后女性；② 发现阴道内可复性肿物脱出6年。妇科检查：外阴已产型，阴道畅通，阴道前壁膨出，宫颈光滑，子宫脱垂于坐骨棘下，未脱出阴道口，子宫萎缩，活动好，双附件未见异常；③ 盆腔B超宫颈处低回声，考虑为炎性病变。

拟行手术：阴式全子宫切除术＋阴道前后壁修补术。

手术适应证及禁忌证：

1. 病人诊断明确　① 子宫脱垂Ⅰ度；② 阴道前壁膨出。
2. 心、肺、肝、肾等术前检查大致正常。
3. 病人及家属要求手术治疗。
4. 无手术禁忌证。

术中术后可能遇到的问题及其预防措施：

1. 麻醉意外，严重者呼吸、心脏骤停。应加强监护，注意麻醉安全，出现症状积极抢救。
2. 术中大出血，失血性休克，输血感染传染病。应注意避免损伤血管，结扎牢固，减少手术创面出血，避免发生失血性休克。
3. 手术伤及邻近器官如肠管、膀胱、输尿管等，应注意解剖关系操作仔细。
4. 切口感染愈合不良，术中注意切口的冲洗缝合，术后积极预防感染。
5. 下肢静脉血栓形成、血栓性静脉炎，术后早下床活动。
6. 继发盆腔、肺、泌尿系统感染，注意无菌操作，积极预防感染。
7. 心脏彩超符合冠心病心脏改变，心功能正常；24小时动态心电图：房性期前收缩（偶发），余未见明显异常。术中术后可能诱发心绞痛，加强监护，对症处理。

术前准备：

1. 血常规、肝肾功能、手术感染八项、血型、血沉、凝血三项等。

2. 胸片、心电图、盆腔、腹部、下肢B超、超声心动图、宫颈刮片。

3. 分段刮宫术，病理无异常。

4. 向病人家属交代病情，手术签字。

5. 术前肠道、阴道准备。拟用麻醉方法：连续硬膜外麻醉。

病人对手术的态度：同意手术，同意必要时输血，已签字。

刘××

手术报告

姓名：安××，性别：女，年龄：58岁，单位职业：河北××市制锁厂退休工人。

术前诊断：① 子宫脱垂Ⅰ度；② 阴道前壁膨出。

诊断依据：病人因阴道内可复性肿物脱出6年入院。妇科检查：外阴已产型，阴道畅，阴道前壁膨出，宫颈光滑，子宫脱垂于坐骨棘下，未脱出阴道口，子宫萎缩，活动好，双附件未见异常。可明确诊断为：① 子宫脱垂Ⅰ度；② 阴道前壁膨出。经阴道超声：宫颈处低回声，考虑为炎性病变。

手术指征及预后：① 子宫脱垂Ⅰ度；② 阴道前壁膨出。病人要求手术治疗，手术治疗预后良。术前相应检查均正常。无手术禁忌证。

术前准备：① 血常规、尿常规、便常规；② 血生化全套、手术感染八项、血型，血沉、凝血三项；③ 胸部正位片、心电图，腹部、盆腔、心脏、下肢超声，宫颈刮片，分段诊刮；④ 术前科内讨论，向病人家属交代病情，手术签字；⑤ 术前肠道、阴道准备。

手术日期：2016年3月27日

拟手术名称：阴式全子宫切除术＋阴道前后壁修补术

术者及助手：杨×、刘×× 拟用麻醉：连续硬膜外麻醉

经治医师：刘×× 科主任：杨×

院长意见：同意手术

李××

2016年3月26日

手术记录

手术日期：2016年3月27日

手术名称：经阴道全子宫切除术＋阴道前后壁修补术。

术前诊断：① 子宫脱垂Ⅰ度；② 阴道前壁膨出。

术后诊断：① 子宫脱垂Ⅰ度；② 阴道前壁膨出

手术者：杨× 助手：刘××、于×、李××

麻醉方法：连续硬膜外麻醉 麻醉者：张××

灌注师：无 护士：刘×、马××

术中所见：外阴老年萎缩型，阴道前壁脱出于阴道口外，宫颈脱出未及处女膜缘，子宫萎缩变小如核桃大，双卵巢萎缩变小，双输卵管未见异常。

手术经过：麻醉满意后，病人取膀胱截石位，常规外阴消毒铺巾，聚维酮碘（洁尔灭）消毒阴道，将双侧小阴唇固定于双侧大阴唇外侧皮肤上，用鼠齿钳钳夹宫颈向下牵拉，将阴道前壁充分暴露于术野，用金属导尿管试探膀胱附着宫颈部，在膀胱沟稍下方做横切口达阴道黏膜下层，用小弯剪刀锐性分离阴道黏膜膀胱间隙达尿道下沟，剪开阴道黏膜达分离之顶端，用组织钳钳夹阴道黏膜切缘分别向两侧钝锐性分离阴道黏膜与膀胱之间结缔组织，将膨出之膀胱部分游离，钝锐性向上分离膀胱与宫颈连接处结缔组织，推开膀胱直达膀胱子宫反折腹膜。暴露打开腹膜进入腹腔后穹隆，于直肠宫颈交界的间隙处，切开阴道黏膜，打开腹膜进入腹腔，未伤及腹内容物，使之与前阴道壁切口相连通，鼠齿钳提起后阴道壁切缘，沿宫颈分离上推直肠达子宫直肠反折腹膜。暴露出腹膜外宫颈主韧带及子宫骶骨韧带，分别钳夹右侧宫颈主韧带及子宫骶骨韧带，切断，10 号丝线缝扎残断。同法处理左侧相应部位。钳夹左侧子宫血管，切断，10 号、7 号丝线依次缝扎残断，同法处理右侧子宫血管。将子宫从膀胱子宫反折腹膜切口牵出，暴露子宫附件。沿左侧子宫角侧壁平行钳夹、切断输卵管、卵巢固有韧带及圆韧带，10 号、7 号丝线依次缝扎残断，保留缝线。

同法处理右侧相应部位。将左右侧保留缝线再次对应打结，牵引，4 号丝线连续缝合前后腹膜，关闭盆腔，将附件及各韧带断端留置腹膜外。7 号丝线褥式缝合尿道旁筋膜一针，置金属导尿管感尿道口松紧合适。用 1/0 肠线同心圆 1 次荷包缝合膀胱筋膜，分别适当剪去两侧多余阴道黏膜组织，接着用 1/0 肠线间断全层对合缝合两侧阴道黏膜切缘，横行缝合阴道顶端黏膜。用组织钳钳夹阴唇下端，使两钳在中线并拢，试探新阴道口可容二指松，并向两侧牵拉，剪开后阴道壁黏膜与会阴皮肤边缘，用小弯剪锐性分离阴道黏膜直肠间隙，纵行剪开阴道黏膜约 4 cm，钳夹阴道黏膜切缘，分别向两侧钝性分离阴道与直肠之间组织，剪去多余阴道黏膜，用 1/0 无损伤肠线间断缝合两侧阴道壁切缘，用 1 号丝线间断缝合会阴皮肤 3 针。肛诊无异常。用纱布 2 块填塞阴道以压迫止血。

麻醉满意，手术操作顺利，解剖层次清楚，出血不多，量约 300 ml，导尿清亮，术中输液 2000 ml，放置尿管接引流袋后安送病区。切除的子宫送病理。

刘××

2016 年 3 月 27 日

术后病程记录

2016年3月27日13:00

今日上午在硬膜外麻醉下经阴道行全子宫切除术＋阴道前后壁修补术，手术过程顺利，麻醉满意，术中出血300 ml，补液2000 ml，术中导尿200 ml，尿色清。术后纱布2块填塞阴道以压迫止血，24小时以后取，肛查无异常，安返病房。术后血压125/85 mmHg，给予补液及抗感染治疗，留置尿管。

刘××

2016年3月28日

病人术后第1天，无不适，查体：体温38℃，血压110/70 mmHg，精神好，心肺听诊无异常，腹软，腹部无压痛，肠鸣音活跃，会阴伤口无红肿。今日取出阴道填纱2块，有少量血迹污染，留置尿管通畅，尿色清亮。复查血常规：WBC 9.4×10^9/L、N 80%。继续静脉滴注抗生素，杨×主任指示：口服雌激素促阴道黏膜生长，执行医嘱，今日开始口服结合雌激素(倍美力)0.625 mg，1次/日。

刘××

2016年4月1日

今日术后第5天，病人昨晚咳嗽、无痰，睡眠差。查体：一般状况可，体温36.6℃，心肺听诊无异常，腹软，腹部无压痛，会阴切口愈合良好，稍红肿。今日拆线，拔尿管小便自解，加服复方甘草片，停静脉滴注抗生素。

刘××

出院小结

2016年4月3日

安××，性别：女，年龄：58岁，单位职业：河北省××市制锁厂退休工人。

入院日期：2016年3月24日，出院日期：2016年4月3日，共住院10天。

入院情况：病人因阴道内可复性肿物脱出6年入院。查体：一般状况好，心肺无异常。妇科检查：外阴已产型，阴道畅通，阴道前壁膨出，宫颈光滑，子宫脱垂于坐骨棘下，未脱出阴道口。子宫萎缩，活动好，双附件未见异常。

入院诊断：① 子宫脱垂Ⅰ度；② 阴道前壁膨出。

诊疗经过：经常规检查，诊断为子宫脱垂Ⅰ度、阴道前壁膨出。于2016年3月27日在硬膜外麻醉下经阴道行全子宫切除术加阴道前后壁修补术，手术过程顺利，术后应用抗生素抗感染，恢复好，会阴伤口5天拆线。

出院时情况：体温正常，心肺无异常，腹部无压痛，会阴伤口愈合好，已拆线。

出院诊断：① 子宫脱垂Ⅰ度；② 阴道前壁膨出。

出院医嘱：① 全休3个月；② 服用雌激素1周促阴道黏膜生长；③ 术后1个月门诊复查。

刘××

第三十三节　心理科病历

一、心理科病历内容及书写要求

心理学科目前尚无统一公认的病历书写格式，现选××医院病历供参考。

二、心理科病历示例

×××医院　病案首　　　门诊号________

编号________　　　　　　　　　　　　住院号________

姓名张×　性别 女　年龄20岁　出生1996年5月7日　婚姻状况(已　未√)
职业学生　出生地山东省(市)　　县，民族 汉　国籍 中国　身份证号 略
工作单位、地址　略　电话　略　邮编　略
常住地址　略　电话　略　邮编　略
联系人姓名　略　（关系）　电话　略　邮编　略

人员类别：① 陆军　② 海军(海勤、海航)　③ 空军(空勤)　④ 武警　⑤ 兵种部(装甲、工程、防化、炮兵、陆航)　⑥ 地方 √
医疗体系：① 体系　② 非体系 √
在职情况：① 在职　② 离休　③ 退休　④ 其他 √
身　　份：① 大区副职以上　② 军职以上　③ 师职　④ 团以下　⑤ 战士　⑥ 部队正式职工　⑦ 部队家属　⑧ 省部级　⑨ 司局级　⑩ 处级以下　⑪ 其他 √　⑫ 外宾
费　　别：① 军队免费　② 优惠　③ 医疗保险　④ 自费　⑤ 其他

初步诊断			
	1. 广场恐怖伴惊恐障碍	ICD编码	F40.01
	2. 无	ICD编码	
	3. 无	ICD编码	
	4. 无	ICD编码	

续 表

分诊日期2016年 4 月 18 日　　接诊医师左×医师编码________
接诊日期2016年 4 月 18 日　　接诊医师左×医师编码________
转诊日期____年____月____日　　接诊医师________医师编码________

治疗次数：① 评估阶段 3　② 治疗阶段 7　③ 结束治疗 2
治疗时间：① 评估阶段 3小时　② 治疗阶段 7小时　③ 结束治疗 2小时
治疗形式：① 个体治疗 √　② 小组治疗　③ 夫妻治疗　④ 家庭治疗
⑤ 其他________
用药情况：① 帕罗西汀，每日20 mg，3个月；然后每日10 mg，1个月________
（种类，时间）②________

心理测查：SCL－90（2016年4月18日）：总分：　总症状指数：　阳性症状水平：　因子分；

STAI （2016年4月18日）：S－AI：　T－AI：

STAI （2016年8月26日）：S－AI：　T－AI：
特殊检查. ECG血生化等多项理化指标正常

心理治疗技术：① 共情　②倾听　③ 逐级暴露与反应预防
④ 放松训练　⑤ 呼吸调节　⑥ 认知重建
心理治疗线路第1～3次运用共情、澄清等技术在建立治疗关系的同时确立明确、现实的治疗目标，形成积极的治疗联盟；根据目标对病人现状进行多维度评估，包括情绪、认知、行为、生理反应、环境因素等；4～10次分别运用呼吸调节、放松训练、认知重建、逐级暴露与反应预防等多项认知行为技术逐步调整其心理状态，最终达到预定的治疗目标；再经过1次/月，共2次的巩固阶段，圆满结束治疗。

最后诊断	临床治疗效果				ICD编码
	治愈	好转	无效	其他	
广场恐怖伴惊恐障碍	√				F40.01

诊断符合情况：① 符合 √　② 不符合

病案价值　① 医疗 √　② 教学 √　③ 科研　　随访　① 是 √　② 否

病案质量　① 甲 √　② 乙　③ 丙

科主任 何×　主治医师 任×　住院医师 左×　医师编码______

首次接诊记录

门诊(ID)号________

姓名张×________ 编　　号________

主诉:重度焦虑伴自主神经过度兴奋症状,反复发作3个月
求诊目的:缓解焦虑,控制和预防发作,减少回避行为,恢复正常工作生活。
现病史:3个月前病人单独在一人多拥挤的大商场购物时,突感强烈心悸,仿佛心脏要跳出来;胸部闷痛、胸前区压迫感;呼吸困难,感觉透不过气,有窒息感;出现上述症状同时伴有强烈的焦虑、恐惧情绪并有濒死感;此外还有头晕、多汗、手麻、恶心等症状。病人当时大声呼救,随即被送至本院急诊科。经详细检查未见任何躯体阳性体征,给以小量镇静类药物后,症状缓解即离院。本次发作持续共约50分钟,其中到医院前的20分钟较重,到院后未经处理即有减轻。此后3个月中类似发作约7次,情境多为拥挤或空旷的场所、公共交通工具及独处时,程度较第一次稍轻,持续时间5～30分钟不等,多自行缓解;有2次因症状较重到医院,但未经处理即缓解;发作间歇期无明显不适,但对再次发作有强烈的担心恐惧,因而回避上述情境,现已休学1个月,并常需人陪伴但无明显抑郁情绪。内科多次理化检查均未见阳性体征,已排除躯体疾病所致可能,并建议病人到我科诊治。
既往史:否认重大躯体疾病及精神疾病史。
初步诊断:广场恐怖伴惊恐障碍。
处理意见:药物治疗结合认知行为治疗:
① 帕罗西汀,每日20 mg,自每日10 mg渐加。
② 预约首次心理治疗。
接诊医生:左×　　2016年4月18日

首次治疗记录

姓名张×　　　　　　　　　　编　号

一、个人资料：
母孕期情况：正常。
出生情况：足月顺产。
教育背景：小学、中学成绩优良，2 年前考入某名牌大学计算机系，成绩中上。
工作经历：尚无。
婚恋情况：1 年前在大学中结识一男友，感情好；患病后不敢独处，外出时必须有其陪伴。
重大生活事件：无特殊。
治疗医生：左×　　督导医生：　　2016 年 4 月 18 日

二、家庭背景：			
父亲：张某	年龄：48 岁	职业：教师	文化程度：大学
母亲：李某	年龄：45 岁	职业：会计	文化程度：高中
其他家庭成员情况及家庭成员关系：			
病人系独女，由父母亲自抚养长大，家庭和睦，成员间关系尚好；自诉父母性格均谨慎，自幼对其看护较严，禁止其参加许多其他孩子喜欢的活动，以免发生“危险。”			
精神疾病家族史：患者母亲10余年前曾有与其症状类似表现但较轻，当时诊断为“神经衰弱”。			
三、简要心理状态检查：			
认知方面：意识清晰，定向力完整，接触合作，智能、记忆力正常，无幻觉妄想等精神疾病症状，自知力完整，迫切求治。对症状发作有强烈的灾难化认知及预期。			
情感方面：情感反应适切。对症状发作有过度恐惧；对目前的生活状态亦有过度焦虑。尚无明显情绪低落、兴趣减退等抑郁表现。			
行为方面：言谈举止适当。对易引发惊恐发作的情境常回避。			
意志方面：无意志异常减退或增强。			
四、最后诊断：广场恐怖伴惊恐障碍。			
五、治疗计划：			
① 帕罗西汀，每日 20 mg，先服用 1 个月后根据病情调整。			
② 心理治疗：评估阶段：2 次；治疗阶段：8 次；结束阶段：2 次；共约 12 次。			
治疗医生：左×　　督导医生：　　2016 年 4 月 18 日			

第三章　门(急)诊病历书写内容及要求

门(急)诊病历内容,包括门诊病历首页(门诊手册封面)、病历记录、化验单(检验报告)、医学影像检查资料等。

门(急)诊病历记录分为初诊病历记录和复诊病历记录。抢救危重病人时,应当书写抢救记录。对收入急诊观察室的病人,应当书写留观期间的观察记录。急诊病历书写就诊时间应当具体到分钟。

第一节　门(急)诊病历记录内容及一般要求

一、一般内容及要求

1. 门(急)诊病历记录,应当由接诊医师在病人就诊时及时完成。

2. 门(急)诊病历首页内容应当包括病人姓名、性别、出生年月、民族、婚姻状况、职业、工作单位、住址、药物过敏史等项目。门诊病案首页要逐项填写,如有错误或遗漏,应及时更正及补充。病人职业须具体,工人写明工种,军人写明兵种及职务。姓名、工作单位、地址,必须准确。

3. 病案须用蓝黑墨水写书。记录文字须清晰易辨,勿用作废的简化字、杜撰怪字、怪异符号。症状、体征用医学术语记录。

4. 记录每页写明病人姓名、门诊病案号,每次诊疗记明年月日,急诊加注时刻,如 2016 年 6 月 30 日下午 9:15,写作 2016－6－30,21:15。

5. 眼科、口腔科、产科等专用记录用纸,他科不宜移用。

6. 体温记录均以摄氏表为准,37.5 摄氏度记作 37.5℃。腋表与肛表须注明,如 38.4℃(腋或 A),38.3℃(肛或 R),口表不加注。

7. 初诊病历记录要求

(1) 主诉,扼要记录促使病人来诊的主要症状及病程。

(2) 简要病史,确切扼要记述现病史,主病多项、复杂者酌情予以分段,次要病、他科病及重要的既往史、伤残及家族史可扼要记录。

(3) 体检全面、重点记录阳性体征及有关的阴性体征。

(4) 辅助检查,分行列举各项检查的结果及意见。写明专科会诊目的与要求。

(5) 初步诊断或诊断,写在病历纸的右半部。分行列举确诊或拟诊的疾病,重要、急性、本科的在前,次要、慢性、他科的在后,勿用症状代替诊断,勿用“待查”、“待诊”字样,诊断难定时可在病名后加“?”号,如“慢性胃炎?”。诊断先写病名后写部位。

(6) 处理措施,写在记录纸左半部。分行列举药名、剂量、用法及拟作各项检验、检查项目,生活注意事项,休息方式及日期;必要时记录预约下次门诊日期及随访要求等。可用中文或外文书写。

(7) 处方记录,应明确记录药名、剂量、用法及所给总量。每药或各疗法分行列举,可用中文或外文。

(8) 签名,写在右边,须清晰易辨。

8. 复诊病历记录要求

(1) 重点记录上次检查后送回的报告单主要内容、病情变化、药物反应等,注意新出现症状及其可能原因,避免用“病情同前”字样。

(2) 体检可重点进行,复查上次所见阳性体征,注意新见体征。

(3) 诊断无变化免再填,有改变则改写诊断。对疑诊病人经3次复诊后尽可能做出明确诊断。

(4) 其余同初诊病历。

9. 随访记录要求

(1) 出院病人应按病情需要在门诊定期随访,由门诊医师负责记录出院后病情、体检、检验、诊断、治疗、处理情况,今后注意事项等,应与病室医师取得联系。

(2) 随访期限依病情决定,一般每月或数月1次,直至病情稳定或痊愈、恢复工作为止。

10. 急诊留院观察病历内容及书写要求

(1) 在医疗机构中,通常都编设有一定的急诊病人留院观察床位,供急诊留观病人使用。留观病人的病历书写,严格按照有关规定执行。

(2) 急诊留观记录,是急诊病人因病情需要留院观察期间的记录,重点记录观察期间病情变化和诊疗措施,记录要简明扼要,并注明病人去向。

(3) 抢救危重病人时,应当书写抢救记录。门(急)诊抢救记录书写内容及要求按照住院病历抢救记录书写内容及要求执行。

二、中医门诊病案的内容与要求

1. 中医门(急)诊病历,内容包括门(急)诊病历首页、门诊手册封面、病历记录、化验单(检验报告)、医学影像检查资料等;门(急)诊病历首页内容应当包括患者姓名、性别、出生年月日、民族、婚姻状况、职业、工作单位、住址、食物及药物过敏史等项目;门诊手册封面内容应当包括患者姓名、性别、年龄、工作单位或住址、食物、药物过敏史等项目。急诊病历书写就诊时间应当具体到分钟。中医门(急)诊病历记录应当由接诊医师在患者就诊时及时完成。

2. 中医初诊病历，初诊病历记录书写内容应当包括就诊时间、科别、主诉、现病史、既往史，中医四诊情况，阳性体征、必要的阴性体征和辅助检查结果，中医诊断或辨证结论（病、证或型）；治则处方和医师签名等；复诊病历，应记上次治疗后病情变化及本次立证处方。

3. 中医急诊留观记录，是急诊病人因病情需要留院观察期间的记录，重点记录观察期间病情变化和诊疗措施，记录简明扼要，并注明病人去向。实施中医治疗的，应记录中医四诊、辨证施治情况等。

4. 中医抢救危重病人时，应当书写中医抢救记录。中医门（急）诊抢救记录书写内容及要求按照中医住院病历抢救记录书写内容及要求执行。

第二节 处方书写内容及要求

处方是由医师为预防和治疗疾病而给病人开写的取药凭证，是药师为病人调配和发放药品的依据。也是病人进行药物治疗和药品流行的原始记录。处方反映了医疗活动中医学、药学、护理、病人在药物治疗活动中的权利和义务，是处理医疗纠纷的重要举证材料。

一、处方的内容

1. 处方分类。处方分为下列 5 种：普通药品处方，第二类精神药品处方，麻醉药品和第一类精神药品处方，毒性药品处方，放射性药品处方。

2. 处方的书写要求，有以下内容：

(1) 处方内容，由前记（医疗机构名称、费别、病人姓名、性别、年龄门诊号、床号、诊断、日期等）、正文（R、RP、药品名称、剂型、规格、数量、用法用量等）、后记（医师签名、药师签名、药品金额、记账或收款人签字等）三部分组成。

(2) 处方用纸的颜色：普通处方为白色；急诊处方为淡黄色；儿科处方为淡绿色；麻醉和第一类精神药品处方为淡红色；第二类精神药品处方为白色。

二、处方的权限

经注册的执业医师、执业助理医师在执业地点取得相应的处方权，方可开具处方。有处方权的医师，应将本人的签名式样留在药房以作鉴别。取得药学专业技术职务资格的人员方可从事处方的调剂工作，对不符合规定、不合理的处方，药师有权拒绝调配。

三、处方书写规定

1. 处方以蓝黑墨水、碳素墨水、圆珠笔用中文书写，字迹务必端正、清晰易认、不越格越位、不得涂改，如有修改，用双线画在错字上，医师在修改处签字，或加盖规定的印章。

2. 普通处方的一般项目，包括姓名、性别、年龄、处方日期；特别处方有加印项目的，应填写完全。

3. 处方格式，以每药两行的方法，即第一行为药品名称、剂量、规格、数量、总量；第二行为用法、包括剂量、给药途径、给药时间、次数、特别嘱咐等。

4. 药名应写全称正名。外文缩写应从严限制，应为国家公认、通用的名称。

随着全民关注医疗用药的安全，为了规范处方管理，提高处方质量，促进合理用药，保障医疗安全，2007 年 2 月 14 日，国家卫生部发布了《处方管理办法》；于 2007 年 3 月 26 日，印发了《处方常用药品通用名目录》，收录 26 大类，93 个亚类的 1029 个药品。于 2007 年 5 月 1 日起施行。

药品的通用名，就是列入国家药品标准的药品名称为药品的通用名称。该名称不得作为药品的商标使用。

药品的商品名，是指经国家的药品监督管理部门批准的特定企业使用的商品名称。一种药物常有多个厂家生产，生产企业为了树立自己的品牌，往往给自己的产品注册不同的商品名称，以示区别。如乙酰氨基酚是通用名，而百服宁、泰诺林、必理通等是商品名，处方中写明药物通用名，不可写药物商品名。

5. 药品含量、剂量及数量一律用阿拉伯数字填写，计量用法定计量单位，以克、毫克、毫升、国际单位等计量。复合型片、丸、胶囊中成药等，有含量或重量的应写明，确无计量标示者，可以剂型量词片、丸、粒等为计量单位。

6. 处方量，普通用药一般为 3 日量，不得超过 7 日量，特殊情况或另有规定者除外。

7. 急诊处方须在处方右上角注明“急”字，药量以 3 天为限。

8. 毒麻药品按规定应开专门的处方，精神药品使用单独的处方，处方剂量按有关规定执行。

9. 处方医师应签全名，字迹清晰易认。

10. 每张处方均须有药剂科调剂者及核对者签名。

11. 计算机打印处方的格式及签名要求同前。毒麻药品的计算机打印处方应在左上角处打印上“毒麻药品”字样。

四、中医处方规定

1. 中医处方笺内容包括：病人姓名、性别、年龄、门诊号、住院号、处方日期、药名、药量、剂数、服法、起讫日期、注意事项及签名。药名须横写，每行一至四味，须排列整齐。

2. 病区的中医处方，宜按病情变化和辨证结果，根据治则处方，直接记录在病程记录上，或记入“中医处方记录单”。

中医方药记录格式参照中药饮片处方相关规定执行。

第三节　内科门(急)诊病历示例

门诊记录

姓名:孙×　　性别:男　年龄:21 岁　　　　　　　　　　门诊号×××

初诊记录

2016 年 8 月 19 日

主诉　间断脓血便 5 年,加重 1 周。

病人于 2011 年开始因进食不洁食物后出现便次增多,便中带脓血,每日排便5～7 次,为不成形稀便,伴左下腹隐痛,以排便后为甚,疼痛无明显放散,无发热。曾在外院行肠镜检查,诊断为“溃疡性结肠炎”,经“口服柳氮磺胺吡啶片”及灌肠治疗后,病情好转,但仍有间断发作性脓血便,1 周前上述症状加重,每日排便 8～10 次,伴左下腹隐痛再次来诊。病人无发热,体重无变化。过去无其他疾病病史。

体格检查　脉搏 70 次/分,血压 110/70 mmHg,一般情况可,心肺未查及阳性体征,腹部平软,左下腹压痛,无反跳痛及肌紧张,肝脾肋下未触及,未触及包块,肝肺浊音界位于右锁骨中线第 5 肋间,无移动性浊音,肠鸣音正常。双下肢无水肿。

处理

1. 预约电子结肠镜检查
2. 手术感染八项,肝功全套
3. 柳氮磺胺吡啶片 1.0 g 口服,4 次/日

诊断

溃疡性结肠炎

唐×

复诊记录

2016 年 8 月 22 日

病人肠镜检查结果提示溃疡性结肠炎(以左半结肠为著),病人目前病情仍无明显缓解,便中脓血较多,伴低热,体温最高 38℃。

体格检查　体温 38℃,脉搏 70 次/分,血压 110/70 mmHg,一般情况尚可,心肺未查及阳性体征,腹部平软,左下腹压痛,无反跳痛及肌紧张,肝脾肋下未触及,未触及包块。

处理　收入院治疗

诊断　溃疡性结肠炎

唐×

急 诊 记 录

姓名:王× 性别:男 年龄:35 岁 门诊号×××

初诊记录

2016 年 2 月 10 日

间断发作性上腹痛 8 年,呕血、黑便 6 小时。

呕吐 3 次,解黑便 1 次,总量约 800 ml,伴头晕,心悸。过去无呕血及黑便病史,无慢性肝病病史。曾行胃镜检查,诊断为“十二指肠球部溃疡”。

体格检查 脉搏 100 次/分,血压 110/70 mmHg,神志清楚,发育正常,胸廓对称,叩诊呈清音,双肺呼吸音清,未闻及干、湿啰音及哮鸣音。心浊音界不扩大,心率 100 次/分,律齐,心音有力,各瓣膜听诊区未闻及病理性杂音。腹软,无压痛,未触及包块,肝脾肋下未触及,无移动性浊音,肠鸣音活跃。双下肢无凹陷性水肿。腱反射正常,未引出病理反射。

处理

1. 急诊观察室留观
2. 测血压、脉搏 4 小时一次
3. 5%葡萄糖 1000 ml 静脉滴注
4. 5%葡萄糖盐水 1000 ml 静脉滴注
5. 奥美拉唑(洛赛克)40 mg 静脉滴注,每日 2 次
6. 酚磺乙胺(止血敏)0.5 g 静脉注射,每日 3 次
7. 氨甲苯酸(止血芳酸)0.1 g 静脉注射,每日 3 次
8. 凝血酶 2000 U 口服,每日 3 次
9. 申请急诊电子胃镜检查

诊断

1. 十二指肠球部溃疡并出血
2. 肿瘤待排除

唐×

第四节 外科门(急)诊病历

门 诊 记 录

姓名:秦×× 性别:女 年龄:48 岁 门诊号:×××

初诊记录

2016 年 3 月 12 日

主诉 左耳耳鸣、听力下降 10 个月,左面抽搐 2 周。

病人于 2015 年 5 月底无诱因出现左耳耳鸣、听力减退,因程度轻微,未引起

注意,未曾治疗。可以从事正常工作。2015 年 9 月出现左耳听力较前明显下降,右耳听力正常,在山东省××市人民医院就诊,考虑为“神经性耳聋”,给予口服药物治疗,未见好转。2016 年 2 月 28 日出现左侧耳前、面部、口角抽搐,在山东省××市人民医院考虑为“癫痫发作”,住院治疗 4 天,共抽搐 7 次,伴头晕,行头颅 MRI 检查示:左侧听神经瘤。为进一步治疗来我院就诊,病人发病以来无头痛、无恶心及呕吐、发热及肢体活动障碍、无面部麻木及声音改变,精神及食欲好,睡眠及大小便正常,体重无减轻。

体检　左耳前下有约 3 cm×3 cm 痛温觉及轻触觉减退,右侧正常。双侧颞肌、咀嚼肌无萎缩,张口无歪斜,双侧额纹对称,闭眼对称有力,鼻唇沟无变浅,鼓腮无漏气、示齿时口角无歪斜、舌前 2/3 味觉正常。右侧听力正常,左侧听力明显减退,Rinnes test 气导大于骨导。

处理　住院进一步诊治　　　　**初步诊断**　左侧听神经瘤

程××

急 诊 记 录

姓名:王××　性别:男　年龄:45 岁　　　　门诊号:×××

2016 年 9 月 21 日 19:30

主诉　工地干活时从 2 楼摔下伤及头部出现昏迷及左耳流血 40 分钟。

40 分钟前工地干活时从 2 楼处摔下,后枕部着地,当时即出现昏迷及左耳流血,由 120 急救车送来。途中呕吐 2 次,为胃内容物。伤后持续昏迷,未再清醒,无抽搐发作。

体格检查　呼吸 15 次/分,脉搏 60 次/分,血压 160/100 mmHg,深昏迷,强刺激无反应。后枕部有头皮擦伤,左耳流血,其他无特殊。颈软,凯尔尼格征阴性,胸部心肺及腹无特殊。脊柱无畸形,四肢无明显骨折。

神经系统　左侧瞳孔散大 0.6 cm,对光反射消失。右侧瞳孔直径 0.4 cm,对光反射减弱。角膜反射及咳嗽反射均消失。其他脑神经无法检查。右侧肢体肌张力高,腱反射较左侧亢进,右侧 Barbinski 征(+),腹壁及提睾反射不能引出。

处理

1. 头颅正侧位 X 线片(床旁)
2. 急查血常规及出血时间、凝血时间
3. 急查头颅 CT
4. 剃光头
5. 配血 800 ml
6. 与家属交代病情,准备行急诊开颅探查颅内血肿清除术

初步诊断

1. 颅脑外伤,特重型
2. 左侧颅内血肿
3. 颅底骨折(左中颅窝)
4. 头皮裂伤(右枕)
5. 头皮擦伤(左前额)

程××

第五节 产科门诊病历

门诊记录

姓名:羽× 性别:女 年龄:25 岁 门诊号:×××

初诊记录

2016 年 3 月 15 日

主诉 停经 40 周,阵发性下腹痛 1 小时。

孕妇平素月经规律,15 $\frac{5}{30}$,末次月经为 2015 年 6 月 8 日,停经 37 天自测尿 HCG 呈阳性,停经 40 天出现恶心、呕吐,反应轻,持续 1 个月自行消失。孕 4 个月自觉胎动,活跃至今。近期未出现头晕、眼花、下肢水肿及血压增高。1 天前阴道有少量暗红色血性分泌物。12 小时前偶感下腹痛,伴尿频,1 小时前开始阵发性下腹痛,无阴道流血、流液,遂入院待产。孕期未接触放射线,无服用药物等,定期产前检查,无异常。

既往史 平素健康,无药物过敏史。孕 3 产 0。

体格检查 体温 36.5℃,脉搏 74 次/分,呼吸 18 次/分,血压 120/80 mmHg,皮肤、黏膜无黄染,双肺呼吸音清,未闻及干、湿啰音。心律齐,各瓣膜听诊区无病理性杂音。妊娠足月纵产式腹型,双下肢无水肿。余未查及异常。

产科检查 腹围 100 cm,宫高 38 cm,胎位 LOA,胎心 140 次/分,宫缩规律,30 s/(4～5)min,胎头浅定,骨盆测量:IS 25 cm, IC 27 cm,EC 21 cm,TO 8.5 cm。

肛诊 宫颈居中,软。消失 90%,宫口容一指间,先露位于 S－1 cm,骶骨形态中弧型,骶骨岬不突,骶尾关节活动,两侧坐骨棘不突,坐骨切迹可容两指。宫颈评 8 分,胎膜:未破,估计胎儿体重 3 800 g。

处理

1. 病情较急
2. 收入妇产科

初步诊断

宫内孕 40 周 3/LOA 已临产

刘××

第六节　妇科门诊病历

门诊记录

姓名:王×　性别:女　年龄:45 岁　　门诊号:×××

初诊记录

2016 年 3 月 18 日

主诉　发现“子宫增大”10 年,经期延长、经量增多 1 年。

病人于 10 年前体检时做 B 超发现“子宫增大,提示子宫肌瘤(具体大小不详)”,未予特殊处理。于 1 年前始出现经量增多,伴血块,量多时可用 30～40 片卫生巾,经期由原来 3 天延长至 5～6 天,月经周期无明显改变。未行任何诊治。半年前开始偶感下腹坠胀、腰背酸痛,并可于清晨自行扪及下腹部包块,于妇产医院就诊行 B 超检查提示“多发性子宫肌瘤”,建议住院行子宫全切术,病人拒绝。近 1 个月开始感头晕、心悸、乏力,伴尿频、便秘。来我院门诊检查血常规:Hb 67 g/L。以“子宫肌瘤、中度贫血”收入院。

既往史　平素健康,月经初潮 15 岁,每 30 天行经 3 天,末次月经为 2016 年 3 月 8 日,22 岁结婚,G_3P_1,1994 年顺娩一活女婴,1996 年行最后 1 次人工流产。

体格检查　体温 36.5℃,脉搏 80 次/分,呼吸 20 次/分,血压 110/70 mmHg。贫血貌,睑结膜苍白,双肺未闻及干、湿啰音。心律齐,各瓣膜听诊区无病理性杂音。腹部略膨隆,下腹正中脐下三指处可触及一包块上极,表面不甚光滑,活动尚可,无压痛。双下肢无水肿。余未查及异常。

妇科检查　外阴已婚已产型;阴道畅,分泌物淡黄色、黏稠,量中,无臭味;宫颈略肥大,直径 3 cm,轻糜,浅表型,无举摆痛;子宫增大如孕 4 个月大小,表面不甚光滑,有结节感,活动尚可,无压痛。双附件未扪及异常。

辅助检查　血常规:Hb 67 g/L。

初步诊断

1. 子宫肌瘤
2. 中度贫血

处理

1. 病情较重
2. 收入妇产科

刘××

第七节 儿科门诊病历

门诊记录

姓名:李× 性别:女 年龄:9个月 门诊号:×××

初诊记录

2016年10月8日

主诉 (家长代诉)发热1天,惊厥1次。

患儿1天前无明显诱因发热,体温高达39℃,无咳嗽,无腹泻。来院前患儿惊厥1次,为四肢抽动、双眼上翻、神志不清。无口吐白沫、无大小便失禁。掐人中穴,5分钟后自行缓解。抽后入睡。

既往史 过去无惊厥史。

体格检查 体温39℃,脉搏110次/分,呼吸28次/分,前囟2.0 cm×2.0 cm,平软。睡眠状,咽红,双肺未闻及湿啰音,心律齐,无杂音。肝脾可扪及。凯尔尼格征、布鲁津斯基征阴性。

辅助检查 大便常规:无异常。血常规:WBC 8.3×10^9/L,N 60%。

处理

1. 布洛芬悬液剂(美林) 1.25 ml 即刻口服

或对乙酰氨基酚(泰诺林) 10～15 mg/kg 即刻口服

2. 2周后复查脑电图

初步诊断

1. 上呼吸道感染
2. 高热惊厥

刘××

第四章　护理记录

第一节　体温单

体温单是用于描绘患者体温、脉搏、呼吸曲线和记录患者血压、体重、出入水量、入院、出院、转科、手术、死亡等。

一、体温单的记录要求

（一）体温单记录要求

1. 眉栏　用蓝色钢笔填写以下项目：姓名、科别、病区、床号、性别、年龄、诊断、门诊号、住院号、日期、住院天数。

2. 在体温单 40～42℃之间相应时间格内　红笔纵行填写入院、转科、手术、分娩、外出、出院、死亡，特殊治疗与用药。体温拒试应写“拒试”。

3. 日期栏　每页第一日应填写年、月、日，其余只填日，如在其中遇到新的月份或新的年度，应填月、日或年、月、日。

4. 住院天数栏　自入院第 1 日起连续填写至出院日。

5. 手术日期栏　该栏用红钢笔填写，主要填写手术或分娩后日期。手术(或分娩)当日在相应时间内纵行填写“手术”(分娩)二字于 40～42℃之间，次日为术后(分娩后)第 1 日，填写“1”以后依次类推，填至术后(分娩后)14 天，如在此期间作第 2 次手术，应在手术当日填“手术Ⅱ-1”、“Ⅱ-2”，依此类推。其他同前。

6. 页码　以蓝笔填写。

（二）体温曲线的绘制

1. 体温　以蓝“×”标记腋温，“○”标记肛温，“●”标记口温，两次体温之间以蓝笔连线。

2. 物理或药物降温后 30 分钟的体温以红“○”表示，并用红虚线与降温前的体温相连，下次的体温应与降温前的体温相连。

3. 体温不升时，在 35℃以下相应时间格内以蓝钢笔填写“不升”二字，下次体温不与前次体温相连。

（三）脉搏曲线的绘制

1. 脉搏以红“●”为标志，相邻两次脉搏以红线相连。如脉搏与体温相遇，则在体温之外画以红圈。

2. 心率与脉搏不一致时，心率画红圈，脉搏画红点，并分别连线至一致后再画红点，两连线的空白区以红铅笔画直线填满。

（四）呼吸曲线的绘制

1. 呼吸以黑笔“●”为标志，相邻两次呼吸上下错开记录，以黑铅笔画线相连。

2. 使用呼吸机的患者，呼吸应以黑圆圈表示。

（五）体温单下方诸项填写要求

1. 体温单下方各项均应用蓝钢笔填写。

2. 大便以次为单位。如灌肠后大便一次填写 1/E，灌肠后无大便填写 O/E，失禁者以※为标志。

3. 小便以次为单位，如记录尿量应用 ml 表示。

4. 出入水量以 ml 为单位。

5. 血压以 mmHg 为单位，凡每天 1 次或 2 次测血压者，均可记录在此栏中。

6. 体重以 kg 为单位。

二、体温单样式

体 温 单

入院日期 2017 年 10 月 26 日

姓名 王 × 科别 普外科 消化内科 ↑ 病区 2B→9B 床号 4→5 住院号 278657

患病日数							
日 期	17-10-26	27	28	29	30	31	11—1
时 间	2 6 10 2 6 10	2 6 10 2 6 10	2 6 10 2 6 10	2 6 10 2 6 10	2 6 10 2 6 10	2 6 10 2 6 10	2 6 10 2 6 10

体温 华氏 摄氏　　脉搏

华氏：107 106 105 104 103 102 101 100 99 98 97 96 95 94

摄氏：42 41 40 39 38 37 36 35

脉搏：180 160 140 120 100 80 60 40

入院 九时二十分　转普外科　手术　拒试　手术　死亡 十九时十分　脉搏　不升

呼 吸	20 18 22 19 20	22 20 19 18 20 21	19 18 17 19 20 21	24 25 26 27 28 20	15 16 15 14 12

大便次数	1	1 1/E	2/2E	0	0	*	
摄入液量			3200	3500	2800	3000	
排出液量			2300	2200	1800	2000	
尿 量			1500	1300	1000	400	
胃 液			800	900	800	900	
腹围/腹水						95/700	
体 重	卧床						
血 压	120/80						
术后日数				1	2	3	II—1

脉搏用红点 ●　口表用蓝点 ●　肛表用蓝圈 ○　腋表用蓝叉 ⊗

第 1 页

第二节 医嘱本

医嘱本是指医师在医疗活动中下达的医学指令，由医师详细采集病史，认真进行体格检查和进行必要的影像、实验室检查，及时进行首次病程记录及病历书写，做出初步诊断后下达，医嘱内容包括：护理常规、护理级别、饮食种类、体位、各种检查和治疗、药物名称、剂量和用法。是护士执行治疗护理等工作的重要依据，也是护士完成医嘱前后的查核依据。

1. 医嘱是医师根据病情和治疗的需要对病人在饮食、用药、辅助检查等方面的指示。医嘱内容及起始、停止时间应当由医师书写。医嘱内容应当准确、清楚，每项医嘱应当只包含一个内容，并注明下达时间，应当具体到分钟。

2. 医嘱内容　包括日期、时间、护理常规、护理级别、饮食、体位、药物(名称、剂量、浓度、用法等)，各种检查、治疗、术前准备、医师、执行护士、核对者签名等。用蓝黑墨水写，必须正确合理，如有错误不可涂改，用红笔在该医嘱上写作废，医师签全名。

3. 医嘱分类　分为长期医嘱、临时医嘱和备用医嘱三类。

(1) 长期医嘱：是指执行两次以上的定期医嘱，有效时间在 24 小时以上，医师注明停止时间后失效。通常在上午 10 时半前开出，特殊情况除外。

长期医嘱单包括病人姓名，科别，住院病号或病案号，页码，起始日期和时间，长期医嘱内容，停止日期和医师签名，执行时间，执行护士签名。在这个时间都是具体到分钟的时间。

(2) 临时医嘱：是指一次完成的医嘱，诊断性的一次检查、处置、临时用药，有效时间 24 小时以内，一般仅执行 1 次。有的临时医嘱有限定执行时间，如各项特殊检查等，有的临时医嘱需立即执行。临时医嘱单内容包括医嘱时间、临时医嘱内容、医师签名、执行时间、护士签名等。

(3) 备用医嘱：① 长期备用医嘱：有效时间在 24 小时以上，必要时用，医师注明停止时间后失效。② 临时备用医嘱：有效时间 12 小时以内，必要时用，过期如未执行则失效。

(4) 停止医嘱：应先在相应的治疗执行单上将此项目注销，签全名并注明停止时间、日期；然后转抄到医嘱记录单，在医嘱本上打红勾。

(5) 重整医嘱：长期医嘱超过 3 页，需重整医嘱；转科、手术、分娩也需重整医嘱，重整医嘱后即以示前面医嘱 一律作废。

4. 书写要求

(1) 医嘱应由有处方权的医师开写。无处方权的医师开写的医嘱，必须由上级医师审查后签名方有效。医嘱内容应当准确、清楚，每项医嘱应当只包含一个内容，并注明下达时间，应当具体到分钟。每日晨 7 时，用蓝笔写“日间医嘱，×年×月×日”，19 时由晚班护士接班后用红笔写“夜间医嘱，×年×月×日”。

(2) 除抢救病人外，护士不得执行口头医嘱。因抢救急(危)重症病人需要下达口头医嘱时，护士应当复诵一遍，医师表示无误后，方可执行。抢救结束后，医师应当即刻据实补记医嘱，护士填执行时间并签名。

(3) 临时医嘱“护士签名”栏内应由执行该医嘱的护士签名，以示对医嘱的正确性负责。

(4) 备血、输血需两人核对后方可执行，执行人与核对人均应在“护士签名”栏内签名。药物皮肤过敏试验，阴性用蓝墨水笔在医嘱上书写(－)，阳性用红墨水笔书写“(＋)”，“＋”用红墨水笔标注。同时在病历夹、病人床头等六处做醒目标记。住院期间青霉素试验阳性，用铅笔在同一医嘱栏记录青霉素批号。

(5) 某项医嘱开错，或因故取消时，由医师用红笔在该项医嘱的第一行右侧书写“作废”或“取消”，并在右下角签名栏内由医师签全名。护士对此医嘱不需处理。

(6) 处理多项医嘱时，应先判断需执行医嘱的轻重缓急，合理、及时地安排执行顺序。

(7) 需下一班执行的临时医嘱和临时备用医嘱要交班，在画勾栏中用铅笔注“△”由下一班护士执行后擦去“△”，划铅笔“∨”并签全名。每班护士必须校对上一班护士已处理的医嘱，校对后签名，每周进行总查对一次。

(8) 医嘱本的三勾位置固定，要求整齐划一，从左到右依次为铅勾、红勾、蓝勾。蓝勾表示医嘱转抄到医嘱记录单上，红勾表示长期医嘱转抄到执行单上，铅勾表示临时医嘱执行后。

(9) 医嘱严格执行查对制度，每班医嘱均需进行三班连续查对并签全名。

5. 医嘱执行制度

(1) 医嘱必须由在本院拥有两证(医师资格证和执业证)和处方权的医师开具方可执行，医师将医嘱直接写在医嘱本上或电脑上，为避免错误，护士不行代录医嘱。

(2) 执行医嘱的人员，必须是本院具备注册护士资格的人员，其他人员不得执行医嘱。

(3) 医师在计算机上下达医嘱后，护士应查对医嘱内容的正确性及开始的执行时间，严格执行医嘱，不得擅自更改。对临时医嘱必须在规定的时间 15 分钟内执行。如发现医嘱中有疑问或不明确之处，应及时向医师提出，明确后方可执行。必要时护士有权向上级医师及护士长报告，不得盲目执行。因故不能执行医嘱时，应当及时报告医师并处理。病区护士站的文员负责打印医嘱执行单，并交由管床的责任护士核对执行，责任护士执行医嘱后，在医嘱执行单上签署执行时间和姓名。

(4) 在执行医嘱的过程中，必须严格遵守查对制度，以防差错和事故的发生。执行医嘱时须严格执行床边双人查对制度。

(5) 一般情况下，护士不能执行医师的口头医嘱。因抢救急(危)重症病人需要执行口头医嘱时，护士应当复诵一遍，无误后方可执行。抢救结束后，护士应及时在医师补录的医嘱后签上执行时间和执行人姓名。

(6) 凡需下一班执行的临时医嘱，应向有关人员交待清楚，做好标本容器、特殊检查要求(如禁食、术前用药等)各项准备，并在交班报告中详细交班。

(7) 病人手术、转科、出院或死亡后，应及时停止以前医嘱，重新执行术后或转科后医嘱。

(8) 护士每班应查对医嘱，接班后应检查上一班医嘱是否处理完善，值班期间应随时进入工作站查看有无新开医嘱。护士长对所有的医嘱每周总核对一次。并在《医嘱核对登记本》上签名，发现错误应立即更正。护理部应定期抽查各科室医嘱核对情况。

(9) 无医师医嘱时，护士一般不得给病人进行对症处理。但遇抢救危重病人的紧急情况，医师不在现场，护士可以针对病情临时给予必要处理，但应当做好记录并及时向经治医师报告。

(10) 根据医嘱和各项处置内容的收费标准进行累计收费。随时核对住院病人医疗费用，及时进行补充收费。

第三节 医嘱记录单

一、医嘱记录单书写内容及要求

1. 医嘱记录单分甲乙两种，甲种记录在左半边为长期医嘱栏，右半边为临时医嘱栏；乙种记录单又分长期医嘱单及临时医嘱单两种。上述两种记录单均可采用，但在同一医院应统一采用一种形式的医嘱记录单。

2. 医嘱本上的医嘱由主管护士按医嘱种类分别抄入相应的医嘱记录单内。长期医嘱应注明起止时间，临时医嘱应注明执行医嘱的日期和时间。

3. 使用甲种医嘱记录单者，其长期医嘱和临时医嘱两栏应同高对称。

4. 医嘱应顶格正楷书写，转行时应空一格写。

5. 药名需用中文或标准的拉丁文或英文缩写词，不可用化学符号代替。

6. 备用医嘱于执行后立即抄录于临时医嘱栏内，注明日期与时间，并在医嘱本上签名。

7. 各种诊断检查和试验，如纤维内镜检查、放射性同位素检查等的准备工作可不抄，麻醉药除外。只抄检查或试验的名称，并写明时间。

8. 留多次标本的医嘱，例如留 24 小时痰查结核菌连续 3 次，每送检一次，即在临时医嘱栏内抄录一次。

9. 手术后医嘱处理：按照麻醉记录单上的书后医嘱，直接抄录于医嘱记录单或其他执行单上。医嘱本上须以红笔写手术后医嘱。另一行用蓝笔抄上所施麻醉、手术名称。

10. 遇有手术、分娩、转科、整理医嘱或需要停止以前一切医嘱等情况时，可写明原因、日期及时间，并在其下划一红线，表示停止以上医嘱。如果长期医嘱页数太多，需要整理医嘱者，则将未停止的长期医嘱，按原开始日期顺序抄录一遍。

11. 出院或转院的医嘱，抄于临时医嘱栏内，即表明停止以前全部医嘱。
12. 病人死亡后，在临时医嘱栏内写明死于×时×分。
13. 用蓝笔记页码。

二、医嘱记录单举例

（一）甲种医嘱记录单

姓名方×× 科别消化内科 床号 24 住院病历号 20160824

开始		长期医嘱	终止		日期		临时医嘱	时间
日期	时间		日期	时间	月	日		
2016年5月30日	8:30	内科一般护理常规 二级护理 半流食 维生素C 3次/日	6月4日	8:00	5月	30日	青霉素过敏试验（阴性）	9:00
					6月	4日	出院	8:00

（二）乙种医嘱记录单

长期医嘱单

姓名方×× 科别消化内科 床号 24 住院病历号 20160824

开始					停止			
日期	时间	医嘱	医师签名	护士签名	日期	时间	医师签名	护士签名
2016年5月30日	8:30	内科一般护理常规 二级护理 半流食 维生素C 3次/日	王××	李××	6月4日	8:00	王××	郝××

临时医嘱单

姓名方××　　科别消化内科　　床号24　　住院病历号20160824

日期	时间	医　　嘱	医师签名	护士签名	执行时间
2016年5月30日	8:30	青霉素过敏试验（阴性）	王××	任××	9:00
2016年6月3日	8:30	出院	王××	艾××	6月4日 8:00

第四节　特别护理记录单

一、特别护理记录单书写内容及要求

1. 用蓝笔填满眉栏各空白项目。

2. 病人体温、脉搏、呼吸、血压、出入量、用药、病情、治疗效果的变化与护理经过，应及时记录准确、完整，在交接班时应作一次清楚扼要的小结，并签名。

3. 上午7:00时到下午7:00时的记录用蓝笔书写，下午7:00时至次晨7:00时的记录用红笔书写。各项生命体征及液量免记单位名称。

4. 液体出入总量应于晚上7:00时小结一次，至次晨7:00时用红笔总结一次；根据病情需要先作分类小结，后总结。

5. 按时间先后，于相应栏内记录备用医嘱执行情况。

6. 病人病故，要写死亡小结。

二、特别护理记录举例

重、危、特护病人护理记录单

姓名______　科室______　年龄______　性别____　床号____　住院号____

年		时间	体温	脉搏	呼吸	血压	血氧饱和度	食物、药物及液体种类		排出物		病情、处置及护理	签名
月	日							名　称	量	名称	量		

第五节　病室报告本

一、病室报告本书写内容及要求

护士病室交班记录，是由值班护士针对值班期间病室情况及病人病情动态变化书写的书面交班报告，也是向接班护士交待工作的重点。通过阅读病室交班记录，接班者可了解病室全天工作动态，病人的身心状况，继续观察的问题和实施的护理措施。通过交班报告又有助于护理工作的衔接。

1. 交班报告书写顺序。按床号顺序，报告下列情况的病人：出院→转出→转床（迁床）→死亡→特殊检查、治疗及护理→新入院→转入→手术→分娩→术后一天→病危→病重→其他病情变化需交班者（如奶胀、红臀、皮肤破溃、体温发热等）。每类病人书写完后需空一行。各班交班前填写病室报告并签名。日班用蓝笔书写，晚班及夜班用红笔书写。

2. 眉栏写科别、病室及年、月、日。夜间病人总数、病重、病危等应在日间数的基础上填写准确。无入院者写“0”，不可写“/”。

3. 信息栏所有项目填全，所缺项填“0”。阿拉伯数字书写日期和时间，采用24小时制记录。第二页只写病室名称，日期及页数。全部顶格书写，仅病危病人报告内容的第一行空两格。

4. 今日重点手术，分娩，重危，有异常情况或病情有突然变化者。床号、姓名共一行书写，下面写主要诊断，特殊标识另起一行，居中填写，如“※”“△”“预期手术”“手术”“分娩”“新”“转入”等。如同时为新入、手术及危重患者其标识各占一行。

5. 每个病人的第一行用来报告体温、脉搏、呼吸及测量时间，如“T 36.8℃，R 18 次/分，P 84 BP，100/70 mmHg，时间 14：00”；危重手术或有监测血压需要的病人需记录血压。

6. 交班内容包括出院、入院、转出、手术、分娩、病危及死亡者，应在姓名项下以红笔注明。

（1）死亡病人：报告简要抢救经过和死亡时间。

（2）新病人：报告病人入院或转入的原因（主诉）、时间、体温，脉搏、入院时病情和主要治疗护理措施与效果、病人的心理状态等。入院后做何种处理、并交代接班者须观察与注意的事项。

入院＋病危，病情直接记入病危病人报告内容一栏，在姓名栏写“新”；入院＋手术，直接写在入院一栏，并注明麻醉方式及手术名称，不必要再重复书写在手术栏内；日间入院，夜间病危，在夜间栏内注：病情转化；夜间入院者，姓名、床号写在前，内容写在夜间病情栏内。

(3) 当日手术病人：报告手术名称、麻醉方式、手术过程是否顺利、回病房时间、全身麻醉病人清醒时间、血压是否平稳、引流管道是否通畅、引流物性状和量、能否自解小便、伤口情况、镇痛剂的使用和效果、手术部位脏器功能，以及嘱用的镇痛药品等。

(4) 次日准备手术病人：预备工作，交代预手术、预检查，留取检验标本，如抽血、酚碘酞试验等。报告术前准备情况、夜间睡眠情况、病人心理等。

(5) 术后或产后病人：手术病人交至术后一天拔导尿管自解小便及肛门排气后；分娩病人交至产后 12 小时自解小便后。

(6) 分娩病人：报告胎次、分娩过程是否顺利、分娩时间、产时出血情况、胎盘胎膜娩出情况、婴儿简要情况、会阴伤口情况、子宫收缩及阴道流血情况、产后小便等。

(7) 危重病人：报告病人意识、生命体征、体位、皮肤完整性、引流情况、特殊主诉、异常检验、重要病情变化、采取治疗措施等。可以索引式简要书写，以护理病历交班为主。

(8) 其他特殊病情变化病人：记录需相应交班的内容，如奶胀、红臀、输血、蓝光照射等，记录需下班注意的事项。

7. 书写要求

(1) 使用医学术语确切，文理通顺，阐述简明，重点突出。用正楷书写，字迹清晰可辨，笔的颜色一致，为蓝圆珠笔，蓝色复写纸，并正确使用标点符号。

(2) 报告不允许涂改及伪造；不滥用简化字，无错别字；字迹清晰、整洁。

(3) 除特殊标识外，其余内容无论白班、夜班均用蓝黑笔记录。

(4) 内容要前后衔接，如白班交代渗血较多，夜班应注明是否终止或仍渗血、是新鲜还是陈旧性血液等；需下班执行或观察的内容及注意事项要注明清楚。

(5) 使用三联交班本，夜班如果病情变化大，交班内容多，估计在白班所留空格内不够书写时，可按本班新病人方法书写，不要将上一个病人的交班内容写在下一个病人格内。

(6) 交班报告仅一页时，不用写页数；内容大于 1 页时，在右下角标明页码，如“1、2、3……”。日期：年、月、日写完整，如 2016 年 8 月 8 日。

(7) 下班前一小时开始书写，不得提前书写。

(8) 凡中西医结合治疗的病人，应书写中西医护理报告。

二、病室报告记录举例

病室报告

科别 内科 病区 2 时间 2016年8月6日 第1页

病人:	8:00 15:30	15:30 1:30	1:30 8:00	
成人:50	原有:50 入院:1 出院:1	原有:49 入院:0 出院:0	原有:49 入院:0 出院:0	
婴儿:0	转入:1 转出:1 死亡:0 现有:50	转入:0 转出:0 死亡:1 现有:49	转入:0 转出:0 死亡:1 现有:49	
	手术:0 生产:0 军人:0 空勤:0	手术:0 手术:0 生产:0 军人:0 空勤:0	手术:0 生产:0 军人:0 空勤:0	
	病重:0 病危:8 特护:1 一级:16	病重: 病危:7 特护:1 一级:15	病重:0 病危:17 特护:1 一级:15	
床号	姓名 诊断	7:00～18:00	18:00～24:00	0:00～7:00
18	马××出院 急性粒细胞白血病	病人于上午出院		
报告者签名		李×/王××	张×	陈×

三、附 录

(一) 中医护理记录

1. 医嘱本及医嘱单

(1) 用中药成药时,记录药名、药量、用法。药量以g为单位,可免记“g”。

(2) 用中药汤剂时,记录中药每日几剂,分几次服。

(3) 用中药外治法时,记录疗法名称,用法。

例如:中药汤剂每日一剂,分二次服;伤湿止痛膏一贴,膝关节肿痛处,隔日一次;中药处方,药名、药量、剂数、起讫日期及注意事项,由经治医师记入中医处方记录单。

2. 特别护理记录及病室报告应记录 中医诊断;四诊观察病情所见,着重新的变化;中医护理情况及对下一班的要求。

3. 中医处方记录单

(1) 中医处方由经治医师记入中医处方记录单，内容包括：处方日期、药物名称、药量及用法、剂数、起讫日期、注意事项、处方医师署名。

(2) 中医处方记录单举例如下：

住院号 158903，处方日期、药名、药量及用法、数量、起讫日期、注意事项、医师署名。

2016 年 6 月 5 日，浮小麦 12.0 炙甘草 6.0 黄芪 12.0 天门冬 9.0 地骨皮 6.0 枸杞子 6.0 北五味子 3.0 大枣 5 枚，每日一剂，水煎，二次分服。共 7 剂，忌酸辣。

（二）精神科护理记录内容和要求

1. 体温、脉搏、体重、血压及每日大小便次数等，按精神科一般护理常规规定进行检查，并记录体温单上。女性病人的月经起止日期，亦应记入护理记录内。护理记录安排在病程记录之后。按分级护理要求，按时书写护理记录。

2. 住院期间应将下列重点事项详记于护理记录内，描述要具体。

(1) 突出的病情变化，如木僵中突然兴奋、抑郁中忽见躁动；或相反，由兴奋、躁动转为木僵、抑郁等应写明发生时间，可能有关的环境因素及病情特点等。

(2) 发现逃跑、自伤、伤人或自杀企图时，应详记其言行表现。例如病人说："我不想活啦，我要死！"或观察到病人暗中准备逃跑工具如仿制开门钥匙；或见人下跪、叩头求饶，为自责自罪表现。应及时向医师汇报，及时采取防治措施，加强观察，严加防范。

(3) 发生意外事件时，应立即向医师汇报，及时组织抢救，并做好善后处理工作。应详记其发生时间、地点、范围及具体经过情况等。

(4) 突然出现的幻觉或妄想，应详记其开始时间、环境因素，以及幻觉、妄想的具体内容。注意病人当时的意识是否清晰。

(5) 饮食及睡眠情况。对拒食病人，应根据其具体表现，分析原因，加以诱导。如见病人对菜饭闻而不吃，可能为嗅幻觉或被害妄想所致；闭目不语或闭口不食，可能为木僵、违拗表现。如发现饮食减少，应查明原因，注意有无恶心、呕吐或张口、下咽困难等情况。此外，还要注意有无饮食过量、狼吞虎咽，或拣吃泥土、蛋壳、弃菜、污物等异嗜癖。睡眠情况与病情有关，要注意观察并记录。

3. 并发高热、昏迷的病人，或发生意外事件后病情严重者，可根据医嘱进行特别护理，并按规定记好特护记录。

4. 工娱疗法、集体活动中，病人的表现及病情的突然变化，探视后的病情波动，均应记。

5. 以上内容还要记入护士交接班本内，作书面交班。

第六节　护理病历

一、护理病历书写内容与要求

护理病历是护理人员在医疗、护理活动过程中形成的文字、符号、图标等资料的总称，是护士记录病人的病情变化、治疗情况和所采取的护理措施，是护士运用护理程序为病人解决实际问题与其过程的具体体现及凭证。运用护理程序护理病人，要求有系统、完整、能反映护理全过程的记录，包括有关病人的资料、护理诊断、护理目标、护理计划及效果评价，构成护理病历。

护理病历书写要求详细记录、突出重点、主次分明、符合逻辑、文字清晰及正确应用医学术语。规范式护理病历，包括病历首页、护理计划单、护理记录单、护理小结、出院指导等。

1. 首页　首页多为表格式，主要内容为病人的一般情况、简要病史、缓急程度、检查和处理、心理状态及护理体检、诊疗计划等。在记录中应注意：① 反映客观，不可存在任何主观偏见。从病人及其家属处取得的主观资料要用引号括明。② 避免难以确定的用词，如“尚可”“稍差”“尚好”等字眼。③ 除必须了解的共性项目外，还应根据个体情况进一步收集资料，以判断确定护理问题。

2. 护理计划单　是指护理诊断、护理目标、护理措施、护理评价的书面记录。

(1) 护理诊断：是病人存在的和潜在的健康问题，如病人心理、生理、社会等方面影响健康而出现的不适症状。

(2) 护理目标：是制订计划的指南和评价的依据。

(3) 护理措施：是针对护理诊断所制订的具体方案。

(4) 护理评价：是在实施护理过程中和护理后病人感觉及客观检查结果的记录。护理计划书写尚无完全统一的规范，大致有：① 个体化的护理计划；② 标准化的护理计划；③ 计算机制订的护理计划等三大类。

3. 病程记录　护理病程记录是对病人病情动态及病情恢复和进展情况的记录，是反应护理效果，提供病情变化的第一手资料。包括过去资料的记录，护理措施，医嘱执行情况的记录以及病人对医疗和护理措施的反应。病程记录频率取决于病人的状况，一般病人 3～4 天记录 1 次，危(重)病人每天记录，特殊情况随时记录。

4. 护理小结　护理小结是病人住院期间护士按护理程序对病人进行护理的概括记录。包括病人入院时的状态，病情变化的先兆，生命体征和特殊检查的阳性发现，病情好转情况，护理措施实施情况，护理效果是否满意，睡眠、饮食、排泄、液体出入量情况，护理目标是否达到，护理问题是否解决，有否护理并发症，护理经验教训和存在的问题，交接班记录，长期住院病人的阶段小结，护士长查房的意见等。

5. 出院指导 出院指导是指在病人出院前夕所给予的指导和训练。出院指导是住院护理计划的继续，有助于病人从医院环境过渡到家庭环境，使病人获得自理能力，巩固疗效，提高健康水平。出院指导的原则：根据病人的疾病特点、个性特征、文化程度、社会地位、经济条件做到重点突出，通俗易懂，因人施导，达到个体化要求。

出院指导的内容：针对病人身心现状与对疾病的认识程度，提出出院后在饮食、用药、休息、功能锻炼、卫生保健、定期复查等方面的注意事项。责任护士应将对病人出院后的健康指导记录在护理小结（出院小结）之后，另写一份交给病人。

二、护理病历举例

入院病历（规范式）

科别：妇产科　　病区：产科病区　　床号：12 床　　门诊、住院号：504379

姓名：韩×　　性别：女

年龄：26 岁　　婚姻状况：已婚

民族：汉族　　职业：无

家庭住址：河北省邯郸市丛台区　　联系人及关系：王×，夫妇

出生地：河北省邯郸市　　病史陈述者：本人

入院日期：2016 年 3 月 16 日　　记录时间：2016 年 3 月 16 日 16:23

入院方式：　　步行　　入院处理：更衣

护理评估（主要写病人的现病史、既往史、身心状况辅助检查等）

病史记录

孕妇平素月经规律，停经 1 个月，医院测尿 HCG 为阳性，停经 2 个月在医院行 B 超检查确诊为“宫内早孕”，无恶心、呕吐等不适，孕 4 个月感胎动并持续至今，伴腹部逐渐膨隆，孕期经过顺利，未建卡，未定期产检，孕期无头昏、眼花、无视物模糊、无皮肤瘙痒、无腹痛及阴道流血流液。5 天前感手术瘢痕处胀痛，未重视，10 个小时前出现不规律腹痛，无阴道流血流液，遂就诊于我院，以“① 41 周妊娠先兆临产，孕 2 产 1；② LOA；③ 瘢痕子宫；④ 先兆子宫破裂？”收住我院，近来精神、饮食、睡眠一般。大、小便无异常。既往体健，1 年前于大名县医院因“胎儿窘迫”行剖宫产手术（具体术式不详），腹部切口愈合好，无产后出血及产褥感染，否认肝炎、结核病、伤寒等传染病史，无食物及药物过敏，无外伤及输血史，预防接种不详。

身心状况 病人近来精神、饮食、睡眠一般，大小便无异常。

辅助检查　行静脉采血查血常规及凝血功能未见明显异常。

护理查体　体温 36.6℃，脉搏 84 次/分，呼吸 20 次/分，血压 123/66 mmHg，一般情况良好，体重 67 kg，自动体位，步入病房，神志清楚，精神良好，面色无苍白，心率 84 次/分，律齐，腹部膨隆，呈纵椭圆形，耻骨联合上方约 3 cm 处见一长约15 cm 横行手术瘢痕，肠鸣音正常，查体合作。

初步诊断　① 41 周妊娠先兆临产，孕 2 产 1；② LOA；③ 瘢痕子宫；④ 先兆子宫破裂？

护理诊断

1. 疼痛　与强直性子宫收缩、病理性缩复环或子宫破裂血液刺激腹膜有关。
2. 肾、外周组织灌注无效：与子宫破裂后大量出血有关。
3. 预感性悲哀：与切除子宫及胎儿死亡有关。

护理目标

1. 强直性子宫收缩得到抑制，孕妇疼痛减轻。
2. 孕妇低血容量得到纠正和控制。
3. 孕妇情绪得到调整，哀伤程度降低。

护理措施

1. 预防子宫破裂　在预产期前 2 周住院待产；严格掌握子宫收缩剂的使用指征与方法，避免滥用。

2. 先兆子宫破裂病人的护理　① 密切观察产程进展，监测胎心变化，若孕妇出现异常应立即报告医师；② 密切监测生命体征，遵医嘱给予抑制宫缩、吸氧及做好剖宫产的术前准备；③ 协助医师，向家属交待病情，并获家属签字同意手术的协议书。

3. 心理护理　嘱孕妇保持情绪稳定，勿用力过度，关心、支持、理解、同情病人及家属，向其解释病情，并告知治疗计划，取得配合，耐心倾听孕妇诉说心理感受，解释说明病人所提出的疑问，消除其紧张焦虑心理。

护理评价

1. 孕妇的血容量及时得到补充，手术经过顺利。
2. 出院时孕妇白细胞计数、血红蛋白正常，伤口愈合好且无并发症。
3. 出院时孕妇情绪较稳定，饮食、睡眠基本恢复正常。

责任制护理表格病历

科别：　　　　病室：　　　　床号：　　　　住院号：

姓名：　　　　职业：

性别：　　　　宗教信仰：

年龄：　　　　住址：

婚姻： 病史供述人：
籍贯： 入院日期： 年 月 日 时
民族： 通知医师时间： 年 月 日 时 分
文化程度： 记录日期 ： 年 月 日 时
入院处置：沐浴 更衣 未处置 入院方式：步行 搀扶 轮椅 平车
入院介绍：住院须知、饮食、休息、探陪、卫生、物品管理等有关制度。
入院诊断： 出院诊断：
本次发病诱因：
心身健康简史：
生物基础护理学检查
T： ℃；P： 次/分钟；R： 次/分钟；BP： mmHg
神志：清楚 蒙眬 谵妄 昏迷
对光反射：存在 迟钝 消失
瞳孔：右 左 等大 不等大 散大 缩小
全身营养状况：良好 中等 欠佳 肥胖 消瘦 恶病质 压疮 其他
五官功能：正常 失明：失聪； 失语 左 右
口腔：正常 溃疡 假膜出疹 其他 舌：正常 偏斜 震颤
舌苔：薄白 黄燥 白腻 黑腻 其他 牙龈：正常 红肿 出血 溃疡
假/缺牙：
体格：正力型 无力型 超力型 其他
遗传病史：高血压 糖尿病 肿瘤 其他
过敏史：药物 食物 其他
专科检查：
心理护理学检查：
心理活动：开朗 焦虑 忧愁恐惧 猜疑 压抑 思念
对疾病的态度：明朗 不了解 正确 不正确 对护理要求：
性格类型： 护理学其他测定：
社会护理学检查：
个人生活史：幼年；农村，城市，优裕，困难
学历：小学 中学 大专 本科 就业：待业 胜任工作 不胜任工作
生活行为方式：饮食：喜 忌
其他睡眠：良好 一般 易醒 多梦 失眠 打鼾
爱好： 嗜好：
大便：次/天 有无规律 正常 秘结 腹泻 失禁
小便：次/天 有无规律 正常 夜尿潴留 失禁 遗尿
着装：端庄 鲜艳 朴素 时髦

社会关系：家庭：美满　一般　欠缺（　）

邻里：和睦　紧张　一般　离婚　丧偶　分居　关系紧张

同事：和睦　一般　紧张

经济状况：自费　公费　优裕　一般　困难

社会应激：生活事件（　）

其他：升学　就业　挫折　失恋　车祸

生活自理能力：自理　部分自理　完全丧失

护理小结：

护理评价：

出院（家庭）指导：

出院日期：　　年　　月　　日

责任者（护士、护师，主管护师）：　　　护士长：

第五章　重要参考资料

第一节　医疗统计专用名词

一、治疗结果名词的含义

治愈:症状消失,功能恢复,创口或切口愈合。

好转:症状减轻,功能较入院时明显改善。

无效:症状与功能和入院时相比较,改善不明显。

死亡:进入医院(或疗养院)后死亡,不论入院时间长短,统计死亡人数均应计入。如尚未办入院手续,在急诊室或门诊部、接诊室或直接关入手术室抢救死亡,均计入门诊、急诊、接诊死亡人数。转院和后送途中死亡者,由原转出单位统计。

其他:指未治、住院检查、正常分娩、计划生育(人工流产、节育手术)、入院后未进行诊疗即自动出院等。

二、其他名词的含义

并发症:指因伤、病、手术或麻醉等所引起的继发性疾病。

院内感染:指在医院内获得的感染,不包括入院前存在的感染,要求写明感染种类、名称、部位。

损伤、中毒起因(或外部原因):指触电、火灾、翻车、跌伤、药物误服、自杀、被刺、车门夹伤、不能笼统地写车祸、外伤。

死因(或根本死因):指直接导致死亡的疾病、损伤、事故、暴力、服毒、自杀、撞车等。

三、住院天数和治愈者住院天数

1. 不论入院、出院在上午或下午,计算患者住院天数时,入院、出院合计为一天。

2. 不论住院期间曾诊疗若干种疾病,其治愈住院天数,都只计算导致住院的主要伤病的治愈住院天数。

3. 因同一疾病住院,不论转院几次,其治愈住院天数,由最后的医院一并计算，即把以前转出的每个医院住院天数加在一起。

4. 住院天数和治愈者住院天数两者区别在于：前者为伤病员从入院到出院的时间，反映医院管理水平；后者为伤病员从开始治疗到治愈的时间，反映医院的医疗质量水平。两者不能混为一谈。

四、收容人数

医院、疗养院在一定时间内之收容总人数，指在此期间内新入人数和他院转来人数之和。院内各科（病区）间的转出和转入的患者数，在编制本院统计报表时应互相抵销，省计算收容总人数时，应将本省或军队各医院互转数抵销。

五、统计截止时间

每日统计截止时间是18时，一天的统计是从昨天18时起至今天18时止；一个月的统计是从上月末日的18时到当月末日的18时止；一年的统计是从上年12月31日18时起到当年12月31日18时止。

六、病人身份

干部、工厂工人、城市居民；部队的战士、干部、在编职工、家属；儿童、其他。

七、实有床位数

一般指编制床位数，当有特殊情况经上级机关批准增加或减少床位时，则填实际能展开的床位数。

八、抢救危重病人数

如病人到医院门诊、急诊、接诊室抢救，为门诊、急诊、接诊室抢救人数；如病人送到（或医务人员到达）时，呼吸、心跳停止，经多方抢救无效者，不计入抢救危重病人数。各临床科室（病区）抢救的病人为各科室抢救危重病人数。病人经抢救病情好转、脱离危险，为抢救成功数；如经抢救病情暂时减轻但又很快死亡者，不能算抢救成功，而算死亡。如病情好转脱离危险期后，间隔一段时间又病情恶化，经抢救无效而死亡，前一次抢救仍记为成功后一次记为死亡。抢救记录应包括抢救经过及起止时日。消耗性、慢性疾病死前救护，不按抢救计算。

九、占用床位总天数

指每天现有病人数之和。

十、初诊、复诊、轻度不适、过度疲劳、轻微外伤

（一）初诊

指现役军人、在编职工、工厂工人、城市居民等因某病第一次在该医疗机构

就诊而言。(部队规定:初诊后在该病病程中,在任何医疗机关就诊,不论次数多少,间隔时间长短,皆记为复诊)。病人在该病治愈后,再得同一疾病或其他疾病第一次就诊时,仍应记为初诊。经治疗后难以确定是治愈或症状暂时消失(好转)的一些疾病,如疟疾、细菌性痢疾,按以下规定进行登记:

1. 疟疾　凡间日疟患者过去一年半以内、三日疟患者过去二年以内、恶性疟患者过去一年内无疟疾史者称为初发,否则为复发。

2. 细菌性痢疾　① 凡过去半年内无菌痢史、菌痢复发史或半年内有菌痢病史,但已彻底治愈,此次发病感染的菌型与上次不同或有明显接触史,具有再感染的可能,均算初发。② 凡过去半年内有菌痢病史或菌痢复发史,此次发病无再感染的可能,称为复发。③ 体检中发现大便中带有痢疾杆菌或肠黏膜有病变而无临床症状的慢性隐伏型菌痢,应予以隔离治疗,但不列入统计报表。④ 新兵编入连队或工作单位后,如发生菌痢,应按以上规定分别统计。

3. 其他　如血吸虫病、丝虫病、肺结核、消化性溃疡等,应由经治医师按当时具体情况和有关医师讨论后决定之。

孕妇产前检查和正常产检不记为初诊,但因疾病就诊,仍按上述规定记为初诊或复诊。

口腔科疾病的初诊,指第一次就诊于口腔科而言,当该患者另发现新的牙病,或其他牙齿发生同样疾病而与以前所患牙病不同时,记为初诊。

初诊的登记是为了获得有关人员的发病数,借以计算发病率。因此,对初诊、复诊的划分和登记必须重视。

(二) 轻度不适

凡主诉鼻子不通气,或短暂性头痛、咳嗽或咽部不适、腹胀痛等症状,经物理检查无阳性体征者,应记为轻度不适。

(三) 过度疲劳

如因劳累而出现一时性头痛、头晕、腰酸腿痛、四肢无力、失眠等症状、应记为过度疲劳。

(四) 轻微外伤

如手足皲裂、轻度小范围浅表皮肤外伤而无功能障碍者,应记为轻微外伤。凡是轻度不适、过度疲劳、轻微外伤者,因为症状轻微,既未构成疾病诊断,也不影响执勤、训练和工作,只作登记,不记为初诊;但超过此限,应记为初诊。

十一、部队平均人数

1. 部队平均人数是计算发病率的依据,其正确与否,对部队发病率的计算有很大影响,必须重视。

2. 每月部队平均人数的计算,是用上月月终的实力统计人数和本月月终的实力统计相加，除以 2；每季部队的平均人数计算是用本季 3 个月的每月实力统计人数相加，除以 3；每年部队平均人数的计算是用本年 12 个月每月实力统计人数相加，除以 12；或以 4 个季度的平均人数相加，除以 4。

十二、外科切口愈合的记录及统计

（一）切口愈合统计的范围

记录及统计只限于初期完全缝合的切口，切开引流或部分缝合的切口以及片状植皮的创面，都不在统计范围之内。

（二）切口可分三类：

Ⅰ类 无菌切口 即在充分准备之下，可以做到从临床要求来看是无菌的切口。例如，单纯疝修补术、甲状腺切除术、单纯骨折切开复位及开颅术等。

Ⅱ类 可能沾染切口 即按手术性质，切口有沾染的可能者。例如，阑尾切除术、胃切除术、胆囊切除术、肾切除术及肺切除术等，切口可能受到空腔脏器内容物的沾染。又某些部位，例如，阴囊及会阴部，该处皮肤灭菌不易彻底，其切口亦属此类。重新切开新近愈合的切口，如二期胸廓改形术的切口、6 小时以内创伤口以及经过初期外科处理而缝合的切口，均是。

Ⅲ类 沾染切口 即在邻近感染区或组织直接暴露于感染物的切口。例如，十二指肠溃疡穿孔缝合术切口，阑尾穿孔腹膜炎的手术切口，绞窄疝手术切口，结核性脓肿或窦道切除缝合的切口均是，以及通连口腔的手术切口，如唇裂、腭裂手术等。有些腹内手术如某些胆道手术（胆囊炎穿孔）、肠梗阻（肠穿孔）手术等，按个别情况亦属于此类。

在个别病例中切口分类有困难时，一般宜定为下一类；即不能确定为“Ⅰ”者可以“Ⅱ”计，不能确定为“Ⅱ”者可以“Ⅲ”计。

（三）愈合情况

可分为三级。

甲级 愈合优良，即没有不良反应的初期愈合，用“甲”字表示。

乙级 愈合欠佳，即愈合有缺点但切口未化脓，用“乙”字表示。为了统计缺点的性质，可在“乙”字后边加括弧注明具体情况，例如缝线感染，红肿硬结（超出一般反应程度者），血肿，积液，切口边缘皮肤坏死，及切口裂开等。

丙级 切口化脓，并因化脓需要敞开切口或切开引流者，用“丙”字表示。

住院医师应于手术后周密观察切口愈合的情况。于患者出院时，按上述的分类分级方法，在病案首页上手术名称之后注明切口愈合情形。例如，单纯疝修补术切口愈合优良，则记录为Ⅰ甲；胃部分切除术切口发生血肿，则为Ⅱ乙（血肿）；甲状腺切除术切口化脓，则为Ⅰ丙；胃肠穿孔已有腹膜炎，但切口愈合优良，则为Ⅲ甲。

对于使用引流的切口，一般于48小时内取出引流条(管)，即按一般切口分类原则分类。引流条(管)存留48小时以上的切口，其愈合情形可不在统计范围之内。个别病例切口的分类，如有困难，则应按照具体情况个别处理。

第二节 容易引发医疗纠纷的常见问题

医疗护理记录是国家规定的医疗机构的正式医疗文件，是医疗、教学和科研的重要资料，也是判明法律责任和进行伤残处理的法定依据。医护人员的医疗护理记录不准确或者错误，不仅直接影响病人的诊断、治疗与康复，还容易引发不必要的医疗纠纷，造成时间、精力和资源的浪费。

医患关系是医务人员与病人在医疗过程中产生的特定医治关系，是医疗人际关系中的关键。医患关系，从某种意义上来说是一种共生关系，实质是利益共同体，双方的共同目的只有一个：祛除疾病，恢复健康。战胜病魔既要靠医师精湛的医术，又要靠病人战胜疾病的信心和积极配合。病人到医疗机构就诊，不论在哪一个环节，遇到的都是人与人之间的交往，医患之间也就不可避免地会产生一些误会与矛盾，不管谁先提出来，在医疗机构里，这都叫“医疗纠纷”或“医疗事件”。医疗纠纷是一场双输游戏，最终受害的却是每个普通人。

发生医疗纠纷的原因非常复杂，就本书来说，主要是研究可能会引起的医疗纠纷的医疗护理记录不准确或错误。常见的问题如格式不符合要求、填写不全、用词不当、诊疗计划零乱、无整体观念、转抄错误、时间观念差、错别字多等。个别人甚至臆造病史。这些不准确或错误，会造成部分病历材料失真；有些原始记录漏洞层出不穷，以致引起医疗纠纷。现将医疗护理记录中常见不足和问题示例如下：

一、医护人员签名不及时

有些医护人员，在进行紧急抢救病人、急诊手术、大规模病人救援时，由于病人病情急、时间紧，现场忙乱，容易忘记在有关的医疗护理记录中进行准确记录和签名。还有一些是在重大手术、麻醉、检查和与病人及家属谈话后，没有及时签名确认，导致医疗纠纷。

二、书写格式不符合要求

书写格式不符合要求的常见问题有：年月日不按《医疗护理技术操作常规》规定的方式书写，如1992年6月12日，写成92年六月12；“既往史”写成“过去史”；个人史写作“个人生活史”；有的用诊断代替主诉，如：“右中指骨折”；有的主诉和现病史连写一段(应该把现病史另起一行开始)。

三、病史内容遗漏或不全

这是医护记录中最常见的错误。如入院病历首页、门诊病历的眉栏填写不全或未填，特别是体温单首行“患病日数”缺漏不写的最多；漏写首次病程记录及出院记录的也可见到；有些病历中不能反映上级医师查房时发表的见解，有的居然写“上级医师无任何意见”；漏写五官病史和药物过敏史的也比较多；癫痫病人病史中记录“一直用苯妥英钠 0.1”，未注明每日几次；“手术欠顺利”，有何不顺利无记录；“手术出血量较多”，出血量多少不清楚。

各种申请单和处方，也常出现项目填写不全及内容遗漏等情况。

门诊、急诊病历上漏记生命体征。有的病历过于简单，造成诊断依据不足，如既往史、个人史和家族史笼统写一句“无特殊记载”；有的门诊病历只有四个字“血尿 2 年”；有“高血压病史 10 年”的病人，入院前后未记载是否用过降血压药物，仅测一次血压 124/86 mmHg，就诊断为“高血压”。

有的省略不当，如“两肺呼粗”，“胆囊炎发作”（是什么性质，如何发作未注明）。“心尖搏动位于左锁骨中线内 1 cm”，未注明第几肋间。“外阴及肛门未查”，不说明何故未查。

四、用词不当、描述不准确

有些医护人员在描述病人症状、体征时，医学用语不确切。如“基本体健”；“无块质”；“近两、三年排尿、便不方便”；“叩诊音较浊”。有的描述不符合事实：“颈动脉无搏动”；主诉与现病史、体检及诊断不能紧密呼应，使人读后无一明确印象。有的用诊断或手术名称代替主诉，如“颈椎手术后一年”等。

五、诊断治疗计划不正规

在为病人制订诊断、治疗计划时，考虑不全面或不会做基本的诊断治疗计划。如一直肠癌病人，诊断治疗计划中只笼统提出“必要时行肠系检查”；有的诊断治疗计划完全按照书本抄袭，不能结合病人的实际情况提出有针对性的具体处理意见。

六、关注局部、无整体观念

这种情况，多见于实习医师或专科医师。医护人员重点注意了与自己专业有关的病史体征，而忽略了病人实际上可能有多系统疾病存在的客观情况。外科疾病在部分内科医师笔下常得不到合理描述，也不记入诊断项下；反之亦然。对沙眼、龋病、残根、足癣、痔等疾病，在内、外科医师中常视而不见，既不描述，也不记入诊断项下。只注意病人局部，不注意整体情况，如腹部检查只有视诊、触诊，不做叩诊、听诊；对右股骨粗隆间骨折病人，不做肢体骨性标志的测量。

七、病历内容转抄有错误

这种情况虽不多见，但也有发生。如在一个病人的一份病历中可有不同的住院号，不同姓名或年龄，如某病人入院时25岁，1个月后变成24岁（可能把虚岁当成实足年龄）；病人同一天呕吐次数，一人记录3次，另一人记录2次（可能计算时限判定有误）。在复制电子病历中过程中，出现男女病历的混用，男病人出现记录月经情况，闹出不应有的笑话。

八、执行制度时间观念差

医疗机构内，医护人员对住院病人要严格执行相关的医疗规定，以保证病人的连续治疗。现实医疗护理工作中，有的医护人员不能在24小时内完成病历书写；个别病历上，会漏记手术日期、执行临时医嘱时间不具体；一般病人阶段小结不能按月进行；重症病人病程记录时间间隔超过3天，或漏记病人的疾病确诊日期。

九、字迹潦草表达能力差

有些医护人员的字迹潦草，犹如天书，常常遭到病人或家属的诟病。还有的表达能力差，词不达意，言不由衷，不知所云。

1. 字迹潦草、形同天书，难以辨认；有的乱涂乱画，一份病历被上级医师修改多处，也不重抄；有的用修正液或漂白粉涂抹错字，搞得阴云片片。

2. 无标点符号。有的一份病历中只有几个句号，有的干脆无任何标点符号。

3. 任意简化。“腹隆”（腹部膨隆），“慢支染”（慢性支气管感染），“抖动著”、“消退显”、“大便欠通”，“支张”（支气管扩张）等。

4. 中外文混用。如“肝Ca”（肝癌）、“红C”（红细胞）、“吸O_2”（吸氧）、“肺A”（肺动脉），“V注”（静脉注射）。

5. 用词不当。常见用“爱人”一词泛指情侣、未婚夫妻、已婚夫妻，有时不免闹笑话。病历作为正式文件，不应该用定义不明确的字词。“爱人”应限于指“情侣”，不能用于未婚夫妻及已婚夫妻。

6. 错别字多。

7. 随意造字：“分卤”（分离）、“疮”（疮）、“启”（壁）、“氕”（氯）、“问趸”（问题）、“坩”（填）、“艻艻糖”（葡萄糖）。

十、医学术语概念不明确

医疗护理记录中，对医学术语的使用不规范，也是常见的问题。

1. 主诉与主要诊断不吻合。

2. 现病史与主诉联系欠紧密。现病史与既往史的界线分不清,如将一例有多年病史的溃疡病病人的病史误分两段,数年前的写入既往史,近年的写入现病史。

3. 既往史的一个病有多系统表现者,分别在数系统都挂上几句,都不详细。既往史中对传染病、皮肤病和五官疾病遗漏较多。预防接种史亦常遗忘。

4. 个人史常忘记记录初来南方的北方人,有无血吸虫疫水接触史,曾否吃过半生不熟的鱼肉、石蟹、蟛蜞、喇蛄、蛇、蛙类等。

5. 家族史常只记父母,不记兄弟、姐妹及子女的健康状况。

6. 体格检查中,重症病人的体位和语言应答正确、合理否,要准确记载,不可忘记;对有明显视力、听力、嗅觉、味觉不良的病人,应以简便方法粗测后记入;对牙齿的异常情况也不宜忽略;肺下界及呼吸移动度常常漏记;对期间收缩病人应同时记录心率与脉率,以判定有无绌脉;心脏杂音不可忘记杂音的部位、性质、强度等信息。

7. 初步诊断应包括全身所有伤病,但临床上常见只写与本科有关的病,不写他科疾病,特别是五官科、皮肤科的病名常被遗漏。

第三节 法定计量单位

目前世界各国通行的国际单位制(Le Systéme International d unités 或称 SI unit system,简称 SI),是由国际法制计量组织制定,1960 年由第 11 届国际计量大会通过后,即在物理与化学等专业开展应用,从 1973～1974 年开始用于临床医学检验报告。目前世界各国正在积极推广应用,我国亦于 1977 年参加该项国际计量公约。我国政府为贯彻对外开放政策,对内搞活经济的方针,适应我国国民经济、文化教育事业的发展,以及推进科学技术进步和扩大国际经济、文化交流的需要,决定在采用先进的国际单位制的基础上,进一步统一我国的计量单位。国务院于 1984 年 2 月 27 日发布了在我国统一实行法定计量单位的命令,要求自 1986 年起,除古籍和文学书籍外,必须使用法定计量单位。

一、国际单位制的组成

国际单位制由国际制单位和国际制词头组成。国际制单位包括 7 个基本单位、2 个辅助单位和 19 个有专门名称的导出单位,国际制词头共有 16 个,用以构成 SI 单位的十进倍数和分数单位。我国法定计量单位还包括 15 个非国际制单位。现将各种单位的名称、符号列表如下。中文符号仅用于初中、小学教材及通俗出版物。

国际制基本单位及辅助单位

量的名称	单位名称	英文名称	国际符号	中文符号
基本单位				
长度	米	metre	m	米
质量	千克(公斤)	kilogram	kg	千克
时间	秒	second	s	秒
电流	安培	ampere	A	安
热力学温度	开尔文	Kelvin	K	开
物质的量	摩尔	mole	mol	摩
发光强度	坎德拉	candela	cd	坎
辅助单位				
平面角	弧度	radian	rad	弧度
立体角	球面度	steradian	sr	球面

* 质量通常称为重量

国际单位制中具有专门名称的导出单位

量的名称	单位名称	英文名称	国际符号	中文符号	其他表示
频率	赫兹	hertz	Hz	赫	s^{-1}
力,重力	牛顿	newton	N	牛	$kg \cdot m/s^2$
压力,压强,应力	帕斯卡	pascal	Pa	帕	N/m^2
能量,功,热	焦耳	joule	J	焦	$N \cdot m$
功率,辐射通量	瓦特	wart	W	瓦	J/s
电荷量	库伦	coulumb	C	库	$A \cdot s$
电位,电压,电动势	伏特	volt	V	伏	W/A
电容	法拉	farad	F	法	C/V
电阻	欧姆	ohm	Ω	欧	V/A
电导	西门子	siemens	S	西	A/V
磁通量	韦伯	weber	Wb	韦	$V \cdot S$
磁通量密度 磁感应强度	特斯拉	tesla	T	特	Wb/m

续 表

量的名称	单位名称	英文名称	国际符号	中文符号	其他表示
电感	亨利	henry	H	亨	Wb/A
摄氏温度	摄氏度	degree Celsius	℃	摄氏度	k
光通量	流明	lumen	Lm	流	cd·sr
光照度	勒克斯	lux	Lx	勒	lm/m^2
放射性活度	贝可勒尔	becquerel	Bq	贝可	s^{-1}
吸收剂量	戈瑞	gray	Gy	戈	J/kg
剂量当量	希沃特	sievert	Sv	希	J/kg

* 1℃＝1 K

国际制词头

因数	词头	名称	国际符号	中文符号	因数	词头	名称	国际符号	中文符号#
10^{18}	艾可萨	exa	E	艾	10^{-1}	分	deci	d	分
10^{15}	拍它	peta	P	拍	10^{-2}	厘	centi	c	厘
10^{12}	太拉	tera	T	太	10^{-3}	毫	milli	m	毫
10^{9}	吉咖	giga	G	吉	10^{-6}	微	micro	μ	微
10^{6}	兆	mega	M	兆	10^{-9}	纳诺	nano	n	纳
10^{3}	千	kilo	k	千	10^{-12}	皮可	picó	p	皮
10^{2}	百	hecto	h	百	10^{-15}	飞母托	femto	f	飞
10^{1}	十	deca	da	十	10^{-18}	阿托	atto	a	阿

* 10^4称为万，10^8称为亿，10^{12}称为万亿，这类数词的使用不受词头名称的影响，但不应与词头混淆

国家选定的非国际单位制单位

量的名称	单位名称	国际符号	中文符号	换算关系
时间	分 minute	min	分	1 min＝60 s
	小时 hour	h	时	1 h＝60 min＝3600 s
	天(日)day	d	天	1 d＝24 h＝86 400 s
平面角	角秒	″	秒	$1''=(\pi/648\,000)$ rad
	角分	′	分	$1'=60''=(\pi/10\,800)$ rad

续 表

量的名称	单位名称	国际符号	中文符号	换算关系
角度	度	°	度	$1°=60'=(\pi/180)$ rad
旋转速度	转每分	r/min##	转每分	1 r/min=(1/60) s^{-1}
长度	海里	nmile*	海里	1 nmile=1852 m
速度	节	kn**	节	1 kn=1 nmile/h (1 852/3 600)m/s
质量	吨	t	吨	1 t=10^3 kg
	原子质量单位	u	单位	1 μ=1.660 565 5×10^{-27} kg
体积	升	L(1)	升	1 L=1 dm^3=10^{-3} m^3
能	电子伏	eV	电子伏	1 eV=1.602 189 2×10^{-19} J
级差	分贝	dB	分贝	
线密度	特克斯	tex	特克斯	1tex=1 g/km

r 为转的符号；* 只用于海上航程；** 只用于海上航行

二、有关法定计量单位及国际单位应用中的几项规定

1. 各种计量单位在书写时，除初中与小学教材或其他必要情况下，可采用单位的中文符号外，一律须采用国际符号或外文符号。口语时，必须按单位的中文或外文名称读音。在叙述性文字中，单位名称及单位符号均可使用。

2. 单位符号的大写小写必须按照规定。一般来源于人名者，第一字母用大写，其余都小写；词头则 10^6 以上用大写，其余小写，升的符号在单独使用时大写(L)，与词头组合时用小写，如 ml，μl 等。

3. 单位符号后边一律不加小圆点。如 kg、mg、g、m 等，不可写成 kg.、mg.、g.、m.。

4. 由两个以上单位相乘所构成的组合单位，其中文符号应用居中圆点代表乘号，国际符号可用居中圆点，也可不用居中圆点；单位的先后次序安排应防止误解；如力矩单位“牛·米”可写成 Nm，而不可写作 mN，以免误解作“毫·牛顿”；又如“米每秒”可写成 m·s^{-1}或 m/s，不可用 ms^{-1}，以免误解为“每毫秒”。

5. 密度单位 kg/m^3的名称是“千克每立方米”，体积单位 dm^3 的名称是立方分米，摄氏温度单位如 20℃应读作“20 摄氏度”，不可读作“摄氏 20 度”，30 km/h 应读成“30 千米每小时”。在一个组合单位中，用以表示相除的斜线不得多于一条，如药物剂量单位可用 mg/(kg·d)，而不可写 mg/kg/d。

6. 选用 SI 单位的倍数单位或分数单位，一般应使量的数值处于 0.1～1000

范围内，如 1.2×10^4 m 可写成 12 km，0.003 59 g 可写成 3.59 mg，11 543 Pa 可写成11.543 kPa，3.1×10^{-8} s 可写成 31 ns。

7. 不得使用重叠词头，如可用 mm，nm，ml，μl，但不可用 mμm，mμg，μμg，μμl 等。

8. 以乘或除构成的组合单位在加词头时，词头通常加在组合单位的第一个单位前，如 mmol/L，不用 mol/ml。一般不在组合单位的分子分母中同时采用词头，所以 SI 不用 mg/ml 或 g/dl 这样的组合单位。

亿，万等是我国习用数词，仍可应用。因为它们不算词头，故“青霉素 100 万 U/ dl”的写法目前是允许的。

9. 三位以上大数或三位以下小数每 3 位数间不用逗号区分，而改用 4 开空隙分隔。如 6,800,100 写作 6 800 100；0.001,456 写作 0.001 456。通常 4 位数可不留空隙，如 4 300 可写作 4300。

10. 摄氏度和非十进制单位，如时间与平面角单位，不得用 SI 词头构成倍数单位与分数单位。

非十进制单位一般在非整数数值中应用分数而不得采用小数表示，如半小时可写作 1/2 h 而不写 0.5 h。

三、物质的量浓度(简称浓度)单位

今后用 mol/L、mmol/L 等表示，以取代过去习用的 Eq，mEq，g，mg 为分子，dl、ml、μl 为分母的表示方式，但血浆蛋白质及血红蛋白含量用 g/L 表示。物质的分子量尚未清楚的，仍可应用原单位。M 及 N 均不可用。

mol(摩尔)＝g(质量)/分子量，如尿素分子量为 60，则尿素 180 mg/dl＝10×180/60＝30 mmol/L。

mmol/L＝mEq/L÷离子价，如氯化钠离子价为 1，故 mmol/ L＝mEq/L；氯化钙离子价为 2，则 mmol/L＝mEq/L÷2。

四、压力单位

应用 Pa，kPa 代替习用的 mmHg 和 mmH_2O，其换算如下：

1. mmHg 和 kPa 换算：1 mmHg＝133.322 Pa＝0.133 322 kPa　1 Pa＝0.0075 mmHg　1 kPa＝0.75 mmHg

2. mmH_2O 与 Pa，cmH_2O 与 kPa 换算：1 mmH_2O＝9.806 85 Pa　1 cmH_2O＝0.098 kPa　1 Pa＝0.101 97 mmH_2O　1 kPa＝10.197 cmH_2O